国家卫生健康委员会“十三五”规划教材
全国高等学校教材
供本科应用心理学及相关专业用

行为医学
Behavioral Medicine

第3版

主　编　白　波
副主编　张作记　唐峥华　杨秀贤
编　委（以姓氏笔画为序）
王　娜（齐齐哈尔医学院）
王　振（上海交通大学）
叶尘宇（复旦大学）
白　波（济宁医学院）
白慧君（北京协和医学院）
曲海英（滨州医学院）
吕少博（华北理工大学）
孙　琳（潍坊医学院）
孙洪强（北京大学医学部）
杜　辉（山东第一医科大学）
杨秀贤（哈尔滨医科大学）
吴大兴（中南大学）
吴金庭（皖南医学院）
汪　凯（安徽医科大学）
宋雪佳（哈尔滨医科大学）
宋崇升（北京回龙观医院）
张　骏（四川大学）
张东军（新乡医学院）
张作记（济宁医学院）
郑　铮（南京中医药大学）
唐云翔（第二军医大学）
唐峥华（广西医科大学）
梁立夫（天津医科大学）
秘　书　李　诺（济宁医学院）

人民卫生出版社

图书在版编目(CIP)数据

行为医学/白波主编．—3版．—北京：人民卫生出版社，2018

全国高等学校应用心理学专业第三轮规划教材

ISBN 978-7-117-27031-1

Ⅰ.①行… Ⅱ.①白… Ⅲ.①行为医学-高等学校-教材 Ⅳ.①R395.1

中国版本图书馆CIP数据核字(2018)第156309号

行为医学

第3版

主　　编：白　波

出版发行：人民卫生出版社（中继线 010-59780011）

地　　址：北京市朝阳区潘家园南里19号

邮　　编：100021

E - mail：pmph @ pmph.com

购书热线：010-59787592　010-59787584　010-65264830

印　　刷：三河市君旺印务有限公司

经　　销：新华书店

开　　本：850×1168　1/16　**印张：**18　**插页：**8

字　　数：483千字

版　　次：2007年7月第1版　2018年8月第3版
2025年1月第3版第5次印刷（总第12次印刷）

标准书号：ISBN 978-7-117-27031-1

定　　价：59.00元

全国高等学校应用心理学专业第三轮规划教材

修订说明

全国高等学校本科应用心理学专业第一轮规划教材于2007年出版，共19个品种，经过几年的教学实践，得到广大师生的普遍好评，填补了应用心理学专业教材出版的空白。2013年修订出版第二轮教材共25种。这两套教材的出版标志着我国应用心理学专业教学开始规范化和系统化，对我国应用心理学专业学科体系逐渐形成和发展起到促进作用，推动了我国高等院校应用心理学教育的发展。2016年经过两次教材评审委员会研讨，并委托齐齐哈尔医学院对全国应用心理学专业教学情况及教材使用情况做了深入调研，启动第三轮教材修订工作。根据本专业培养目标和教育部对本专业必修课的要求及调研结果，本轮教材将心理学实验教程和认知心理学去掉，增加情绪心理学共24种。

为了适应新的教学目标及与国际心理学发展接轨，教材建设应不断推陈出新，及时更新教学理念，进一步完善教学内容和课程体系建设。本轮教材的编写原则与特色如下：

1. 坚持本科教材的编写原则　教材编写遵循“三基”“五性”“三特定”的编写要求。

2. 坚持必须够用的原则　满足培养能够掌握扎实的心理学基本理论和心理技术，能够具有较强的技术应用能力和实践动手能力，能够具有技术创新和独立解决实际问题的能力，能够不断成长为某一领域的高级应用心理学专门人才的需要。

3. 坚持整体优化的原则　对各门课程内容的边界进行清晰界定，避免遗落和不必要的重复，如果必须重复的内容应注意知识点的一致性，尤其对同一定义尽量使用标准的释义，力争做到统一。同时要注意编写风格接近，体现整套教材的系统性。

4. 坚持教材数字化发展方向　在纸质教材的基础上，编写制作融合教材，其中具有丰富数字化教学内容，帮助学生提高自主学习能力。学生扫描教材二维码即可随时学习数字内容，提升学习兴趣和学习效果。

第三轮规划教材全套共24种，适用于本科应用心理学专业及其他相关专业使用，也可作为心理咨询师及心理治疗师培训教材，将于2018年秋季出版使用。希望全国广大院校在使用过程中提供宝贵意见，为完善教材体系、提高教材质量及第四轮规划教材的修订工作建言献策。

第三届全国高等学校应用心理学专业教材评审委员会

教材目录

序号	书名	主编	副主编
1	心理学基础(第3版)	杜文东	吕　航　杨世昌　李　秀
2	生理心理学(第3版)	杨艳杰	朱熊兆　汪萌芽　廖美玲
3	西方心理学史(第3版)	郭本禹	崔光辉　郑文清　曲海英
4	实验心理学(第3版)	郭秀艳	周　楚　申寻兵　孙红梅
5	心理统计学(第3版)	姚应水	隋　虹　林爱华　宿　庄
6	心理评估(第3版)	姚树桥	刘　畅　李晓敏　邓　伟　许明智
7	心理科学研究方法(第3版)	李功迎	关晓光　唐　宏　赵行宁
8	发展心理学(第3版)	马　莹	刘爱书　杨美荣　吴寒斌
9	变态心理学(第3版)	刘新民　杨甫德	朱金富　张　宁　赵静波
10	行为医学(第3版)	白　波	张作记　唐峥华　杨秀贤
11	心身医学(第3版)	潘　芳　吉　峰	方力群　张　俐　田旭升
12	心理治疗(第3版)	胡佩诚　赵旭东	郭　丽　李　英　李占江
13	咨询心理学(第3版)	杨凤池	张曼华　刘传新　王绍礼
14	健康心理学(第3版)	钱　明	张　颖　赵阿勐　蒋春雷
15	心理健康教育学(第3版)	孙宏伟　冯正直	齐金玲　张丽芳　杜玉凤
16	人格心理学(第3版)	王　伟	方建群　阴山燕　杭荣华
17	社会心理学(第3版)	苑　杰	杨小丽　梁立夫　曹建琴
18	中医心理学(第3版)	庄田畋　王玉花	张丽萍　安春平　席　斌
19	神经心理学(第2版)	何金彩　朱雨岚	谢　鹏　刘破资　吴大兴
20	管理心理学(第2版)	崔光成	庞　宇　张殿君　许传志　付　伟
21	教育心理学(第2版)	乔建中	魏　玲
22	性心理学(第2版)	李荐中	许华山　曾　勇
23	心理援助教程(第2版)	洪　炜	傅文青　牛振海　林贤浩
24	情绪心理学	王福顺	张艳萍　成　敬　姜长青

配套教材目录

序号	书名	主编
1	心理学基础学习指导与习题集(第2版)	杨世昌　吕　航
2	生理心理学学习指导与习题集(第2版)	杨艳杰
3	心理评估学习指导与习题集(第2版)	刘　畅
4	心理学研究方法实践指导与习题集(第2版)	赵静波　李功迎
5	发展心理学学习指导与习题集(第2版)	马　莹
6	变态心理学学习指导与习题集(第2版)	刘新民
7	行为医学学习指导与习题集(第2版)	张作记
8	心身医学学习指导与习题集(第2版)	吉　峰　潘　芳
9	心理治疗学习指导与习题集(第2版)	郭　丽
10	咨询心理学学习指导与习题集(第2版)	高新义　刘传新
11	管理心理学学习指导与习题集(第2版)	付　伟
12	性心理学学习指导与习题集(第2版)	许华山
13	西方心理学史学习指导与习题集	郭本禹

主编简介

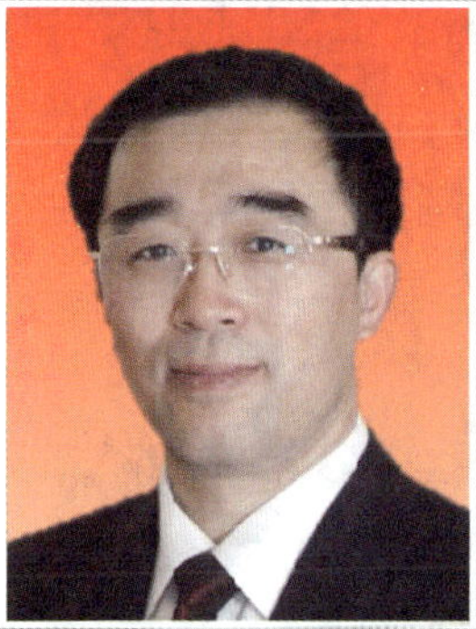

白波

男，1958 年 11 月生，山东兖州人，汉族。博士，教授，博士研究生导师。1988 年毕业于第二军医大学神经生理学专业，1994 年晋升生理学教授，2000 年 9 月任泰山医学院副院长，2008 年 7 月起任济宁医学院院长。现任中华医学会行为医学分会主任委员、《中华行为医学与脑科学杂志》总编辑、中国生理学会理事、中国神经科学学会理事、中国高等教育学会高等教育管理委员会理事、山东省神经科学学会理事长等。

长期从事生理学、行为医学、神经生物学的教学和科学研究工作。研究领域主要涉及神经肽与中枢神经损伤、神经肽细胞内信号转导机制的应用基础理论研究。主持和承担国家自然科学基金、全球基金、山东省科技攻关项目、山东省自然科学基金、山东省教育教学改革重点项目等多项上级科研课题的研究工作。在 *Biochimica et Biophysica Acta*、*Acta Biochim Biophys Sin*、*Neuroscience Bulletin*、*International Journal of Behavioral Medicine*、《中华医学杂志》《生理学报》《中华医学教育杂志》等国内外学术刊物发表学术论文 200 余篇。主编《生理学》《行为医学》等普通高等教育“十二五”、“十三五”国家级规划教材多部。1999 年起享受国务院政府特殊津贴。曾获得国家中医药科技进步奖（基础研究类）三等奖、中国人民解放军全军科技进步奖三等奖，被评全国劳动模范（先进工作者），是全国行为医学科学传播首席专家。

副主编简介

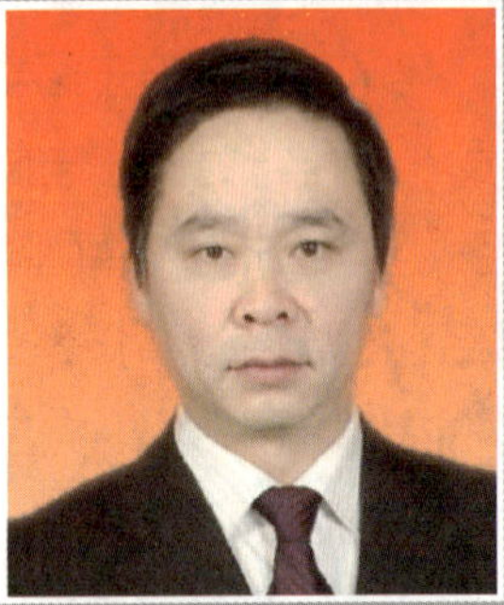

张作记

男，1962 年 1 月生于山东省汶上县，研究员，编审。现任济宁医学院行为医学研究所所长，《中华行为医学与脑科学杂志》副总编辑、编辑部主任，兼任山东省行为医学专业委员会副主任、中华医学会行为医学分会心理评估学组副组长、国家卫生计生委脑卒中防治专家委员会血管认知功能障碍专业委员会常委。

从事行为医学教学、科学研究和期刊编审工作 28 年。主编《行为医学量表手册》(2005 年)，为中国期刊高被引用图书；为国家卫生和计划生育委员会"十一五""十二五"规划教材《行为医学》副主编；独立编著《黄帝内经面部诊治术解密》，主编《老年脑科学》《心身医学》《中国全科医生手册》《药王全书》等医学专著约 1000 万字，获省部、厅局级科技奖励 12 项。

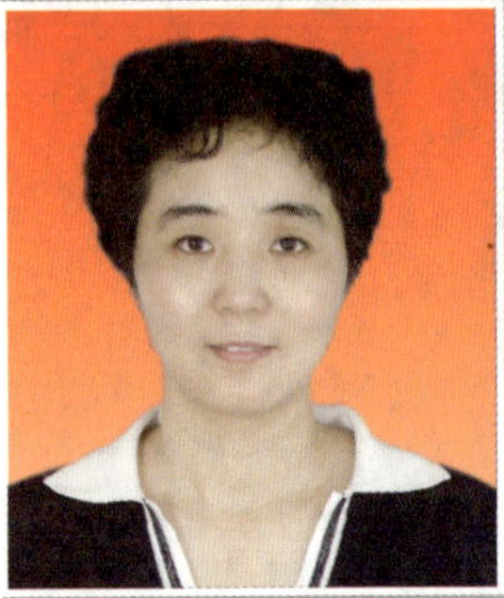

唐峥华

女，1963 年生于广西全州，教授，硕士研究生导师。现任广西医科大学心理健康教育咨询中心主任，广西医科大学医学心理学与行为医学教研室主任。中华医学会行为医学分会常务理事，广西心身医学与行为医学分会主任委员。2011—2012 年在美国北卡大学访学 1 年余。

从事教学工作 32 年，获"最受欢迎老师"称号。长期从事临床心理咨询、心理治疗服务工作。主持和参与多项省内外及国内外相关科研课题，发表论文 60 余篇，获得广西科技进步奖和广西高等教育科研成果二、三等奖多项。原卫生部"十二五"规划教材《心理健康教育学》副主编、全国高等学校医药学成教"十三五"规划教材《护理心理学》副主编。

副主编简介

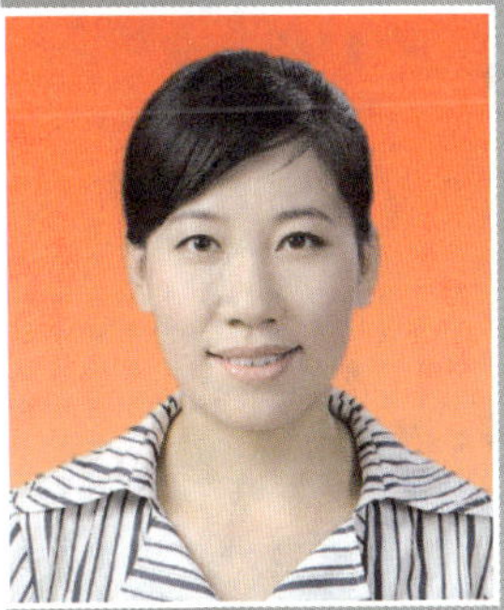

杨秀贤

女，1978 年生于黑龙江，副教授，医学博士，硕士生导师，哈尔滨医科大学医学心理学教研室副主任。中华医学会行为医学分会青年委员，全国高等学校第三轮应用心理学专业本科规划教材评审委员会秘书，黑龙江省心理卫生协会常务理事。

从事医学心理学教学、科研和临床工作 15 年，主持国家自然科学基金等项目多项，在国内外发表研究论文 20 余篇，获省部级科技进步奖 5 项。参编人民卫生出版社、高等教育出版社规划教材《医学心理学》《生理心理学》《医患沟通学》等多部教材。曾先后荣获黑龙江省心理先进工作者、哈尔滨医科大学优秀教师、教学能手等多种荣誉称号。

前　言

行为医学是研究和发展行为科学中与人类健康、疾病有关的知识和技术，并把这些知识和技术应用于疾病的预防、诊断、治疗、康复和健康促进之中。人类的行为、行为与健康、行为与疾病、行为干预技术和方法是行为医学研究的中心问题。近年来，我国行为医学事业迅猛发展，“行为决定健康”的理念受到政府主管部门的高度重视，也逐渐被人民大众所接受。行为医学必将在“健康中国战略”的伟大实践中发挥越来越重要的作用。

根据全国高等学校应用心理学专业教材评审委员会第三轮教材修订意见和主编人会议精神和有关要求，启动《行为医学》第3版修订和编写工作。《行为医学》第3版保持和发扬第2版的优点和特色，坚持“三基”（基本知识、基本理论、基本技能）、“五性”（科学性、思想性、先进性、启发性、适用性）、“三特定”（特定的对象、特定的要求和特定的限制）的教材编写原则。教材编写过程中高度重视和学科发展对接、和专业发展对接、和社会需求与实际工作对接，着力体现专业知识和人文精神融合，力求实现教材内容和形式的继承和创新。

根据近年来收集到的对第2版《行为医学》教材的意见和对第3版教材修订的建议，我们对教材整体内容做出较大的更新，对教材结构进行适当调整。第一章增加了“行为决定健康”一节，着重阐述新的健康理念；第三章增加“行为调节”理论和有关内容；第五章增加了“学习和记忆”“情绪和思维”等内容；增设第七章“行为与应激”、第十二章“儿童行为障碍”等全新章节和内容；第2版第七章第一节“成瘾行为”增改为第九章“成瘾与成瘾行为”；第十三章“医患行为”中，增加“医者角色和医护行为”一节；第十六章“行为医学的治疗技术”，着重强化了临床应用技术和方法的有关内容。

《行为医学》第3版在整体结构和思路上更加顺畅和清晰。为便于学生学习，开阔视野，体现理论联系实际，强化实践和技能的教育改革精神，教材加强了与实践教学、临床心理咨询、执业资格考试的联系。全书重点突出，深度和广度适当。

《行为医学》第3版共有插图42幅，力争使教材新颖、生动、多样化，增加了知识拓展等融合数字教材的内容。每章最后附有少量综合性或案例型思考题，需要学生综合分析或进一步查找资料才能获得满意、完整的答案。启迪学生的创新思维，培养学生独立思考、自主学习的能力和素养。此外，本书同时出版配套教材《行为医学学习指导与习题集》，供读者学习、参考。

本教材的编写者来自全国各地20多所高等院校、科研院所，均为第一线的骨干教师，具有丰富的教学、科研和临床工作经验。编写过程中得到各个参编学校领导、相关教研室的大力指导和帮助。中华医学会行为医学分会、济宁医学院给予全力支持。《中华行为医学与脑科学杂志》编辑部的李诺老师担任本教材的学术秘书。

本教材在整体设计、内容安排、文字处理等方面的错漏和不妥之处，由主编和编写者负责。恳请广大教师、同学和其他读者提出批评、意见和建议，以便于今后修订和改正。

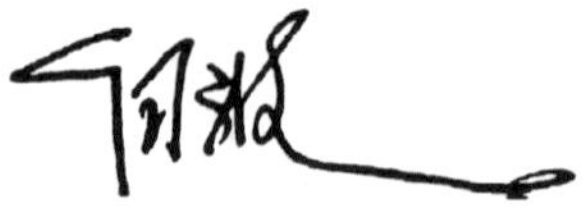

2018 年 5 月

目　录

第一章　绪　论

随着经济和社会的迅猛发展，人类的生产与生活方式、行为习惯发生了巨大变化。世界卫生组织的资料显示，现代社会人类大约60%以上的疾病与自身不良生活方式和行为习惯有关。行为医学主要研究与人类健康和疾病有关的行为，包括这些行为因素与健康和疾病的相互作用、作用规律及其机制。

第一节　行为医学概述

人类的行为和动物的行为具有很大的相似性，都是为了维持个体生存和种族延续，以适应不断变化的内外环境改变。动物的行为主要受本能活动的支配，如受到摄食、睡眠、防卫和性本能的支配。人类的行为更为复杂而高级。人类的生活方式和行为习惯与健康密切相关。行为医学在临床、预防、康复和健康促进工作中的地位和作用越来越重要。

一、行为医学的基本概念

行为医学（behavioral medicine）是行为科学与医学相互渗透、相互结合，从医学的角度研究人类行为的一门交叉性学科，属于医学科学的范畴。行为医学主要研究人类行为的内外表现、发生规律和调控机制，分析正常和异常行为的特征，预防和矫正不良行为习惯。它主要关注与人体健康和疾病相关的行为，例如：健康行为、常态行为、异常行为、健康危险行为、健康促进行为、患病行为和就医行为等。由于研究角度或层面的不同，对行为医学的认识有所差异。

1977年2月，以Schwarz和Weiss等人为代表的一批医学家，在美国耶鲁大学召开了具有开创意义的全球第一次行为医学大会（图1-1）。会议确定了行为医学的基本定义：行为医学是研究和发展关于行为科学中与健康和疾病有关的知识和技术，并把这些知识和技术应用于疾病的诊断、防治和康复的一门涉及多个学科领域的交叉性学科。

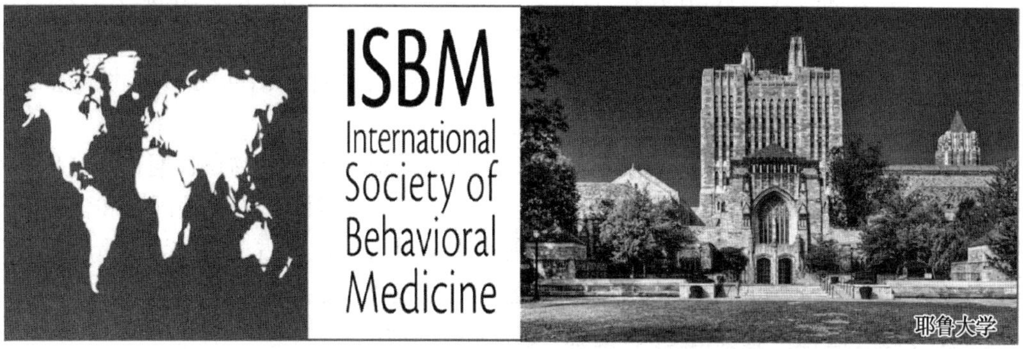

图1-1　第一次国际行为医学会大会在耶鲁大学召开

笔记

随着生物医学模式向生物-心理-社会医学模式的迅速转变，人们越来越多的关注行为因素对健康和生命的影响。研究表明，人类不良生活方式和行为习惯是疾病产生的重要因素。现代疾病谱中大约60%以上的疾病与人类不良生活方式和行为习惯有关。因此，要从人的行为表现入手，通过改变生活方式和行为习惯可以达到防病治病、强身健体的目的。行为医学强调人体的疾病不仅仅是细胞、组织、器官系统的病理生理过程，也是人与自然环境、社会环境之间相互影响、相互作用的一种表现。

对于疾病的临床诊疗，从行为医学的角度，我们既要重视生理和心理应激因素的作用，也要关注不良生活行为和行为习惯的致病作用；要重视研究探讨与健康和疾病有关的病理生理学机理，也要分析心理和行为因素的影响机制；既要重视药物和躯体治疗手段，也要探讨心理和行为治疗以及社会干预的作用；既要重视改善病患的器官和躯体的生理学功能，也要强调人体心理、行为和社会功能的康健与恢复；既要重视避免和消除临床因素、致病微生物、环境污染等对人体的危害，也要大力提倡发展心理健康教育、行为指导和危机干预。行为医学致力于减轻行为和心理应激造成的损害，关心人的社会适应行为和生活质量问题，真正体现"生物-心理-社会医学模式"的理念。

行为医学的发展和应用，有力补充了单纯生物医学模式的瑕疵和不足。在医疗模式向生物-心理-社会医学模式转化、躯体器官医学向整体医学发展过程中，行为医学为人类健康维护和疾病防治开辟了新的途径，其学科内容和理论体系对于促进新的医学模式的发展和整体医学理论的丰富，必将发挥重要的作用。

行为医学的基本内容涉及基础医学、临床医学、预防医学、精神医学、康复医学、心理学等多个学科领域，已经成为临床、预防、康复和心理学从业者必须掌握的一门重要学科。作为应用心理学专业和其他医学相关专业的大学生，学习掌握必要的行为医学知识和技术，一方面能够帮助自己更好地掌握科学的健康观念和现代医学理念；另一方面，有利于提高自身的临床实际工作能力，合理熟练的利用行为医学理论和技术为大众的健康服务。

二、人类行为的基本特征

行为是人和动物对内、外环境变化所表现出来复杂的应答性反应。人类的行为除了受本能活动支配外，还受到自然环境、社会环境的制约和影响。因此，可将人类的行为分为两大类：本能（生物）行为和社会（习得）行为。本能（生物）行为是指人类先天就有、遗传获得的行为，往往是有非常明确的目的指向性，如摄食、饮水、防御、性、睡眠等。社会（习得）行为是指人类相互影响、后天学习获得的一类行为，如家庭、学校、人际交往过程中的行为表现等。

（一）遗传性

遗传性（hereditary）是指亲代生物的性状特征在子代得到表现，就是亲代生物传递给子代生物一整套实现与其性状相同的遗传信息。人类和动物的行为都能够追溯到遗传得到的生物学根源。人类所具有的这种生物性的、先天的、生而有之的不同行为表现和心理气质，决定了子代个体在生长、发育、成熟过程中表现出不同的固定性、活动性（灵活性）、情绪稳定性，以及对内外环境变化的不同感受性和适应性。

1. **非条件反射（unconditioned reflex）** 非条件反射是人和动物在长期种系进化和发展中形成的，生来就有的一种反射活动。是一种产生数量有限，形式比较固定和低级的反射活动。例如：防御反射、食物反射、性反射等。非条件反射仅仅占人类行为总量的极少部分，大多数人类行为是以条件反射为基础，逐步建立起来的更为复杂的行为活动。后者使人类在生存进化过程中表现出更大、更强、更加完善的适应能力。

笔记

2. **本能行为（instinct behavior）** 是指先天通过遗传获得，以一定的时序出现的一套

"事件(event)"。它不因后天的学习、训练和经验变化而改变。一般情况下，同种动物的所有个体以相同的方式完成本能行为。相当一些本能行为是简单的，但它仍然比一般的非条件反射行为要复杂。本能行为的出现不完全是由外界刺激所决定的，但也和其周围环境有密切关联。例如：鸟类的筑巢行为是复杂的本能行为，但它明显受到季节、风力、外界干扰和筑巢速度的影响或调节。有些本能行为不是动物一出生就表现出来，而是必须等个体发育到一定阶段后，体内遗传程序被激活才显现出来。

人类的本能行为大体上分为三类：①个体生存本能：例如新生儿一出生就会吸吮、啼哭；②种系保存本能：主要表现为繁殖和抚育子代行为；③自我防御本能：体现在对于外来威胁或伤害性刺激天生的自我保护(反应)能力。尽管完全意义上的"本能行为"只占人类行为的极少部分，但是这种遗传作用和基因信息是极为重要的，也为人类的行为发展提供了坚实的生物学基础。

3. **有时限的学习行为(learning with time limit)** 是指由遗传机制决定，只能在生物体发育到一定时段内习得的行为。例如：奥地利学者 Konrad Lorenz 发现的印刻行为(imprinting behavior)。生物学家认为，"印刻行为"现象是动物在一定的生长发育阶段，内外环境因素影响或启动了神经系统的某种"发育调控"机制。人类是否存在印刻行为尚无足够的数据支撑，但是在知识学习过程中，似乎确实存在一个明显的"关键期"现象。关键期过后，儿童学习某些新的知识和技能就表现为困难加大。

(二)习得性

行为的习得性(acquisition)或称为获得性，是指在个体成长过程中通过学习、训练和经验建立起来新的行为。动物行为的习得性为其学习和记忆提供了生物学基础。通常越是高级的动物，后天的习得行为就越复杂，学习和记忆在行为形成过程中所占的比例也越大。人类具有最复杂、最高级的学习能力。

1. **条件反射(conditioned reflex，CR)** 是指通过后天学习和训练形成的反射。条件反射是反射活动的高级形式。在任何动物的个体生活过程中，按其所处的生活环境或条件，在非条件反射的基础上，不断地建立和完善起来。其数量可以是无限的。条件反射可以建立，也可能消退。大脑皮层是高等动物形成条件反射的主要中枢部位。经典条件反射被视为一种联合学习(associate learning)的形式。而操作性条件反射(图 1-2)的建立被认定为一种尝试错误学习(trial-error learning)的过程。

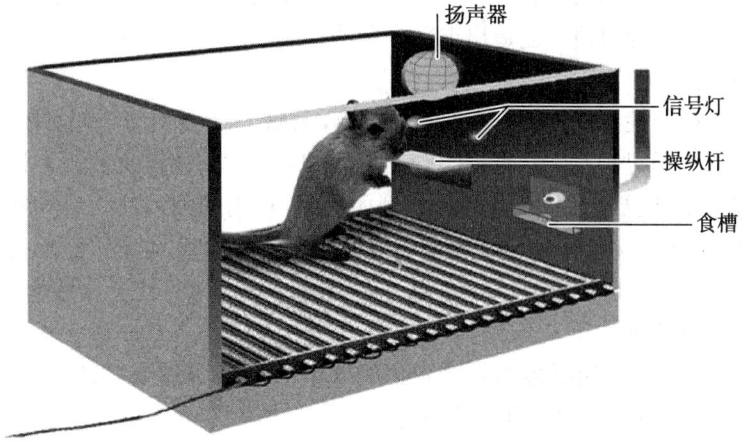

图 1-2 斯金纳操作性条件反射箱

2. **模仿学习(mimicking)** 模仿学习是人类儿童幼年时期一种重要的学习方式。模仿对于儿童的成长发挥重要作用。从进化的角度看，灵长类动物都具有比较强大的模仿能力。

笔记

3. **推理学习(reasoning)** 推理学习是在过去经验的基础上，通过推理、归纳、整合和判断，从问题的各个部分出发理解整体的过程。只有高级动物尤其是人类具有推理学习的能力。

4. **习惯(habit)** 习惯是在一定的情景或环境条件下，不自觉地进行某种动作的倾向，是一种无意识的学习行为。习惯是对经常或重复的、不伴有奖赏或惩罚的刺激因素、不做出额外反应的表现或倾向。这种倾向有利于机体对重复性刺激不做出过多的反应，不消耗过多的时间或精力。

总之，社会行为是随着人类的进化逐渐发展起来的，也是人类所特有的行为。人类行为是个人内在的生理和心理因素与外界自然和社会环境交互作用的结果，除受本能活动支配外，更重要的是高度受到社会环境因素的制约和支配。

人的一切行为，包括本能活动的行为，均要经过社会化的修饰。每个人从出生开始，通过与人的交往、模仿、学习、劳动、教育等，使自己的一切行为能得到社会的允许、承认，具有社会价值。这种使人类行为社会化的过程，以及在这些过程或活动中伴发的情感反应，均属于人类社会行为的表现。因此，人类的行为特征不但有其高级生物学特性，而且带有明显社会化影响的烙印。

随着动物的不断进化，行为从简单到复杂不断衍化。目前认为，最低等动物只有纯遗传性的行为；脊椎动物的学习能力得到一定的发展和进步；到哺乳类动物阶段，学习行为快速发展。人类的绝大部分行为是通过学习获得的，表现形式也复杂多样，带有明显的社会属性。

（三）适应性

适应性(adaptability)是指机体根据内外环境变化，不断调整机体各个部分行为（功能）活动和相互关系的一种功能特征，是生物界具有的一种基本能力。人体在与环境相互影响的过程中，不断调整自身的行为、情感、思维方式和生理功能，力求适应环境。通常情况下，机体的适应包括行为性适应和生理性适应两种情况。生理性适应是机体内部的协调性反应，以体内各种组织、器官和系统的协调活动及功能变化为主。行为性适应是生物界普遍存在的本能活动，人类的行为性适应更具有主动性（能动性）、预见性。

人类在不断进化的过程中，机体能够更加主动的适应环境，并主动的改变环境，表现出鲜明的能动性。人类的社会性和社会关系的契约特点，除了一般意义上的“适者生存”外，人类通过主动地、创造性地改变生存环境、生存条件，提高生存质量，寻求更加适合自身的，健康的生活行为和行为习惯。创造出丰富多彩的物质文明和精神文明。

（四）社会性

人类行为的社会性(sociality)特点十分突出，表现为社会契约、道德规范、种族、国家、政治制度等。人类通过模仿、劳动、社交、教育等多种方式，使自身的行为得到所处社会的接纳、认可。个体通过社会关系达成契约，例如伦理、行为规范、道德、法律等。人类的社会化过程是由复杂的社会机制、社会制度来实现并调控的。家庭、学校、社区、社团、传播媒介等在社会关系、社会机制中发挥重要作用。人类通过其行为的社会属性繁衍种族，创造物质、衍生文化、传递文明。

一般说来，动物的行为更多的是受到本能欲望的驱动，虽然也可以表现出一定的社会性，通常仅仅限于种系繁衍和自身防护的目的。

三、人类行为的分类

人类行为的表现形式复杂多样，从不同的角度，利用不同的方法，人类行为的分类也有多种形式。

笔记

（一）行为的分类

1. **按照行为主体的差别**　人类的行为分为个体行为和团体行为。个体行为通常包括学习、运动、睡眠、觉醒等；团体行为包括合作、友好、对抗、默契等。

2. **按照行为的获得方式**　人类的行为分为本能（生物）行为和社会（习得）行为。本能行为是指不经学习，先天就有，遗传获得的行为。例如吸吮、防御、睡眠、觉醒、性活动等；社会行为是指后天学习获得的行为。例如学习、交往、语言、情感等。

3. **按照活动的不同领域**　人类行为可以有管理行为、政治行为、文化行为、社会行为等。常见的管理行为包括计划、组织、激励、控制、决策等；政治行为包括选举、法制、行政、团结、国际关系等；文化行为包括教育、体育、艺术、学术等；社会行为包括保险、救济、互助、生产等。

4. **按照对机体健康的影响**　人类的行为分为健康行为和不良（有害健康）行为。健康行为是指不断增进心身健康的行为，例如合理膳食、适量运动、戒烟限酒、心理平衡、良好睡眠等；不良（有害健康）行为是指对人类个体或群体健康不利的行为。例如吸烟、酗酒、吸毒、网瘾、自杀、攻击行为等。

5. **按照斯金纳行为理论**　人类的行为分为应答性行为和操作性行为。应答性行为是指由内外环境刺激引起的机体行为；操作性行为是指机体自发、主动进行的行为活动等。

（二）异常行为的判定和分类

通常认定的异常行为包括两个方面：①人类的行为损害自身或群体的健康或生命活动；②实施的行为破坏社会公认的准则或侵犯了他人或集体的利益，阻碍社会进步的行为。

异常行为通常被视为行为障碍的同义词。但是从行为科学的角度出发，异常行为的范围应该更加宽泛和普遍。随着经济社会的不断发展和时代的快速变迁，异常行为的判定标准也在不断地变化。

1. **异常行为的判定**　由于时间、地点、环境、文化背景的不同，个体一个具体的行为是否正常，通常并没有固定的标准。有些行为明知是不利于个体甚至种系的健康发展，却总是有人沉溺其中（例如：吸烟、酗酒、吸毒等）。这些行为哪些属于社会问题，哪些属于医学问题，哪些属于个人的行为、心理或生理性障碍，需要根据环境和社会发展认真研究，具体问题，具体分析。异常行为的判定一般有以卜标准：

（1）社会标准：是指人的生活方式或行为习惯是否符合社会的文化传统或社会公认的行为模式，例如：习惯、伦理、风俗、道德等。用大家公认的“社会标准”来评判行为的正常与否，是人们最容易接受和习惯的“标准”。用社会标准来衡量人的行为时，一方面，要符合社会文化传统习俗和习惯，行为是否和社会环境相适应。例如我们不能用亚洲人的文化习俗和生活方式，去评判一个欧洲人的行为表现；另一方面，要注意到随着社会经济的不断发展，社会观念和评价标准是不断发展变化的。

（2）自我经验标准：从自身以往的经验和心理体验出发，根据以往的亲身体验对于个体的行为做出的自我评定。例如：以往不曾出现的抑郁、焦虑、异常认知、体重下降，往往引起自身的重视或警觉。这种凭心理感受和自身主观经验判断的行为正常与否，通常带有片面性，存在夸大或缩小的可能，定性和定量都有可能欠准确。

（3）统计学标准：统计学的应用为行为特征定性定量的测定提供科学依据。人类正常行为特征应该呈常态分布，因此，一个人的行为正常或异常，可以依据其行为特征偏离统计学平均值的程度来决定。应当说，统计学标准为我们提供了行为特征的定量资料标准，比较客观、相对准确、操作简便，得到比较广泛的实际应用。当然，从统计学的角度分析，行为异常是一个连续的变量过程，偏离平均值的程度越大，行为表现可能越不正常。

（4）医学标准：从纯粹生物医学的角度分析，凡是损害个体健康和生命或不利于种系延

笔记

续的行为，都应当视为异常行为。例如：酗酒、吸毒、病态的反社会行为等。许多异常行为往往是疾病的外在身体表现，常常需要医学干预。行为医学重点关注损害健康的不良生活方式和行为习惯，因此，从医学的角度判定行为异常或行为障碍，在参考其他标准的同时，临床诊断（医学标准）往往是最终的结论。

2. **异常行为的分类**　异常行为的表现多种多样，目前国内外尚无统一的分类指南。从便于行为医学基础研究和临床诊治的角度，可以将异常行为分成以下几种类型：

（1）本能行为异常：①饮食行为障碍：例如厌食、拒食、暴食、异食癖等；②性行为障碍：例如性心理障碍、露阴癖、性功能障碍等；③睡眠觉醒障碍：例如嗜睡症、失眠症、睡眠觉醒节律失调等；④其他本能行为障碍。

（2）社会行为异常：①社会适应障碍：主要是指社会适应不良的行为。包括两个方面：一方面是指向客体的异常行为，例如：暴力攻击行为、破坏公私财物、偷窃癖等行为；另一方面是指向自我的异常行为，例如：自伤、自杀、吸烟、酗酒等行为。②人际交往障碍：主要是指人际关系紧张、社交退缩、病理性谎言、出走、流浪等。一般认为，遵医行为障碍或求医癖也属于人际交往障碍的范畴。此外，社会适应障碍也包括狂热的、超出社会公认准则的特定嗜好、病理性赌博等其他异常行为。

（3）躯体疾病或精神疾病相关的异常行为：包括神经性疾病诱发的行为障碍、精神性疾病诱发的行为障碍、医源性疾病行为障碍、人格障碍、应激反应障碍等。

第二节　行为医学的研究范畴和学科定位

有学者认为，行为医学与生物医学、社会医学共同构成了现代医学体系的三大支柱。认真研究和探讨行为医学的研究内容和学科定位，具有重要的理论意义和广泛的实际应用价值。

一、行为医学的研究范畴

随着医学科学的迅猛发展，人类对生命和自身的认识有了突破性进展。资料显示，除了影响人类健康的生物、社会和自然因素外，不良生活方式和行为习惯是导致人类疾病的重要因素。世界卫生组织（World Health Organization，WHO）的资料表明，不健康的生活方式和行为习惯成为威胁人类健康的主要因素之一。为此，研究不良生活方式和行为习惯对人类健康的影响，是医学科技工作者的重要课题。行为医学的研究内容主要包括以下几个方面：

（一）行为发生的机制

深入研究本能行为和社会行为的产生机理和生物学意义，分析人类社会行为形成过程中的影响因素，探讨行为的生理和心理学基础等是行为医学研究的重要内容。尤其是神经系统、内分泌系统、免疫系统等对机体行为的调控机制应当引起行为医学工作者的高度关注。对行为发生机制和影响因素的深入探究，有助于对不良生活方式和行为习惯的有效干预。

（二）文化、教育对行为的影响

在经济和社会迅猛发展的条件下，文化教育、科技发展及社会意识形态与行为医学有密切关系。提高大众的文化素养和开展有效的健康促进教育，有利于改变不良的生活方式和行为习惯，从而提高人群的健康水平。

（三）医学范畴的健康行为与异常行为

行为对人类健康的影响和对疾病的发生、转归起着举足轻重的作用。人的不良生活方

笔记

式和行为习惯是导致疾病的重要因素。据资料显示，当前疾病谱中，60% 以上的疾病与不良生活方式和行为习惯有关。行为因素不仅是致病条件和影响因素，还可以通过调整人的行为，预防疾病的发生，提高健康水平。临床工作中，利用行为治疗技术和干预手段，可以治疗某些疾病，行为疗法取得的效果是任何药物不能取代的。

健康行为包含规律睡眠、合理膳食、适量运动、营养均衡、控制情绪、适应环境等多个方面。良好的行为对健康的促进作用主要是通过生理、心理和社会因素形成的。机体良好的生理功能、平衡的心理感受和宽松的社会环境，能够创造有利于健康的生态条件。

不健康的行为方式（异常行为）有吸烟、酗酒、吸毒、自杀、网络成瘾、卖淫、嫖娼、饮食和睡眠无规律、变态行为等，显然不利于机体健康，甚至引起疾病。

（四）行为与常见病、多发病的关系

由不良生活方式和行为习惯引起的疾病，一般都有一系列共同的特征：如高血压、冠心病、糖尿病、恶性肿瘤、高血脂等，并常常与吸烟、酗酒、紧张情绪、缺少运动、饮食结构不合理等有关。对于和行为方式密切关联的疾病，防控和治疗的一个重要措施就是摒弃不良的生活方式和行为习惯。

（五）求医行为与医疗行为

疾病与患者角色、求医行为、遵医行为、医生角色、医患行为互动等都与健康和疾病转归有关。深入研究求医行为和医疗行为有助于研究相关疾病的预防和诊治。

（六）不良生活方式和行为习惯的纠正

有害物质的滥用和成瘾不但严重危害个体的心身健康，而且造成许多个体和社会问题。行为医学认为，有害物质的成瘾主要是人们对精神应激所采取的一种应对方式，是一种社会适应的不良行为。

有害物质不仅包括海洛因、可卡因等非法物质（毒品），还包括烟、酒等被社会“接受”或“认可”的某些物质。对各种成瘾行为要采取有效措施加以纠正，否则对个体健康及社会都是有害的。

性医学研究表明，异常的性行为和对性的无知都可能引起性功能障碍。性放纵和卖淫嫖娼等性行为造成性传播性疾病（包括获得性免疫缺陷综合征，AIDS）的传播，给社会造成极大危害。行为医学要指导人们正确认识性的自然发展和心理规律，对异常性行为进行行为矫治和干预是十分必要的。

有必要指出，赌博、吸毒、冒险、淫乱、追求色情、酗酒、网络成瘾、暴力行为等有害健康的行为都是行为医学研究和干预的范畴。

（七）行为异常相关疾病的诊疗

行为医学通过对与行为有关疾病的诊断、干预、矫正和治疗，使之向有利于健康的方向发展。行为医学技术和诊疗方法对行为问题和因行为引起的躯体疾病的治疗具有非常重要的理论意义和实际应用价值。

二、行为医学的学科定位

对一门新兴学科的定位，涉及学科性质、学科基础、研究领域、发展前景等。鉴于人类行为的复杂性和医学科学的复杂性，决定了行为医学必然是一门与多个学科密切相关的交叉性学科，与临床医学、神经科学、医学心理学、精神医学、社会医学、护理学、医学伦理学、康复医学、全科医学、健康教育等有广泛的交叉和渗透。因此，很有必要对行为医学进行科学定位。如前所述，如果把行为医学与生物医学、社会医学并列，必然涉及范围太广、覆盖面太宽，与太多学科有广泛的交叉和渗透，导致行为医学的学科特征不明确、不突出，反而限制了学科的健康发展。造成这种状况的原因之一是对行为医学概念把握的不一致。

笔记

对行为医学的概念理解既有过于狭隘的观点，又有过度泛化的倾向。行为医学的狭义论对行为医学的理解仅仅停留在机体行为的本身和表象上，认为行为是动物活动可以观察到的外部表现，研究内容是内外界环境刺激后机体的应答性反应，将人的复杂行为变化过程，视为简单的刺激-反应模式，忽略了人对刺激所作的分析、归纳、判断和整合。

泛化的行为医学理论则任意放大行为医学的学科界限，扩大了学科领域，有侵并相关学科之嫌。试图把预防医学、医学心理学、心身医学、健康教育学等囊括于行为医学之中。

行为医学是独立的医学分支学科之一，与其他学科虽有重叠，但有其明确的学科界定。对于行为医学的泛化和狭隘的理解或把握，均不利于行为医学学科的发展。目前，较为一致的观点认为，将行为医学概念从"广义"和"狭义"两个层面加以阐述，从而根据广义、狭义的概念对行为医学进行科学的学科定位。

广义层面的行为医学概念着眼于行为医学的发展和未来，突出行为医学的多学科交叉特征，突出行为科学的理论、知识、技术与医学科学相互结合、相互渗透的特征。既防止行为医学内涵过于宽泛而自我解构，又顾及行为医学的发展前景，充分与临床应用、疾病防治和健康促进的目标相契合。广义行为医学的定位仍以美国耶鲁大学首次全球行为医学大会和中华医学会行为医学分会的定义为基础，即"行为医学是研究和发展行为科学中与人类健康、疾病有关的知识技术，并把这些知识技术应用于疾病的预防、诊断、治疗、保健、康复等多学科领域的新兴学科。"

狭义层面行为医学认为，不能将行为医学作为一个包罗万象的通科，这样不利于学科建设和发展，只有加以限制，严格的加以具体界定，才有利于行为医学在医学中应用和普及，建立明确而稳固的学科地位。因此，狭义的行为医学定位是，行为医学属于临床医学学科，应主要研究个体的不良生活方式、行为习惯与疾病的关系，以及医疗行为(特别是医者的行为)对患者及所患疾病的影响。行为医学治疗或干预的疾病主要包括：①不良生活方式与行为习惯所致疾病；②生理心理障碍与心身疾病；③药物及成瘾物质的依赖；④某些慢性退行性疾病；⑤不利于健康的性行为；⑥神经疾病与精神疾病的康复期。治疗的主要手段是各种可操作的、程序相对稳定的行为疗法，如生物反馈疗法、松弛疗法、系统性脱敏、认知行为疗法、自我控制技术等。在综合性医院组建行为医学科，其治疗对象是除精神疾病以外的各种与行为有关的疾病。应该说，在一定程度上狭义行为医学的学科界定，有利于行为医学在临床实践中实际应用和普及，进而建立明确而稳固的临床学科地位。

无论广义地或狭义地对行为医学进行定位，都是从客观的、可描述的、可操作的、有规范程序的原则出发研究和发展行为医学。应用、探索、扩展有关疾病的行为疗法，才能更深入地促进医学模式的转变，为人类健康做出更大贡献。

三、行为医学的历史回顾与展望

(一)行为医学发展简史

行为医学是在行为科学和医学取得重大发展的基础上，在科学体系发生激烈变化、学科出现高度分化和高度综合的历史背景下，从 20 世纪 70 年代初发展起来的一门边缘性医学学科。1973 年，美国生物学家 Birk 首先使用行为医学(behavioral medicine)这一术语。他用生物反馈技术研究关于哮喘、癫痫、紧张性头痛、雷诺病等的治疗问题，并收到良好的效果。Blanchard 指出，行为医学是行为心理学的原理与技术在健康和疾病领域的系统应用等。

1977 年 2 月在美国耶鲁召开的第一次国际行为医学大会，标志着行为医学的正式诞生。逐步规范了行为医学的学科范畴和学科定位。行为医学是以行为科学为主体，结合具体医学问题发展起来的交叉学科。

笔记

“行为医学是一门关于把与健康、疾病有关的行为科学技术和生物医学科学技术整合起来，并将它用于疾病的诊断、预防、治疗和康复的边缘学科。”自此以后，行为医学在美国快速进入繁荣时期，许多持异议的行为医学专家逐渐统一到行为医学大会的旗帜下。1978 年《行为医学杂志》(*Journal of Behavior Medicine*)创刊；1979 年，Pomerleau 和 Brady 通过大量研究，合著《行为医学》一书。他们提出，行为医学有两大任务：①把行为治疗等手段用于临床，包括躯体疾病和心理疾病的预防、评估、治疗和管理；②开展行为医学研究。1980 年，美国成立了行为医学研究会，定期进行学术交流。在短短的十几年实践中，行为医学不仅在美国迅速发展，而且很快扩展到世界各地。

行为医学在中国有着非常深厚的历史积淀。我国在行为医学方面的研究和记载可追溯到很多年前，中国古代就有许多有关行为医学的论述。关于健康的行为可以防病延年的论述有：“饮食有节，起居有常，不妄作劳，故能形与神俱，而尽终其天年，度百岁乃去”(《素问·上古天真论》)；关于不良行为对人体有害的论述有：“以酒为浆，以妄为常，醉以入房，以欲竭其精，以耗散其真，不知持满，不时御神，务快其心，逆于生乐，起居无节，故半百而衰也。”(《素问·上古天真论》)。中医学十分注重行为，中医的整个理论体系几乎都建立在对人的行为的观察分析之上，只是没有及早提出“行为医学”的学科概念。

随着行为医学在欧美国家的逐步完善和不断发展，行为医学在我国受到高度重视。1981 年夏天，WHO 在北京举办精神病学教学讲习班，各国专家一再强调医学教学中讲授行为科学的重要性，鉴于生物医学模式的瑕疵和不足，提出尽快树立生物 - 心理 - 社会医学模式观念，培养医务人员的高尚医学伦理道德；正确贯彻预防、医疗、康复统一的思想。使每个医务人员真正成为一个能理解患者，与他们有良好关系的医务人员。

20 世纪 80 年代初华西医科大学开始在临床医学、卫生管理、护理学专业开设行为科学课程。1984 年国家卫生部委托华西医科大学举办行为医学师资培训班。1985 年我国第一台“肌电生物反馈仪”在天津研制成功并应用于临床工作，主要用于治疗神经症和心身疾病，收到显著疗效。1985 年天津市成立“天津市生物反馈研究培训中心”，开始为全国培训行为医学及生物反馈技术领域的专业人员。1989 年 8 月，中华医学会第二十届常务理事会研究批准，正式成立“中华医学会行为医学及生物反馈学会”，1990 年 10 月在天津召开成立大会和第一届全国行为医学学术会议。1994 年中华医学会常务理事会研究决定：“中华医学会行为医学及生物反馈学会”更名为“中华医学会行为医学分会”。

中华医学会行为医学分会是全国行为医学科技工作者交流沟通的重要学术团体，行为医学专业队伍自成立后不断发展壮大。上海、山东、青海等近 20 个省市自治区先后成立了省级行为医学分会。学会专家从不同的角度，积极开展行为医学的科学研究、临床应用和科学普及工作。学会积极鼓励和促进全国行为医学各个领域的学术交流和信息传播，积极鼓励和协调行为医学的科研和临床工作者在内的不同卫生专业人员间的广泛交流。近十多年来，全国行为医学领域的学术活动、学术会议日趋活跃，学术水平不断提高。各省、市、自治区行为医学分会的学术活动不断规范，受到政府主管部门和生命科学界的高度重视。

中华医学会行为医学分会 2014 年正式加入并参与“国际行为医学执委会”工作。第 13 届国际行为医学学术大会（荷兰，格罗宁根）期间，举办“行为医学在中国：机遇与挑战”中国专场。《国际行为医学杂志》21 卷第四期（2014 年 8 月）出版中国行为医学专刊。上述工作对促进我国行为医学的国际学术交流，提升我国行为医学国际影响力发挥了积极作用。

学会高度注重学术研究、学术交流，促进专业全面发展的同时，认真推进全国高等医药院校“行为医学”教学工作；积极倡导医护人员“行为医学”继续教育；全力开展针对基层大众的“行为医学”科普宣传，极大地推动了我国行为医学的快速发展、壮大和普及。到目前为止，国内多数高等医学院校开设行为医学课程。山东济宁、江苏常州及福建厦门等多家

笔记

综合性或专科性医院陆续设立“行为医学科（门诊）”。行为医学分会科普宣传和社会公益活动，从科普读物的出版、大型科普讲座到“行为决定健康”理念的提出，不仅得到社会广泛赞誉，也为提升国民健康作出了重要贡献。

《中国行为医学科学》1992 年 6 月在济宁医学院创刊（2009 年更名为《中华行为医学与脑科学杂志》，2018 年出版第 27 卷），该杂志是中国首份以“行为医学”和“脑科学”命名的学术期刊，也是亚洲地区唯一的行为医学学术刊物；被评为中国精品科技期刊、卫生部优秀期刊、中华医学会优秀期刊等。

（二）行为医学发展展望

行为医学作为一门新兴的综合性交叉学科，在中国正式起步只有 30 多年的时间，但由于其独特的学科优势、广泛的实用价值，一问世就受到政府主管部门的高度关注和大众的极大欢迎，这为行为医学的发展奠定了良好的基础。可以说行为医学的发展前景美好，潜力无限。

针对行为医学的自身特点和现代医学科学的状况，如何审视和考量今后行为医学科学的研究与发展，对于推动本学科的进步，服务国家经济建设和社会发展，促进国民健康，具有十分重要的现实意义和深远的历史影响。行为医学科学的研究和发展必将出现一个迅猛发展时段，其研究方向可从以下几方面思考：

1. 加强行为医学基础理论和高级神经活动机制的研究　人体行为活动的调控和调控机制是行为医学的基本理论问题。神经系统是调节人体行为活动的最重要结构，人类的本能活动和高级神经活动都是在神经系统的直接或间接调控下完成的。经典生理学认为神经元是神经系统最基本的结构和功能单位。人类中枢神经系统中神经元的数量十分巨大，它们按照一定的形式组织起来，并遵循一定的规律进行有序的调节活动。

人类不同形式的行为活动都是高级神经活动的结果。睡眠与觉醒、学习与记忆、思维与语言、情绪与个性、习惯与成瘾以及各种心理活动等都属于高级神经活动的范畴。开展对高级神经活动机制的研究（包括心理活动及其神经机制的研究）是行为医学研究的重要领域，应引起行为医学工作者的高度重视。目前国内高级神经活动基础理论的研究和国际先进水平相比还存在一定的差距。从学科发展和国内研究现状分析，未来 5～10 年应当着重加强以下几个方面的基础研究。

（1）中枢神经系统可塑性研究：大脑是一个复杂的系统，也是一个动态的系统，受到学习、训练以及经验等因素的影响，大脑皮层会出现结构的改变以及功能的重组，即所谓神经系统的“可塑性”。大脑结构既有宏观层面，也有微观层面的改变。宏观层面的改变主要指脑重量的变化、皮层厚度的变化、不同脑区沟回面积的改变等；微观层面改变包括树突长度的增加、树突棘密度的改变、神经元数量的改变以及大脑皮层新陈代谢的变化等。而大脑功能的重组则在分子层面、细胞层面、皮层地图层面以及神经网络等层面都有可能发生。有关大脑可塑性的研究对于揭示大脑活动规律、进行临床矫治和干预，以及健康教育等都具有十分重要的意义。行为学的改变常伴随有大脑结构、功能层面的变化，但是到底发生了哪些变化，目前并不是十分清楚。影响大脑可塑性的因素既有内在的，也有外在的，内部因素和外部因素之间往往存在复杂的交互作用。因此，未来的研究一方面需要进一步加强从分子、细胞、皮层地图以及神经网络等层面研究大脑可塑性的机制，另一方面也需要综合考察和研究影响大脑可塑性的内部和外部因素以及二者之间的交互作用。

（2）学习与记忆的基础研究：学习与记忆属于高级神经活动，是脑的高级功能，它是高等动物和人类最具特色的生理学特性之一。学习主要是指人或动物通过神经系统接受环境外界信息而影响自身行为的过程；记忆是指获得的信息或经验在脑内贮存和提取的神经活动过程，二者密切相关。突触可塑性是学习和记忆的基本神经机制之一。学习能增加突触

笔记

的数量，改变突触的结构，是影响脑的可塑性的主要因素之一。海马突触的长时程增强现象是神经元储存信息的一种标志，是动物学习记忆的一种基本活动方式，同时也是检验脊椎动物学习记忆突触基础的重要指标。它反映突触水平上的信息储存过程，也是记忆形成过程中神经元生理活动的客观电生理指标。行为医学应当重视这一领域的研究工作。

（3）成瘾中枢机制的研究：成瘾行为（addictive behaviors）是一种额外的超乎寻常的嗜好和习惯性，这种嗜好和习惯性是通过刺激中枢神经而造成兴奋或愉快感而形成的。成瘾行为分为物质成瘾和精神行为成瘾。目前生命科学界已经普遍认为成瘾性疾病，尤其是毒品成瘾是一种慢性复发性脑部疾病，这样就将传统上从道德角度来看待成瘾性问题转入到医学角度。这一转换具有相当重大的意义，有助于对成瘾性疾病的行为医学和脑内机制进行研究。

（4）情绪的实验研究：情绪是极其复杂的心理现象，是一种多成分、多维度、多种类组合、多水平整合的心理过程，也是一种心理状态。情绪与行为关系密切，有人认为驱使人的活动的动力是热情、激情和情绪，而不仅仅是认知。情绪是人类行为的动力系统。近20年来，情绪的脑研究已经得到很大的发展。杏仁核功能的发现，让情绪的机制进一步明朗化。勒杜发现：神经刺激输入，到达丘脑系统后，有一条直接达到杏仁核的“捷径”，使神经通道大大地缩短了情绪发生的时间，提示杏仁核可能是情绪反应的核心区域。这从解剖学角度解释了为什么情绪可以发生在认知加工之前，为什么情绪对生存和生活具有适应的作用而成为认知和行为的驱动力。神经生物化学研究对多巴胺分泌作用的发现，大大地提高了对情绪体验功能性属性的认识。多巴胺的作用，远远不只是影响精神病症的变化，也不只是对吸毒的影响，更基本的是它对动机、享乐的调控作用，是快乐发生的神经化学递质之一。多巴胺的分泌量和机制是正常的快乐与“享受”的物质根源之一，是人的兴趣、追求，甚至创造、冒险这些心理与行为的物质基础。神经生理学、神经生物化学和高级心理行为学研究是进一步揭示情绪心理完整机制的重要途径。

2. 加强与行为活动关系密切相关疾病的病因与发病机制的研究

（1）行为发生的脑功能和脑成像研究：人与动物行为发生的物质基础是脑。脑结构和脑功能异常是导致人与动物行为异常的根本原因。因此，脑功能和脑成像研究是揭示人与动物行为异常的重要研究途径。计算机断层扫描（CT）、磁共振成像（MRI）、功能磁共振成像（fMRI）、正电子成像术（PET）等无创性脑功能成像技术的应用将极大地促进行为医学科学与脑科学的发展。

（2）行为发生的分子生物学研究：从分子水平上研究行为发生的物质基础。自20世纪50年代以来，分子生物学成为生物学的前沿与生长点，其主要研究领域包括蛋白质体系、蛋白质核酸体系（分子遗传学）和蛋白质脂质体系（生物膜）等。行为发生机制的研究也将从整体水平、系统水平、组织水平，逐渐深入到细胞水平、分子水平和基因水平。

（3）行为发生的流行病学研究：流行病学是研究疾病分布规律及影响因素，借以探讨病因，阐明流行规律，制订预防、控制和消灭疾病对策和措施的科学。

病因研究是流行病学的一项重要任务。过去60年中，流行病学的研究范围，从早期仅研究传染病扩展到研究与人群健康有关的所有现象，特别是慢性病，如心脑血管疾病、恶性肿瘤、糖尿病等。资料表明，在越来越多的疾病的致病因素中，行为因素已成为主要致病因素之一，特别是在慢性病的发病中，不良生活方式、不健康行为占据了十分重要的位置。因此，对这些疾病进行行为危险因素的流行病学调查和研究，对明确慢性病的病因发挥了重要作用。

3. 疾病行为界定与评定标准的研究

（1）疾病行为的界定研究：对行为进行科学研究的前提，是对行为进行可操作性定义。

笔记

目前，在行为科学研究中，疾病行为的概念性定义多，可操作性定义少；定性研究多而定量研究少。这对开展行为医学科学研究工作是非常不利的。在未来行为医学科学研究中要积极提倡疾病行为的定量研究。

（2）行为评定量表的研发与修订：评定量表的应用非常广泛，几乎是现代临床与研究工作必不可少的工具。具体的应用范围主要有：①临床上作为重要临床资料收集、评估和疗效分析的工具；②作为临床研究的基本条件之一，以保证研究样本的同源性；③作为一种针对经验不足的初学者的教学方式，以帮助全面、有序而系统地检查患者和考虑诊断；④量表资料能作为疾病分类、患者分组以及其他研究资料相联系的统计量，也可以作为流行病学调查的工具或是某类疾病的初筛工具。总之，行为评定量表因具有数量化、规范化、细致化和客观化等优点对开展行为医学科学研究具有重要作用。

4. 行为治疗与康复技术的研究　随着行为医学理论和相关研究方法的迅猛发展，行为医学的主要理论体系快速应用到临床行为治疗与医学康复中，形成了一系列行为医学诊疗技术，如系统脱敏疗法、厌恶疗法、生物反馈疗法等，这些诊断治疗技术和方法，对疾病行为的矫治和健康行为的培养具有肯定的作用，被广泛应用于临床与基础医学领域。

行为医学的最终目的是要治疗疾病、促进健康。近年来，促进行为医学尽快“落地”的问题，已经成为国内外行为医学界讨论的核心问题之一，如何“落地”？怎样“落地”？行为医学“落地”的途径和方式是什么？值得政府和医疗卫生机构深入研究和综合考量。但无论如何，行为医学的“落地”最终是要和疾病的治疗与康复密切关联。研究发现，临床门诊中超过 1/3 的患者不是单纯生物因素致病，单纯生物治疗也不能取得满意疗效。因此，大力推广行为治疗在临床工作中的应用将是未来行为医学工作者的重要任务之一。

5. 行为医学成果推广与全民的健康促进　统计学资料显示，人的健康与遗传、社会条件、医疗条件、自然环境有关，但综合因素的 60% 取决于生活方式。不健康的生活方式和不健康行为习惯是导致疾病发生的重要原因。因此，养成健康的生活方式，如合理膳食、适量运动、心理平衡、戒烟限酒和良好睡眠等对疾病的预防控制和健康促进起到不可忽视的作用。

健康教育与健康促进是动员全社会和多部门的力量，营造有益于健康的环境，传播健康相关信息，提升人们健康意识和自我保健能力，倡导有益健康的生活方式和行为习惯，提高全民健康素质的活动。

“行为决定健康”科学理念的提出，给行为医学成果推广和全民健康促进提供了一个新的思路。不论是从学术层面还是科普推广，对国民健康都将有着重要价值，应尽快将其研究成果转化为医者的共识和广大民众的健康行为和生活方式，是促进国民健康水平快速提高的重要理论基础。

第三节　行为决定健康

半个多世纪以来，全球不少国家在心脑血管病、糖尿病、肥胖和癌症等慢性非传染性疾病（以下简称慢病）的防治中，投入了大量的财力和精力，但其效果并不尽如人意。

世界卫生组织专家指出，因生活方式疾病而导致死亡的人数，目前在发达国家已占总死亡人数的 70%～80%。迄今为止，国内外的研究均显示，不良生活方式和行为习惯对人类的健康危害最大，是慢病的罪魁。因此，建立良好的生活方式和行为习惯是人类健康及慢病防治的重大问题。

数据表明，人类行为习惯是影响健康的重要因素，对疾病的发生、发展和转归有着举足轻重的作用。现代经济社会的迅猛发展，人类的生产与生活方式和行为习惯发生了巨大的变化。近百年来，生物科学与医学技术的进步对人类健康及平均寿命的增加虽然起到了巨

笔记

大的促进作用，但单纯依赖医疗手段来保障身体健康的思想是局限的，也是不可接受的。

一、不良生活方式和行为习惯是健康的最大“杀手”

随着经济社会的迅猛发展和医学科学技术的进步，人类的平均寿命快速增加，疾病谱、死因谱发生了显著变化。目前认为，不良行为因素是慢病高发、难控或死亡的重要原因。可以说不良生活方式和行为习惯已成为当今人类健康的最大“杀手”，对人类健康的危害已明显超过病原微生物引发的急性传染病。

我国慢病发病的井喷态势近年来已初见端倪，糖尿病患者达到1.14亿人（全球共3亿多人）；高血压患者达2.7亿多人，每年新增高血压患者约1000万人，由于血压升高导致的过早死亡人数每年高达200万人左右，直接医疗费用每年至少达366亿元。2012年，我国慢病导致的居民死亡人数已经占到了总死亡人数的85%，导致的疾病负担约占疾病负担总数的70%。有作者证实，缺血性心脏病、癌症、慢性阻塞性肺疾病等是导致我国居民过早死亡的主要原因。而心脑血管病、肿瘤等慢病的疾病负担还有快速增加的趋势，尤其是我国社会快速老龄化的现状，将促使疾病负担越来越重。

2015年《柳叶刀》杂志的资料显示，2013年全球人口预期寿命达到71.5岁，与23年前相比，增加了6岁；但在同一时段内，全球人口的“健康预期寿命”仅比1990年时增加了5.4年，落后于“预期寿命”的增幅，说明人们带病生存或忍受病痛的时间明显延长。

全球188个国家疾病负担报告显示，2013年全球只有4.3%（1/20）的人完全健康，有1/3的人（约32亿人）同时患有5种不同疾病，超过一半的人同时患有10种不同疾病。人们带病生存时间比例从1990年的21%增加到2013年的31%；糖尿病致残率比1990年增加了43%，但死亡率仅上升了9%，显示糖尿病患者带病生存时间比例显著上升。

有研究显示，危害中国居民健康的前十大危险因素分别是：高血压、吸烟、高盐饮食、水果摄入量太少、大气颗粒物污染、室内空气污染、高体质量指数、空腹高血糖、饮酒、粗粮摄入比例太少。《中国居民营养与慢性病状况报告（2015）》指出，吸烟、过量饮酒、不合理饮食、活动不足是威胁健康的四大行为危险因素。

2015年12月国家卫生和计划生育委员会发布的健康数据显示，目前全国居民健康素养水平仅为9.48%，该数据虽然比2012年的8.8%提高了0.7个百分点，比2008年的6.5%提高近3个百分点，但是每100人中具备健康素养的人数仍不足10人。提示，我国国民健康素养水平亟待快速提高。

二、健康理念的引领价值

研究提示，不良生活方式和行为习惯已严重威胁着人类健康。21世纪初叶，中华医学会行为医学分会前任主任委员，著名医学专家杨志寅教授提出“行为决定健康”的科学理念，不仅受到国内外医学界的高度重视，也得到社会大众的广泛共鸣。“行为决定健康”思想理论的提出，不仅对于行为医学科学的发展具有重要理论意义，而且对于行为医学技术的广泛推广具有非常重要的临床应用价值（图1-3）。

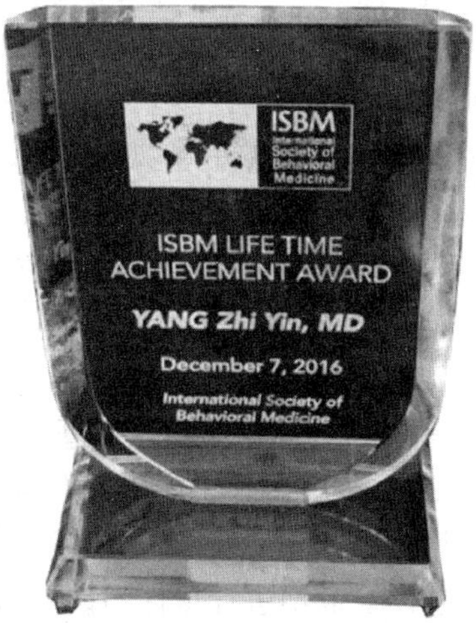

图1-3　国际行为医学会终身成就奖

1. 健康是人生的基础　健康文化引导健康行为，健康行为促进心身健康。有学者指出，健康文化的核心理念主要包括三个方面：①健康是人的基本权利；②健康是幸福生活的基础；③健康是重要的人力资本。行为

笔记

决定健康理念，属于健康文化的范畴，其独特的理论价值和应用价值，不仅展示了中华健康养生文化悠久深邃的哲学智慧，也反映了当今社会健康文化的核心理念，对引导人类的健康行为、健康发展以及社会精神文明的建设有着巨大的价值。

健康理念的最高境界是围绕着人的衣食住行和生老病死，对生命过程的全面呵护，让人们“生得优、活得长、病得晚、走得安”。行为决定健康理论告诫世人最大限度地显现出良好的生活方式和行为习惯，这不仅是人文精神和科学精神融合的最佳体现，也是对全民健康意识、健康行为的必要引领。

2. **健康是引领社会发展的文化** 行为是人和动物对内外环境影响的综合反应，也是心理活动的外在表现。行为受思想、理念的引领和支配，其观念的变化必然影响行为。现代医学研究证明：人类行为是影响健康的重要因素，左右着心理健康和生命质量，对一些疾病的发生、发展和转归影响巨大。对不良生活方式和行为习惯进行全面干预，对弥补生物医学模式的瑕疵，完善健康理念的科学认知，摆脱物欲横流、世风浮躁对心身健康的搅扰有着重要作用。科学的健康理念是古今社会发展的重要思想和文化。

“明智的健康行为，胜过医学上的新突破和大量的临床医学服务。”更是健身防病的关键。在全民健康问题上应深刻理解“治未病”的思想，着力增强健康意识和推进文明健康的生活方式和行为习惯，强化积极、正向的健康生命意涵，对促进人类健康及构建和谐社会不可或缺。

行为决定健康，比较全面地概述了人类行为与健康和疾病之关系，不只限于健康四大基石（心理平衡、合理膳食、适量运动、戒烟限酒）或生活方式的内容，还涵盖衣食住行中的各种行为，亦涉及医学行为、就医行为、生命质量、死亡质量以及道德层面的问题等。概括地说，大到七情六欲，小到具体的言行、举止、习惯等皆可能影响心身健康。

3. **行为决定健康重在实践** 孙思邈在《千金要方·养性》中指出：“性既自善，内外百病悉不生，祸乱灾害亦无由作，此养慎之大经也。善养慎者，则治未病之病，是其义也。故养性者，不但饵药餐霞，其在兼于百行，百行周备，虽绝药饵，足以遐年；德行不充，纵服玉液金丹，未能延寿”。从行为医学的角度讲，干预不良生活方式和行为习惯可促进健康、预防疾病。由此也就不难理解“养慎”“养性”可以促进健康与长寿，“百病生于气”，心宽则寿长，良好睡眠、早诊早治是健康的重要保障。这能更好地阐释明理、节欲，性命双修，与自然、社会和谐相处的哲学思想。

“行为决定健康”与《黄帝内经》中的“食饮有节，起居有常，不妄作劳，形与神俱”的观点有异曲同工之处，都强调健康行为对健身防病的重要性。都强调如何调动机体的内在因素（内求），在养生健身问题上，外求不如内求，外因是通过内因而起作用。

令人担忧的是，民众对自身存在的行为危险因素缺乏足够的重视，也没有依据现代健康文化的理念调整个人不良的生活方式和行为习惯。现代社会，行为问题比生物学问题更易引发人体疾病并难以控制，其表现往往持续时间长，危害范围广。资料显示日常生活中，最简单的生活方式或行为习惯，往往最难以改变和调整，如吸烟、酗酒、高盐饮食、缺乏锻炼、过饱等均有害健康。可在实际生活中真正改变这些不良习惯和行为并持之以恒，则需要恒心和毅力。“生理养生节欲，心理养生养情，哲学养生明理”。人生在明理的基础上，将健康的行为习惯付诸实践至关重要。

4. **行为健康是健康的基石** 身体健康的真正危机是个人的不良生活方式和行为习惯。良好的心态和行为决定着机体的健康状况，也决定着疾病的走向。认清这个道理，心理自然清净而平衡。不良的行为多是因欲望而生，欲壑难填，不能让无限膨胀的欲望毁了你的健康。对欲望进行理性的调控和引导，才真能悟出“心有多宽，寿有多长”的真谛。否则，理想再多，没有健康就没有一切。

笔记

健康需要呵护！在健康问题上不能单纯依赖高端的医疗设备，而应提升健康理念，调整和消除不健康的生活方式和行为习惯。良好的生活方式和行为习惯是健康长寿的良方。不花钱、少花钱，节约资源，健身又防病。不仅符合人类健康需要，亦是实现健康的明智之举。

大道至简。健康之道既不复杂，也不难做到，难的是知行合一。知是行之始，行是知之成。践行“行为决定健康”是一个长期的过程，只有真正行动起来，从现在做起，从小事做起，内化于心、外化于行，将健康行为贯穿于生命的始终，方可健康一生！

5. **追求健康是人类永恒的主题**　健康不仅是个人智力、体力和创新能力的基础，也是国家和民族生存发展最基本的要素和无法替代的宝贵资源。健康是个人、家庭的财富，也是国家、社会的财富。国民健康对社会的意义不仅是提供发展的基础，其本身就能够促进经济增长。促进健康是增加人力资本的第一要素。

习近平总书记强调：“人民身体健康是全面建成小康社会的重要内涵，是每一个人成长和实现幸福生活的重要基础。”干预不良生活方式和行为习惯就是对生命的保养，应贯穿于生命的全程。

人类行为问题与社会发展变化有着千丝万缕的关联，追求健康，提升生命质量应该是人类永恒的主题，也是幸福人生的真谛。健康的体魄是无可替代的资源。拥有健康时难以察觉它的价值，而一旦失去健康，再意识到其重要，则为时晚矣！

三、道德健康是健康的最高境界

1989 年世界卫生组织关于“健康”的新概念认为，健康不仅仅是指躯体健康，还包括心理健康、社会适应良好、道德健康。当上述几方面同时健全者，才算得上真正的健康。道德健康包括：①健康者不以损害他人的利益来满足自己的需要；②具有辨别真与伪、善与恶、美与丑、荣与辱等是非观念；③能按照社会行为的规范准则来约束自己及支配自己的思想和行为。

“行为决定健康”理念包涵了道德层面的内容。亘古至今人们都认为，提升道德修养会提高生命质量和境界。孔子养生思想的精髓——“仁者寿”，就是以“和”为主要内容的道德养生思想。道德高尚，有仁爱之心，胸怀宽广的人容易长寿。医学研究证实：与人为善，内心平静、温柔敦厚、胸襟开阔，融洽的社会关系，则无忧无虑。淡泊宁静的良好心态，可使机体内环境稳定，免疫功能增强，自然健康长寿。有悖于社会道德者，哀怨焦虑，自感“亏心”，恶劣心境的重压或“良心长戚戚”，使大脑皮质持续处于高度紧张状态，致使内环境紊乱，内分泌功能失调，免疫功能降低等，不仅极易引发心身疾病，亦会带来一系列社会问题。道德健康是心理健康和生理健康的基础上精神层面的更高境界，道德层面的问题对心身健康的影响蕴藏着深奥的哲学思想，值得深入探究。

（白　波　张作记）

思考题

1. 如何理解行为医学的学科定位？
2. 如何理解“行为调节对人体健康产生积极的影响”？
3. 如何理解“行为决定健康是健康的基石”？

笔记

第二章　行为医学的基本理论

人类的一切行为，无论是正常或异常，还是其伴随的心身反应形式，都有其形成的理论基础。对于行为医学基本理论的学习和探究，有利于我们理解和解释个体行为的发生、发展和变化规律，有利于我们预测和调控个体的行为，尤其对于矫正问题行为、治疗和预防行为疾病具有重要的指导意义。目前为止，有关行为的理论较多，本章主要介绍与行为医学关系较密切的几个主要理论：行为主义心理学理论、健康行为与行为改变理论、认知理论、人本主义理论、中医药中的行为医学理论。

第一节　行为主义心理学理论

行为医学的主要理论基础是行为主义心理学理论体系，主要包括巴甫洛夫的经典条件反射理论、华生的行为学习理论、斯金纳的操作性条件反射理论、班杜拉的社会认知学习理论以及沃尔普和米勒的行为治疗理论和技术。该理论体系着重于对动物及人类习得行为的研究，是行为医学的理论基石。

一、巴甫洛夫的经典条件反射理论

（一）实验与理论基础

20 世纪初，前苏联生理学家巴甫洛夫（Pavlov IP）进行了著名的条件反射实验研究。实验中，给狗喂食会引起唾液分泌，食物属于非条件刺激。这种反应是一种本能行为。巴甫洛夫把由先天遗传因素所决定的、能自然地引发反射的刺激，称为非条件刺激（unconditioned stimulus），由非条件刺激所引发的反射称为非条件反射（unconditioned reflex），如给予食物便引起唾液分泌；婴儿出生后即有吸吮反射和拥抱反射等。在上述实验中，让食物与另一种原本与唾液分泌无关的环境刺激（如铃声）反复同时出现，这时我们可以看到这样的现象：在通常情况下，铃声并不能刺激唾液分泌，但如果反复在铃声响起之后便给予动物喂食，久而久之，单独给予铃声刺激就可以引起动物分泌唾液。此时这种“无关”刺激（铃声）就变成了条件刺激（conditioned stimulus，CS），由条件刺激引起的反射称为条件反射（conditioned reflex，CR）。条件反射是由后天学习获得的，因而属于习得行为。由于这里的条件反射不能被个体随意操作和控制，故属于反应性条件反射。为了区别于后来发展起来的操作性条件反射，这种反射通常被称为经典条件反射（classical conditioned reflex）。

经典条件反射理论模式强调环境刺激对行为反应的影响。这在行为医学领域具有非常重要的理论与实际意义。按照这一理论，任何环境刺激，如理化的、生物的、心理的、环境的变化，都可通过经典条件反射机制影响人的各种行为，并成为内脏活动的一种调控方式；反之，人类许多正常或异常的行为反应特别是内脏反应性行为，可以通过经典条

笔记

件反射机制而获得。临床某些反应性疾病症状就是与经典条件反射作用有关，如抗癌药物可引起恶心、呕吐、精神痛苦等药物反应，如果长期用药，某些本来与药理作用无关的环境刺激，包括闻到药物气味、看到药物外观，甚至医务人员的出现，也可引起部分患者的不愉快反应，甚至出现恶心、呕吐反应，这是一种条件反射性症状。同样，利用条件反射原理进行松弛训练以建立条件反射性松弛反应，有助于克服这种"习得性"的药物反应症状。

（二）经典条件反射的重要现象

1. **强化** 一定的环境刺激对行为反应产生促进作用的过程称为强化（reinforcement）。在经典条件反射中，非条件刺激与条件刺激反复结合的过程就是强化。两者结合的次数越多，条件反射形成就越巩固。如少量多次的抗癌药治疗较短期大剂量治疗更容易产生条件反射性恶心、呕吐反应。

2. **泛化与分化作用** 在条件反射形成的初期，除条件刺激物本身外，那些与条件刺激物相近似的刺激物也或多或少地引起条件刺激物的效应，这种现象称为条件反射的泛化（generalization）。此后的实验过程中，如果只给条件刺激物以强化而对其他相类似的刺激物不予强化，则只有条件刺激物才能引起条件反射，而其他类似的刺激物不引起这种反应，这种现象称为条件反射的分化（discrimination）。

巴甫洛夫在实验中发现，当分化形成了阳性与阴性条件反射的两种刺激非常接近或超过动物的分辨极限时，动物不但会失去已经建立的条件反射而且还会变得焦躁不安、举止失常，出现某些异常行为。这是因为在超强刺激之下，在精细划分条件刺激或条件刺激的意义（阳性或阴性）改变时，困难作业超出了动物大脑的工作能力，实验动物便出现异常反应，包括异常行为与躯体功能的紊乱、皮肤营养状况或体重的变化，即出现类似人类的神经症与心身疾病症状，这就是实验性神经症（experimental neurosis）。目前临床关于神经症研究所建立的动物模型就是基于这一原理。

3. **消退与自然恢复** 巴甫洛夫在实验中发现，动物对一种条件刺激所作出的反应，如果经常得不到相应的非条件刺激的强化，即非条件刺激长期不与条件刺激结合，那么已建立的条件反射就会逐渐减弱直至消失，这种现象称为条件反射的消退（extinction）。例如，巴甫洛夫实验中的已经学会听到铃声就会分泌唾液的狗，如果总是在铃声过后吃不到食物，经过一段时间后，就可能对这种条件刺激失去唾液分泌反应。但在某些情况下，条件反射即使受到强化也有时失效，巴甫洛夫认为失效的原因是条件刺激作用经过大量实施后，会逐渐进入一种抑制状态。但消退作用不是一成不变的，动物对某一条件刺激的反射性反应消退后，如果该反射有足够的间歇时间，即使不加以强化，也可能重新激发，重新激发的反射强度弱且不稳定。这种条件反射的复苏被称为自然恢复（spontaneous recovery）作用。条件反射的消退是一种主动的抑制过程，自然恢复是抑制的解除。

（三）经典条件反射理论的意义

巴甫洛夫认为，条件反射不只存在于动物行为之中，在人类的复杂的社会生活中，言语和情景也可以成为条件刺激，引起情绪和行为的条件反射。如果一个人的特殊生活情景建立了条件性联系，其特殊的情绪和行为反应不符合他所在的文化背景或社会行为规范，那么他的情绪或行为反应就是适应不良或病态的。巴甫洛夫对条件反射所进行的一系列研究被认为是行为理论的重要基石。掌握条件反射的形成、消退、泛化及分化的规律，有助于理解行为的产生与消退，并且基于经典条件反射理论形成的暴露或冲击疗法、厌恶疗法等已成为临床心理治疗中矫正病态行为的重要技术。巴甫洛夫的许多论述，对全面理解人类行为，消除及矫正病态行为具有重要的指导意义。

笔记

二、华生的行为学习理论

（一）实验及理论基础

行为学习理论是20世纪初起源于美国的，由美国心理学家华生（Watson JB）在巴甫洛夫条件反射学说基础上创立的一个心理学流派。华生认为心理学是一门行为的科学，主张心理学应该摒弃心理或意识等主观的内容，去研究客观的、可观察到的行为。他认为行为是有机体受到刺激后出现的外显或内隐的反应。因此，一切行为都是刺激（S）与反应（R）的联结，人们可以根据刺激预知反应，或根据反应推断刺激，从而达到预测和控制动物和人类行为的目的。

华生把巴甫洛夫经典条件反射原理运用于行为学习领域，提出了行为学习理论。华生认为学习是以一种刺激代替另一种刺激建立条件反射的过程，人类出生时只有几种反射（如打喷嚏、膝跳反射）和情绪反应（如恐惧、爱、愤怒等），所有其他行为都是通过条件反射建立新的刺激 - 反应（S-R）的联结而形成的。在此基础上，华生提出：人类的行为都是后天习得的，环境决定了一个人的行为模式，无论是正常的行为还是病态的行为都是经过学习而获得的，同样也可以通过学习而更改、增加或消除。华生（1920）和他的学生雷纳以人为被试进行了条件性恐惧的研究，人为地制作了关于恐惧形成的实验——“Litter Albert”实验。

被试Albert是一名9个月大的孤儿，从出生起就一直待在医院里。研究人员和医护人员都认为他在心理和生理上都很健康。正式实验开始前，华生等人先做了预备实验。首先，为了了解Albert是否害怕某种特定刺激，实验者给他呈现白鼠、猴子、狗、有头发和没头发的面具，以及白色羊绒棉。研究者密切观察Albert对这些刺激的反应，发现Albert对许多动物和物体都感兴趣，愿意接近它们，并不时触摸它们，从没表现出丝毫的恐惧。因为这些东西不引起恐惧，所以可以将它们看作是中性刺激。预备实验的第二步是要确定Albert对巨大的声音是否会产生恐惧反应。所有人，特别是婴儿，都会对突然发出的巨大声音产生恐惧反应。因为这种反应是无须学习就会发生的，所以巨大的声音被看作是“非条件刺激”。在实验室中，实验者在Albert的身后用锤子敲一根1.2米长的铁棒。这种声音的突然出现，使他受到惊吓而哭泣。正式的条件反射实验是在Albert11个月大时进行的。实验开始时，研究者向Albert呈现白鼠，Albert对白鼠很感兴趣并试图触摸它，在他正要伸手时，实验者突然敲响铁棒，突如其来的巨响使Albert十分惊恐，这一过程重复了3次。一周以后，重复同样的过程。在白鼠与声音的配对呈现7次后，不出现声音，单独向Albert呈现白鼠时，Albert对白鼠产生了极度恐惧，他开始号啕大哭，转身背对白鼠，向远离它的方向移动，他爬得飞快，以致研究者不得不冲过去抓住他，以免他从桌子的边缘掉下来。至此，Albert形成了习得性恐惧。

一周后，研究者对Albert的再次测试发现，他仍旧对白鼠产生恐惧，随后研究者依次给Albert呈现白兔、白色皮毛大衣、一袋棉花和华生头上的灰白头发，他对所有这些东西都感到恐惧。结果表明习得性恐惧发生了泛化。

华生通过恐惧形成实验令人信服地证明了情绪行为是可以通过条件反射习得的，其他复杂的、个性化的心理现象也服从于条件反射原理，可以以同样的方式习得。

在Albert实验之后，华生指导他的学生琼斯进行了关于恐惧的无条件作用研究。琼斯用实验证明恐惧反应也能通过与条件化相似的方法加以减弱或消除。琼斯的研究对象彼得是一个2岁10个月大的男孩，他对白鼠、兔子、毛皮大衣、羽毛、棉花、羊毛发生强烈的恐惧反应。琼斯等人采用“重建条件反射”的方法成功的消除了彼得的恐惧行为。这项研究被认为是临床上行为矫正的先驱。

笔记

（二）行为学习的基本规律

华生通过白鼠挖沙喂食实验，提出了行为学习的两条规律：

1. **频因律**（law of frequency） 华生认为，在其他条件相等的情况下，某种行为练习越多，习惯形成就越迅速。因此，练习的次数在习惯形成中起重要作用。在形成习惯的过程中，有效动作之所以保持下来，无效动作之所以消失，是由于有效动作比任何一种无效动作出现的次数都多，这是因为每一次练习总是以有效动作的发生而告终的。

2. **近因律**（law of recency） 华生认为，当反应频繁发生时，最新近的反应要比较早的反应更容易得到加强。在每一次练习中，有效的反应总是最后一个反应，所以这种反应在下一次练习中必定更容易出现。因此，他把反应距离成功的远近作为解释一些反应被保留、另一些反应被淘汰的原则。作者认为，习惯反应必然是离成功时机最近出现的反应。例如在白鼠挖沙喂食实验中，白鼠为到达目的箱吃到食物，必须先挖沙子，当白鼠挖沙子到达目的箱之后，不立即喂食，而是让它在那里空等一会儿。按照桑代克的理论，强化增强的是强化之前的刺激-反应联结。在这个实验中，空等是较后的反应而挖沙子到目的箱则是较早的反应。根据推理，食物强化的是空等，而不是挖沙子到目的箱，但事实上，白鼠习得的是挖沙子到目的箱的反应，而不是空等。

（三）环境决定论

华生是一个极端的环境决定论者，他否认遗传在儿童发展中的作用，认为人是生来就具有特定结构的动物，由于这种结构，人生来就能使用某种方式对刺激做出反应，人类行为是在刺激条件下发生的刺激与反应的联结，刺激来自于客观而不是决定于遗传，因此行为也不能取决于遗传；另外，华生还认为生理构造上的遗传作用并不能导致机能上的遗传作用，所谓的本能的东西，大多是早期生活、早期环境、早期训练的结果，是后天的习得行为（learned behavior），不存在所谓能力、才能、气质、心理构造和性格的遗传，这些都是摇篮时期训练的结果。华生明确否认本能的存在，而强调后天学习对行为的塑造作用。他曾提出著名的环境决定论的观点："给我一打健康的婴儿，并在我自己设定的环境中养育他们，那么我愿意担保，可以随便挑选其中一个婴儿，把他训练成为我选定的任何一种专家——医生、律师、艺术家、小偷，而不管他的才能、嗜好、倾向、能力、天资和他祖先的种族。不过，请注意，当我从事这一实验时，我要亲自决定这些孩子的培养方法和环境（Watson，1924）。"从中可以看出，华生认为环境和教育是行为发展的决定条件，"教育是万能的"。

（四）华生行为学习理论的意义

华生从心理学的科学观（自然科学）、研究对象（外显行为）、理论目标（预测和控制行为）、研究方法（客观实证）上对行为主义心理学做了明确而清晰的界定，规定了心理学的基本特征和范式，对心理学的发展产生了巨大影响，带来了心理学领域的一场革命，使行为主义心理学统治美国心理学界长达半个世纪之久。

华生的行为主义理论对动物行为的研究方法，特别是对学习和记忆过程的研究，对神经科学领域关于动物行为的大脑机制的研究产生了深远持久的影响，影响了现代认知心理学和认知神经科学。在应用心理学领域，华生关于情绪条件作用的研究对临床心理治疗中行为治疗技术的产生具有直接的影响。此外，华生的行为主义还影响了广告心理学、心理测量学、比较心理学、学习心理学、发展心理学等众多研究领域。

三、斯金纳的操作性条件反射理论

（一）实验及理论基础

操作性条件反射是美国心理学家斯金纳（Skinner BF）发现的与经典条件反射不同的动物学习方式。斯金纳从桑代克（Thorndike EL）、巴甫洛夫和华生的理论出发，系统地研究

笔记

了行为的规律以及环境与行为的相互关系。他认为行为的产生是环境刺激的结果，行为的后果又可作为后续行为的原因，因此，人们可以运用环境刺激和行为的后果来控制新行为。这种由结果控制的行为称为操作性行为（operant behavior）。

斯金纳1953年在“斯金纳实验箱”里进行了操作性条件反射的实验（见图1-2）。实验中当一只饥饿的小白鼠在箱内自由寻找食物时，偶尔碰压倒箱内的压板或杠杆，便会得到一粒食物的奖赏。在一次又一次的食物强化作用下，小白鼠逐渐学会了主动按压压板或杠杆取得食物的行为。在这个过程中，食物是对按压压板或杠杆的奖励，食物奖励的结果对按压杠杆的行为是一种强化，因此被称为奖励性学习。同样，在回避操作条件作用（avoidance conditioning）实验中，动物受到电击也会产生一系列的行为反应，如回避、嘶叫、停止活动等，当其中的一种行为反应（即回避动作）出现时，即可获得撤销电击的结果，那么撤销电击的结果对回避行为具有强化作用，结果是动物学会了这种回避行为。

上述两个实验反映了一种现象，即当某一行为反应（如按压压板/杠杆行为或回避行为）出现后总能获得某种积极的结果（食物刺激或撤销电击），则个体逐渐学会对这种行为反应的操作，这就是操作条件作用（operant conditioning action）。由于这里的操作条件作用是个体对工具操作的学习，因此也称为工具操作条件作用（instrumental conditioning action）。这一学习过程所形成的行为称为工具操作性习得行为。

斯金纳把动物的学习行为推广到人类的学习行为上，认为虽然人类学习行为的性质比动物要复杂很多，但学习的原理是一样的，都是操作性强化的结果，即强化物作为行为的结果反作用于行为，起到对行为的增强或减弱。

（二）操作性条件反射的类型

操作性条件反射实验过程中所伴随的行为反应的各种刺激可以是使人感到轻松、愉快、高兴等积极的感受，也可以是使人感到痛苦、不愉快、难受等消极的感受；这些刺激既可以从无到有，也可从有到无。根据刺激性质及其变化规律的不同，操作性条件反射分为以下几种情况：

1. **正强化** 在操作性条件反射中，如果行为的结果导致了积极的刺激增加，从而使该行为反应逐渐增强，称为正强化（positive reinforcement）。例如，饮酒后所产生的轻松愉快的刺激，可以促进饮酒行为的加强和巩固。

2. **负强化** 在操作性条件反射中，行为的结果导致了消极刺激减少，从而使该行为反应逐渐加强，称为负强化（negative reinforcement）。例如，慢性疼痛患者卧床休息使疼痛刺激减轻，后者使卧床休息的行为逐渐加强并逐渐变成依赖性行为。许多慢性功能性疾病患者的行为症状的形成被认为与此有关。儿童因为说谎，避免了因过错带来的惩罚，逐渐养成了说谎的习惯。这些都属于负强化的结果。

3. **消退** 在操作性条件反射中，行为的结果使原有的积极刺激减少，从而使行为反应逐渐减弱，称为消退（extinction）。例如，儿童的捣乱行为一般情况下可引起周围人的关注（属积极刺激），关注作为一种正强化会使捣乱行为得到加强。但如果在每次捣乱时不予理睬，就会使原有的积极刺激（关注）水平下降，捣乱行为可能会逐渐减少，乃至消失。

4. **惩罚** 在操作性条件反射中，行为的结果导致了消极刺激增加，从而使行为反应逐渐减弱，称为惩罚（punishment）。即通过在某一反应后跟随呈现一个消极（不愉快）的刺激而减少此反应发生的频度、速度和强度的过程。例如，家长对孩子犯了错误后给予惩罚，目的是希望孩子通过受罚引起的痛苦而吸取教训，改正错误。行为疗法中的厌恶疗法就是这一原理的具体运用，在个体产生不良行为的时候，立即给予电击等不愉快的痛苦刺激，可以使不良行为逐渐减少，乃至消失。

笔记

（三）操作性条件反射理论的意义

操作性条件反射重视行为反应的结果对行为本身的影响。研究显示，任何与个人的需要相联系的环境刺激，如各种理化的、生物的、心理的、社会的变化，只要反复出现在某一种行为之后，都可能对这种行为产生影响，这意味着人类许多正常或异常的行为反应（包括各种习惯或症状）可以通过操作性条件反射机制而形成或改变。这一理论在行为医学中具有重要理论意义和应用价值。例如，可以解释个体一些不良的行为如烟瘾、酒瘾、药物依赖等行为的形成机制。根据操作性条件反射理论所设计的阳性强化疗法、系统脱敏法、厌恶疗法等，已成为临床行为治疗的重要手段而被广泛应用于各种适应不良性行为的矫正。

四、班杜拉的社会认知学习理论

社会认知学习理论是由美国心理学家班杜拉（Bandura A）创立的一种在行为主义刺激-反应学习原理基础上发展起来的理论。与传统行为主义心理学家不同，班杜拉认为，人总是生活在一定的社会条件下，所以要在自然的社会情境中而不是在实验室里研究人的行为。

（一）实验与理论基础

人类行为的获得是一种社会学习的过程，人们在社会情境中通过观察和模仿他人习得各种行为，因此人类的学习是一种观察学习。班杜拉特别强调环境中的社会因素对人类行为的影响。他关于社会因素对行为影响的一系列论述，构成了社会学习理论的主要内容。与其他行为主义理论不同的是，社会学习理论认为环境刺激并不是决定人的行为的唯一变量，一个人的行为受外部因素和内部因素的双重影响，人类行为受限于自身的生理状况、认知评价以及周围的环境因素，个人的认知因素对行为具有极为重要的影响，有时甚至是引起人的行为的决定性因素。

1965 年，班杜拉曾做过一项关于儿童攻击行为的实验研究。他将一群 4 岁左右的儿童随机分为 3 组，让他们分别观看三部不同内容的短片。其中一组看到的是一群孩子殴打玩具娃娃后受到奖赏的场面；另一组看到的是一群孩子殴打玩具娃娃后受到惩罚的画面；而第三组看到的是对殴打玩具娃娃的孩子既不惩罚也不奖赏的情景。然后让这些看完不同电影的孩子分别单独进入一间与用品情景相似的玩具室，观察他们对玩具娃娃的行为反应。观察结果发现，看到受奖赏场面的那组儿童表现出更多的攻击行为，而其他两组相似，说明儿童进行了观察学习。进一步的研究发现，当所有的孩子得知模仿攻击者的行为便可得到一份果汁的奖励时，三组孩子在攻击行为方面的差异消失。说明惩罚只抑制了新行为的外显，而没有阻碍新行为的习得。

（二）社会认知学习理论中的重要现象

1. **观察学习**　观察学习是班杜拉的社会认知学习理论中的一个基本概念。实验表明，人类能够通过观察他人（榜样）的行为及其后果而进行学习。榜样可以是现实生活中的人物，也可以是电影、电视或小说中的人物，这种学习方式称作观察学习。与经典条件反射和操作性条件反射的学习过程不同，观察学习者不必直接对刺激做出反应，也不需要亲自体验强化（奖赏或惩罚），只要观察他人在一定情景中的行为和行为后果就可获得新行为。

2. **替代强化**　班杜拉将受试者不必亲自体验而只需通过观察他人便能得到的强化称为替代强化（vicarious reinforcement）。而经典条件反射和操作性条件反射中的强化都属于直接强化。

3. **自我强化**　学习者以自我评价的个人标准来强化自己的行为，凡符合个人标准的行为就会得到自我肯定，凡是不符合个人标准的行为就会受到自我批评。儿童是在观察学习和自我学习中逐渐发展起来那些符合社会准则的行为的。

4. **社会学习**　班杜拉认为任何一个社会团体都是用其认可的方式去引导它的成员按

笔记

照某种行为去行动。例如儿童的攻击行为、性别角色的获得以及亲社会行为的发展都与社会学习密切相关。

(三)社会认知学习理论的特点和实际意义

班杜拉的社会认知学习理论不同于传统的学习理论，具有以下显著特点：①强调行为和环境之间的交互作用；②强调人运用符号的能力：由于人类能够运用符号思索和提出问题，因此人们能够预先知道个人行为的结果，并以此来改变行为或激发某种行为；③强调观察学习：尤其强调模仿对象及其特征激发特定行为的重要性；④强调自我调节过程：不仅强调外部事件的作用，也强调内部事件的作用，认为行为的增强来源于外界反应与自我评价。

社会认知学习理论认为，人类行为是以社会学习的方式形成的，人们通过观察学习既可以形成各种生产、生活技能，也能学会许多不健康或适应不良的行为习惯，如吸烟、酗酒、吸毒、攻击和自杀等。除此之外，观察学习对于人的个性形成、生活和工作方式的养成，以及道德品质和社会性行为的塑造发挥十分重要的作用。根据社会学习理论所设计的示范或模仿治疗，在临床工作中广泛应用于各种行为问题的矫治。

五、沃尔普的交互抑制和系统脱敏理论

(一)实验与理论基础

1958年，南非行为科学家沃尔普(Wolpe J)在经典条件反射和操作性条件反射的理论基础上，根据自己的一系列实验结果并借鉴前人的研究结论，提出了交互抑制和系统脱敏理论。

1947至1948年间，沃尔普在为瓦斯特兰大学实验室用猫进行了一系列实验研究。他将一只饿猫置于实验笼中，当食物出现猫将取食物时，给予强烈电击，如此数次之后，当食物出现时即使不再有电击，猫也惧怕去取食物。实验发现，经过一段时间之后，即使不电击，关在实验笼中的猫也有类似的焦虑反应。严重者甚至看见实验笼也会出现恐惧，即对整个实验环境产生恐惧反应，猫形成了实验性神经症。实验结果表明，这种反应不同于一般的条件反射，因为它不能通过消除强化(即停止电击而消退)。在实验笼里，或在放置有实验笼的实验室里，甚至有实验室特征的其他房间里，那些饱受电击的猫依然拒绝进食。只有在不那么像实验室的房间里，那些猫的进食反应才会逐步恢复。沃尔普认为，在前一种情况下，猫之所以拒绝进食，是因为环境中存在能引起它们焦虑反应的刺激物，而且焦虑反应的强度超过了由食物引发的进食反应；在后一种情况下，猫之所以能恢复进食，则是因为周围没有引起焦虑反应的刺激物，进食反应不足以被焦虑所抑制。由此可见，焦虑是在不良环境下由不良刺激引起的不适应反应，进食则是由食物刺激诱发的正常反应。沃尔普认为，这两者是互不相容的。如果使用原先会引起适应不良行为的刺激诱导出与适应不良行为互不相容的、正常的适应性行为，就可以削弱或消除原刺激与适应不良反应之间的联系，从而缓解或消除原刺激所诱发的适应不良性反应，这就是交互抑制(reciprocal inhibition)原理。

根据这一原理，沃尔普在实验中不断改变猫的进食环境。起初是在与原实验室完全不同的房间，待那些猫完全恢复正常进食后，转移到与实验室相似的房间，开始猫表现得有些局促不安，但几经犹豫，还是抵挡不了食物的诱惑，由边吃边望到专心进食。待猫反应完全正常后，再转移到原实验室喂食。然后循序渐进，又把喂食的地方从远离实验笼的地方逐步靠近实验笼。最后那些被实验笼吓得胆战心惊的猫终于也能在笼中正常进食了。实验猫对实验笼等刺激物产生的过敏反应被有步骤地消除。这种通过循序渐进地增加刺激程度，使个体逐步耐受和习惯原先引发不适应性反应的刺激，来消除某种不适应性反应的方法就是系统脱敏(systematic desensitization)。

笔记

（二）交互抑制和系统脱敏理论的意义

沃尔普在实验研究中，根据自己在动物实验中积累和总结出来的一系列原理，创造了系统脱敏疗法，并成功地应用到患者身上。系统脱敏疗法的基本原则是交互抑制，即在想象或呈现恐惧刺激的同时，让来访者做出抑制焦虑或恐惧的反应——松弛，个体在松弛状态下降低了交感神经系统的活动水平，减低了骨骼肌的紧张，减轻了焦虑或恐惧的主观状态。因此放松反应削弱或破坏了焦虑或恐惧刺激同焦虑恐惧反应间的联系，进而阻断焦虑或恐惧。沃尔普的研究完成了从行为主义心理学的理论到行为治疗技术的飞跃，把人类行为治疗的历史推进到了一个新阶段。

六、米勒的内脏学习理论

（一）实验与理论基础

传统医学认为，人体活动可分为骨骼肌运动和内脏、腺体活动两大类。前者可受人的意识控制，可随意改变或调节其活动水平，其调节中枢在大脑皮质；后者由自主神经系统控制，不能随人的意识而改变，其调节中枢是皮质下的大脑边缘系统和脑干。但在实践中人们发现在瑜伽、静默术以及禅宗入定等状态下，自主神经系统控制的内脏、腺体活动在一定程度上也可被人随意控制。

美国心理学家尼尔·米勒 1967 年进行了内脏学习的实验研究，他将操作性条件反射原理应用到动物内脏学习中，即内脏操作性条件反射。在内脏学习实验中，米勒对动物的某一种内脏反应行为（如心率下降）给予食物强化奖励，如果心率加快则给予惩罚，经过这种选择性的定向训练，结果使动物逐渐学会了“操作”这种内脏行为（如使心率下降）。在随后的实验过程中，为了控制实验动物骨骼肌系统对内脏学习的影响，米勒将被试变量进行了分离，他首先采用肌肉松弛剂（箭毒）麻痹了动物的骨骼肌系统，同时施以人工呼吸，然后改用电刺激动物脑内的“愉快中枢”作为奖励手段，以撤销痛苦电击的方法作为负强化手段，让动物重新进行内脏学习实验。结果，经过几次学习之后，动物学会了随意改变心率，说明确实存在内脏操作性条件反射现象。米勒还采用同样的实验方法，分别使动物学会了“操作”心率的增加、血压的升高或下降、胃肠蠕动的增加或减弱等反应。

（二）实践应用

传统观念认为，骨骼肌是人能够随意控制的，而内脏和腺体等平滑肌则受自主神经支配，是不能随意控制的，米勒的内脏学习实验打破了这一传统观念。该实验证明，通过特殊的学习和训练，有机体可以控制由自主神经支配的内脏器官的活动，例如心血管、胃肠、肾脏和各种腺体的活动，即内脏学习。

基于内脏学习理论，米勒创立了生物反馈治疗技术，并广泛运用于临床实践。20 世纪 30 年代，美国学者雅各布森（Jacobson）在指导患者进行渐进性放松训练的过程中发现，利用肌电监测患者肌电活动，并让患者从肌电活动水平上了解自己肌肉紧张和放松的程度，可以帮助患者较快地进行肌肉放松。之后，米勒的内脏操作性条件反射在动物身上实验成功，米勒将两项技术结合起来，创立了一项崭新的行为医学治疗技术——生物反馈治疗技术。生物反馈（biofeedback）是一种运用仪器（通常是用电子仪器）将人们通常情况下难以觉察到的生理活动，如心率、血压、肌电、脑电活动等，记录保存并转化为直观的和容易理解的视觉、听觉形式。人们可以根据这些信号了解自身的生理变化，并通过学习和训练学会有意识地自我调节内部心理生理活动，达到预防和治疗疾病或优化生理心理状态的目的。

生物反馈的具体做法通常是，利用电子仪器把人体内部的活动状态加以放大，变成人所能感知到的信号，并以视觉或听觉的形式呈现给人们，人们可以通过操纵以至改变这种信号从而达到操纵和改变体内原来觉察不到的、不受人们意识支配的生理活动。例如心脏

笔记

搏动的快慢，一般是人们意识不到的，也难以随意使之加快或减慢。如果我们把心脏活动所产生的电信号加以放大，并把它变成可看到的视觉信号，或变成可听到的一定声调的声音，我们就可以通过放松训练等技术操纵看到的视觉信号或听到的声音发生改变，从而达到使心率加快或减慢的目的。

目前，生物反馈技术已成功地应用到高血压、心律失常、紧张性头痛、支气管哮喘等躯体疾病以及焦虑症、睡眠障碍等精神疾病的治疗之中，并取得了较好的临床效果。

第二节　健康行为与行为改变理论

世界卫生组织（WHO，1948 年）在其宪章中指出：健康是个体在身体、心理和社会方面的完好状态，不仅仅是没有疾病和衰弱。健康行为是有助于健康的相关行为和健康保护行为，它与健康信念密切相关，信念决定态度，态度影响行为。因此，健康行为的形成以及不健康行为的转变都与健康信念的确立密不可分。

本节主要介绍与健康行为以及行为改变相关的三个理论：健康信念理论、行为分阶段转变理论、合理行为 / 计划行为理论。

一、健康信念理论

健康信念理论模型（health belief model，HBM）是最早运用心理学方法解释和预测健康行为的重要理论模式。该模式诞生于 20 世纪 50 年代，由 Hochbaum 和 Rosenstock 提出并由 Becker 和 Maiman 加以修订，经过不断完善，成为第一个关于健康行为的系统理论，并在预防医学领域中最早得到应用和发展，被广泛地运用于各种短、长期健康危险行为的预测和改变上，如吸烟行为、不良进食行为以及性病、艾滋病的预防和干预等。

HBM 以医学心理学为基础，由操作性条件反射理论和认知理论综合而成。该模式强调个体的主观心理过程，即期望、思维、推理、信念等对行为的主导作用，认为健康信念是人们接受劝导，改变不良行为，采纳健康促进行为的关键。其核心部分包括多种与行为转变紧密相关的信念（图 2-1）。

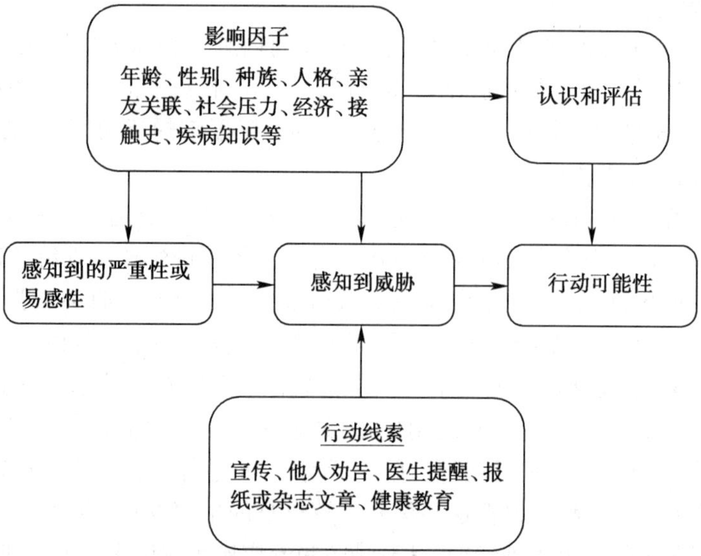

图 2-1　健康信念理论的结构

1. **感知到的易感性（perceived susceptibility）**　即个体认为不健康行为给他带来的总体危害，以及该行为导致其自身出现疾病的概率和可能性。

笔记

2. **感知到的威胁**(perceived severity) 即个体认为不健康行为所导致的疾病会给他带来多大程度的身体、心理和社会危害。

3. **感知到的益处**(perceived benefits) 即个体对改变不良行为所带来的好处的认识和评价。如维护健康或改善健康状况。

4. **感知到的障碍**(perceived barriers) 即个体感知到的行为改变可能带来的身体、心理和金钱方面的不良影响。当感知到的行为转变的好处大于坏处或障碍时，行为的转变成为可能；否则个体则可能依旧维持原有的不健康行为。

5. **行动线索**(cues to action) 行为线索指任何与健康问题有关的促进个体改变行为的事件和暗示，包括内在和外在两方面。内在线索包括身体出现不适的症状等，外在线索包括媒体中有关不健康行为严重后果的宣传以及医生的警告等。

6. **自我效能**(self-efficacy) 指个体对自己能力的评价和判断，即是否相信自己有能力控制内、外因素而成功采纳健康行为，并取得期望结果。高自我效能者采纳建议、实施有益于健康的行为转变的可能性高。通过提供训练和指导会提高个体的自我效能。

近 30 年来，健康信念模式被广泛地运用于个体健康行为改变上。研究发现，感知到的行为转变的障碍和疾病的易感性是解释行为改变的最重要因素。例如，一项运用该理论预测男同性恋、女同性恋和双性恋年轻人是否参与人类免疫缺陷病毒(HIV)检测的研究发现，参加 HIV 检测可能带来的障碍和个体对 AIDS 易感性的感知是参加 HIV 检测的两个重要预测因素。

HBM 是个体行为改变理论的基础，在促进健康行为转变过程中具有重要意义。

二、行为分阶段转变理论

行为分阶段转变理论模型(the stages of change model，SCM)又称为跨理论模型(transtheoretical model，TTM)，是由 Prochaska 等人于 20 世纪 80 年代初在综合心理治疗和行为理论的基础之上提出的，目前在国际上已成为应用十分广泛的行为改变理论模型之一。由于该模型整合了若干行为干预模型的基本原则和方法，故又称为行为分阶段转变交叉理论模型。

TTM 最初用于对吸烟行为的干预研究，逐步推广到其他广泛的医学领域，包括酒精和物质滥用、饮食行为、久坐的生活方式、艾滋病预防、遵医行为、非计划妊娠干预等行为问题的研究，对疾病行为及有关病症的研究也获得了令人满意的效果。

TTM 理论认为，行为的变化是渐进、分阶段、螺旋式的复杂发展过程，这种改变呈前进式特点，从一个阶段向下一个新阶段发展，但也可能出现后退问题，行为依此螺旋式特点不断发展直至完成所有的改变过程。

(一) 个体健康行为的变化经历 5 个发展阶段

1. **前意向阶段**(pre-contemplation) 在这一阶段人们没有改变行为的意向(通常指在未来的一段时间，如 6 个月)，此时个体尚未意识到不良行为所带来的危险，不想改变自己的行为。

2. **意向阶段**(contemplation) 个体已经意识到问题的严重性，并开始认真地思考变化自己的行为。这时候他们会意识到改变行为的益处同时也会意识到改变行为的代价。利益和代价的均衡常使人们处于极度的矛盾之中，导致他们在很长时间内停留在这一阶段。

3. **准备阶段**(preparation) 处于这一阶段的人们倾向于在近期采取行动(通常指在未来 1 个月内)，个体开始计划、准备改变自己的行为，一些间断性的行为变化已经出现(如偶尔戒烟)，但持续性的变化尚未出现(如坚持戒烟)。

4. **行动阶段**(action) 此时个体已经出现了持续性的行为变化(持续时间不超过 6

笔记

个月）。

5. **维持阶段（maintenance）** 在这个阶段，个体保持新出现的行为达6个月以上。减少诱惑和增加信心有利于保持这一状态。如果人们经不住诱惑和没有足够的信心和毅力，他们就可能返回到原来的行为状态，即终止阶段（termination），这种现象称为复返（relapse）。

TTM认为，每个个体是否能从一个阶段过渡到另一个阶段取决于每个阶段的认知过程，认知过程和5个变化阶段的整合最终解释了个体行为的改变。

（二）个体的认知过程包括知觉因素和行为因素

1. **知觉因素** 如对特定行为后果的知觉、情感体验、对自我和周围环境的再评价、新行为产生后社会准则变化的知觉等。

2. **行为因素** 如反条件化、社会支持关系、强化管理、对行为改变的承诺和刺激控制等。

对特定行为后果的知觉、情感体验以及对周围环境的再评价，决定了个体是否从前意向阶段过渡到意向阶段，对行为改变的价值和个人目标的探索以及对自我的再评价，促使个体从意向阶段过渡到准备改变阶段。对改变和付诸行动的承诺帮助个体从准备阶段发展到行动阶段。最后，强化管理、刺激控制和社会准则变化的知觉导致个体最终从改变阶段发展到保持阶段。

根据这一理论假设，研究者提出，有效的健康行为干预方案不仅应充分考虑到个体当前所处的改变阶段，还要根据实际情况采取与个体所处阶段相匹配的预防干预方案。当个体处于改变的早期阶段时，干预方案应着重于提升个体对问题危险性的意识，并学习有效的预防方法。在干预中期阶段的个体时，应着重于帮助他们分析行为改变的益处和代价。而对身处改变后期阶段的个体来讲，干预方案应重点强调奖励、以新的行为代替旧行为以及避免出现行为的复返等。此外，该理论还强调自我效能感和行为改变的决策权衡等因素在行为转变过程中的重要作用。

决策平衡指个体对行为改变的利益和代价的权衡，如果前者大于后者就会对行为改变有正强化作用。自我效能由两部分构成：①信心：系指人们处理高危情境而不返回到不健康行为的情境特异性信心；②对诱惑抵御力：系指当人们在危险的情境中拒绝从事某种特殊行为的程度。

为了证明TTM在行为干预中的有效性，研究者开展了一些验证性研究。Dijkstra等人选择了处于意向、准备、前意向阶段（在未来的5年内准备戒烟，但近6个月不准备戒烟）和无动机阶段（在未来的5年内不准备戒烟）的青少年作为被试，并将这些被试随机分配到四个不同的实验组：强调戒烟好处组、提升自我效能组、同时强调戒烟好处和提升自我效能组以及控制组。结果发现，强调戒烟好处最适合于无动机阶段青少年，强调戒烟好处和提升自我效能最适合前意向和意向阶段青少年，而强调自我效能则比较适用于准备阶段的青少年。研究还发现，对意向和准备阶段的青少年来讲，与他们所处阶段相匹配的干预方案不仅促使青少年发生更大的行为变化，而且使青少年的戒烟意向更加坚定。但在无动机和前意向阶段，匹配或未匹配的干预方案所起的效果基本是一致的。

TTM是一个动态的综合行为改变理论模型。该模型改变了传统一次性行为事件干预模式为分阶段干预模式，根据行为改变者的需求提供有针对性的行为支持技术，并已成为临床和社区行为干预广泛应用的有效策略和方法。

三、合理行为/计划行为理论

合理行为理论（theory of reasoned action，TRA）最早是由美国学者Fishbein M和Ajzen I于20世纪70年代提出的，该理论强调认知因素在个体健康行为、道德行为和其他行为的

笔记

产生及改变中的重要作用。假定个体通常是理性决策，能系统运用有利信息，在决定是否采取行动前，人们要先考虑他们行动结果的意义。然而TRA模式没有考虑到情绪对行为和态度的作用，甚至假设行为完全由个人的理性控制。为了弥补缺陷，Ajzen在原来理论中增加了影响意向的第三个因素，即感知到的行为控制，形成计划行为理论（theory of planned behavior，TPB）。其他两个因素是TRA的行为信念和个人规范（图2-2）。

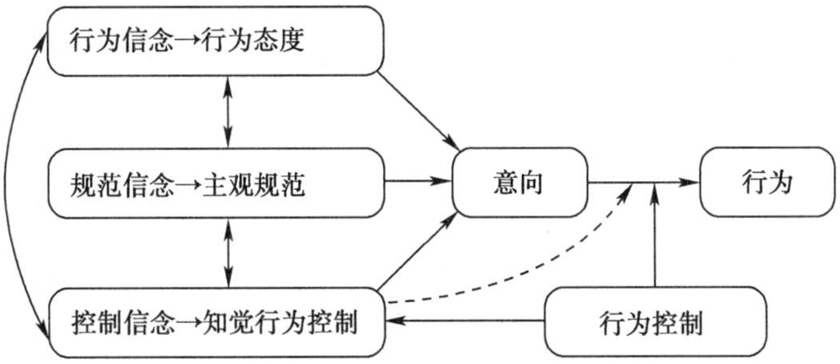

图2-2 计划行为理论结构图

TRA/TPB的理论要点：

1. **行为意向** 行为意向是该理论结构的核心。影响行为发生转变的最重要的预测因素，是行为改变的直接决定力量，决定了是否采取行动。行为意向受到行为信念、行为态度、个人规范、他人规范信念和顺从动机的综合影响。

2. **行为态度** 它是对行为结果好坏程度的评估，受到规范信念的影响。如果个体感知到采取改变行为的结果是有利的，他（她）将对采取行动产生积极态度。反之，就会产生消极态度。

3. **个人规范** 这是对其他人行为规范带来的压力的感知，并受顺从性影响。如果他人（亲朋好友等）认为改变行为有好的结果，个体会因满足别人的期望而受到激励，产生积极的个人规范。如果他人认为改变结果是负面的，个体受到的压力会产生消极的个人规范。

规范信念指个体感知到的重要他人（包括配偶、家人、最要好同伴等）对其行为改变的认可和倾向程度，由标准信念和遵从动机两个成分组成。标准信念表示个体感知到的重要他人对其行为改变的支持和期望程度，而遵从动机则表明个体对重要他人期望的遵从程度。以健康饮食为例，若个体抱着经常吃蔬菜水果可以使自己更健康的态度，并认为他或她的父母希望自己能吃更健康的食物，同时愿意遵从父母的意愿，那么该个体就会形成健康饮食的意图、进而在生活中真正做到健康饮食。

4. **感知到的行为控制** 它是对自己行动能力的感知，受到一组控制信念的影响，特别是感知到的行为改变难度和把握性的调节。

5. **行为实际控制** 它是个体利用准备好的有利资源（时间、金钱、技能、与他人的合作等）控制行为，与自我效能相近。如果个体有很强的阻止行为改变的控制信念，个体的控制感知就很低，这种知觉或觉察反映了过去经验、即将到来的环境预期和个体周围的影响性规范的态度。

研究表明，行为态度、主体规范和感知到的行为控制对行为意向的预测率保持在40%～50%；同时，行为意向和感知到的行为控制对健康行为改变的贡献率为20%～40%。而在控制了行为意向的作用后，感知到的行为控制仍然对行为产生积极且重要的影响。TRA/TPB不仅可以用于预测健康或不健康行为，探索与行为有关的健康教育意义，实施和开展健康预防项目，还可用于预测和理解行为意图及行为。迄今为止，TRA/TPB已经在饮食、艾滋病预防、锻炼、控烟、饮酒等健康相关行为和卫生保健研究中得到了广泛的应用和成功的尝试。

笔记

第三节 认知理论

认知心理学起源于20世纪60—70年代，认为人的情绪、情感和行为是由认知活动所决定的。所谓认知，通俗地说，是指一个人对某一事件的认识和看法，包括对过去事件的评价、对当前事件的解释，以及对未来事件发生的预测。认知过程就是人类接受、编码、操作、提取和利用知识的整合过程，它包括感觉、知觉、记忆、表象、思维、推理、问题解决、概念形成和创造性活动等。人脑接受外界的信息，经过加工处理转换成心理活动，进而支配人的行为。

研究发现，认知对个体情感和行为有着深刻的影响，积极的认知可带来正面的情绪与恰当的行为，消极的认知常带来负性情绪或产生不恰当的行为；当一个人的情绪与行为出现偏差时，可以通过改变个人的认知过程，达到改善情绪、改变行为的目的。那么，认识是如何调控情绪和行为的呢？生命科学家们对此进行了广泛深入的研究，本节主要介绍其中较有影响力的三种理论。

一、艾利斯的理性情绪行为理论

理性情绪行为疗法（rational emotive behavior therapy，REBT）是由美国著名心理学家阿尔伯特·艾利斯（Albert Ellis）于1955年所创的理性治疗发展而来。最初他所用的名称为理性治疗（rational therapy，RT），1961年改为理性情绪疗法（rational emotive therapy，RET），1993年又更名为理性情绪行为疗法（rational emotive behavior therapy，REBT）。艾利斯认为理性情绪疗法会误导人们以为此治疗法不重视行为概念，其实艾利斯初创此疗法时就强调认知、行为、情绪的关联性，而且治疗的过程和所使用的技术都包含认知、行为和情绪三个方面。

该理论的基本观点认为，引起人们情绪困扰和不良行为的，并不是外界发生的事件，而是人们对事件的态度、看法、评价等认知内容，即“错误的思考方式或不合理信念是心理障碍和行为问题产生的症结”。因此，要改变患者的情绪困扰或行为问题，最重要的不是改变外界事件，而是改变其内在的认知。

艾利斯提出的理性情绪行为理论的核心是“ABC理论”：A（activating event）是指外部的诱发性事件；B（belief system）是指个体内部的信念系统，即他对这一事件的看法、解释和评价；C（consequence）是指特定情景下，个体的情绪及行为结果。此前的行为主义理论认为，个体情绪的行为反应是直接由诱发性事件A引起的，即A引起了C。而ABC理论则认为外界的事件A只是诱因，所有的A都必须通过个体内在信念系统B的中介，才能产生出特定的结果C。因此，个体的信念系统才是引起个体情绪和行为问题的更直接的原因。个体的信念系统中既有合理的又有非合理的信念，合理的信念会引起人们对事物的适当的、适度的情绪和行为反应；而不合理的信念则会导致不适当的情绪和行为反应。

艾利斯认为，不合理信念有三个特征：

（1）绝对化的要求：指个体以自己的意愿为出发点，认为某一事物必定会发生或不会发生的信念。这种特征通常是与“必须”“应该”这类词联系在一起，如“我必须获得成功”“别人必须友好地对待我”等信念。

（2）以偏概全：指个体以某一件或某几件事来评价自身或他人的整体价值，是一种以偏概全的不合理的思维方式。例如，一些人面对失败的结果常常认为自己“一无是处”或“毫无价值”。这种片面的自我否定信念往往会导致自责、自罪、自卑、自弃的心理以及焦虑和抑郁等情绪。

笔记

(3) 糟糕至极：是一种把事物的可能后果想象、推论到非常可怕、非常糟糕，甚至是灾难性结果的非理性信念。如一次重要的考试失败后就断言“自己的人生已经失去了意义”，一次失恋后就认为“自己再没有幸福可言了”等。

艾利斯通过临床观察，总结出日常生活中常见的容易导致情绪困扰和不良行为的、甚至导致神经症的 11 种不合理的信念，它们分别是：①每个人绝对要获得周围环境尤其是生活中每一位重要人物的真爱和赞许；②个人是否有价值，完全在于他是否是个全能的人，即能在人生中的每个环节和方面都能有所成就；③世界上有些人很邪恶、很可憎，所以应该对他们做严厉的谴责和惩罚；④如果事情非己所愿，那将是一件可怕的事情；⑤不愉快的事总是由于外在环境的因素所致，不是自己所能控制和支配的。因此，对自身的痛苦和困扰也无法控制和改变；⑥面对现实中的困难和自我所承担的责任是件不容易的事情，倒不如逃避他们；⑦人们要对危险和可怕的事随时地加以警惕，应该非常关心并不断注意其发生的可能性；⑧人必须依赖别人，特别是某些与自己相比强而有力的人，只有这样，才能生活得好些；⑨一个人以往的经历和事件常常决定了他目前的行为，而且这种影响是永远难以改变的；⑩一个人应该关心他人的问题，并为他人的问题而悲伤、难过；⑪ 对人生中的每个问题，都应有一个唯一正确的答案。

这些不合理信念，因与现实不符，会使个体在现实生活中处处碰壁，长期处于不良的情绪状态之中，最终将会导致情绪障碍的产生。如两个人在街上和领导打招呼，领导没有任何反应就走过去了，其中一个想：“他可能正在考虑事情，没有注意到我们。”另一个想：“领导可能对我有意见了，连招呼都懒得打。”同样的事情，因为这两人各自的想法不同，引发的结果也完全不同：第一个人回去后可能没有任何情绪的异常，第二个人回去后则可能郁郁寡欢，无法完成工作，甚至逐渐出现抑郁症状。

理性情绪行为疗法的人性观认为：人既是理性的，也是非理性的，在人的一生中，任何人都可能或多或少地产生上述某些非理性信念。只是那些有严重情绪困扰和行为问题的人，其产生的非理性信念更为明显、强烈和持久，他们一旦陷入那种严重的情绪困扰状态中，往往会难以自拔。因此，治疗的核心就是动摇并改变他们的非理性信念，从而改善他们的情绪和行为。

改变求助者非理性信念的方法很多，REBT 所用的重要方法就是从科学、理性的角度，对求助的不合理信念加以挑战、质疑、驳斥和辩论，使其认识到自己认知中的不合理地方，进而加以矫正，转变为合理的信念，最终达到产生新的情绪和合理行为的治疗效果。这样，原来的 ABC 理论就进一步扩展为 A-B-C-D-E 的治疗模型，其中 D（disputing）指的是对个体的不合理信念进行的辩论，E（effecting）指新的治疗效果（图 2-3）。

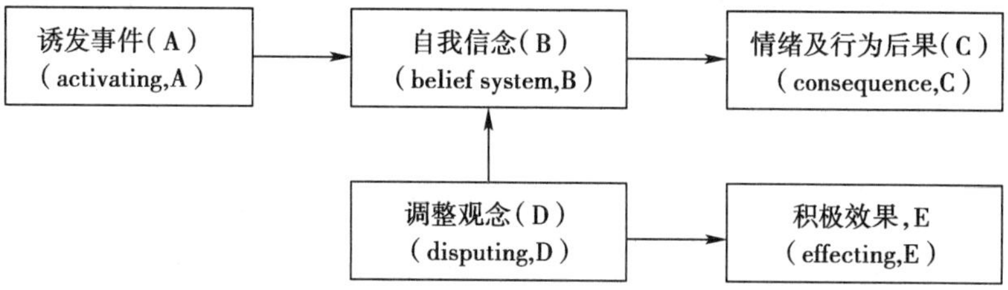

图 2-3　ABCDE 理论模式图

从整体上看，理性情绪行为疗法有以下一些特点：

(1) 自助的倾向：以人为中心疗法强调咨询师与求助者之间形成的和谐气氛，以使求助者产生自我指导的行为，即所谓“非指导性”的治疗方式，人本主义治疗者相信个体有“自愈”的能力。REBT 疗法虽不过分强调双方关系的重要性，但它同样信赖、重视个人自己的

笔记

意志，理性选择的作用，强调人能够“自己救自己”，而不必仰赖魔法、上帝或超人的力量。

（2）教育的倾向：在精神分析治疗中治疗师是相对被动的，在将患者目前的问题同其被压抑在潜意识中的经历联系起来，并对其间的关系以精神分析理论加以解释后，往往只能消极地等待求助者对自身问题的顿悟。而REBT治疗则与这一传统治疗方法不同，它是一个对求助者实施再教育的过程，在REBT治疗中，治疗师是一个指导者、说服者、分析者，也是权威的信息提供者和与求助者非理性观念对抗的辩论者，扮演着非常积极和主动的角色。

（3）理性的作用：行为主义理论认为，外界的刺激将直接导致个体的反应，他们往往忽视了刺激和反应之间的个体理性认知因素的作用。而REBT疗法则强调治疗者的作用应该以认知取向为主，治疗者要充分发挥并调动自己与求助者的认知功能，通过逻辑分析，指出求助者不合理的认知方式，并指导他学会用新的、合理的认知方式来代替。

二、贝克的认知理论

阿伦·贝克（Beck AT）是美国临床心理学家，20世纪60年代，他在对抑郁症的临床观察和前人对情绪的认知研究的基础上，提出了抑郁症的认知模型，并于70年代中期扩展到其他心理障碍的治疗中，并逐步形成自己完整的认知治疗技术和理论。

贝克指出，心理障碍的产生并不是激发事件或不良刺激的直接后果，而是通过了认知加工，在歪曲或错误的思维作用下出现的。他的认知治疗理论接受了认知是情绪和行为反应的中介的观点，认为各种生活事件在导致情绪和行为反应时要经过个体的认知中介。存在情绪困扰的人倾向于犯“特有的逻辑错误（characteristic logical errors）”，即以自我贬低的方式来扭曲客观的现实。例如：抑郁症患者大多对自己、对现实和将来都持消极态度，抱有偏见，认为自己是失败者，事事都不如意，认为将来毫无希望。焦虑症患者则对现实中的威胁持有偏见，过分夸大事情的后果，面对问题，只强调不利因素，而忽视有利因素。因此，认知治疗重点在于矫正患者的思维歪曲。换句话说，情绪和行为不是由事件直接引起的，而是在个体对事件赋予意义（认知）的基础上产生的。

贝克认为，个体的认知曲解包括两个层次：浅层的负性自动想法（negative automatic thoughts）和深层的功能失调性假设或图式（underlying dysfunctional assumptions，schemas）。

1. 负性自动想法 指人们在许多的判断和推理过程出现的那些模糊的、自动的负性的思维。人们的大多数认识活动，不是在自己清晰的判断和推理基础上完成的，而是在顺势的、模糊的和自动的思维下完成的。其存在于个体的意识边缘，往往是对自己的一些消极判断，在遇到生活事件时即“自动”跳出来，不经过逻辑检验，因而不易被认识到。不同的心理障碍有不同内容的认知歪曲，患者往往认为这些想法很有道理，对情绪影响极大。

负性自动性思维的特点是：自动、消极情绪相连、藐视真实、意识边缘、稍纵即逝、力量大、蕴含曲解、信以为真等。

2. 功能失调性假设 贝克认为这是自童年开始通过生活经验建立起来的一种相对稳定的内部心理模式。它处于人格深层，不被个体察觉。个体在事件触发下，会参照这些内部模式对外界事物进行认知。如果这种图式倾向于采用消极的、失调性的认知事物的方式和态度，即为功能失调性假设，而一旦遇到重要的生活事件，功能失调性假设将会被激活，即刻产生负性自动想法。其隐藏得更深，与个体的早年经验有关，对个体的情绪和行为产生明显的影响，但往往被认为是理所当然的，不经过一定的分析很难被患者本人所察觉。

3. 抑郁症患者存在的10种认知曲解 贝克认为，抑郁症患者存在以下10种认知曲解，正是在这些认知曲解基础上，患者发展出抑郁症状：

（1）“非黑即白”的绝对性思考（dichotomous thinking）：思考或解释时采用“全”或“无”

笔记

(all-or-nothing)的方式，非此即彼，或用“不是……就是……”的方式极端地分类。如“不能给我老婆买房，我就不是一个真正的男人”。

(2) 任意推断(arbitrary inference)：指不经严格推理，在缺乏事实依据的情况下，草率地得出结论。如“这次我没被提拔，肯定是我平时的工作没完成好”。

(3) 选择性概括(selective abstraction)：指仅仅根据部分个别事情，忽视整体做出结论。如某个人无法处理好某件事，就得出“我什么事都做不好”的结论。

(4) 过度泛化(over generalization)：是在单一事件的基础上做出关于能力、操作或价值的普遍性结论，或是在一个小小失误的基础上，得出关系整个人生价值的结论。如某人的孩子被烫伤，该人即认为自己“不是一个好妈妈”。

(5) 过度夸大和过分缩小(magnification and minimization)：过度夸大自己失误、缺陷的严重性，而贬低自己的成绩或优点。如成功时认为“只是偶然现象”“纯属侥幸”，失败时认为“我就是这样一个什么都做不好的人”。

(6) 个人化(personalization)：将他人的不幸归因为自己没有尽到责任和义务，表现出过分的责任感。如地震导致家属去世，认为“如果我出门时多问他一句，把他一起叫上去超市，他就不会在屋子里死掉了，都怪我……”。

(7) 选择性消极注视(selective catastrophizing)：指选择性地关注自己的“负性”细节，而过滤掉“正性”的体验。如坚持认为自己“长得不好看，没有男孩子会喜欢自己”，却忽视掉自己的性格、工作努力、家庭出身等优势。

(8) 情绪推理(emotional reasoning)：指根据自己的情绪推理事情的是非曲直。如某人和朋友分手后产生内疚感，认为“我有内疚感，我一定做错了”，却从来不去思考“是否真的做错了”。

(9)“应该”倾向(should/must/ought statements)：是指经常用“应该”或“必须”等词要求自己和别人。如某男孩失恋后，觉得“我对她那么好，她应该也对我好才对”。

(10) 贴“标签”(labeling or mislabeling)：指将自己的问题贴上一个标签，认为自己就是某一类人，从而产生那一类人的固有的思维和行为。如自认为“我是一个抑郁症患者”，进而在行为上表现为不愿意去尝试新事物、不愿意出门与人交往。

在贝克认知治疗过程中，治疗师通过建立关系、使用一些特定形式的对话、布置认知治疗日记的家庭作业，要求患者对其每日活动记录等方式，使患者学会评估、辨认、监控其扭曲的和导致功能不良的认知，以及这种不良认知对自己情绪、行为产生的影响。慢慢地，患者会对自己的行为做出各种不同的解释，并对他们的行为提出假设，学会使用特定的解决问题的方法与应对技能。最后，当事人学会以实际、正确的解释去取代偏差的认知，也学会改变那些扭曲其经验并使功能不良的信念与假定。

4. 贝克认知理论与理性情绪行为理论的区别 尽管贝克认知理论与前面所提到的Ellis的理性情绪行为理论都强调认知在情绪和行为产生中所起的中介作用，强调通过改变患者的认知改变其症状，但是，两者存在着明显差别：①理性情绪疗法的理论与认知疗法的基础假设是存在差异的。理性情绪疗法认为心理障碍是由于不合理的信念引起的，而认知疗法则认为是由各种歪曲认知引发的自动思维引起的，自动思维是脱离了人的理性控制的；②理性情绪疗法对于一般焦虑等有更好的治疗效果，而贝克疗法对抑郁症疗效更好；③理性情绪疗法中，咨询师扮演的是指导者的角色，并不看重友善的咨询关系，来访者是出于被动接受合理信念的位置。而认知疗法则非常重视和强调来访者与咨询师的关系的建立；④ Ellis基本上否认了个人成长史的重要性，而贝克认为来访者的早期经验能够影响其认知模式，只是说挖掘过去经验并不总是最重要的。贝克认为，功能障碍性信念之所以有问题并不是因为它们“非理性”，而是因为它们干扰了正常的认知过程。

笔记

三、自我指导训练理论

自我指导训练，是一种认知干预策略，没有复杂的理论体系，可以治疗一些有特殊心理问题的来访者，其中主要的应用对象是儿童。

该理论由梅钦鲍姆（Meichenbaum）和古德曼（Goodman）在20世纪70年代提出。他们在对冲动儿童进行训练的过程中发现，儿童自我言语适应性行为的习得起着重要作用。在此基础上，他们发展了一套认知矫正程序：第一步，由老师给儿童示范，同时解说做的程序，要求儿童仔细观察示范动作；第二步，老师用言语教儿童做，完成任务；第三步，儿童自己做，开始可以用小声言语指导自己做，最后要求儿童无声自己完成任务，即使用无声的自我言语指导训练自己完成。他们将这套训练方法命名为“自我指导训练（self-instructional training）”

自我指导训练理论认为：儿童对自己行为的控制能力与其将外界的言语评价转变为自我评价有关，无法将外控很好地转变为内控将导致儿童的不适应行为。相关的研究证明：攻击性儿童缺乏适当的言语调整功能，他们的行为失当主要是因为缺乏切合实际的思想行为，而不是因为存在顺应不良性的认知，即：他们之所以表现出攻击性行为，主要是因为他们不知道如何用自己的思想控制自己的行为，而不是因为心存不良，故意要去伤害别人。通过自我指导训练，可以改变这类儿童的不适应行为。

自我指导训练的目的在于：①训练儿童发展出自身的内部言语评价（自我指导）体系，使他们的行为逐渐适当；②加强儿童内在言语的调节成分，使他们的行为受自己言语的控制；③鼓励儿童适当地强化自己的行为，以便形成新的认知模式，达到自控。

自我指导训练一般分为两个部分：第一部分是聆听治疗者的示范。在这一部分，治疗者大声说出有关自我表达的词句，为患者作示范，并注意其中每一步的技巧。例如：①确定问题，“我要做的事是什么？”；②接近问题，“假如由我来干这件事，我应该怎么做？”；③注意关键点，“做这件事的关键点是什么，做的时候要注意些什么？”；④说明和修正错误，“这一步我做错了，我应该纠正，我要再做一遍，争取做得更好些。”；⑤自我强化，“我做好了，这件事我干得很满意！”。然后，让患者看着治疗者做一遍。第二部分是练习自我指导。在这一部分，由治疗者指导患者大声讲一遍，以后声音逐渐放松，变得自然，最后直至默念。

在实际操作中，除了上述治疗者的示范和患者的自我指导练习外，还应加上对患者行为的矫正，结合奖惩原则。当患者出现适当行为或正确反应时给予一定的奖励以示表彰。一般认为，将认知技术与行为矫正技术结合起来，其效果要比单纯使用认知技术更好。

第四节　人本主义理论

人本主义作为一种哲学观点发源于19世纪中期的欧洲，它把人视为有血有肉的独立个体，并以此作为探讨与人有关的问题的出发点。在人本主义的基础上，产生了人本主义心理学（humanistic psychology）。人本主义心理学兴起于20世纪50、60年代的美国，是继精神分析、行为主义理论后兴起的心理学派，由马斯洛（Maslow AH，1908—1970）创立，以罗杰斯（Roges CR，1902—1987）为代表。人本主义和其他学派最大的不同是强调人的正面本质和价值，并强调人的成长和发展，称为自我实现。马斯洛本人将人本主义心理学称为心理学的“第三势力”。

一、马斯洛的需要层次与自我实现理论

笔记

马斯洛是美国著名的心理学家，以需要层次理论（need-hierarchy theory）和自我实现

(self-actualized)理论最为人所熟悉。

(一) 需要层次理论

马斯洛在其发表的《人类动机的理论》一书中提出了需要层次理论。需要层次理论认为人类行为的内在力量是动机，而动机是由多种不同性质的需要所组成。但需要与动机并非简单的一一对应关系，人的需要是多种多样的，但仅有一种或几种成为行为的主要动机。马斯洛从总体上把人的需要分为了两大类、七个层次。第一类是和人的本能相联系的基本需要，具有 5 个特点：①缺少它会导致疾病；②有了它可免除疾病；③恢复它可治愈疾病；④在某些非常复杂的、自由选择的情景下，丧失它的人宁愿寻求它，而非寻求其他满足；⑤对于健康人体，它是静止的、低潮的或不起作用的。这类需要包括生理性需要、安全需要、归属和爱的需要、尊重的需要。第二类是不受本能所控制的成长性需要，具有 3 个特点：①不受人的直接欲望所左右；②以发挥自我潜能为动力；③满足此类需要会使人产生最大程度的快乐。这类需要包括认知需要、审美需要、自我实现的需要。第一类需要的缺失可引起匮乏性动机，为人与动物所共有，一旦得到满足，便失去动力。第二类需要可产生成长性动机，为人类所特有，是一种超越了基本需要之后，个体渴求发展和实现自身潜能的需要。满足了这种需要个体才能进入心理的自由状态，体现人的本质和价值，产生深刻的幸福感，即"高峰体验"。

马斯洛根据需要对人直接生存意义和生活意义的大小，将七个层次需要由低到高进行了排列(图 2-4)，人在满足高一层次的需要之前，至少必须先部分满足低一层次的需要。婴幼儿期以低层次需要为主，随着年龄增长和社会化程度的提高，高层次需要所占比例愈发突出。

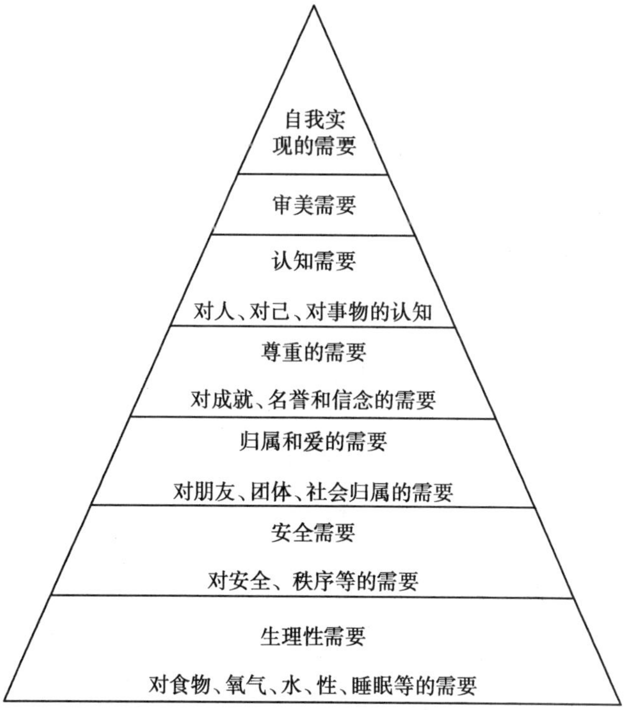

图 2-4　马斯洛的需要层次理论

1. **生理需要**(physiological needs)　指维持生存及延续种族的需要，是人们最原始、最基本的需要，如吃饭、穿衣、住宅等。若不满足，则危及健康和生命。也就是说，它是最强烈的不可避免的最低层次的需要，也是人们行为的强大动力。

2. **安全需要**(safety needs)　指受到保护与免于遭受威胁，从而获得安全的需要，如劳

笔记

动安全、职业安全、希望免于灾难、希望未来有保障等。安全需要比生理需要较高一级，当生理需要得到满足以后就要保障这种需要。

3. **爱与归属的需要**（love and belongingness needs） 指被人接纳、爱护、关注、鼓励及支持的需要，是对家庭、友情、信任、温暖、爱情的需要。爱与归属的需要比生理和安全需要更细微、更难捉摸。它与个人性格、经历、生活区域、民族、生活方式、宗教信仰等都有关系。

4. **尊重的需要**（self-esteem needs） 指获取并维护个人自尊心的一切需要，可分为自尊、他尊和权力欲三类，包括自我尊重、自我评价以及尊重别人。尊重的需要很少能够得到完全地满足，但基本上的满足就可产生推动力。

5. **认知需要**（need to know） 对己、对人和对事物的变化有所理解的需要。认知需要对帮助人选择活动目标、指导活动方向、设计合理行为都具有重要意义。

6. **审美需要**（aesthetic needs） 对美好事物欣赏并希望周围事物有秩序、有结构、顺自然、循真理的心理需要。审美需要属于高层次的、对成长具有重要意义的社会需要。有强烈审美需要的人，都希望有一个令人愉悦、舒适、美观的环境，当这种需要不能满足时，会对其行为产生不良影响。

7. **自我实现的需要**（self-actualization needs） 指实现个人理想、抱负、发挥个人聪明才智的需要，亦即个人需要或理想全部实现的需要，是最高层次的需要。

按照马斯洛的观点，需要层次理论具有以下特点：①七种需要像阶梯一样从低到高，按层次逐级递升，但次序并不是完全固定的，也有种种例外情况。②该理论有两个基本出发点：一是人人都有需要，某一层次需要获得满足后，另一层需要才出现；二是在多种需要未获满足前，首先满足迫切需要，该需要满足后，其他的需要才显示出其激励作用。③一般来说，某一层次的需要相对满足后，就会向高一层次发展，追求更高一层次的需要就成了行为的驱动力。④同一时期，一个人可能有多种需要，但每一时期总有一种需要占支配地位，对行为起决定作用。任何一种需要都不会因为更高层次需要的发展而消失。各层次的需要相互依赖和重叠，高层次的需要发展后，低层次的需要仍然存在，只是对行为影响的程度减小了。⑤一个国家或地区多数人的需要层次结构，是同这个国家的经济发展水平、科技发展水平、文化和人民受教育的程度直接相关的。在欠发达国家，生理需要和安全需要占主导的人口比例较大，而高级需要占主导的人口比例较小；在发达国家，则刚好相反。

（二）自我实现理论

自我实现是马斯洛人本主义心理学理论中的重要概念之一，需要区分这一概念包含的两层含义：①作为一种人格的自我实现；②作为一种基本需要或动力的自我实现。作为一种人格的自我实现是马斯洛人格理论的核心，他认为可以将之定义为“不断实现潜能、智能和天资”“完成天职或称之为天数、命运或禀性”“更充分的认识、承认了人的内在天性”“在个人内部不断趋向统一、整合或协同动作的过程”。也就是说，个体之所以存在，之所以有生命意义，就是为了自我实现。马斯洛通过对自己的学生的抽样调查和对历史上和当时健在的著名人物的个案研究，概括出了自我实现的人所共同具有的人格特征。

1. **准确、充分地认识现实** 以客观的态度去认识自己、认识他人和周围世界，不带任何偏见去看待现实，能够按照事物的本来面目去认识，更能发现事实真相。

2. **宽容和悦纳自然、他人与自我** 能够对周围事物进行正确的辨别，对自己和他人做出客观准确的评价，对事物的消极面有较大的宽容性。他们知道自己的长处，承认自己的不足，能悦纳自己。

3. **自发性、直率性和自然性** 能坦率、自然，倾向于真实的表达自己的思想与感情，行为具有自发性。不矫揉造作，完全按照自己的本性行事。

笔记

4. **以问题为中心，而不是以自我为中心** 自我实现者热衷于解决现实中的问题，能献身于那些使他们发挥最高才能的事业。对他们来说，工作不是为了金钱、名誉和权力，而是工作本身的享受。

5. **具有独立和独处的需要** 具有很强的独立性，是自我决定、自我负责的自由个体，他们不依赖别人，不害怕孤独，常常主动追求独处的环境。

6. **有较强的自主性** 自我实现者不受环境的支配并能有效的利用环境，他们活动的动力不再明显受到外界环境和他人的支配，而是独立自主地选择自己的目标，并实现自己的目标。

7. **具有反复欣赏生活的能力** 自我实现者对于生活经验永不厌倦，对周围事物有持续的好奇心和新鲜感。

8. **经常有高峰体验** 高峰体验（peak experience）是马斯洛自我实现理论中的一个重要概念，是指个体具有最高程度的认同，最接近真正的自我，达到了自己独一无二的人格或特质的顶点，潜能发挥到最大程度的一种状态。马斯洛认为，自我实现者能经常产生这种体验。

9. **强烈的社会责任感** 对社会有一种强烈的责任感，对他人具有认同感和同情心。自我实现者的关爱不仅仅限于自己的亲戚朋友，而是包括了不同种族、不同文化、不同社会阶层的所有人。

10. **能与少数人建立深厚的个人友谊** 自我实现者比一般人具有更融洽、更崇高和更深厚的朋友关系。但他们的朋友圈子较小，更倾向于寻找其他自我实现者作为亲密朋友。由于以共同的价值观和共同的人格特征为基础，朋友虽然不多，但感情深厚。

11. **具有强烈的民主精神** 自我实现者具有民主思想的行为风格，他们尊重一切人；能平等待人，极少偏见；尊重别人的意见，随时倾听别人的意见和建议，虚心向别人学习。

12. **具有强烈的道德感** 自我实现者有明确的道德观念，能够明辨是非，遵循自己认可的内在道德标准行事。

13. **具有哲理和善意的幽默感** 具有很强的幽默感，通常会开一些有哲理性的玩笑，但不愿意开庸俗和伤害人的玩笑。

14. **富于创造性** 自我实现者的一个突出的特点就是具有很强的创造性，他们能够保持开放、新鲜、纯粹和率直的眼光看待生活与世界，能够破除陈规，使自己在生活、工作各方面显示出创意和独特性。

15. **具有抵制和批评现存社会文化的精神** 自我实现者不墨守成规、不随波逐流，他们自主独立，能够抵制和批判现存不合理和不完善的社会文化，突破这些社会文化的限制与包围，其思想和行为遵循自己内心的价值与规范。

二、罗杰斯的“以人为中心”与自我理论

罗杰斯是人本主义心理学派最有影响的代表人物之一，在心理治疗实践和研究的基础上，逐步形成了独具特色的“以人为中心（person center）”的治疗理论。该理论的创新之处在于提出了一种新的人性观，认为人是可以自我成长和自我实现的。罗杰斯深信，在尊重和信任的前提下，人都有一种以积极和建设性态度去发展自我的倾向，这种倾向不仅是要在生理、心理上维持自己，而且要不断增长与发展自己，追求自我实现。

1. **人性观** 罗杰斯认为有机体具有一种天生的自我实现的动机，称为实现的倾向（actualization tendency）。实现的倾向是一种独立的、基本的动因，人和一切有机体的本能需要和行为，如饮水、觅食、遇到危险躲避等，都可看做是实现的倾向的表现。人的自我实现倾向表现为最大限度地实现自己的各种潜能，不断发展并实现自己，这也是人最基本的生

笔记

存动机。罗杰斯提出，人是理性的，在实现的倾向的导向下，具有追求美好生活并为之奋斗的本性，同时还包括自立、对自己负责、可信赖等本性，因此，其人性观是积极和乐观的。

2. **自我理论** 自我理论是罗杰斯人格理论的核心。罗杰斯认为自我是人格形成、发展和改变的基础，是人格能否正常发展的重要标志。自我可分为两类：①主体自我：指人的行为和心理经验的主体；②客体自我：即自我概念（self-concept）。自我概念是指个体对其体验的总体知觉和认识，是自我知觉和自我评价的统一体，包括对自己身份的界定、对自我能力的认识、对自己的人际关系及自己与环境关系的认识，它是个体生长过程中通过与环境（尤其是他人的评价）相互作用而建立的。自我概念并不总是与主体自我相同，由自我概念出发，对任何一种新的经验都可能产生三种不同的反应：①与自我经验合为一体；②被忽略掉；③否认与歪曲。

3. **经验** 罗杰斯自我理论中的"经验（experience）"是指个体在某一时刻所具有的主观精神世界，是一种对客观事物和可以意识到的机体内部过程的态度。其中既包括有意识的心理内容，也包括那些还没有意识到的心理内容。经验包括个体的认知和情感事件，它们能够被个体知觉到，或者具有被知觉的能力。个体在其成长过程中，不断与现实发生着互动，并不断地对互动中的经验进行评价，这种评价不依赖于某种外部的标准，也不借助于人们在意识水平上的理性，而是根据自身机体上产生的满足感来进行，并由此产生对这种经验及相联系的事件的趋近或是回避的态度。有机体的评价标准是自我实现倾向。个体的评价过程不是固定和不可改变的，它随个体当时的需要状态的不同而变化。

4. **心理失调的实质** 罗杰斯认为，心理失调之所以产生，主要是因为自我概念与经验之间的不协调。初生的婴儿并没有自我的概念，随着与他人、环境的相互作用，便开始慢慢地把自己与非自己区分开来。最初的自我概念形成后，其自我实现趋向开始激活，在这一基本动因的驱动下，儿童在环境中进行各种尝试活动并形成大量的经验。通过机体自动的评价，有些经验是积极的，会寻求再现；有些则相反。在孩子寻求的积极经验中，有受他人关怀或尊重而产生的体验，但这种被关怀受尊重需要的满足完全要取决于他人，即他人是根据儿童的行为是否符合其价值标准、行为标准来决定是否给予关怀和尊重，所以说他人的关怀与尊重是有条件的。这些条件体现着父母和社会的价值观，罗杰斯称这种条件为价值条件（conditions of worth）。儿童不断通过自己的行为体验到这些价值条件，会不自觉地将这些本属于他人的价值观念内化，变成自我结构的一部分，渐渐地儿童被迫放弃按自身机体评价过程去评价经验，变成用自我中内化了的社会的价值规范去评价经验（价值条件化），这样儿童的自我和经验之间就发生了异化。当经验与自我之间存在冲突时，个体就会预感到自我受到威胁而产生焦虑，并会运用防御机制（歪曲、否认等）来对经验进行加工，使之在意识水平上达到与自我相一致。如果防御成功，个体就不会出现适应障碍，若防御失败就可能出现心理适应障碍，这就是心理失调产生的实质。因此，罗杰斯治疗理论的实质也是要重建个体在自我概念与经验之间的和谐，以达到人格的重建。

第五节 中医药理论中的行为医学思想

行为医学在我国是近三十年才逐步兴起和发展的医学学科。而我国的传统医学中，行为医学的思想在古代已经萌芽。公元前5～3世纪甚至更早些时候，我们的祖先就注意到许多疾病病因与人的行为有密切的关系。在中医学传统理论中，虽然没有明确提出"行为医学"的这一具体名词，但是在理论和实践中都有丰富的"行为医学"内涵，这部分内容可称之为中医行为医学思想。医学巨著《内经》就把行为医学思想渗透在中医学的多个方面。

笔记

一、中医学中行为医学的预防思想

预防医学是以“环境 - 人群 - 健康”为模式，以人群为研究对象，以预防为主要思想指导。中医学十分重视对疾病的预防。《素问》第一篇《上古天真论》，讲的就是预防疾病，提出了中医预防医学的基本理论和具体方法。中医行为医学预防思想具有以下特点。

（一）注重“治未病”

“治未病”一词最早见于《黄帝内经》一书，它提出了中医治未病的基本理论和实践框架。《素问·四气调神大论》曰：“是故圣人不治已病治未病，不治已乱治未乱，此之谓也……”是对治未病的最为经典的论断，明确提出了未病养生、未病先防的思想内涵。《素问·八正神明论》“上工救其萌芽”补充了未病先防的另一层含义，疾病出现某些先兆，或处于萌芽状态时，应主动采取措施，防微杜渐，从而防止疾病的发生，即“欲病救萌”。唐代孙思邈将疾病分为“未病”“欲病”“已病”三个层次，提出“上医医未病，中医医欲病之病，下医医已病之病”，认为医生和患者要“消未起之患，治未病之疾，医之无事之前”。《素问·上古天真论》曰：“恬淡虚无，真气从之，精神内守，病安从来”，即谓精与神守持于内，避免过度的情志变动，调节行为方式使心胸开朗，乐观愉快，疾病也就可以避免发生。

中医“治未病”主要包括以下几个方面：①“未病先防”：在疾病未形成之前，对可能导致疾病的各种原因，采取针对性措施，预防其发生。主要是以养生为要，贯穿于日常生活方式以及情志欲望的行为调控等方面，从而达到防病的目的。②“见微知著”：对某些疾病出现的前兆，早发现、早诊断、早干预，及时把疾病消灭在萌芽状态。③“有病早治”：有了疾病应该及早对症治疗，不要延误病情，不要把小病拖成大病，轻病拖为重病。④“已病防变”：把握疾病的传变规律，及时阻止疾病的蔓延、恶化和传变。⑤“病后防复”：在疾病尚未发作的稳定期或间歇期即提前采取巩固性治疗或预防性措施，防止疾病的复发。

（二）顺应自然及社会规律

顺应自然是养生预防的基本原则。《灵枢·本神》中提到“智者之养生也，必顺四时而适寒暑，和喜怒而安居处，节阴阳而调刚柔，如是则僻邪不至，长生久视。”就是说人的生活起居及情志活动都应该顺应自然界的运动变化规律和特点，由此才能达到防病强身、益寿延年的目的。

《黄帝内经》中的《素问·四气调神大论篇》讲到春季的三个月是推陈出新、生命萌发的时令。此时天地自然都富有生气，万物显得欣欣向荣。而人们应该入夜即睡，早些起身，披散开头发，解开衣带，使形体舒缓，放宽步子，在庭院中漫步，使精神愉悦，胸怀开畅，保持万物的生机。其核心理念即为顺应自然，调适四季起居，建立良好生活方式和行为习惯，保持情志安宁，以实现心身与外界环境的协调统一。体现了中医行为医学预防思想的天人合一观。

人不仅是自然的一部分，也是社会的一部分。不仅自然规律要顺应，社会规范也要遵循。《灵枢·逆顺肥瘦》中提到“圣人之为道者，上合于天，下合于地，中合于人事。”天和地，为自然界；人事，则指人类社会状态及社会成员的行为，包括社会的政治、经济、文化、教育、道德、法律、民俗等。人除了顺应自然，还要清楚地认识与适应自身所处的社会环境，使自己“合”于其中，以保障心身的健康。

（三）主动养生保健

顺应自然，并非被动地顺从自然的变化，传统医学重视并提倡主动的养生保健，尤其在行为保健方面，做出了许多开创性的尝试，有些养生方式至今仍在传承沿用。

《黄帝内经》中的《素问·上古天真论》：“饮食有节，起居有常，不妄作劳，故形与神俱而尽终天年”，意即倡导主动建立健康的生活方式和行为习惯，认为日常生活行为的规范是减

笔记

少疾病和预防疾病发生的行之有效的方法。反对“以酒为浆，以妄为常，醉以入房，以欲竭其精，以耗散其真”，意即不要把酒当水来喝，滥饮无度。使反常的生活成为习惯，醉酒了还要行房事，恣情纵欲，使得阴精竭绝。

《素问·上古天真论》谓：“余闻上古有真人者，提挈天地，把握阴阳，呼吸精气，独立守神，肌肉若一……”，其中“呼吸精气，独立守神，肌肉若一”是气功的三调（调息、调神和调形）最早文字记载。在长期实践的基础上，古人创造了许多行之有效的强身健体的方法，如五禽戏、八段锦、易筋经、六字诀等，流传至今。

二、中医学中行为医学的治疗思想

中医学把各种心理疾病和躯体症状看成是异常行为，认为可以通过行为操作、学习来调整和改造，从而建立新的健康行为。

（一）祝由疗法

远古时代，人类生活非常艰苦，对于疾病产生的原因，常常看做是神灵惩罚或恶魔作祟。因而治病手段即是祈祷神灵的保护和宽恕。为患者治病基本由巫祝所为。上古时期就有苗黎巫医苗父用祝由的方法治病的记载。祝由作为远古时期的一种医疗活动形式，实际上包含了很多行为医学知识。祝由的本质是祝说病之原由，即分析病因，究其实质，通过解说分析疾病的起因，然后加以明言开导和行为引导，来解除或减轻患者的心理压力，调整情绪行为，达到治疗疾患的目的。

（二）习以平惊疗法

本疗法让患者习惯于接触有害的刺激因素，提高其适应能力，使之不再对该刺激因素敏感，以治疗由情志因素所引起病证的一种行为疗法。《续名医类案·惊悸》载一女“夜值盗劫人烧舍，惊坠床下，自后每闻有声，则惊倒不知人……乃命二侍女，执其两手，按高椅之上，当面前置一小几，……一木猛击之……伺稍定击之，惊又缓，又斯须连击三五次，又以杖击门……惊者平之，平者常也，平常见之，必无惊……”。案例中的患者是恐惧障碍，因精神骤然遭受刺激所致。张子和让两个侍女对患者做了按刺激等级从弱到强、循序渐进的一系列的击茶几、击门窗动作，使患者从开始时“大惊”，到习惯了不再对木棒猛击茶几的声音感到恐惧，使患者逐步适应了原来可引起极大焦虑的刺激。本案例中采用的习以平惊疗法类似于西方心理治疗中的系统脱敏疗法，循序渐进地帮助患者解除惊恐，让患者长时间处在最惧怕的情境中，逐渐提高对恐惧的适应性，最终消除恐惧，重新建立正常的行为方式。

（三）厌恶疗法

《世医得效方》记载：一个嗜酒如命的酒鬼的家人把他手脚捆绑起来，放一坛酒在酒鬼口边，“其酒气冲入口中，病者急欲就饮，坚不与之”。一会儿患者吐出一块淤血。家人将淤血放入酒中烧煮。淤血形状难看，又散发出恶臭味。这个嗜酒如命的人“自后虽滴酒不能饮也”。中医行为疗法的厌恶疗法在治疗原理上与现代行为疗法的厌恶疗法相似，都是把可以令患者产生厌恶情绪的感觉刺激与其病态行为紧密结合起来以矫正其病态行为的方法。

（四）冲击疗法

《续名医类案·惊悸》记载一位患者多疑畏死，用开导劝慰法只能“略觉释然”，于是医生诈称“卜当十日死”，使患者一下子面对最难以接受的刺激，患者反而放得开不再“终日畏死”了。患者接着参禅百日，提高对生命本源的认识而得以痊愈。中医采用冲击疗法可能更多地源于对“物极必反”这一哲学观点的认同，并认为该观点同样适用于人的行为治疗。

（五）课业疗法

《四川医林人物》记载：“一室女患郁症，形消骨立，鉴嘱女结伴锄菜园蔓草，日刈草二背。女初不耐，久习为常。如是一百日，体渐强壮，面生华泽”。患郁症的人活动量减少，治

笔记

疗抑郁症可以根据患者实际情况安排患者做适度的劳动，循序渐进来改善心情。上例中患者是个户外活动极少的“宅女”，需要加强室外运动，所以医生采用结伴割草的行为疗法来治疗郁症。

（六）气功疗法

气功疗法是通过自我有意识地松弛机体、平静思想、调节呼吸，以达到自我调整生理、心理活动，从而防治心身疾病的一种方法。气功强调天天练习，持之以恒才能够生效，故练功过程可看作是学习一种新的行为方式以代替疾病行为的行为训练。作为最具中国特色的行为疗法，气功更能体现古人对心身辩证关系的认识，在锻炼身体的同时兼顾心理调节。练功者通过吐纳、导引，将不利于健康的情绪予以疏泄。

（七）模仿示范疗法

是对患者进行行为的示范、诱导，吸引其模仿，以矫正其问题行为。《儒门事亲·病怒不食》记载：一妇人不欲食，张从正令“其旁常以两个能食之妇，夸其食美，其妇亦索其食，而为一尝之。不数日，怒减食增，不药而瘥”。此以能食之妇，夸其食香味美，借以诱导病妇，引起食欲，故食增而病愈。

（八）行为满足疗法

该疗法是指采取有效行为来满足患者的心理需要，由此解除致病因素的疗法。明代蒋晓治一小儿“忽不乳食，肌肉尺削，医以为疳……晓令取平时玩弄之物，悉陈于前，有小木鱼，儿一见喜笑，疾遂已。”该案用玩具满足患儿之需求，消除病因，故疾可已。此外，眷念亲人者，团聚之；思念陪伴者，君回之；思乳者，与之乳；言之而人弗信，因悔致病者，以物证其言不诬，都是行为满足之法。

（九）歌吟及舞蹈疗法

歌吟是以歌唱或吟咏为主要内容，通过调节情志、锻炼肺气来防病治病的一种中医学方法，多用于胸闷气急、神情抑郁等病症。舞蹈疗法是以舞蹈活动，包括舞蹈运动和观赏舞蹈两种具体方法为主要内容的一种防病治病方法。舞蹈运动可防治一些慢性肢体关节病变，观赏舞蹈多用于郁病、嗜睡及肢残体弱者。歌吟疗法及舞蹈疗法，很类似于现代的艺术行为治疗。

（唐峥华　梁立夫　宋崇升）

思考题

1. 如何理解行为主义心理学对促进行为医学的发展所起的作用？
2. 请根据健康行为及行为转变理论为吸烟者设计一个戒除吸烟的计划。
3. 请用艾利斯的理性情绪行为理论解释为什么面对类似的挫折，有的人奋起有的人颓废。
4. “以人为中心”心理治疗理论是如何解释心理失调的实质的？

笔记

第三章　人类行为的生物学基础

人类行为的发生与发展有生物学的坚实基础，包括行为的遗传、行为发生的生理学机制及其神经调控，也受到社会环境因素的影响。本章主要从神经生物学、遗传和发育的角度介绍人类行为发生的生物学机制，使学生更好地领会和全面掌握人类行为的生物学基础知识，以充实应用心理学专业学生知识体系的完整性。

第一节　行为的神经生物学机制

神经系统是人体内结构和功能最为复杂的系统，也是最重要的、起主导作用的功能调节系统。神经系统产生、监测、控制、调节行为活动，行为又可影响、改变神经系统的结构与功能。了解掌握神经系统形态与特征，特别是脑的功能解剖和生理生化特点有助于进一步了解行为产生的机制，进而通过优化行为增进健康。

一、人体神经系统的形态和功能学特点

（一）人体神经系统的基本形态学

1. 神经元　人体的神经系统是上千亿神经元组成的一个巨大的复杂网络系统。神经元(neuron)，或称神经细胞，是神经系统的结构和功能的基本单位，具有接受刺激、整合信息和传递冲动的能力，是意识、记忆、思维和行为调节的基础。神经元可分为感觉神经元、中间神经元和运动神经元。感觉神经元接收来自身体组织和感觉器官的信息并将它们传送到脊髓和大脑，在中枢神经系统中进行内部联络的大量中间神经元将这些信息进行加工后，由运动神经元把指令传达给外周效应细胞和组织器官，产生效应(行为反应)。

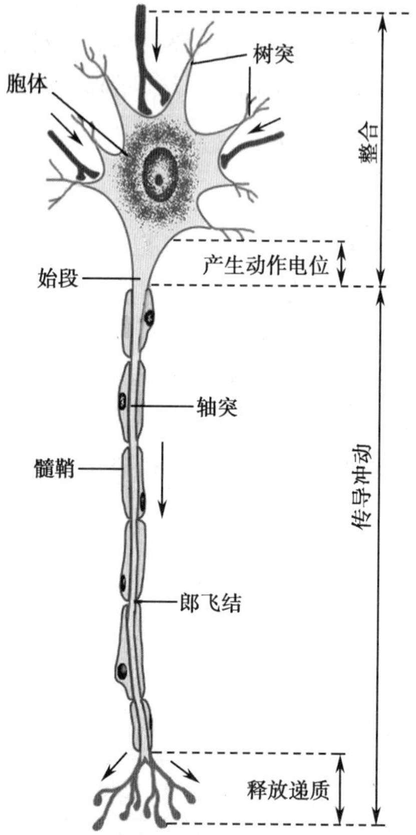

图 3-1　运动神经元的结构与功能示意图

不同神经元的大小和形态各异，但每个神经元一般由神经元胞体、树突和轴突组成(图3-1)。神经元胞体是神经元的营养和代谢中心。树突是起自神经元胞体的一至多个树枝状分支，分支上可见大量的树突棘。树突棘是神经元间形成突触的主要部位。树突的主要功能是接受刺激。轴突是细胞体轴丘处发出的单一

笔记

突起，其主要功能是传导神经冲动。轴突终末一般与其他神经元的树突或细胞体形成突触，释放传递信息的物质（神经递质），形成突触前成分。某些神经元的轴突外包裹着一层由神经胶质细胞形成的髓鞘，具有绝缘和提高传导速度的作用。神经胶质细胞除了在神经元与神经元之间，分隔、绝缘神经元，以保证信息传递的专一性和不受干扰之外，神经胶质细胞在神经系统中具有多种重要的生理作用。

2. **突触** 突触（synapse）是神经元与神经元之间或神经元与非神经元（效应器及感受器细胞）之间传递信息的结构，组成了神经系统复杂的环路，使神经细胞间进行信号传递。根据突触传递神经冲动的方式，可分为化学性突触和电突触两种。化学性突触传递是神经系统中最普遍存在的信息传递方式，以释放神经递质或调质传递信息；电突触通过缝隙连接传递电信息，以电流作为信息载体，促进神经元的同步活动。突触的可塑性是神经发育过程的重要内容，对神经系统的功能有重要作用，也是学习与记忆的神经生物学基础。

化学性突触结构由突触前成分、突触间隙、突触后成分组成。突触前成分为神经元轴突终末的膨大部分，突触小泡是突触前成分的特征性结构，内含不同的神经递质。突触间隙是突触前膜与突触后膜之间的间隔，一般为15～30nm，其中含有黏多糖、碱性蛋白质以及多聚阴离子物质等。突触后成分是后一级神经元或效应细胞与突触前成分相对的局部区域，为明显增厚的突触后膜，膜上有特异性神经递质和调质的受体及离子通道（图3-2）。

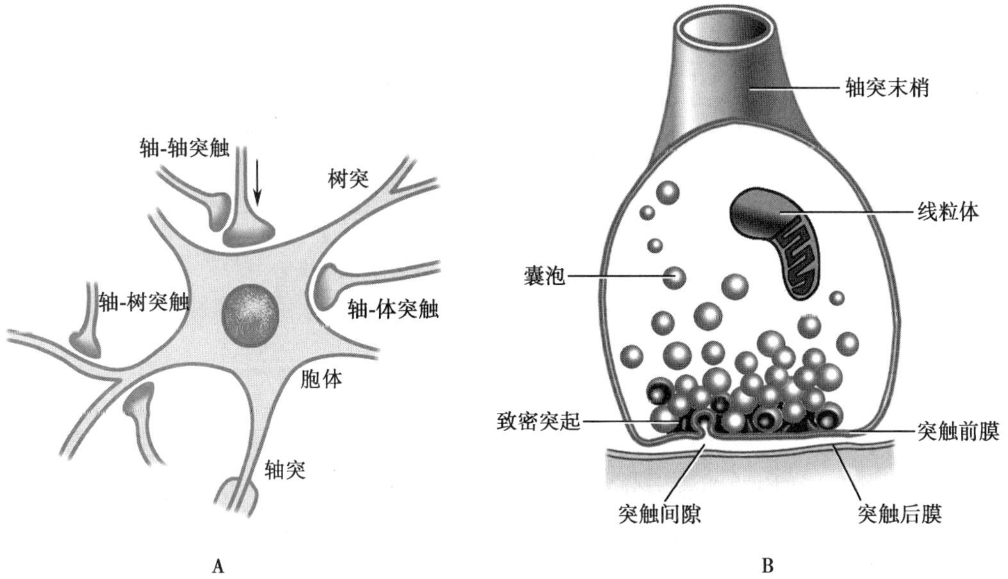

图3-2 突触分类与突触结构示意图
A. 突触分类；B. 突触结构

3. **神经系统的组织学** 神经系统由中枢神经系统和周围神经系统两部分组成。

（1）中枢神经系统：包括脑和脊髓，两者结构和功能密切相关，其主要功能是传递、储存以及加工信息，产生各种功能活动，调控人的行为。其中，脊髓是连接外周神经系统和脑的信息通路。上行传导束上传感觉信息，下行传导束传导运动 - 控制信息。人脑可分为大脑、小脑、间脑、中脑、脑桥和延髓六部分，中脑、脑桥和延髓又合称为脑干，延髓向下连接脊髓。①大脑：人类的大脑高度发达，是进行学习、记忆和思维活动的器官。大脑是行为活动产生的主要物质基础。大脑包括左、右对称的两个半球。每个半球表面为大量神经元构成的大脑皮层；深部为髓质，髓质内有灰质核团，称为基底核。每个大脑半球被固定的三个沟回分成前额叶、顶叶、枕叶、颞叶和岛叶。每个脑叶执行多种极为复杂的功能。大脑的功能定位是指某些脑区与某些功能关系更为密切，而多数高级功能是许多脑区神经元共同整

笔记

合作用的结果。目前，使用最广泛的是Brodmann（1909）的分区法，其将人的大脑皮质分为52个区（图3-3）。大脑皮质包括感觉皮质、运动皮质以及联合皮质。但其中与人类行为联系最为密切的是联合皮质，它将感觉皮质传递来的信息进行整合，然后将其传到运动皮质，从而控制行为。②脑干：是人脑最古老的区域，其中延髓含有控制呼吸和心跳的中枢。在脑干内部、两耳之间的区域存在网状结构，网状结构内有上行激动系统，维持着大脑的觉醒状态。这是人有清晰感知觉、集中注意和保持记忆的必要条件。③小脑：形似一对半球状结构，位于自脑干后部扩展出来的区域，主要功能是协调随意运动。如小脑损伤，可能会出现共济失调、行走困难或动作不连贯。小脑还与时间判断、情绪调节、分辨声音和质地有关。④边缘系统：边缘系统包括边缘叶和有关皮质下结构（包括隔核、杏仁核、上丘脑、下丘脑、背侧丘脑前核群和中脑背盖核区）。边缘系统在进化上较古老，与内脏活动、情绪反应、性功能及记忆等有关，在维持个体生存及延续后代等方面发挥重要作用。

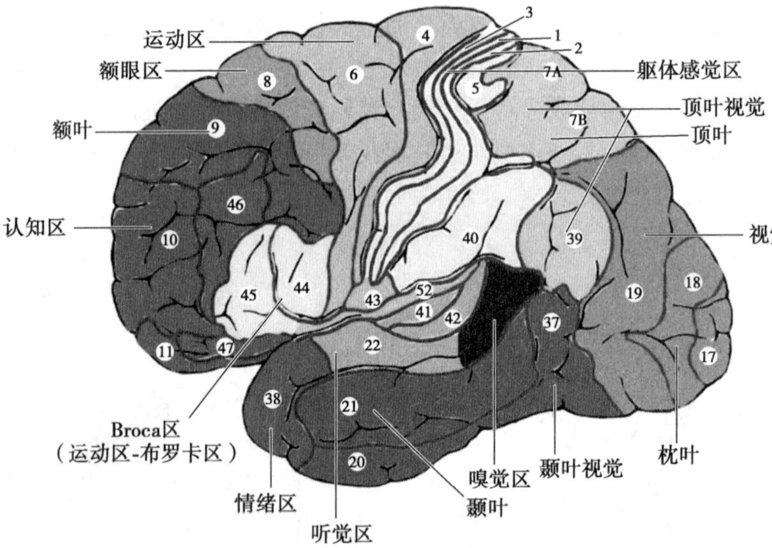

图3-3　大脑皮层分区

海马结构由海马、齿状回、下托和围绕胼胝体的海马残体组成，其中海马为体积最大最重要的部分。海马结构的功能十分复杂、目前了解不是十分清楚。刺激海马，可引起动物行为的变化，如攻击行为的增强或攻击行为的抑制。临床上海马结构病变的患者可诱发癫痫，引起嗅、视、听、触或其他类幻觉。生理学家认为海马与记忆特别是近期记忆有关。

杏仁核位于颞极深面，侧脑室下角前端。它接受嗅脑、脑干网状组织、新皮质、隔核、背侧丘脑和下丘脑的纤维传入，其传出纤维经终纹和腹侧杏仁体通路至隔区和下丘脑，参与内分泌活动、内脏活动和情绪活动的调节。

隔区位于胼胝体嘴的下方，包括胼胝体下区和终板旁回。隔区的传出纤维投射至边缘系统各部皮质及脑干网状结构。该部位被认为是边缘系统的主要环节之一，在海马、下丘脑和缰核的联系中处于中心位置，它是各种信息的整合中枢，刺激或损毁隔核，可激起动物愤怒反应，引起进食、性和生殖行为改变。

（2）周围神经系统：周围神经系统联络于中枢神经系统和其他各系统器官之间，由脑发出的脑神经和脊髓发出的脊神经组成。周围神经系统可分为传入（感觉）神经和传出（运动）神经；根据所支配器官的功能结构特性，其传出部分又可分为躯体神经系统和自主神经系统两部分。躯体神经系统受意识调控，主要控制骨骼肌的运动。自主神经系统控制身体内部器官的腺体和肌肉活动，是一个双系统，其中交感神经系统负责唤醒人们的防御性行为，

笔记

一旦受到惊吓或激怒，交感神经系统就会使心跳加速、消化减慢、血管扩张、血糖升高，使人处于警觉状态，参与应急反应。当压力降低，副交感神经系统发挥与交感神经相反的作用，通过减慢心率及降低血糖水平等使人变得平静，以储备能量。人们通过交感和副交感神经系统的协同作用来维持身体内生理变化的均衡。

（3）神经解剖结构与行为水平：周围神经系统只负责传递信息。周围神经纤维的损伤会造成中枢神经系统与躯体间的联系中断，感觉信息不能传入，运动信息不能传出。

脊髓作为脑和躯体功能连接的中继站，也是排尿反射、膝跳反射等初级反射中枢。在失去高级中枢下行控制的情况下，脊髓可产生一些简单的反射，可为单突触、多突触或踏步反射。

脑在后部（延髓、脑桥、小脑）水平以下功能保留，但与高位中枢联系中断，称为低位去大脑强直，表现为清醒状、有呼吸、吞咽、快波和慢波睡眠；中脑以下功能保留，与高位中枢联系中断，称为高位去大脑强直，表现为对视、听觉刺激有反应，有刺激时出现自动性运动；间脑水平以下功能保留，与高位中枢联系中断情况下，出现假性情绪、假性动机和体温调节异常；在基底节水平以下功能保留，去除皮质的情况下为去皮层状态，可表现为自主性运动和主动性运动良好地结合，但不能学会复杂的操作。

4. **神经系统的功能区分** 神经系统从功能上可分为以下四部分：感觉系统、运动系统、调节系统和联合系统。

（1）感觉系统：感觉系统接收外界信息，经加工处理形成内在表象。人体感觉系统有多种感觉类型，包括躯体感觉、视觉、痛觉、嗅觉、味觉等。内、外感受器感受内、外环境变化等刺激后，经过换能，转换为神经元的膜电位及动作电位，将信号上传，经3级（大部分意识性感觉）或4级（听觉）神经元中继，信号到达大脑皮质。感觉信号在上传过程中，不同的中枢部位可引发不同的行为反应。上行信号还受到各级中枢的调控，并受到同时上传的多种感觉信号的相互干扰。每种感觉类型又有亚系统，产生不同的行为效应。如视觉信号到达脑的多个部位，到达上丘的信息产生头转向反应，到达顶盖前区的信号产生瞳孔调节反应，到达枕叶视皮质的信息产生视感觉。每一种感觉在大脑皮质都有其主要的感觉功能区，感觉信号经进一步加工处理形成知觉。

（2）运动系统：根据内外环境变化的需要，发出指令信号，产生行为反应。运动系统由锥体束和锥体外束两部分组成。

锥体束由两级神经元组成，分别称为上运动神经元和下运动神经元，其功能是支配各种随意运动。锥体系上运动神经元的胞体主要位于大脑中央前回和中央旁小叶前部以及其他一些皮质运动区的锥体细胞，其轴突组成锥体束，经内囊下行至脑干或脊髓，其中下行至脊髓的纤维称为皮质 - 脊髓束；直接或间接止于脑神经运动核的纤维为皮质核束。下运动神经元是指脊髓前角细胞和脑干神经运动核及其发出的神经轴突，是接受锥体束、锥体外系统和小脑系统各种冲动的最后共同通路，是运动冲动到达骨骼肌的唯一途径。

锥体外系在组织发育上是比较古老的结构，是锥体系以外影响和控制躯体运动的神经通路的统称，包括大脑皮质、纹状体、背侧丘脑、底丘脑、中脑顶盖、红核、黑质、脑桥核、前庭神经核、小脑、网状结构及其纤维联系，在人类主要调节肌张力、协调肌运动和维持身体平衡等，其纤维经红核脊髓束、网状脊髓束等中继，下行终止于脑神经运动核和脊髓前角运动神经元。

（3）调节系统：调节系统调节机体的生理状态，控制生理功能与行为的复杂相互作用，由下丘脑和自主神经系统两部分组成。

下丘脑是间脑的一部分，位于背侧丘脑下方，上方借下丘脑沟与背侧丘脑分界。下丘脑是调节系统的皮质下中枢，接受大脑皮质和边缘系统的调节，下丘脑的神经内分泌细胞分泌神经激素调节垂体的功能。下丘脑有广泛的调节功能，主要涉及体温调节、摄食行为、

笔记

自主神经节律、昼夜节律、免疫调节、性唤起、情绪活动、睡眠觉醒和记忆等。

自主神经系统控制身体内部器官的腺体和平滑肌，通过交感和副交感神经系统的协同作用来维持机体内部状态的稳定。

（4）联合系统：联合系统甚为复杂，由联合皮质、与记忆有关的皮质下结构和情绪调节有关的皮质下结构所组成，涉及除初级与次级感觉和运动区外的其他大部分大脑皮质。联合系统具有根据个体的需要，结合以往记忆、分析整合感觉信息和调控、影响运动系统的指令信号的功能。

5. 与行为有关的脑功能特点

（1）脑处理信息的顺序是信息传入、加工整合、信息输出：神经元接受大量传入信息后，对这些传入信息进行时间和空间整合形成新的信息，传递到其他神经元或其他的细胞。在大脑的脑区或核团的每个神经元所接受的信息，经过相互间的信息交流与整合，形成新的信息输出到其他核团或脑区。在大脑皮层，外界信息传入，经加工处理，借助以往储存的信息，形成新的表象，产生思维和行为，例如，文字书写与言语的处理（图3-4）。

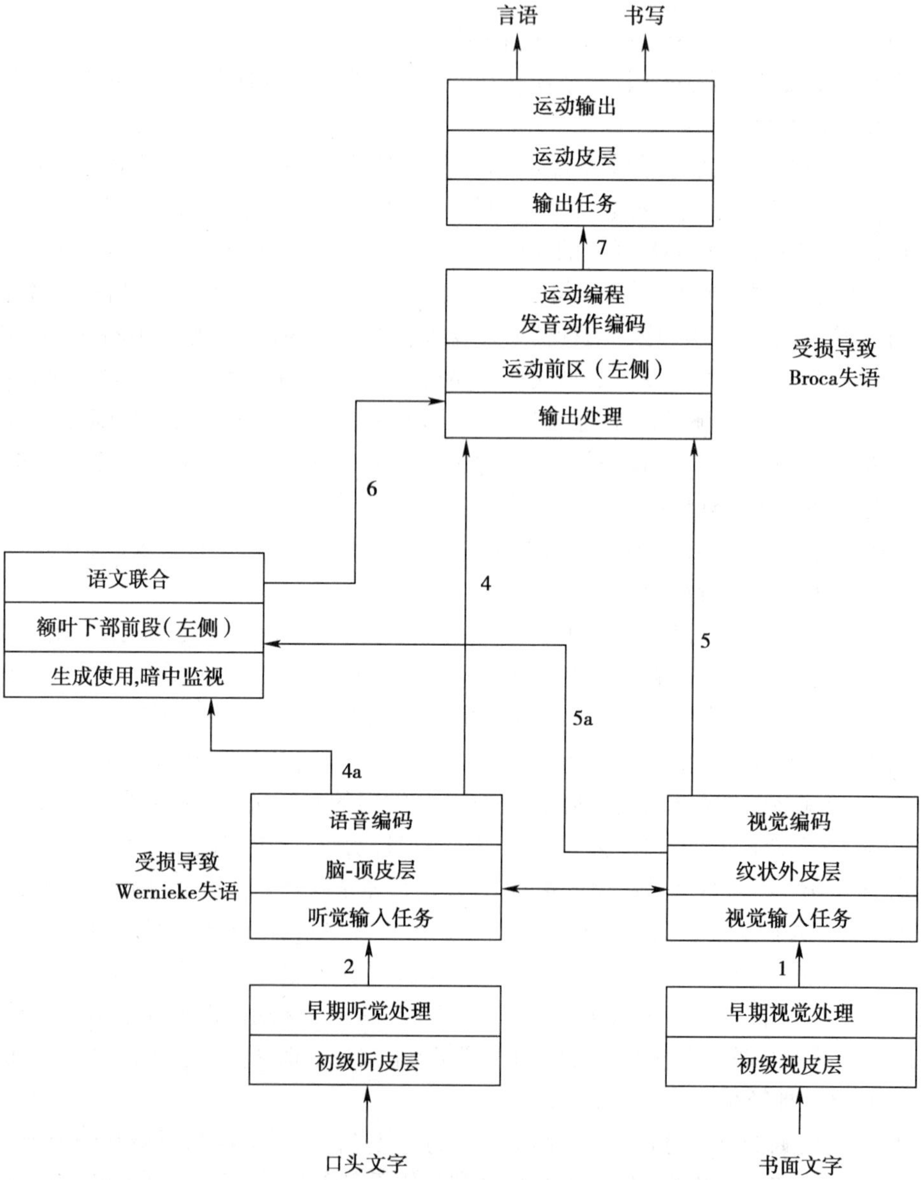

图3-4　建立在Wernieke-Geachwind模型基础上的语言信息处理模式图

笔记

（2）两个脑半球既对称又不对称：脑的两个半球在外形上看是对称的，但在功能上存在既对称又不对称的显著特点，如在接受对侧肢体感觉信息和控制对侧肢体肌肉运动方面是对称的；语言的产生和理解主要位于左半球，而表达和理解语言的情感成分则主要由右半球负责；两半球都参与情绪处理，但左侧半球更多的与积极情绪有关，右半球更多的与消极情绪有关。

（3）脑具有多层次的功能水平：大脑在进化过程中，随着新结构的产生，老的结构尚未丧失，使得一种功能受多个结构和脑区的控制，只是新结构功能更加高级。如运动功能在脊髓、脑干、基底节，大脑皮质控制的精密和复杂程度是不同的。

（4）脑的各功能成分以分级和分布分级方式发挥功能：脑的多个区域的活动通过分级线性联系和分布分级联系方式协同配合，最终形成完整的知觉或行为。例如：在视物时，视觉信息经光感受器细胞、双极细胞、节细胞、外侧膝状体依次传到视觉皮质，产生视觉，即为分级线性联系。而大脑发出指令，通过多个线性通路，同时到达不同部位，产生协调的动作，完成精准完美的功能活动，即为分布分级联系。

（5）脑的各功能既有特定的功能区，又广泛分布（见图 3-3）：在大脑半球，有特定的功能区，感觉和运动功能区在解剖结构上是分开的，如躯体感觉区在中央后回 3、1、2 区，视觉中枢在枕叶区。损伤大脑皮层的某个部位会出现相应的功能丧失，如额叶 44、45 区损伤出现运动性失语。功能越简单，功能区定位越明显。功能复杂程度增加，涉及的皮质区域也越多。

（6）脑的大部分传入和传出结构交叉：大脑每侧半球接受对侧肢体的感觉信息，接受对侧视野的视觉信息，控制对侧肢体的运动功能。

（7）脑功能是兴奋和抑制并存：从单细胞到神经网络，都处于兴奋和抑制平衡的稳态。任何一个动作，都涉及某个肌群兴奋收缩，而另外一些肌群被抑制松弛。当一种情绪成分占优势时，必然涉及另外一种情绪成分被抑制。当大脑病变损害或阻碍了兴奋指令时，导致某些行为丧失。当病变损害或阻碍了抑制指令时，会导致另外一些行为的释放。

（8）脑结构和功能模式的可塑性：脑功能网络中的神经元之间的联系，可因内外界环境的刺激的改变而改变，这也是人类学习、记忆、适应环境的生理基础。大脑皮层的功能区可因感觉刺激的改变或运动技能训练而发生结构改变。如反复训练某项运动技能，其相应的功能区增大，反之，功能区缩小。脑的结构和功能的可塑性随着年龄的增长而减弱。

（二）行为的神经生理生化学基础

人的一切行为，包括疾病行为，是与一定的神经化学物质和神经内分泌激素的变动调节有关。人脑的功能活动，依赖这些神经化学物质的功能调控，维持人脑的正常生理功能活动。对人类行为有影响的化学物质有神经递质、调质、激素、酶、维生素和电解质等。

1. **神经元的电生理特征**　神经元处于安静状态时，细胞膜两侧存在的内负外正相对稳定的电位差，称为静息电位（resting potential，RP）。当有信号或刺激作用于神经元时，神经元可产生两种不同的电位变化：突触电位和动作电位。神经元通过这两种电位变化传递信息。

神经元是一个微型决策装置，能执行复杂的整合、调控作用。神经元的树突和胞体接受 2000 个以上其他神经元传来的信号，这些信号有些是兴奋性的，有些是抑制性的，它们最终形成的联合信号若超过了一定强度，就会引发一个动作电位，而这个最小强度被称为阈强度，钠离子通道开放，大量钠离子内流入神经元产生大的、短暂的电位变化信号，在轴丘处产生，沿轴突传导不衰减，是一种全或无信号、大而短暂的幅度不变的电位变化信号即动作电位（action potential，AP），神经元通过动作电位的编码作用传递不同的信息。

突触电位是由于突触前神经元释放神经递质作用于突触后膜上的受体，某些离子通道

笔记

开放，造成突触后神经元局部膜电位发生变化。突触后电位是一种等级电位，传播距离短、持续时间较长，膜电位变化幅度较小，一般从树突向细胞体传播，在传播过程中可以叠加。可因其效应分为兴奋性突触后电位和抑制性突触后电位。

2. **突触的信息传递** 神经元之间的信息传递主要通过化学性突触的方式传递。化学性突触信号传递的过程包括：神经递质在突触前神经元内合成并被突触小泡摄取、储存；神经冲动（动作电位）抵达神经末梢时，末梢产生动作电位，Ca^{2+} 由胞外进入胞内，使突触小泡与突触前膜紧贴融合，小泡内神经递质量子性释放入突触间隙；神经递质与其相应的受体结合，或开放离子通道，或激活 G 蛋白将信息传递给细胞内第二信使，发挥一定的生物学作用；神经递质随后迅速与受体解离，既可以被突触前膜上的转运载体蛋白再摄取，进入囊泡储存备用；或在突触间隙被特定的酶分解；也能够进入邻近的胶质细胞；或弥散到突触周围被代谢。许多药物通过阻碍神经递质的再摄取过程来选择性地增加神经递质的效能。

受体（receptor）是位于神经元细胞膜上的蛋白质复合体，通常贯穿于细胞膜，主要分布于突触部位的突触前膜和突触后膜，是特定信号传递识别的位点。受体是动态的，不断地更新和代谢。绝大多数受体都可因刺激或阻断程度的不同，发生时间依赖的敏感性变化和（或）受体在细胞膜上的表达下降。

离子通道（ion channel）是神经元细胞膜上的贯穿细胞膜的蛋白质分子，不同离子可通过这些蛋白质大分子进出。离子通道的结构可根据周围环境的变化发生可逆性改变。通过结构变化改变离子的通透性改变，称为门控。按照门控方式，离子通道基本上分为四类：①非门控被动离子通道：该离子通道持续性开放；②电压门控通道：通道的开、闭受膜电位变化的影响；③化学门控或配体门控通道：通道的开、闭受神经元膜上受体功能变化的影响，如神经递质作用于受体，导致通道的开或闭；④离子门控通道：通道的开、闭受神经元细胞内离子浓度变化的影响。神经信号的多样性是通过激活不同类型的离子通道实现的。

神经递质（neurotransmitter）是一种经突触前膜释放后能够与相应的突触后膜受体相结合，继而产生突触后电位，导致突触后神经兴奋性升高或降低的化学物质。在脑内特定的神经通路中只使用一种或几种特定神经递质，并且特定神经递质，对运动控制、记忆、情绪、动机等许多脑功能具有特定的作用。目前已知的神经递质有数十种。根据功能可大体分为兴奋性神经递质、抑制性神经递质和调节性神经递质。神经元内可以只含一种神经递质，也可几种神经递质共存。

3. **神经递质与人类行为** 中枢神经系统内的递质主要有四类：乙酰胆碱、单胺类（包括多巴胺、去甲肾上腺素和 5- 羟色胺）、氨基酸类（包括谷氨酸、甘氨酸和 γ- 氨基丁酸）和肽类（包括下丘脑释放的激素、垂体肽、脑啡肽和其他肽类）。本部分将介绍各类中枢神经递质对人类行为的影响（图 3-5）。

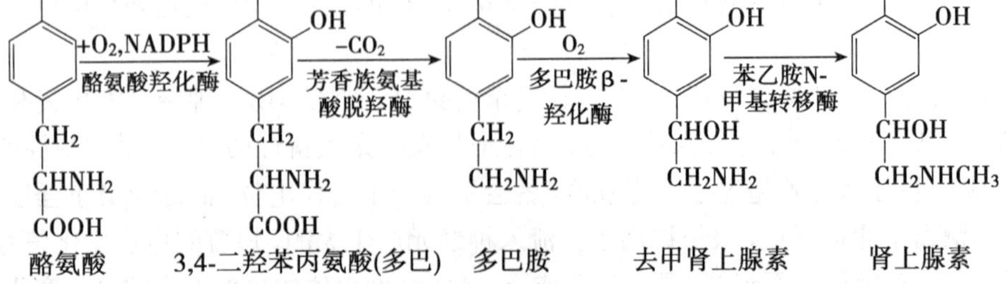

图 3-5 儿茶酚胺类神经递质合成示意图

笔记

（1）乙酰胆碱与人类行为：乙酰胆碱（acetylcholine，ACh）存在于脑内许多部位，通过中枢乙酰胆碱受体（包括烟碱样受体和毒蕈碱样受体）发挥作用。它主要起着兴奋神经元的作用。ACh 相关的行为活动包括：①感觉功能：感觉特异投射系统有三级神经元，其中第二、第三级主要是 ACh 能神经元，因此，ACh 参与多种感觉的传入；②运动功能：主要支配骨骼肌收缩。学习、记忆与意识，通过某些途径阻断胆碱能神经元向皮层的投射，发现胆碱能系统损伤造成了记忆下降，研究表明，由基底前脑投射至皮层和海马区胆碱能神经元在学习与记忆中发挥着十分重要的作用。乙酰胆碱和多巴胺动态失衡，会导致帕金森病；临床研究认为其发病是多因素导致黑质致密部的多巴胺（DA）神经元变性缺失，引起 DA 含量降低，造成乙酰胆碱系统功能相对亢进，临床出现肌张力增高，运动减少等运动症状。ACh 对行为、脑电及摄食、饮水、血压调节等均有一定作用。

（2）多巴胺与人类行为：多巴胺（dopamine，DA）能神经元主要分布在中脑和间脑，多巴胺能神经元的通路可归纳为两个系统：黑质 - 纹状体系统以及中脑 - 皮层 - 边缘 DA 系统。中枢 DA 相关行为活动包括：调节躯体运动，DA 是锥体外系统中的一种重要神经递质，它与躯体运动功能密切相关。锥体外系黑质 - 纹状体系统发生障碍时，可导致多巴胺含量减少，会出现肌肉紧张或震颤，即帕金森病；参与精神情绪活动，中脑 - 皮层 - 边缘 DA 系统积极参与精神和情绪活动，对行为的管理非常重要。DA 对精神情绪的影响与其在协调各种神经递质平衡中起关键作用有关。正常时，各种神经递质含量处于一种动态平衡，若这种平衡被打破，则可导致精神情感障碍，如精神分裂症、抑郁症等；神经内分泌调节作用，通过神经末梢促进或抑制激素的分泌活动。

（3）去甲肾上腺素与人类行为：去甲肾上腺素（norepinephrine，NE）广泛存在于中枢神经系统，合成 NE 的主要胞体是位于第四脑室底的蓝斑。蓝斑神经元的轴突通过几条通道离开蓝斑，呈扇形，几乎投射到脑的每一个部位。蓝斑神经元在大脑中形成了最弥散的纤维联系。研究表明，阿片戒断时出现的躯体症状与蓝斑核神经元过度兴奋有关，从孤束核尾端 A2 区到终纹床核的去甲肾上腺素能投射纤维，在诱发阿片戒断的精神症状中起关键作用。NE 在多种行为中起重要作用：能维持脑电和行为的觉醒，能产生兴奋和愉快的情绪，过度兴奋可产生躁狂和攻击行为认知功能，参与调节血压、记忆、体温调节、摄食等。脑内去甲肾上腺素系统异常与抑郁症、焦虑症、注意力缺乏 / 多动症有密切关系。部分抑郁症患者是由于脑内去甲肾上腺素系统功能低下造成，而躁狂症则表现为脑内去甲肾上腺素系统功能亢进。

（4）5- 羟色胺与人类行为：5- 羟色胺（5-HT）是一种抑制性神经递质，主要分布于松果体和下丘脑。5-HT 必须通过相应受体的介导才能产生作用，激活的受体不同所产生的反应不同。5-HT 可引起一系列的反应包括：参与睡眠调节，脑内 5-HT 较少可使动物失眠，增加 5-HT 时，睡眠暂时恢复；中枢 5-HT 可提高痛阈值作用，参与痛觉调制作用；参与精神活动和行为的调节，研究发现，抑郁症患者的烦躁不安、食欲下降、性欲减退、自杀观念、激越行为（言语或躯体）和易激惹等症状主要与 5-HT 神经递质的功能失常有关。5-HT 还参与摄食、体温调节及心血管功能的调节。

（5）组胺与人类行为：组胺由下丘脑后部的结节乳头体核产生，广泛分布于大脑、小脑、垂体后部和脊髓。生理条件下，该核团神经元以低于 3Hz 的频率规律发放冲动，发挥起搏样功能，清醒时增加，在睡眠时活动减少或消失。组胺通过其受体发挥作用。组胺受体有三种亚型——H_1、H_2、H_3，均为 G 蛋白偶联受体。H_1 受体主要分布于小脑、丘脑和海马；H_2 主要分布于大脑皮质、纹状体和伏隔核；H_3 受体为突触前自身受体。组胺参与海马、纹状体等部位的突触可塑性调节；参与维持清醒状态；调节进食；与注意、学习、记忆等认知功能有关。

笔记

(6) 氨基酸类神经递质与人类行为：谷氨酸(glutamic acid，GLU)是中枢神经系统内主要的兴奋性神经递质，含量多，分布广，作用快，消失也快。谷氨酸受体分为两种，配体门控离子通道型受体和G蛋白偶联受体。配体门控离子通道受体可分为三种亚型：α-氨基-3-羟基-5-甲基-4-异噁唑丙酸(α-amino-3-hydroxy-5-methyl-4-isoxazole-propionic acid，AMPA)受体、红藻氨酸受体、N-甲基-D-天冬氨酸(N-methyl-D-aspartic acid，NMDA)受体。AMPA受体介导脑内的大部分兴奋性突触传递。NMDA受体在触发突触可塑性过程中发挥重要作用，过度激活会产生兴奋毒性。G蛋白偶联受体有8种不同的亚型，位于突触前膜者，激活后抑制神经递质的释放；位于后膜者，发挥复杂的调节效应。目前认为，通过G蛋白介导的谷氨酸受体和NMDA受体参与了学习、记忆过程，尤其是短期记忆和空间定位学习能力(图3-6)，激醒和维持神经系统的觉醒状态。γ-氨基丁酸(GABA)是属于氨基酸类的抑制性神经递质，是由谷氨酸脱羧酶催化谷氨酸脱羧生成，GABA被释放到突触间隙，与突触后膜GABA受体结合，释放的GABA随后被突触前膜或胶质细胞膜上的转运体转入突触前细胞或邻近的胶质细胞中。GABA对中枢神经元有普遍的抑制作用，可防止脑电活动的扩散，对维持脑正常活动具有重要的意义，并具有抗惊厥功能；GABA具有抗焦虑和止痛作用；参与学习记忆的可塑性调节。

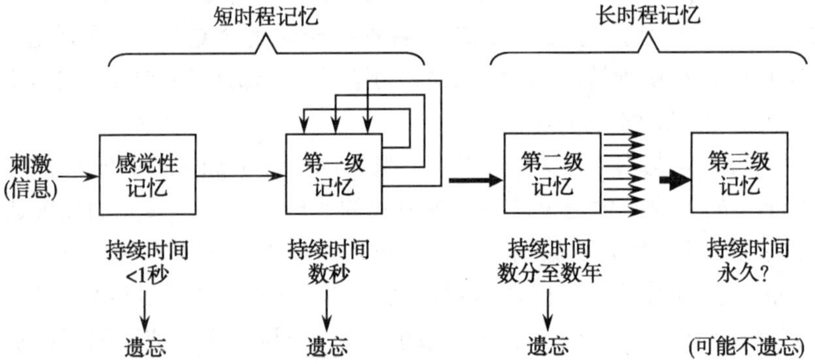

图3-6　人类记忆分级示意图

(7) 神经肽类与人类行为：神经肽是在神经元胞体的核糖体内合成，经酶加工后储存在突触小泡内，可与其他神经递质共存，对突触后神经元发挥协同或拮抗调节作用。神经肽类包括下丘脑释放的激素类、神经垂体激素类、阿片肽类、脑肠啡肽等。体内的阿片肽类有20多种，可分为三大家族：脑啡肽、内啡肽、强啡肽。阿片肽通过与多种阿片受体结合，影响多种递质或激素的释放。内阿片肽主要参与中枢痛觉调制作用，参与神经情绪活动，并与学习和记忆行为有关。

4. 激素与人类行为　下丘脑内的神经元分泌激素作为神经递质调控垂体的内分泌细胞功能，垂体分泌的激素作用于体内各种内分泌腺，使它们分泌激素入血作用于脑和其他器官。这一"下丘脑-垂体-其他腺体-激素-下丘脑"反馈系统揭示了神经系统与内分泌系统互相影响的密切关系。

激素对神经系统的作用复杂多样：①生长发育作用：如甲状腺激素对神经系统发育的作用；②节律效应：激素的周期性变化对神经元和神经胶质细胞结构和功能的影响，进而产生诸如生殖、睡眠-觉醒等周期性行为；③适应效应：如应激等环境因素引起的激素分泌变化，使脑产生适应性或适应不良性改变；④保护或损害效应：如雌激素对神经元有保护作用，反复的心理社会应激使皮质激素持续增多，损害海马神经元；⑤多方面重要功能效应。

笔记

二、神经系统的可塑性

（一）可塑性的定义与分类

1. **可塑性定义** 神经系统为了主动适应和反映外界环境各种变化，自身发生结构和功能的改变，并维持一定时间，这种变化称为可塑性（plasticity）。神经系统的可塑性决定了机体对内外环境刺激发生行为改变的反应能力，包括后天的差异、损伤、环境及经验对神经系统的影响。

2. **可塑性分类** 根据不同的分类标准，可塑性有不同的分类：①按结构：从单个的离子通道、突触，到神经元、整个神经网络都具有可塑性；②按时期：分为神经系统发育时期的可塑性和成熟时期的可塑性；③按类型：可分为功能可塑性和结构可塑性；④按结果：可分为有益的可塑性（如适应环境变化、代偿功能损失）和有害的可塑性（如某些有害刺激导致的可塑性变化），产生神经、精神症状和异常行为；⑤按持续时间：可塑性改变持续的时间可从毫秒级到数年，引起疾病症状的可塑性变化维持时间越长，症状越顽固、治疗越困难。

（二）神经可塑性的作用

1. 神经可塑性的有利之处

（1）神经可塑性是出生后人体正常发育的需要。人的神经系统在出生时并未发育成熟，在出生后的一段时间内，神经系统可以根据环境刺激，按照环境需要发育，形成与环境相适应的所必需的正常功能。

（2）感觉刺激、内在智力活动、运动技能训练均可使遗传确定的神经可塑性得以表达，使神经系统能够适应不断变化的需要。脑发育成熟后，对不断变化的内外环境，神经可塑性在关键期之后，随着年龄增大而降低，但可持续终身，如学习、记忆的能力终身存在，使得脑能适应不断变化的需要。

（3）神经系统损伤可使受损伤部位的功能丧失，但经过训练，启动神经可塑性表达，神经系统进行重组，利用其他部位承担受损部位的功能，使功能得到一定的代偿。

2. **神经可塑性存在的不利之处** 神经系统在儿童期的可塑性强，同时对病理性伤害的易感性高，神经可塑性表达可出现偏差，产生各种程度不同的发育障碍。成人期，持续存在的不良刺激，如长期精神压力，大脑要进行适应性调节，这种大脑可塑性表达过强或出现偏差，某些个体会出现应激导致的精神和行为障碍。当中枢或外周神经系统受到损伤时，由于神经可塑性表达，可出现幻肢综合征、神经病理性疼痛、“连带运动”等异常症状。

（三）神经可塑性的方式及影响因素

人类神经系统的进化使人脑的功能越来越复杂，这些功能是靠神经网络中神经元之间复杂的交互联系实现的。神经可塑性的表达，可以使功能突触传递增强或减弱，如长时程增强和长时程抑制现象。同时可使休眠突触被激活或使功能性突触转为静止休眠，功能环路得到调整。

1. **神经系统可塑性的方式** 神经系统可塑性的方式有两种：①突触传递效能的功能性改变；②神经网络的结构性变化。

（1）功能性改变：突触前神经元发出神经冲动的频率发生改变；突触前膜释放的神经递质的数量发生改变；突触前膜释放神经递质的位点数目发生改变；突触后受体的敏感性发生改变；突触后功能性受体的数量发生改变；突触前后膜静息膜电位或膜电位兴奋阈值发生改变；蛋白质合成和蛋白酶活性发生改变等。

（2）结构性变化：突触大小发生改变；形成新的突触；突触数量减少或消除；轴突或树突发生改变；神经细胞程序性死亡；神经元再生。

2. **神经可塑性的影响因素** 人体外部事件和内部事件可引起神经可塑性的表达。

笔记

（1）内外界刺激：剥夺感觉刺激促进感觉系统神经可塑性表达，新的感觉刺激、重复刺激、过度刺激，通过改变兴奋和抑制平衡，可明显促进神经可塑性表达。

（2）年龄：年龄相关的形态和化学变化，显著影响神经可塑性。

（3）治疗方法和药物：许多治疗方法可引起神经可塑性的变化，如行为、运动训练、人工电刺激，以及服用精神药物等。

（4）体内循环激素水平明显影响脑的结构和某些行为：女性体内的雌激素水平的波动可影响树突棘的结构，引起某些认知功能的变化。男性中年以后体内雄激素水平的逐渐下降引起其空间想象能力的逐渐下降。应激导致的体内糖皮质激素水平的持续升高或短期内过高，均可导致海马神经元损伤。

（5）神经营养因子：是外周靶组织和中枢神经元或胶质细胞分泌的一类肽，影响神经元的生长、分化、生存，保持神经网络的完整。树突棘的生长、突触可塑性的调节明显依赖神经营养因子的作用。

（四）大脑的神经可塑性机制

成人大脑皮层神经可塑性存在的机制有：①巨大的功能区域重组能力，大脑区域移动能力；②增加神经元和（或）增加神经元之间的联络通路，改变功能环路从而优化大脑自身功能，改变物理结构的能力。

1. **大脑皮质的功能区域重组** 大脑皮质的功能重组是指脑的功能定位区域对可塑性变化的反应，是训练、脑损伤后功能行为恢复改变的神经科学基础。

（1）运动皮质的可塑性：躯体每一可运动部位在大脑运动皮质都有特定的控制区，控制区的大小取决于相应肌群神经支配的密度和功能精细程度。运动训练、新运动技能的获得、在脑中复习运动训练，以及人工刺激肌肉，均可导致运动运动皮质重组，使支配相应肌群的功能区扩大；相反，肌群失去神经支配引起其运动皮质控制区缩小，这种缩小是可逆的。

（2）躯体感觉皮质的可塑性：躯体各部位在大脑躯体感觉皮质也有相应的代表区，每一代表区处理躯体特定部位的感觉信息。功能复杂的部位如手指，其躯体感觉皮质的代表区较大。剥夺手指感觉刺激使相应的皮质代表区缩小；相反，乐器演奏家、盲文读者，其相应手指的躯体感觉皮质代表区扩大。皮质躯体感觉区在一生中，根据感觉传入和技能的获取，不断进行重组。

（3）视觉和听觉皮质的可塑性：对于盲人和聋人来说，失明和失聪会促使未使用脑区用于其他用途。盲人大脑皮质视觉区因缺乏视觉刺激而重组，转而对触觉刺激反应敏感，对听觉刺激有轻度反应。正常人视觉被剥夺一段时间后，触觉辨别能力提高。例如，用手指阅读盲文的盲人，其手指对应的脑区会延伸扩展，而盲人接收不到刺激的颞叶区域，则可以对其他信号如视觉刺激进行搜索和加工，这有助于解释为什么盲人拥有更好的周边视觉。音乐家经过长期听力训练，其听觉皮质去重组优化，对音质、音色的辨别能力强，其大脑听觉皮质比普通人要大得多。聋哑人皮质听觉传入缺失，发生功能重组，当接受视觉刺激时，听觉皮质被激活。

2. **神经元的再生** 增加神经元是大脑改变功能环路的另一种方式。成年神经元再生是大脑对内外环境刺激产生的一种动态的适应性反应，不仅是恢复性的，而且是动态变化的，是大脑优化自身功能的另一种神经可塑性机制。

（1）成年神经元再生区域：中枢神经系统和其他的组织一样，存在一些具有增殖和分化潜能的细胞，称为神经干细胞（neural stem cells，NSCs）。目前的研究证实，成年人神经干细胞主要分布于大脑海马齿状回的颗粒下区、脑和脊髓的室管膜周边区，即室下区，其形态与星形胶质细胞相似，不易鉴别，它们特异性表达的一种中间丝蛋白——巢蛋白，成为检测神经干细胞的标记物。室下区产生的神经元迁移到嗅球称为中间神经元；颗粒下区产生的神

笔记

经元在齿状回内短距离迁移后，发育成熟，其轴突投射到海马 CA3 区。

（2）神经元再生的调节机制：成年期海马和嗅球的神经元再生是一个动态的过程，在神经元的增殖、分化、迁移、成熟的过程中，有许多因素可能影响到不同的环节，进而影响神经元的数量和寿命。除内在的遗传因素外，外在的影响因素包括：激素水平的变化，神经营养因子、不同的神经递质、应激、环境刺激、认知活动、运动、某些病理性刺激如缺血、抽搐、炎症，某些药物如抗抑郁药等。

（3）神经元再生的功能随着大脑复杂程度的增加，出生后神经元再生的能力降低。神经元发育成熟后，神经网络已经形成，再生的神经元必须整合到神经网络中才能发挥作用，神经网络越复杂，整合越困难。新神经元的加入既可能带来益处，也可能产生不利的影响。研究发现，躯体运动、丰富的环境刺激增加海马神经元再生，同时改善海马的学习记忆等任务操作。年老、应激、胆碱能系统损伤可减少海马神经元再生，损害海马细胞的功能。丰富的嗅觉刺激促进嗅球内新生神经元的存活，改善嗅觉记忆。提示，成年海马神经元再生与海马的学习记忆功能有关；而嗅球内的新生神经元则与嗅辨别与嗅记忆功能有关。

不断变化的内部和外部环境，成年脑必须既能适应各种变化和挑战，又要不损害对以往熟悉状况的反应能力。成年脑神经元的再生，为神经网络增加行为的功能单位，对维持脑的灵活和稳定均有重要的功能意义。

（五）脑和神经可塑性的特点与意义

1. 脑和神经可塑性的特点

（1）多数可塑性类型可持续终身，但总体趋势是随年龄增大神经可塑性降低，不同类型的可塑性，其开始下降的年龄段不同。某种类型的变化在特定年龄段占主要地位。有些类型的可塑性依赖于早期的训练，早期学习后，即便长时间不用，成年后一旦需要，也能重新掌握。老年期脑可塑性下降，学习、记忆等认知能力相应下降，但持续地用脑、丰富多彩的生活刺激和经历、运动、避免应激等有害性刺激，可延缓可塑性下降。

（2）对大脑的损伤，如卒中发生过程中，大脑中与特定功能相关的区域可能会发生变化，相邻或周边健康的区域接管这部分功能，且这种能力会被修复。

（3）环境和遗传之间的相互作用对大脑的可塑性起决定作用。

2. **脑和神经可塑性的意义**　大脑可塑性是行为可塑性的基础，正是由于大脑具有可塑性，使得脑与行为等外周功能活动之间相互影响。神经系统的可塑性使应激、学习、社会人际关系、激素水平变化、大脑不同的发育阶段等内外环境刺激能通过作用于大脑而调节基因表达，使大脑的功能或结构得以调整改变。这些结构或功能的调整，根据刺激的性质、强度、持续时间和脑发育不同阶段，可以是短期的，也可以是永久的；可以是对个体有利的功能完善，也可以是异常的功能改变。

异常的精神或行为状态，根据相应的大脑功能或结构的异常，选择适当的行为、心理或药物手段，经过一定时间的训练或治疗，可使异常的大脑功能和结构得以改善。因此，大脑的可塑性也是行为疗法、心理疗法、药物疗法治疗行为、精神、心理异常的基础。

三、机体生理功能的调节和行为调节

机体各个器官、系统的功能活动随着内、外环境的变化及时调整，以维持内环境的相对稳定状态。当内、外环境发生改变时，全身各种功能活动发生相应变化的过程，称为人体生理功能的调节。人体生理调节有多种不同的方式，主要包括：神经调节、体液调节、自身调节、免疫调节、行为调节。

（一）神经调节

神经调节（nervous regulation）是体内最重要、最普通的一种调节方式，它是通过神经系

笔记

统各种活动实现的。神经系统活动的基本方式是反射。反射活动的结构基础是反射弧，由感受器、传入神经、神经中枢、传出神经和效应器五个部分组成。感受器可感受内、外环境变化的刺激，将各种刺激的能量转化为神经冲动，神经冲动沿传入神经纤维传入相应的神经中枢，中枢对传入信号进行分析、整合，并作出反应，通过传出神经纤维改变相应的效应器官的活动。

只有保证反射弧各部分结构和功能的完整性，反射活动才能完成。反射弧任何一个部分的结构或功能受到破坏，反射活动都会减弱或消失。前苏联著名生理学家巴甫洛夫将反射分为条件反射和非条件反射。对于人类来讲条件刺激和条件反射更具有适应意义。

神经调节的特点是反应快、精细而准确、作用时间短暂。

（二）体液调节

体液调节（humoral regulation）是通过体液中某些化学物质的作用对细胞、组织器官的功能活动进行调控的一种调节方式。体液调节的化学物质主要指内分泌细胞分泌的激素，如生长激素、肾上腺皮质激素、性激素等；另外还包括人体某些组织细胞产生的特殊化学物质或代谢产物，如组织胺、细胞因子、CO_2、腺苷等。随着现代生物技术的发展，发现能够调节机体活动的化学物质种类越来越多（如心房钠尿肽、一氧化氮等），方式也越来越复杂。体液调节的方式也由经血液循环的远距分泌扩展到旁分泌、自分泌和神经分泌等。

机体内的神经调节和体液调节两种调节方式有时很难截然分开。人体的内分泌腺体或内分泌细胞大多受神经系统的支配和调节。从某种意义上讲，体液调节实际上是神经调节的一个传出环节，是反射传出通路的一种延伸。生理学家将这种复合的调节方式称为神经 - 体液调节（neuro-humoral regulation）。

体液调节的特点是作用缓慢、广泛、持续时间长。

（三）自身调节

自身调节（autoregulation）是指细胞和组织器官不依赖于神经和体液因素的一种调节方式。这是由于细胞和组织器官自身特征而对刺激产生适应性反应的过程。这种调节方式目前只在部分组织和器官内发现。例如心肌的自身调节和肾血流量的自身调节等。自身调节在维持某些器官和组织的功能稳定中具有一定的生理学意义。

自身调节的特点是调节幅度小、灵敏度低、影响范围比较局限。

（四）免疫调节

免疫系统是机体产生免疫细胞和免疫分子并执行免疫应答的重要系统，由免疫器官、免疫组织、免疫细胞和免疫分子共同组成。免疫调节（immunoregulation）是指在免疫应答过程中，免疫系统内部各细胞间、免疫细胞与免疫分子之间，以及免疫系统与神经内分泌系统之间的相互作用，从而构成一个相互协助又相互制约的网络结构，使免疫应答维持在合适的强度，以保证机体内环境的稳定。免疫调节可发生于分子水平、细胞水平和整体水平。免疫调节既有急性免疫调控、也有影响持久的慢性反应。目前已经在几乎所有的免疫细胞上发现了神经递质和激素的受体，同样，神经递质和激素的受体大多数都已在免疫细胞上发现。免疫调节与神经调节、内分泌调节共同构成的神经 - 内分泌 - 免疫调节网络系统，日益受到科学界的高度重视。

免疫调节的特点是调控范围宽泛、发挥作用相对缓慢。

（五）行为调节

近年来，随着“生物 - 心理 - 社会医学模式”的转变和医学科学研究的不断深入和发展，行为方式对于健康的重要性已经引起许多生命科学工作者的高度关注。行为调节是与其他调节方式之间有密切联系，但又有严格区别的调节人体正常生理功能的重要方式之一。

行为调节（behavioral regulation）是人们通过行为活动或行为方式的变化，调节机体的

笔记

生理活动和活动规律，从而对健康或疾病产生重要影响的调节方式。从生理学角度讲，行为调节存在于多种组织和器官的功能调节过程，具有十分重要的生理调控作用。目前认为，行为调节包括本能行为调节和社会（习得）行为调节。

1. **本能行为调节** 机体本能的行为调节是正常生理功能调控的重要方式之一。例如人体在不同环境中采取不同的姿势和活动方式来调节体热平衡，即有意识的通过行为活动来调节体温平衡的过程称为"行为性体温调节"。行为性体温调节是在自主性体温调节基础上，在更大范围内调控体温的一种补充。睡眠和觉醒是人体的重要本能行为调节，而科学、规律、良好的睡眠是机体保障精力恢复、体力恢复和免疫功能正常的前提条件。

2. **社会(习得)行为的调节** 社会（习得）行为调节对于人健康的影响和对疾病的发生、转归起着举足轻重的作用。一方面个体的不良行为习惯或生活方式是导致疾病发生的重要因素。如高血压、冠心病、糖尿病、恶性肿瘤、高脂血症等常与吸烟、酗酒、紧张情绪、缺少运动等行为因素有关。另一方面健康科学的行为方式，可以预防疾病的发生，提高健康水平。同时，利用行为调节手段，可以治疗某些疾病。1992 年，世界卫生组织提出"合理膳食、适当运动、心理平衡、戒烟限酒"是人类健康的四大"基石"。"心理平衡、合理膳食、适当运动、戒烟限酒"都属于行为调节的范畴。

行为调节的特点是灵敏度低、时间长、需要反复训练。

四、精神药物与人类行为

精神药物的出现，使得精神或躯体疾病相关的行为障碍治疗有了革命性的改变。目前临床上治疗精神障碍的方法是以药物为主，结合行为治疗（干预）、心理治疗和康复治疗，使患者从生理、心理、社会不同的角度得到康复。

（一）精神药物的定义和分类

1. **精神药物定义** 精神药物（psychotropic drug）是指能够作用于人的中枢神经系统并改善人的病态行为、思维、心境的药物。即是影响人类认知、情感和行为，对精神活动有特殊亲和力，能有效控制某些精神和心理症状的药物。自从 20 世纪 50 年代第一种抗精神病药物氯丙嗪的问世以来，精神性药物在改善和矫正病理思维、心境和行为，预防复发，促进患者社会适应能力、提高患者生活质量方面发挥了重要作用。

2. **精神药物的分类** 目前临床上已经应用的精神药物种类繁多。临床上根据其使用目的分为抗精神病药、抗躁狂药、抗抑郁药和抗焦虑药四类。

（二）精神药物和人类行为

1. **精神分裂症与抗精神病药** 精神分裂症（schizophrenia）是以思维、情感、行为之间不协调，精神生活与现实脱离为主要特征的一类常见的精神行为障碍性疾病。根据临床症状，将精神分裂症分为Ⅰ型和Ⅱ型，Ⅰ型以阳性症状（幻觉和妄想）为主，Ⅱ型以阴性症状（情感淡漠、主动性缺乏）为主。抗精神病药物又称强安定剂或神经阻滞剂，是具有抗幻觉、妄想以及某些情感、行为障碍等严重精神病症状的药物，主要用于治疗精神分裂症，也可用于治疗其他精神病。

国内临床上常用的抗精神病药物有第一代抗精神药物（典型抗精神药物）：氯丙嗪（冬眠灵）、奋乃静等，这些药物以影响多巴胺受体功能为主；第二代抗精神药物（非典型抗精神病药）如氯氮平、奥氮平等，对 5-HT 的影响大于 DA 的影响，有较强的抗精神病作用，但很少有运动系统的不良反应。

2. **躁狂症与抗躁狂药** 躁狂症（mania）是以情绪高涨、烦躁不安、活动过度及思维、言语不能自制为特征的一类精神行为障碍性疾病。一般认为躁狂症是儿茶酚胺过度活化所引起。抗躁狂药物是一类以稳定情绪，调整情感障碍为主要作用的药物，也称情感稳定剂。

笔记

目前常用的抗躁狂药是碳酸锂，其作用机制目前尚不清晰。抗癫痫药如卡马西平、丙戊酸钠等对躁狂症也有一定疗效。抗精神病药物也常用来治疗躁狂症。

3. **抑郁症与抗抑郁药** 抑郁症（depression）是以情绪低落、思维迟缓、言语行为减少为主要症状的一类精神行为障碍性疾病。常有消极观念，严重的患者会出现自杀现象。抗抑郁药又称情感调适剂，指主要用以治疗抑郁性精神障碍的药物，对正常人的情绪一般不产生影响。目前治疗抑郁症的药物共分为四大类，包括三环类抗抑郁剂、单胺氧化酶抑制剂、四环类抗抑郁剂和5-HT再摄取抑制剂。

目前认为抗抑郁药的作用机制主要是抑制神经递质的再摄取，长期用药后可降低受体的敏感性，增加末梢释放5-HT，从而起到抗抑郁作用。三环类可以阻断去甲肾上腺素（NE）和5-HT能神经末梢对NE和5-HT的再摄取，增加突触间单胺类递质的浓度而改善抑郁症状。适用于各类抑郁症，也可用于恐惧症、焦虑症、强迫症的治疗。

4. **焦虑症与抗焦虑药** 焦虑症（anxiety）是一种以焦虑、紧张、恐惧为主，伴有自主神经系统症状和运动不安为主要表现的神经症。焦虑症包括急性焦虑和慢性焦虑两种临床表现，常伴有头晕、胸闷、心悸、呼吸困难、口干、尿频、尿急、出汗、震颤和运动性不安等。焦虑并非实际威胁所引起，其紧张程度与现实情况很不相称。目前，该病的发病机制不完全清楚。

抗焦虑药是一类主要用于减轻焦虑、紧张、恐惧、稳定情绪和镇静催眠作用的药物。主要以苯二氮䓬类为主。该类药物主要能促进γ-氨基丁酸（GABA）的传导。GABA是抑制神经传导的物质，焦虑状态下，迷走神经及交感神经会释放去甲肾上腺素及5-HT，GABA可以阻断这些传导物质的传递，而表现抗焦虑、镇静催眠、抗惊厥、松弛骨骼肌肉的作用。临床上主要用于改善和治疗各种焦虑状态、睡眠障碍、癫痫、酒精戒断症状以及手术前给药或短暂麻醉。此类药物一般不引起自主神经症状和锥体外系反应。长期用药可产生耐受和依赖性，因此，抗焦虑药在使用过程中要尽量避免长期使用，药物减量和停药时应逐渐缓慢进行。

第二节 人类行为的遗传和发育

一、人类行为进化和遗传

人类行为的生物学基础包括由动物进化到人的种族进化和个体的发育过程，这主要体现在行为的遗传、脑和其神经生化基础上。随着分子生物学等技术飞速发展，人们对人类行为的生物学基础的研究越来越深入。研究表明，人类的诸多行为受基因的调控，而环境对基因的表达有至关重要的影响。

（一）基因与遗传

人体的每个细胞核内都存在脱氧核糖核酸（DNA）的遗传物质，由这些DNA组成的"单元"，称为基因（gene）。基因负载着蛋白质合成的密码，蛋白质调节身体的生理过程并表达抗体的表征特征：包括解剖特点、体力、智力和行为模式等。

人类行为遗传学（human behavior genetics）是在行为学、遗传学、心理学和医学等学科发展的基础上形成的一门交叉学科。行为遗传学研究心理学和精神病学研究领域的行为特征的遗传学基础。它以解释人类复杂的行为现象的遗传机制为其根本目标，探讨行为的起源，基因对人类行为发展的影响，以及在行为形成过程中，行为、遗传和环境之间的交互作用。

传统行为遗传学的观点认为一种行为性状（trait）是由一个基因控制或者主要是由一

笔记

个基因控制的，此基因的缺陷足以导致该行为的障碍，即“一种基因，一种障碍（one gene, one disorder, OGOD）”。虽然 OGOD 理论已经为许多行为找到了遗传学的渊源，例如，单胺氧化酶基因的突变与冲动性暴力有关，阅读障碍则与 15 号或 6 号染色体上的位点有关（图 3-7）。但是人类的复杂行为的遗传因素实际上受多种基因（polygenic）影响，这种多基因系统里的基因被称为数量性状位点（quantitative trait loci, QTL）。正是众多独立的、在不同程度上发挥作用的基因使得表现型在人群中呈连续（数量）分布。

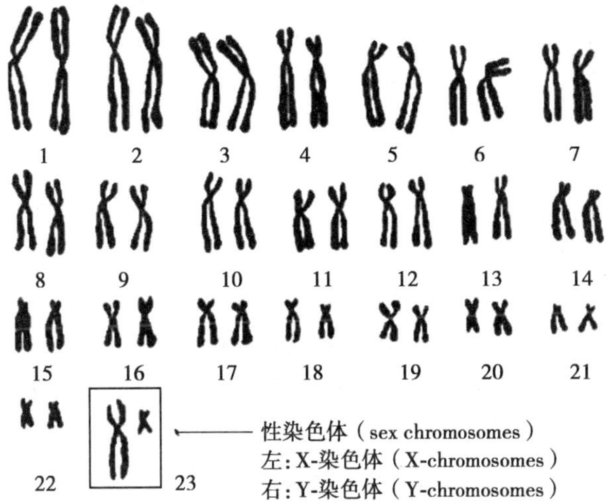

图 3-7　人类染色体

（二）遗传与环境

遗传与环境相互作用，众多基因之间以及它们与环境之间都以高度复杂的方式交互作用而影响生物体和行为发生与变化。这种累加和交互作用只决定某种病理性行为发生的倾向性及易感性，而并非因果关系。2002 年，Hamer 等提出基因网络和众多环境因素共同影响了大脑的发育和功能，并影响行为的产生。Caspi 和 Moffitt 的研究表明，幼时受到虐待并且携带编码低水平单胺氧化酶 A 基因（MAOA）基因型的儿童与那些虽然幼时受虐待但携带编码高水平 MAOA 基因型的儿童比起来，前者的反社会行为几乎是后者的两倍。2003 年，Caspi 和 Moffitt 研究发现了 5- 羟色胺转运体（5-HTT）基因和应激刺激的交互作用对抑郁形成的影响，提示携带一种基因型的人比那些带有不同基因型的人对有害的环境更易感。

（三）遗传与行为

在分子生物学等现代技术飞速发展之前，行为遗传学研究方法几乎完全建立在家系研究的基础上，行为遗传学家使用计量遗传学（quantitative genetics）方法进行孪生子、收养子家系研究来探索基因对行为的影响。几十年来的研究结果充分说明，遗传因素影响着包括行为在内的几乎所有的复杂性状。遗传变异对大多数复杂性状的影响的遗传度估计值（heritability estimate）大多在 0.4～0.6，也就是说表现型变异的 40%～60% 是由遗传变异造成的。这些传统研究提示，在特定时间、特定环境下的特定人群的行为表现，这种行为表现的差异在一定程度上可归因于遗传变异，而不能告诉我们究竟是哪些基因引起或影响着行为，更毋庸说基因是如何发挥作用的了。

在执行“人类基因组计划”两个五年计划（1993—1998 年和 1998—2003 年）和应用其研究过程中，科学家越来越清楚地认识到，导致某种疾病的各生物因素在“系统”层面是相互作用的，单纯研究基因和蛋白质，不能确定疾病的分子学病因和建立完整的疾病模型，因此单一应用基因组学或蛋白质组学探索生命本质和疾病机理仍然是片面的。基于这种认识，科学家们开始形成一种全新的研究理念，只有发展“系统”层面的纵向差异研究方法，从复

笔记

杂行为的现象学层面入手，探讨其发生、发展的心理学、行为学层面的宏观表现，分层阶地向纵深发展到行为神经科学，再发展到行为遗传学层面，探讨先天基因型对行为的调控及先天基因型和环境因素的交互作用。

二、人类行为发育的大脑特征

越来越多的研究发现，脑功能定位是指某些脑区与某些功能关系更为密切，而多数高级功能离不开许多脑区神经元共同的整合作用。大脑皮质包括感觉皮质、运动皮质以及联合皮质。其中与人类行为联系密切的是联合皮质，它将感觉皮质传递来的信息进行整合，然后将其传到运动皮质，从而控制行为。联合皮质包括前额叶联合皮质、颞叶联合皮质和顶叶联合皮质三个部分。

（一）前额叶皮质与人类行为

前额叶皮质（prefrontal cortex，PFC）是最高级别的联合皮质，在个体发育过程中，前额叶皮质是中枢神经系统最晚成熟的结构。前额叶皮质在许多脑的高级功能中发挥关键作用，与人类的注意、知觉、能动性、计划性、持续行为、工作记忆、语言、干扰控制以及执行功能等有着重要的联系；同时，也是情绪中枢通路的重要环节之一。

前额叶受损的主要有以下几种行为表现：①认知方面：前额叶受损所导致的认知障碍主要表现在注意方面，常见的类型有低觉醒、分心、视觉搜索和凝视控制障碍等。②能动性方面：主要表现为运动减少或运动过多。前者表现为自发性运动活动减少，常见于前额叶背外侧部有大块病变的患者；后者表现为活动过度，运动不安，研究表明，此症状与眶额叶皮质后部损伤有关。③前额叶皮质损伤导致工作记忆受损，产生记忆障碍。④前额叶受损患者不完善的记忆导致其不能使用晚近期的经验，从而缺乏制定和执行计划的能力。⑤额叶病变后患者常出现行为不灵活性，典型表现为持续行为，重复旧的行为形式，即使在要求改变的情况下，仍然坚持旧的不适当的行为。⑥额叶受损后可能出现失语症的症状，其主要特点是自发言语减少、叙述性表达的量和范围缩小、词语流畅性降低。⑦前额叶皮质损伤对人的情绪有一定的影响。前额叶损伤时，情感改变是多种多样的，最常见的两种表现形式为淡漠和欣快。⑧眶额叶病变通常会引起欣快，本能的驱力可能释放或加剧；由于不能抑制本能驱力，他们容易丧失传统的道德约束，并失去与他人交往时的行为规范。

（二）颞叶与人类行为

颞叶（temporal lobe）位于大脑外侧裂（fissure of Sylvius）之下，外侧面被颞上沟和颞中沟分为颞上回、颞中回和颞下回三个部分，部分颞下回在颞叶底部（见图 3-3）。大量研究表明，颞叶皮层不仅在听觉信息加工中具有重要作用，还存在复杂的视觉与动觉的信息加工以及多种信息存贮的记忆功能。与人类行为密切联系的是颞叶与顶、枕叶交界区（Brodmann20、21、22、37 区后部），许多癫痫患者的自发异常放电来源于此区域的皮质。

颞叶受损主要的行为表现为：①视知觉（颜色、物体和相貌认知）障碍：患者对颜色以及熟悉的物体和面孔的分辨能力下降，对视觉刺激常常产生解释性错觉；②记忆障碍；③颞叶癫痫发作：包括意识障碍、梦样状态、突然情绪的改变、错觉和结构性幻觉以及在意识蒙胧状态下的一些无意识的协调动作等。

（三）顶叶与人类行为

顶叶较小，包括 Brodmann5、7、39 和 40 区，位于额叶、颞叶和枕叶之间，在功能和解剖上与额叶、颞叶以及枕叶有着密切的联系（见图 3-3）。顶叶在人的触知觉及空间知觉方面起着关键作用。

顶叶受损主要的行为表现为：①在触知觉方面：顶叶病变患者行为表现为丧失通过触觉来识别物体形状和大小的能力（触觉失认）；②在空间知觉方面：患者主要表现为迷路，不

笔记

能识别日常生活中经常来往的道路或场所；前后、左右不分，不能正确穿着衣服；半侧空间忽视，时常无视左侧空间中的要素；空间构成失认，不能把个别的部件或要素通过正确的空间搭配造成整体的结构。

第三节　人类行为的发展

人类行为的发展有两层含义：一是人类种族发生发展过程中行为的产生和发展；二是个体从出生到死亡整个生命期内行为上产生连续性和扩展性改变的过程。

一、概述

人类行为的发展包括动作、认知、言语、情绪、人格特性和社会适应等方面，它们相互影响、相互促成，同时又受不同年龄期生理发展水平和社会生活环境的影响。人类行为的发展有以下几个特点：

(1) 人类的行为发展是连续性和阶段性的统一。一方面个体的动作行为、言语行为、适应行为、认知行为和社会行为的发展都是以渐变为基础的，表现出发展的连续性；另一方面，行为发展在连续变化的量变的基础上，会发生质的突变，表现出行为发展的阶段性。

(2) 早期行为发展极为重要，早期行为发展是行为发展最快的时期，尤其在出生后头几年，由于行为发展是连续的，早期行为发展又最快，这意味着早期行为发展的质量和水平将会影响到成人，甚至是终生。同时，人的行为发展存在关键期，即：个体的行为发展是有阶段的，有些行为是在发展的某一时期在适当的环境刺激下才会出现，若此期缺少适当的环境刺激，这种行为就不产生。此期称为该种行为发展的关键期。

(3) 行为的发展存在个体差异，虽然个体行为的发展总是要以同样的顺序经历一些共同的基本阶段，但因各自所具备的遗传、成熟、环境和学习等条件的不同以及其交互影响的作用差异，行为的发展具有相当大的个别差异。

二、各年龄段行为发展的特点

(一) 婴儿期行为特点

婴儿期(0～3 岁)是儿童生理发育最迅速的时期，也是个体心理发展最迅速的时期。婴儿期行为发展特点主要包括以下几个方面：

1. **全身动作和大动作的发展**　例如，抬头(2 个月)、抬肩(3 个月)、翻身(6 个月)、坐立(7 个月)、爬行(9 个月)、独立行走(12 个月)等。

2. **手运用技能的发展**　包括抓握、手指动作等精细动作的发展。

3. **婴儿言语发展**　经过了简单发音(0～3 个月)、连续音节(4～8 个月)、咿呀学语(9～12 个月)和说出有明确的词(11～13 个月)几个阶段。

4. **依恋关系和早期社会行为的建立**　婴儿期是依恋形成的关键时期，婴儿是否与母亲形成依恋及其依恋性质如何，直接影响着婴儿情绪情感、社会性行为、性格特征和与人交往的基本态度的形成。依恋缺乏会导致儿童分离焦虑，同时有研究发现，孤独症、网络成瘾等都与消极、不良的依恋有关。因此，建立积极、良好的依恋是十分必要的。

5. **认知方面**　感知觉得到初步发展，而注意的发展主要体现在注意选择性的发展上；记忆方面，婴儿在妊娠末期就有听觉记忆，出生后有再认表现。12 个月以后，婴儿语言的产生和发生促进了记忆的发展。例如，符号表征的出现使婴儿词语逻辑记忆能力的产生成为可能，而延迟模仿的产生则标志着婴儿表象记忆及再现能力的初步成熟。

笔记

（二）幼儿期行为特点

幼儿期（3～6 岁）是儿童进入幼儿园的时期，此阶段由于生活范围的扩大，儿童的心理行为在前一时期发展的基础上，在新的生活条件和教育条件的影响下不断地得到发展。

1. **游戏** 游戏在幼儿期行为发展上起着十分重要的作用，也是幼儿期的主导活动。通过游戏，幼儿不但是运动器官得到发展，而且认知和社会交往能力也得到了快速的发展。游戏帮助儿童学会表达和控制情绪，对培养良好的个性品质同样有积极作用。

2. **口头语言** 幼儿期是儿童熟练掌握口头语言的关键时期，同时也是从外部言语逐步向内部言语过渡并初步掌握书面言语的时期。此阶段是一生中词汇量增加最快的时期，在掌握词汇的同时，幼儿也开始学习语法，口头表达能力随之得到发展。

3. **幼儿认知发展** 主要特点是不随意性和具体形象性占主导，而随意性和抽象逻辑性初步发展。此时幼儿大脑结构和内抑制机能的发展以及语言和实践活动的发展在幼儿认知发展过程中发挥重要的作用。

4. **幼儿期的思维** 主要是表象性思维，基本特点为具体性、不可逆性、自我中心性和刻板性。在幼儿的中后期，抽象逻辑思维开始萌芽。

5. **情绪分化** 幼儿初期基本完成情绪分化。幼儿末期，幼儿已经有了比较丰富的自我情绪体验。幼儿的自我情绪体验由与生理需要相联系的情绪体验（高兴、愉快、愤怒等）逐渐向社会性情感体验（自尊、羞愧）不断深化、发展，同时又表现出易受暗示性。

6. **性别认同** 3 岁儿童能正确说出自己的性别，但是不能认识到性别是不变的属性；4～5 岁，性别稳定性形成，知道人的性别不会随年龄的变化而变化；而 6～7 岁，性别一致性形成，知道人的性别不会随服饰、形象或活动的改变而改变。

7. **同伴关系** 由于进入幼儿园，接触环境的扩大，幼儿不再把成人作为唯一的依靠对象，他们开始主动寻求同伴。从 3 岁开始，幼儿偏爱同性同伴。3～4 岁之间，依恋同伴的强度和与同伴建立起友谊的数量有着显著增加。但是幼儿期的友谊多半建立在有共同的兴趣和玩具、地理位置接近（邻居）的基础上，因而一般较脆弱，很快形成又很快失去。

（三）儿童期行为特点

儿童期（6～13 岁）是儿童进入小学学习的时期，学习活动逐步取代游戏活动成为儿童的主要活动形式，儿童在教师的指导下有目的、有系统地学习知识、技能和行为规范。儿童的认知能力、个性特点等不断地发展变化。

1. **思维发展** 儿童期是儿童思维发展的一个重大转折时期。整个儿童期内，儿童的思维逐步过渡到以抽象逻辑思维为主要形式，但仍带有很大的具体性。研究认为，儿童的思维由具体形象到抽象逻辑的过渡存在一个“关键年龄”（一般认为是四年级）。

2. **语言** 儿童口头语言不断发展，发音更加准确，词汇更加丰富，且在形式上，独白语言迅速发展，儿童末期，口头语言表现出成人化的水平；在口头语言的基础上，儿童的书面语言和内部语言也逐步形成和发展。

3. **认知方面** 学龄期开始，儿童的注意力、观察力、记忆力全面发展，具体表现为随意注意开始延长，观察力提高，具有强烈的好奇心，同时，记忆由机械记忆向理解性记忆过渡。学龄初期，儿童开始有了元记忆，小学四年级儿童对自己记忆广度的估计已达到成熟水平。

4. **自我意识** 小学时期，儿童的自我意识正处于所谓的客观化时期。小学生自我意识的发展在 3～5 年级期间出现平稳阶段，其他时期都处于上升期。在自我概念上，小学儿童的自我描述是从比较具体的外部特征的描述向比较抽象的心理特征过渡，但即使到了小学高年级，儿童对自己的认识仍带有很大的具体性和绝对性。自我意识的成熟往往标志着个性的基本形成。

笔记

5. **社会交往** 小学儿童的交往对象同样主要是父母、老师和同学，但关系已由依赖走向自主，从对成人权威性的完全信服到开始显露出富有批判性的怀疑和思考，与此同时，具有更加平等关系的同伴交往日益在儿童生活中占据重要地位，并对儿童的发展产生重大影响。

6. **道德行为** 在学校教育以及各种社会强化的影响下，儿童的亲社会行为呈逐渐增加的趋势，攻击性明显减少，随着社会认知水平的提高，他们越来越能区分偶然的和有目的的激怒行为，但是在他人的动机模糊时，仍然缺乏良好的辨别能力。

（四）青少年期行为特点

青少年期也就是少年期和青年期的总称。初中阶段（11～15 岁）的青春期又叫少年期，高中阶段（14～19 岁）又称青年初期。此阶段的主要行为特性有如下几点：

1. **生理方面** 初中阶段正处于青春发育期，这个阶段是个体生长发育的第二个高峰期。初中生的身体和生理机能都发生了急剧的变化，主要表现在三方面：身体外形的改变、内脏机能的成熟、第二性征出现。

2. **思维方面** 初中生思维主要特点是思维的抽象逻辑性，且思维的创造性和批判性日益明显，他们具有强烈的求知欲和探索精神，同时，由于自我意识水平的提高，他们能通过自己的意识而调节自己的思维活动。但是，初中生思维片面性和表面性依然非常明显，主要表现在思想的偏激与极端，不能全面、辩证地分析和解决问题，在分析问题时，容易被事物的个别特征和外部特征所困扰，难以深入到事物的本质中。高中阶段，抽象逻辑思维进入成熟期，高中生的抽象逻辑思维已具有充分的假设性、预计性及内省性。

3. **自我意识方面** 青春期自我意识飞速发展，由于生理上的迅速成熟，他们意识到自己已长成大人，他们希望旁人把自己当成成年人看待，对于父母的管教，常常会产生抵触情绪，认为这是大人对他们的束缚和监视，因此，常常与师长对着干，故意表现出反抗情绪。高中阶段自我意识高度发展，自我意识成分分化，形成理想的自我和现实的自我。研究认为，两种自我相差太远，可能是心理不健康的表现，也有的青少年会使自己沉醉于自我观察中，使自己脱离现实，乃至怀疑自己的不真实性，导致人格解体。

4. **情绪方面** 青少年由于生活经验的不够丰富，其情绪表现形式不是单一的，呈现多样化，他们不像成人那样情绪稳定，因而多表现为半成熟、半幼稚两面性。典型特点是狂暴和温和共存、可变和固执共存、内向性和表现性共存。青少年常见的情绪困扰表现为烦恼突然增多、焦虑、抑郁、压抑、孤独和自卑感等。

由于青春期心身发展极不平衡，情绪不稳，青少年感受到许多冲突和压力，处于各种矛盾的包围中，因此很容易心理和行为产生偏差，乃至精神障碍。常见的有生理心理性紊乱、自杀的倾向和行为以及青春期精神分裂症。此外，神经症、躁狂症、抑郁症以及各种病态人格在此阶段的发病率也显著增多。

（五）成年期行为特点

成年期一般是指 18 岁以后的整个人生阶段，由于时间跨度大，人的生理、心理、行为和社会性各个方面均存在不同程度的差异。一般把此阶段划分为成年早期（18～35 岁）、成年中期（36～60 岁）及成年晚期（60 岁以上）。

1. **成年早期行为特点** 成年早期又称青年后期，是由青年走向成人的时期。此阶段自我意识迅速发展，自我同一性确立，使得青年的人生观、价值观趋于稳定，使客观认识自我成为可能。成年早期的主要发展任务是确立自我同一性、形成稳定的人生观以及价值观，避免心理不适应及其他行为或精神障碍；从青春期开始的对异性的崭新意识，即性的觉醒，在成年初期基本趋于稳定。恋爱、结婚以及婚后生活适应成为成年初期重要的发展任务。成年初期行为特点主要有以下几点：

笔记

（1）人际关系：成年初期的青年已能熟练掌握与人交往的艺术，但人际关系常表现出两极性，一方面既想求得与朋友深厚的友谊，另一方面又宁愿忍受孤独，形成既求友谊又甘愿孤独的矛盾心理。

（2）社会角色：主要表现在成为社会公民，需履行公民的权利和义务；由学生转变为社会职业人；单身男女结成夫妻，互为配偶，并逐步担当起为人父母的角色。

（3）认知特点：成年早期的思维趋于灵活，辩证的、相对的、实用性的思维形式成为这个时期青年的重要思维方式；记忆方面，虽然成年初期，机械记忆能力有所下降，但是在此时期的前一阶段是逻辑记忆能力发展的高峰期，其中有意记忆、理解记忆占主导地位，且记忆容量也很大；智力上，虽然此阶段相对于青少年时期在获取知识有效性方面没有更大的发展，但是成年人的智力主要体现在对知识的应用上；观察力方面，由于成年初期，个体具有主动性、多维性和持久性的特点，既能把握整体，又能深入细致地观察局部特性，而且观察的目的性、自觉性、持久性进一步增强，精确性和概括性显著提高；想象力方面，想象中的合理成分及创造性成分明显增加，克服了前几阶段想象过于虚幻的缺点，使想象更具实际功用。

成年初期，青年在精神和情绪上基本处于安定状态，也已确定了对未来生活的大致方针，心理上趋于相对平稳。但是由于处于“边缘人”（介于两个群体边界上的人，特别是大学生）地位，虽已脱离孩子的群体，但尚不能履行承认的责任和义务，常有内心矛盾、抱负水平不确定和易采取极端立场等行为和心理表现。

2. **成年中期行为特点** 成年中期也叫中年期，随着医疗条件和生活环境的改善，人的寿命不断延长，因此划分青年、中年、老年的界限也随之变化，所以中年期的年龄范围是相对的；由于生活的自然条件、生活方式、生活水平等方面的差异，不同的人，即使年龄相同，其健康状况和衰老程度也有很大的差异。中年期是人生历程中的一个重要时期，它由青年而来，往老年而去。中年期个体处于全盛时期，此阶段内个体的主要发展任务主要包括：履行成年人的公民责任和社会责任、建立与维持生活的经济标准、开展成年期的业余活动、帮助未成年子女成为有责任心且幸福的成年人、同配偶保持和谐的关系、与老年父母和谐相处以及承受并适应中年人生理上的变化。受内外环境的影响，中年人在行为和心身发展上具有以下特点：

（1）生理方面：机体功能开始衰退，如体重增加，身体发福，头发变白、变稀，皮肤逐渐粗糙，听力逐渐下降。个体开始意识到自己在逐渐衰老，对自己的身体变化日益关注。更年期综合征、性功能水平下降、威胁生命的疾病等几方面的问题尤为突出。

（2）智力方面：晶体智力继续上升，而流体智力缓慢下降；智力技能保持相对稳定，实用智力不断增长。

（3）自我意识：中年人对自己的内心世界日益关注，他们不再有青年期暴风骤雨般的激情，遇到问题时，能反省自问，并根据现有的成就和未来希望的成就来调整自己的奋斗目标。

中年人是社会的骨干，面临繁重的社会负担。在承担繁多的社会工作的同时，要承担家庭的责任和义务。随着子女的成长，操心的事物增多，而他们在子女心中的权威有所下降，因此，中年人常会感到自己体力和精力逐渐减弱，容易出现焦虑和无奈感。社会交往时，周围人的升迁、人际关系的处理、工作或角色变动都能引起中年人角色冲突和内心紧张。因此中年人较容易出现身心疲惫感，为了缓解压力，他们可能吸烟和饮酒。研究表明，50 岁男子易出现酗酒，并且对性功能的减退深感忧虑和恐惧。

3. **成年晚期行为特点** 成年晚期又称老年期，人到晚年，身心功能都逐渐衰退，认知活动发生了一系列的退行性变化，易产生消极的情绪情感体验，个性持续稳定而又有所变化。

笔记

老年期在行为和心身发展上具有以下特点：

(1) 认知方面：感知觉发生明显的退行性变化，表现为：听力视力减退、味觉、嗅觉以及皮肤感觉迟钝；老年人记忆变化的总趋势是随年龄下降，但下降的速度并不大。老年人记忆的特点为：机械识记减退、记忆广度下降、规定时间内的速读记忆衰退、再认能力较差、回忆力显著下降等。老年人的思维存在明显的个体差异，大量研究显示，老年人的概念学习、解决问题等思维能力有所衰退，但是思维的成分和特性十分复杂，思维的其他特点如思维的广阔性、深刻性等往往比青少年强。智力方面，老年人智力有所衰退但并非完全衰退，衰退多限于非言语性的、要求一定速度的动作性智力操作。

(2) 情绪方面：人到老年，由于退休、年老体弱、行走不便，集体活动减少，同时由于子女结婚、另立门户等一系列生理机能和社会环境的变化，他们常常体验到冷落感和孤独感，容易产生疑虑感和忧郁感。

(3) 个性方面：老年人个性持续稳定但又有所变化，老年人的个性结构以及所属的个性类型基本上是稳定不变的，但生活方式等次要方面还是有所变化的，通常认为，人到老年会变得小心、谨慎、固执和刻板。

三、行为的性别特征

男性和女性在生理、心理、思维、智力、情感等方面存在差异，这些差异导致了他们的性格习惯、能力、兴趣等方面的不一致，他(她)们在社会中扮演着不同的角色，对社会做出不同的贡献。

(一) 生理差异

男女在生理解剖上具有鲜明的性别特征。从遗传学角度讲，造成这种差异的原因是性染色体不同，人体的第 23 对染色体为性染色体，女性为 XX、男性为 XY。男女性别差异与内分泌系统相关，其中与性别特性直接相关的是雄性激素和雌性激素的差异，两种激素含量不同是导致两性差异的重要原因。男性体内雄性激素占优势，女性则雌性激素占优势。如果男性体内雌性激素过多，会导致其器官和行为举止女性化倾向，而女性如果雄性激素过多，则会导致其身体器官和行为举止男性化倾向。女性的抑郁症发病率大约是男性的 2 倍左右，在青春期、更年期尤为明显。

(二) 认知过程差异

男女认知过程的差异主要体现在感知觉、注意、记忆、思维、言语能力几个方面：

1. **感知觉**　男性在视觉敏感性上优于女性，女性在听觉和其他感觉的感受性上优于男性。

2. **注意**　男性较容易引起不随意注意，对不太突出的刺激物也能注意到；女性比较容易保持随意注意，即使在有干扰的情况下，女性集中随意注意的时间也比男性长，不易分心。

3. **记忆**　在形象记忆、情绪记忆、动作记忆、机械记忆上，女性优于男性，而在语义(逻辑)记忆上男性可能优于女性。

4. **思维**　通常女性更习惯和倾向于用形象思维解决问题，男性偏重于抽象思维来解决问题。

5. **言语能力**　从言语发展来说，一般情况下婴儿期女性通常比男性开始说话的时间早 1 个月，学习写字时女性比男性快，在学前时期女性词汇量比男性多，女性开始灵活运用句子的时间比男性早、时间长，较复杂的句子(运用定语、状语、补语)女性运用的比男性早。发音中女性达到清晰发音的时间较男性早(男性口吃是女性的 2～10 倍)，中小学时期女性作文、语言流利性都高于男性。

笔记

（三）智力发展差异

1. **智力分布** 男性智力的两极分布多于女性；女性的智力大多集中在中间部分。

2. **智力表现** 14岁以前女性占优势，14岁以后男性可能占优势。

3. **视觉空间能力** 男性优于女性（在心理旋转试验中有明显差异），9岁开始出现差异，至青春期、成年期差异拉大。

4. **言语能力** 各个阶段女性都占有优势，通常情况下，女性口头言语优于书面言语；男性书面言语优于口头言语。

5. **数学能力** 从15岁开始男性在问题解决上表现出更好的水平。

（四）运动技能差异

1. **体力方面** 男性身材高大、体重重，在肌肉的力量、爆发力和运动速度及充沛的体力上强于女性，表现在短跑、投掷篮球等方面。

2. **协调性方面** 身体运动的协调性方面男性优于女性，表现在走独木桥、射击、投球，男性优于女性。在手指灵敏、手工技巧、手眼协调上女性一般优于男性。

3. **耐力方面** 在耐力上女性优于男性，长跑、长距离游泳中，女性开始接近或超过男性的成绩。

（五）情绪情感和意志品质差异

1. **情绪情感的表达** 女性比男性更情绪化、更多焦虑、恐惧、不安，更会情绪表达；而男性被认为更可能表达愤怒、隐藏或拒绝表达情绪情感。女性一般情绪较外显，男性情绪较内隐。

2. **意志品质的差异** 意志品质有自觉性、果断性、坚韧性和自制力四种，男女在意志品质表现上有明显的差异。自觉性上，女性表现为拿不定主意，容易受他人影响，而男性在规划行动时自主性很强，常能独立地做决策并能坚持到底，但有时会显得执拗。果断性上，女性通常优柔寡断、犹豫不决、迟迟不能做决定；男性则会草率行事。坚韧性上，男性一般优于女性，女性更多表现在坚持的决心上，遇到困难时有可能不能坚持到底；而男性认准目标后即使困难重重、干扰不断也会坚持到底，却可能会过于顽固。在自制力方面，女性在执行决定时不善于抑制住消极情绪的干扰；而男性对消极情绪的抑制较好。男性在通常情况下更能自觉的控制调节自己的行动，不管顺利还是挫折仍然是继续前进。但是男性在控制愤怒的情绪方面较薄弱。

（六）社会性行为差异

1. **反社会行为** 男性从儿童期开始就表现出较强的身体攻击行为，随着年龄增长不会减少，直到老年衰退；而女性更多的会使用关系攻击行为，在人际关系受挫时，使用言语攻击和关系攻击。

2. **亲社会行为** 成年男性比女性更喜欢帮助他人，男性愿意对陌生人提供帮助；女性则更喜欢给亲属、朋友提供心理支持。

3. **道德行为** 男性和女性的道德推理水平表现不同，男性更多是思考抽象的公平、法律规则；女性更多的是思考人道和责任。

4. **友谊关系** 男性的友谊往往表现在共同参与活动上；女性的友谊倾向于自我宣泄和情绪支持。男性多通过共同活动发展朋友；女性则更多的通过分享思想、情绪发展朋友。

5. **竞争与合作** 男性与男性合作效果较差；女性与女性合作效果较好，女性更会比男性忍让合作。在竞争强度上，男性高于女性，男性不会考虑竞争对手的感受；女性则会更多的考虑竞争对手的感受。

6. **物质滥用** 男性主要有酒精滥用，男女酒精滥用的比例是3∶1，女性酒精中毒比男性晚，但是发展得更快，男性酒精中毒易引起肝硬化等。非法药物滥用，男性比女性多，如

笔记

吗啡、海洛因、冰毒、K 粉等。

(七)恋爱观差异

1. **择偶标准** 通常男性对恋爱对象的要求与女性的标准相比更传统。研究显示，在择偶标准上女大学生普遍关心的是人品和智力因素，将品质正直、诚实排在第一位，很重视感情忠诚，对未来丈夫的成功有较高的期望，对男性的容貌、气质不太在意。虽然男大学生也看重人品，但排在第五位，感情忠诚排在第一位，和工作能力和学识相比，更重视容貌和气质。

2. **感情的流露和表达** 男性对异性的爱慕显得比较外显、热烈；女性对异性的爱慕显得比较内隐、深沉。男性较主动在异性面前表现自己，女性也喜欢在异性面前表现自己，但是带有羞涩和腼腆。

(吴大兴 杜 辉 白慧君)

思考题

1. 结合大脑的功能解剖学知识，试述人中枢神经系统是如何感知和适应环境的。
2. 结合神经可塑性机制，试述如何提高神经和大脑的可塑性。
3. 如何理解影响人类成长发育的因素？
4. 如何理解和应对青春期逆反行为？

笔记

第四章　人类行为的社会学和心理学基础

人类行为的产生与发展，受到遗传、神经调控、环境变化等多种因素的影响，但是人类作为高级动物，其外显行为的背后必然有内在的心理活动作为基础。另一方面，人类从诞生之初即开始了漫长的社会化过程，其行为受到社会文化与环境的影响与制约。因此，人类的行为是生物学、社会学和心理学等多方面因素综合作用的产物。本章将系统介绍影响人类行为产生和发展的社会学和心理学基础，使学生能更好地理解和掌握社会化过程中社会控制，心理活动及个性心理特征等因素对行为的影响。

第一节　人类行为的社会学基础

人作为高等动物，不仅具有生物属性，更为重要的是其社会属性。社会文化对个体的成长有着深远的意义，可以对人的行为产生强烈的规范和塑造。因此在社会活动中，人们通过不断调节、改善和约束自我以适应社会需求。人类在社会活动中不断学习社会行为及知识，即社会化的过程；在此过程中，适应社会的行为被鼓励、提倡，而那些超过社会允许范围的行为则被约束和控制，即社会控制。

一、人类行为的社会化

（一）社会化的科学内涵

狭义的社会化（socialization）是指个体从具有自然属性的“自然人”，转变为“社会人”的飞跃，主要的研究对象是儿童和青少年。广义的社会化是指个体作为自然人向社会人的转变，以及贯穿一生的自我教育过程，包括社会价值的内化、学习和模仿社会行为、思维方式及情感反应模式、学习角色技能及适应社会生活的过程，以及形成与社会价值相符的价值观、道德观及科学文化观念。

（二）社会化的内容

人的社会化过程是全方位的，包括个人适应社会有关的知识、态度、思想观念、情感、行为方式及社会技能、角色技能等，其具体内容包括（图 4-1）：

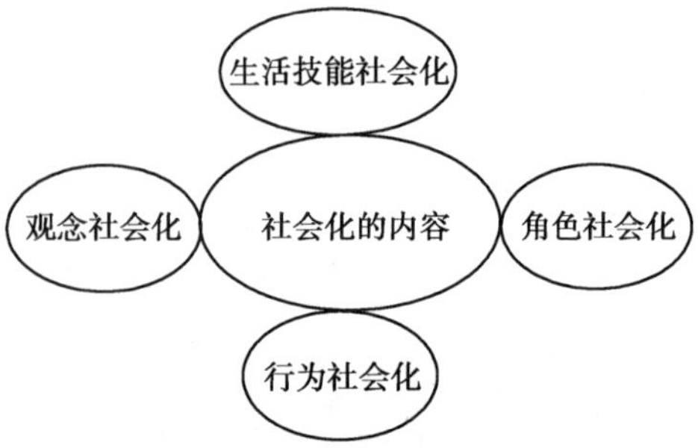

图 4-1　社会化的内容

1. **生活技能社会化**　个体从婴幼儿期开始直至成年，学习并获得维持生存及改善生活的技能，达到可以独立生活、自食其力，并具有职业技能。

2. **观念社会化**　个体认同社会主导价值的过程，包括思想体系、社会制度、人生观、世界观、价值观，通过社会化的过程培养面向未来的符合社会要求的成员。

笔记

3. **行为社会化** 按照社会行为规范塑造自身行为，包括日常行为规范如交往礼节、交通规则、集体制度及公共场合的行为要求，还包括社会规范如政治、法律、道德、习俗等。其中，政治、法律具有强制性，道德对个体具有最强的约束力。

4. **角色社会化** 个体按照社会期望、规范及与之相符的技能行事，社会、民族、文化、风俗不同，对不同角色会有不同的期望和规范。生活的基本技能、基本的道德规范人人都具备，而社会角色需要拥有专业的技能，以及与其职业相匹配的职业道德。社会角色的社会化强调认识自己所扮演的社会角色及其社会地位，了解社会期望，实践与角色一致的情感、态度、行为方式，并形成与社会角色相统一的自我。

（三）社会化的条件

人类的社会化受到许多条件的制约和影响，包括遗传因素、环境因素和生活实践。以上三个因素对于实现个人社会化必不可缺，若缺少任何一方，会直接影响到个人的社会化程度和水平。

1. **遗传因素** 个体所继承的代代相传的人类从事社会活动的特殊遗传因素，为个体社会化提供了生物基础，是个体社会化的自然前提。人类的遗传结构中包含大量的信息，包括生物需求与情感需求。个体在其一生中有 15% ～ 25% 的时间依赖父母与家庭，通过依赖家庭形成了强烈的社会及情感联系。生物需要使得个体在社会化中谋求生存，满足原始需要，而此过程中也常伴有各种情感。

2. **环境因素** 指个体社会化过程中的全部社会环境，是个体社会化的外部必要条件。“近朱者赤，近墨者黑”，在一定程度上指环境因素对人的重要影响。环境因素主要包括：

（1）家庭：父母及家庭的照料者以及家庭的其他成员，通过潜移默化和言传身教的方式，对个体产生深刻影响，这种影响常常给个体一生打上深刻的烙印。

（2）学校：学校传授给个体系统的自然科学知识、职业技能、行为规范，以独特的组织方式帮助个体为进入社会做准备。学校能够培养个体的组织纪律性，并通过学校的筛选淘汰制度影响学生未来的发展方向和职业生涯。

（3）同辈群体：同辈群体是由年龄、文化、个性特征、兴趣爱好等条件建立起来的同伴或朋友关系，对个体社会化有着特殊的影响。“物以类聚，人以群分”，在小群体中个体的归属感常常得到满足。

（4）阶级：阶级是阶级社会中重要的社会化因素。阶级地位、经济地位以及社会等级的差别，会影响物质条件的优劣、接受教育的机会、社会流动的状况、行为模式以及认知结构等各个方面。

（5）特殊团体：对个体有特殊影响的团体，包括职业团体、政治团体、宗教团体。其中最常见的是职业团体，职业社会化帮助个体学习特定职业的行为方式、道德准则、价值观念、情感反应、职业态度。宗教团体、政治团体则要求保持一致的宗教信仰或政治目标，关注人的内心世界。

3. **实践活动** 是个体社会化的能动因素，实践活动是实现知识内化与积累、达到个体社会化目标的根本途径。个体社会化需要个体与社会相互作用，与社会环境充分接触，并要求个体参加社会实践活动才能实现。如果一个人从小与社会隔离，脱离社会实践，即使拥有健全的神经系统，也不能完成社会化。个人在实践活动中实现社会化有三个具体途径：观察学习、角色扮演和知识积累。

（四）社会化的心理机制

1. **社会学习理论（social learning theory）** 美国心理学家班杜拉提出的社会学习理论，源于行为主义的强化学习学说。班杜拉认为，儿童通过观察他们生活中重要他人的行为而习得相应的社会行为，这些观察以心理表象或其他符号表征的形式储存在大脑中，以帮助

笔记

他们模仿行为。与经典的激进行为主义不同，班杜拉的学习理论强调认知过程，注重观察学习，强调学习过程中的自我约束和自我调节。认为个体、环境和行为三者之间相互影响、彼此联系。

社会学习理论认为社会行为是通过有意或无意的观察获得的，但并非一接触到社会，行为便会自然而然地发生，而是需要经过一定的认知过程。在观察学习过程中，个体向所观察的个人或团体行为学习的过程称为模仿。个体常模仿自己所认同的权威角色，通过认同和角色扮演使自己获得权威角色的心理特征。模仿是对学习榜样的简单复制，而观察学习不仅仅是模仿，更重要的是包括中介的认知因素，需要通过 4 个过程完成：①注意过程：首先需要关注示范者的行为；②保持过程：将示范者的行为以符号的形式表象化；③动作再现过程：将记忆中的符号或表象转换成适当的行为，即再现以前所观察到的示范行为；④动机过程：观察者是否表现出习得的行为与强化有关，例如看到榜样的行为被鼓励而受到强化，或是通过自我奖罚的方式对自己的行为进行调节。

通过观察他人的行为受到赞扬还是惩罚，个体可以学会是否执行某种特殊行为，这种非直接的经验称为替代性强化。正因为个体可以通过观察来进行学习，因此个体所处的生活环境，如家庭、学校、同辈、阶级以及各种特殊群体，均对其社会化发挥重要影响。

2. **社会比较理论**（social comparison theory） 该理论由美国心理学家莱恩·费斯廷格于 1954 年首次提出。他认为在缺乏客观的、非社会标准的情况下，个体将自己的状态与他人的状态进行对比，并以他人的行为作为比较的来源和尺度。通过对比的结果评价自己的行为，在社会化过程中发挥重要的作用。

人们在日常生活中，常常面临的社会情境，如世界观、价值观、道德观、态度、信念、情感反应等，越缺乏客观的比较标准，人们进行社会比较的倾向越强烈。社会比较的目的不仅在于确认自己的属性，还包含着主体的积极愿望，即希望得到肯定性情感的满足。在某种意义上，社会比较让个体了解自己在何种程度上超越了他人，并获得满足感和成就感。在与他人进行比较时，通常有两种情况：一种称为优势比较，又称向上比较，指有充分自信心的人常常与社会特征优于自己的人比较，并期待自己更加强大；另外一种称为劣势比较，又称向下比较，指信心不足的个人倾向于与社会特征不如自己的个体进行比较，可以缓解自己的负性情绪，增强正向情感。

二、人类行为的社会控制

（一）社会控制的科学内涵

社会控制（social control）最早是由美国社会学家罗斯于 1901 年在《社会控制》一书中提出的，是指社会组织体系通过社会规范，指导和约束社会成员的价值观念和社会行为、调节和制约各种社会关系的过程。

广义的社会控制包括对全体社会成员一切社会行为的控制，指社会依靠自己的力量影响、限制社会成员的想法与行为，通过奖励和惩罚不同的方式引导社会成员的行为，协调社会各组成部分的关联；狭义的社会控制是指对个体违反社会规范的行为进行防范、惩处和改造，对偏离行为和越轨行为进行控制。

（二）社会控制的基本特点

1. **普遍性** 任何社会均需要社会控制及其相应的控制机制，社会控制以社会的所有成员为对象，存在于人类的各个历史时期与所有社会形态。

2. **阶级性** 在阶级社会，社会控制集中体现统治阶级的意志。不管社会控制采取何种手段，都服务于社会组织的总体利益和最高意志。因此，社会控制虽以人民大众为名，但首先是占主导地位的阶级利益的体现。

笔记

3. **强制性** 无论是奴隶社会，还是自由开放的民主社会，社会控制在一定程度上均有其强制性，通过一系列强有效的控制工具实现控制的目的。

4. **统一性和超个人性** 社会控制要求每一个社会成员统一遵守社会规范，以某种社会名义，代表特定社会组织对个人施行有力的控制。

（三）社会控制的作用

1. **维持社会秩序** 维持社会组织各个组成部分结构上相对稳定、有序，运行中相互协调。社会秩序的建立、维持和改善都有赖于社会控制。

2. **协调个人与社会的关系** 个体是独立自由的，具有能动性，而社会秩序则是相对保守的规范，两者相辅相成。社会秩序宏观上体现为社会安定，微观指人际关系的和谐。当个人的行为直接或间接涉及他人利益时，需要以不危害他人和集体利益为准则，必须服从社会规范，否则将受到社会制裁。

3. **促进社会和谐发展** 运用社会控制手段，维持社会秩序和稳定，以促进社会发展为根本目标。

（四）社会控制的分型

1. **积极性控制与消极性控制** 根据控制手段分为积极性控制和消极性控制两种形式。前者是指运用舆论、教育、宣传等手段，对社会成员的价值及行为方式进行引导，如奖励、晋升、个人先进报道等；后者指对已经发生违法行为的个体进行惩罚，对他人造成威慑，如记过、降级、判刑等。

2. **硬控制与软控制** 根据是否使用强制手段分为硬控制与软控制。前者指通过政权、法律、纪律、政策等强制性手段进行控制；后者指依赖社会舆论、风俗、伦理、信仰、文化等进行控制。

3. **内在控制与外在控制** 根据是否依靠外部力量分为内在控制与外在控制。前者又称自我控制，指社会成员将社会规范内化，认同社会规范并用其约束自己的行为；后者指依靠外部力量服从社会规范。

（五）社会控制的手段

1. **习俗控制** 是人们在日常群体生活中逐渐形成、为大多数人所认同的行为准则，常无明文规定，但却是人类生活中最基本、最原始的社会控制手段。

2. **道德控制** 道德由习俗发展而来，随后由统治阶级提炼整理，发展为教化人们的规范体系。道德控制既有善恶的评估也有行为的评价，对个体社会行为的影响力比习俗控制强，通过社会舆论和个人内在信念，促使人们自觉遵守社会的行为规范。

3. **法律控制** 是由国家制定，对社会成员具有最强约束力的社会控制手段，包括法令、法案、条例、决议、命令等具体形式，具有威慑、教育及惩罚作用。

4. **纪律控制** 国家机关或社会团体规定其成员需要自觉遵循的行为准则，具有一定程度的约束性和强制性。

5. **舆论控制** 指社会大众对社会生活中存有争议的事件或现象发表的议论和意见。社会舆论含有评价性的意见，常对少数与众人不同意见的言行产生压力，进而改变少数人的想法和行为，使其与大众保持一致。社会舆论会产生两种效果，代表社会正义时有积极的控制作用，而在改革时期，少数人的锐意革新则因遭到大多数的舆论反对而放弃，此时的舆论控制起到消极作用。

（六）社会控制的理论机制

社会控制理论的核心思想认为个体具有社会需求和动机，当社会文化生活与个体的动机需求相一致时，社会控制就能实现；反之，当外在控制，例如奖励的方式不能满足行

笔记

为规范者的需求，或惩罚又不能使越轨者痛苦，社会控制就会失效。从内在控制看，人的内在动机受社会规范的制约，当内在动机突破规范后不再受到禁止，则内在动机被社会接受。如果适当的创新行为被接受，代表社会的进步；如果放纵的行为，如“贪赃枉法”等被纵容，则表示社会失范。社会控制理论主要整合自赫西的社会联系理论及雷克利斯的遏制理论。

1. **社会联系理论** 赫西于1969年提出社会联系理论，他认为人与动物的行为无异，犯罪是人的本能，每个人都具有犯罪的倾向，人需要社会联系来减少犯罪的倾向。社会联系(social bond)可分为4种：①依附：对父母、朋辈及学校的联系。当个体对这些事物的依附程度较高，会受彼此共有的规范所约束，他们犯罪的机会便较少。②奉献：个体在日常生活中愿意对事情作出承担及努力。当个体的奉献程度较高，他们犯罪的机会便较少。③参与：个体对非违法行为的投入时间。当个体投入非违法行为的时间较多，便没有时间和精力感知诱惑，可以从源头减少犯罪。④信念：社会公民共同分享的价值观及道德标准。健全的信念能强化个体的自我控制力，从而减少犯罪的机会。

2. **遏制理论** 雷克利斯于1961年提出遏制理论，他认为人及社会上存在不同的吸引力，会将人推向或拉向犯罪。内在和外在吸引力包括愤怒、急躁及焦虑等负面情绪的内在推力；歧视、贫穷及失业等外在推力；有时也存在负面朋辈影响、社会风气的外在拉力，会使人失去理智及判断是非的能力。运用内在自我控制包括自我形象、个人奋斗目标、不利环境的容忍程度及规范的内化，可有效地防止个人犯罪，同时借助外在控制，如规范和法律，能更好地稳定社会秩序，促进社会发展。

第二节 人类行为的心理学基础

人类的外显行为是在内在心理活动的支配下产生的，即便是诸如进食、防御、觉醒等生理需求，也总是通过感受器，表现为心理活动，引发心理冲动并引导个体完成相应的行为。其他心理和社会需求引发的行为，则表现为各种有目的、有意识，并伴随情感体验的行为。人类的心理现象可以分为心理过程和个性心理两个方面，个性心理又包括个性倾向性和个性心理特征，它们都影响着个体的行为表现和特征。

一、心理过程与行为

心理过程(psychological process)包括认知过程、情绪情感过程和意志过程。认知过程是指人们通过感觉器官和大脑，对客观事物的现象及本质进行反映的心理过程；情绪情感过程是人们在认识客观事物的过程中，由于客观事物与自身需要之间的关系而产生喜、怒、哀、乐等主观心理体验的过程；意志过程是人们自觉地确立目标，支配和调节自己的行动，克服困难以实现预定目标的心理过程。

上述三个过程彼此相互联系、相互制约、统一进行。认知过程是情感和意志过程的基础，明确的认知能引起人们强烈的情感并激发坚强的意志；强烈的情感和坚强的意志又对认知过程产生重要影响，推动或阻碍认知的深入发展。情感和意志之间又相互联系和影响。

(一) 认知过程

认知过程是人脑对客观现实的反映，是对信息进行加工处理的过程，使人能够由表及里、由现象到本质地反映客观事物的特征与内在联系。认知过程包括感觉、知觉、记忆、思维和想象等。感觉是人脑对直接作用于感觉器官的客观事物个别属性的反映，是人们认识世界的起点。知觉是人脑对直接作用于感觉器官的客观事物整体属性的反映，是对不同感觉信息进行综合、加工和整合的结果。思维是人脑对客观现实概括的和间接的反映，反映

笔记

了事物的本质及事物之间的规律性联系。想象是人脑对已储存的表象进行加工改造形成新形象的过程。

认知过程包含了对外界信息的搜集、掌握和分析。例如，人们对健康和疾病的认知过程，影响其就医和遵医行为。行为医学要研究认知因素在健康相关行为及疾病发生中的作用，从而在健康教育中引导人们形成正确的疾病认知，发现患者行为背后的认知特征，促进医患沟通，规范就医行为和遵医行为。

（二）情绪和情感过程

情绪和情感是人们在认知过程中对事物所产生的内心体验，即对某种行为是否符合自身需要的内在体验。情绪和情感对于人的行为具有重要影响，符合自身需要的目标能够调动个体的积极性并产生积极情绪；相反，不符合自身需要的目标则会挫伤个体的积极性并引发消极情绪。

情感过程与认知活动紧密联系，认知是调节情绪体验的有利因素。当个体的内在需要、愿望和理想等有可能通过行为得以实现时，会伴随快乐、愉悦等积极情绪；相反，则会伴随失望、伤心等消极情绪。在行为医学研究中，可以通过调节认知的方法，从而改善人们的情绪。

（三）意志过程

意志过程是人们为实现某个目标，制订计划、克服困难，从而达到目的的心理过程。具体来说，意志过程包括立志、行志和持志三个环节。立志是在心理过程中经过反复考量，确定奋斗目标的过程，即决策过程；行志是主体根据自身条件和外部环境进行抉择的过程；持志是在具体行为过程中执行意志的过程。在个体执行行为的过程中，意志指向行为对象并按照自身需要改变或重新塑造行为对象。

二、个性倾向性与行为

个性倾向性是推动人类进行活动的动力系统，包括需要、动机、兴趣、理想、信念、世界观等。其中，需要和动机是心理过程的动力因素。

（一）需要

需要(needs)是机体内部生埋或心理上的某种缺乏或不平衡状态。例如，血液中血糖下降会产生进食的需要；孤独时会产生人际交往的需要等。当这种不平衡状态消除时，需要即获得了满足，有机体内部亦会产生新的需要。

需要是人类行为的基本动力，是人体内环境和外部条件产生的要求在人脑中的反映，它要求人们通过行为来满足这些需要。需要的产生源于生存和发展的要求，诸如觅食、睡眠、性等生理需要，以及获得社会赞许、从事社会活动、人际交往等心理需要，都会转化为人的心理活动，成为引发行为的动力。人类需要的对象和满足需要的方式，不仅受到社会历史条件的制约，也受到个体意识能动性的调节。

人类的需要可以按照不同的标准进行分类。例如，采用二分法划分为生理性需要与社会性需要，前者是指保存和维持有机体生命和种族延续的需要，如进食、睡眠、觉醒、排泄等；后者是指与人类社会生活相关的一些需要，如对交往、成就的需要等。

美国人本主义学派心理学家马斯洛提出需要层次理论（参见第二章第四节），他认为人的需要是按优势出现的先后或力量的强弱排列成等级的，即所谓的需要层次，下一层次的需要获得满足后才能产生上一层次的需要。其强弱和先后出现的次序为：①生理需要：位于需要层次的最底层；②安全需要；③归属和爱的需要；④尊重的需要；⑤认知需要；⑥审美需要；⑦自我实现的需要，位于需要层次的最高层。

马斯洛的需要层次理论在一定程度上反映了人类需要的发展情况，有助于了解需要在

笔记

行为启动中的性质和作用。另一方面，人与人之间的不同境遇、社会文化、社会制度、经济条件等众多因素也会影响人们对不同层次需要的需求及优先程度排列（见图 2-4）。

（二）动机

动机（motivation）是引起、维持和促进行为的内部因素。人类的绝大多数动机是由需要引起的，动机是一种内在心理倾向，反映了人们的需要，是激发人们行动的动力。由于人类动机的复杂性，使其外在行为表现复杂多样。

动机可以分为原始性动机和衍生性动机，前者是指那些具有先天本能性的动机，如"饥渴"驱使人们寻找食物和水源；后者是指在后天生活习惯中形成的动机，与个体的生活环境紧密相关，如恐惧、攻击、亲和、社会赞许、成就、安全等。

（三）兴趣

兴趣是人们探究某种事物、从事某种活动的积极态度与倾向。兴趣是在需要的基础上产生和发展的，兴趣的指向就是需要的对象，当人们对某件事物产生了需要，才会对该事物产生兴趣。兴趣带有明显的情绪色彩和向往的心情。

兴趣可分为直接兴趣和间接兴趣，前者是对活动本身产生的兴趣，后者是对活动结果产生的兴趣。如果人们要实现使自己感兴趣的结果，常常要做一些自己并不感兴趣的事情，这就是实现结果必须做的事情，即获得兴趣必须进行的活动。当人们意识到完成某些工作任务才能获得最大的乐趣时，就会付出巨大的意志努力，积极地去完成。

兴趣对人们的学习、工作、社交等活动发挥重要的作用，不仅能引导未来的活动，推动和支持正在进行的活动，还能促进人们在活动中发挥创造性和取得成就。

（四）理想、信念和世界观

理想是人们对未来可能实现的目标的向往和追求。人们在理想的指引下和激励下，通过长期的努力，经过一系列有组织、有计划的具体行为，向着某个目标不断奋斗。理想并非短期的具体目的，而是人们长远的、总的奋斗目标，因此对行为发挥着明显的制约作用，人们会不断调整自己的行为以符合理想的要求。虽然理想是一个较为坚定和长期的目标，但其具体内容也会随着时间的推移和境遇的改变而不断调整。由于人们受到境遇、才能和个性特征等方面的影响，因此人们的理想具有个体差异性，即使是相同的理想，也会存在具体细节上的差异。

信念是指人们坚定不移地相信和信任某种观念、理论或思想的正确性。由于人们对其信念坚信不疑，即使经受各种考验和煎熬，依旧可以自觉地按照信念的要求行事，因此信念对人们的行为发挥了巨大的影响。虽然和理想一样，信念也具有坚定性，但并非一成不变。在一定条件下，人们可以对原有的信念进行部分修正，或者放弃原有的信念，建立新的信念。

世界观是人们对世界的总的态度和看法，由一系列的信念所组成，因此可以看做是信念组成的体系。世界观决定着人们看待问题的方式和思路，决定着行为的选择和取向。世界观体现在人们心理活动的各个环节之中，渗透在每一个行为之中。虽然人们的世界观相对比较稳定，但随着年龄的增长、阅历的增加和认识的加深，世界观也在不断发展、丰富和变化。

三、个性心理特征与行为

个性心理特征是指个体在社会活动中所表现出来的稳定特征，主要包括气质、性格、能力等，也可以理解为人格。虽然不同研究取向的心理学家对人格的看法有很大差异，但人们普遍认为人格（personality）是一个复杂的结构系统，构成一个人的思想、情感及行为的独特的统合模式，包含了一个人区别于他人的稳定而统一的心理品质。

笔记

（一）人格的特征

人格的特征主要体现在四个方面，即独特性、稳定性、整合性和功能性。

1. **独特性** 一个人的人格是在先天遗传的基础上，受到发育成熟、环境、教育等后天因素的影响而逐渐形成的。因此，不同的遗传基础、成长环境和教育背景使每个个体都形成了各自独特的人格特征。即使是同一种人格特征，在不同个体身上的表现也是不同的。

2. **稳定性** 人格一旦形成后，即具有稳定性，会在不同时间、场合下呈现出比较稳定一致的心理特征。“江山易改，禀性难移”，这里的“秉性”即指人格。当然，人格也具有一定的可塑性，随着生理和心理的成熟、环境的改变等，人格也会或多或少地发生一些变化。

3. **整合性** 人格是由能力、气质、性格特征等多种心理成分组成的一个有结构的整体，具有内在的一致性并受到自我意识的调控。人格的整合性是行为健康与否的重要指标。当人格的各个组成部分彼此和谐一致时，人格就是健康的，否则就会出现适应困难，甚至产生各种生理、心理和行为障碍。

4. **功能性** 人们的认知、情感和意志活动都受到人格的支配，是人格的外在表现。在现实生活中，当人们面对挫折和失败时的行为表现即体现了不同人格的作用。

（二）气质

气质（temperament）是体现在行为与心理活动的强度、速度、灵活性与指向性等方面的一种稳定的心理特征。人的气质特点是与生俱来的，受神经系统活动过程的特性制约。古希腊的希波克拉底（Hippocrates）把气质分为多血质、黏液质、胆汁质、抑郁质四种类型。罗马医生盖伦（Galen）发展了希波克拉底的气质学说，并用拉丁语“temperameteum”一词来表示气质这个概念，它是近代“气质”（temperament）概念的来源。

巴甫洛夫（Pavlov IP）认为气质特点取决于神经过程。他认为大脑皮质的神经过程（兴奋和抑制）具有强度、均衡性和灵活性三个特征，所谓神经过程的强度是指神经细胞和整个神经系统的工作能力与界限；均衡性是指兴奋和抑制过程间的相对关系；灵活性是指兴奋或抑制过程更迭的速率。根据神经过程的上述三个特征，巴甫洛夫把神经类型分为兴奋型、活泼型、安静型和抑制型，分别对应了希波克拉底提出的四种气质类型（表 4-1）。

表 4-1 四种高级神经活动类型

神经类型（气质类型）	强 度	均衡性	灵活性	行为特点
兴奋型（胆汁质）	强	不均衡	-	攻击性强，易兴奋，不易约束，不可抑制
活泼型（多血质）	强	均 衡	灵 活	活泼好动，反应灵活，好交际
安静型（黏液质）	强	均 衡	惰 性	安静、坚定、迟缓、有节制、不好交际
抑制型（抑郁质）	弱	-	-	胆小畏缩，消极防御反应强

气质体现了心理活动的动力特征，即指心理过程的强度（情绪体验的强度、意志努力的程度）、心理过程的速度和稳定性（知觉的速度、注意力集中时间的长短）和心理活动的指向性特点（有的人倾向于从外部世界获得新印象；有的人倾向于分析自己的内心世界，体验自己的情绪）等方面在行为上的表现。

（三）能力

能力（ability）是完成某种任务所必须具备的个性特征。能力的形成既需要以先天的生理特征为基础，又受到后天学习的影响。

能力包括一般能力和特殊能力，前者包括观察力、注意力、记忆力、想象力、思维能力等；后者是指人在某些特定行为中必须具备的一些基本能力。人们要顺利地完成某项任务，既需要一般能力，也需要特殊能力，二者相互联系、相互渗透。一般能力的发展为特殊

笔记

能力的发展奠定了基础，特殊能力的发展又促进了一般能力的进步。

（四）性格

性格（character）是指人们对现实稳定的态度以及与之相应的习惯化的行为方式。性格是个人精神面貌的集中表现，是一种与社会行为密切相关的人格特征。一般来说，性格是比较稳定的，形成后难以改变，但在个人成长、受教育的过程中，性格也具有一定的可塑性。性格的结构可以从以下几个方面进行描述性分析：

1. **性格的认知特征** 是指人们在感知、记忆、想象和思维等认知过程中所表现出来的个体差异。例如，可以根据感知方面的性格差异，把个体分为被动感知型和主动观察型，前者易受环境刺激的影响，后者则不易被环境刺激所干扰。

2. **性格的情绪特征** 是指人们在情绪活动中，在强度、稳定性、持续性及稳定心境等方面表现出来的个体差异。例如，有些人的情绪表达比较强烈且不易受意志力控制，而另一些人的情绪体验则比较微弱且易受意志力控制。

3. **性格的意志特征** 具体包括：①个体是否具有明确的行为目标，如行事时是具有明确的目的性还是盲目蛮干；②个体对行为的自觉控制水平，如是否具有主动性；③在紧急或困难条件下的表现，如遇到紧急情况是沉着冷静还是惊慌失措；④在经常性和长期性工作中的表现，如做事是否有恒心等。

4. **对现实态度的性格特征** 是指个人对社会、集体、他人和自己，以及在对待学习、工作等活动的态度中所表现出来的性格特征。例如，有的人友善、诚实、自信，有的人则孤僻、狡诈、自卑等；有的人认真、勤奋，而有的人马虎、懒惰等。

（郑　铮）

思考题

1. 人类行为受到社会影响的具体表现有哪些？
2. 影响人类行为产生与发展的心理学基础有哪些？

笔记

第五章　人类的本能行为

达尔文给本能行为所下的定义是可遗传的复杂反射，是神经系统对外界刺激所作出的先天的正确反应，这种反应构成整个动物遗传结构的一部分。本能行为同动物的其他特征一样是长期进化过程中通过自然选择进化来的。目前，行为科学家们将本能行为定义为不需要练习和学习就可以产生的、与生俱来、固有的那部分行为，如摄食、生殖、睡眠以及防御行为。本能行为是维持生命和延续生命所必须具备的行为。人类的大部分行为都是建立在本能行为的基础上，如语言能力。由于不同发育阶段会产生不同生理和心理需要，本能行为的出现具有阶段性，前一阶段发生的行为又成为后一阶段行为发展的基础。

本能行为主要由遗传基因决定。基因通过调控大脑和机体的激素水平来调控行为。基因的遗传性决定了人类行为的延续性。通过优胜劣汰的自然选择规律，人类进化中的优点被继承下来，为人类的生存发展奠定基础。从一定意义上讲，今天的遗传基因实际上是过去环境长期作用的结果。

第一节　摄 食 行 为

摄食（feeding behavior）是指机体为个体生存、保障身体各器官的功能和从事各种活动的能量需要所进行的寻食、进食、消化、吸收等各种有关活动的取食行为。人和动物的摄食行为是人和动物与生俱来的本领。根据环境变化及时调整摄食行为，是机体生存所必需的本领。摄食行为受到多种因素影响，其中遗传因素具有举足轻重的作用。并且摄食行为具有多种模式。

一、人类摄食行为的遗传机制

摄食行为是机体生存的最基本的能力，从最初的单细胞动物到高度进化的人类，都具有摄食本领。这种能力在自然界中不断进化，从简单的摄取能量到人类更高级的进餐，形式复杂多样。在人类的日常生活中，摄食占据了重要地位，人类大脑对于摄食有着完善的调节机制，受到大脑高级中枢的调控，使人类与动物的摄食行为有了本质的区别。例如，人类进餐有一日三餐的规律，发展了各种烹调技术，进餐的工具也多样化，摄取的营养更加丰富全面。能量摄取是机体维持新陈代谢、保持体内能量稳定的基本功能，是人和动物生存所必不可少的。低等动物只能通过被动的觅食行为得到食物；高等动物则拥有主动觅食的能力，可通过主动的觅食行为得到食物。高等动物在进化过程中，神经系统高度发达，为了更好地调节摄食行为，哺乳动物的大脑已经高度进化出一些相互作用的神经联系，其中奖赏系统在这一生理活动中发挥重要的作用。为了更好地理解摄食过程中的奖赏性质，有研究者提出了摄食行为的平衡论机制（homeostatic mechanisms）和快乐论机制（hedonic mechanisms）。

05章

笔记

(一)平衡论机制

平衡论机制是指机体为了提供能量摄取食物,维持体内能量平衡,消除饥饿感,带来满足感。从"功能定位"的角度出发,早年研究通过捣毁、刺激的传统手段发现下丘脑腹外侧区与腹内侧区分别与"摄食(feeding)"以及"饱食(satiety)"关系密切。动物实验证明,用电刺激大鼠下丘脑腹外侧区,动物出现觅食、摄食的行为,且食量增加,故下丘脑腹外侧区被称为"摄食中枢";如果损坏双侧下丘脑外侧区,动物拒绝寻食、饮食。而当电刺激下丘脑腹内侧区,处于饥饿状态的动物立即停止摄食,故下丘脑腹内侧区称之为"饱中枢"。如果损坏双侧下丘脑腹内侧核,则动物摄食大增,引起肥胖。摄食中枢与饱中枢有交叉抑制的作用,影响摄食的不仅是中枢神经系统(central nervous system,CNS),还有存在于胃肠壁的肠神经系统(enteric nervous system,ENS)。机体在不同层次将胃肠道与中枢神经联系起来的神经 - 内分泌系统称为脑 - 肠轴。机体通过脑 - 肠轴之间的神经 - 内分泌网络的双向环路进行胃肠功能调节。迷走神经是脑 - 肠轴(gut-brain axis)中重要的神经解剖基础,它将由食物成分接触胃肠道所引起的进食相关信号传递到中枢神经系统中介导摄食与消化行为的部位,对摄食行为进行调节,主要向摄食中枢传递来自胃肠道和外周血的相关信息,而摄食中枢也通过迷走神经传出性活动影响摄食行为。目前已知的影响摄食的两种神经激素是瘦素(leptin)和胃促生长素(ghrelin)。瘦素由脂肪细胞释放,通过血脑屏障,发出脂肪贮存饱和的信号,随之触发摄食减少和能量消耗增加的生理过程,是重要的摄食调节外周信号,其受体分布于大脑许多区域,其中在下丘脑腹侧基底最密集。在一定范围内,当机体处于饱状态时,瘦素水平升高,相反,处于饥饿状态时,瘦素水平降低。胃促生长素与瘦素起着相反的调控作用。这一对有着拮抗作用的生理激素共同调节着机体的摄食行为。

(二)快乐论机制

快乐论机制是指机体摄取食物不仅是为了消除饥饿,满足体内能量需要,而且是一种快感寻求。人类不仅从味觉和嗅觉上追求食物带来的快感,也从视觉上追求美的享受。如果摄食行为只由平衡论机制调控,那么摄食行为就如同呼吸一样,虽必不可少但却缺乏快感,而我们的体重也基本上都会保持在理想的状态。相对动物,人类的摄食行为有了高度的发展。快乐论机制支持边缘奖赏系统在摄食行为中的意义,奖赏系统对摄食行为有重要的调节作用。有研究证明,伏隔核、外侧下丘脑、杏仁核和眶额叶等脑区在奖赏系统中具有重要的作用,在摄食行为中发挥一定的作用。

二、摄食行为的意义

摄食行为最基本的意义是维持个体生存,在高度进化的人类社会,它还具有更多的社会学意义。

(一)个体身份标识

饮食习惯也是个体身份的象征。如男性和女性在饮食爱好以及饮食结构上存在一定差别。由于身体结构和能量消耗上的差别,男性一般更倾向于选择热量高的食物,食量也会大于女性,以维持日常生活的新陈代谢。个体之间也会有食物选择的差别,有的人会选择性地钟情于某种食品,拒绝另一种食品。

(二)文化标志

摄食行为有特定的文化意义,受到文化的深刻影响,或者本身就是一种文化的体现。从饮食习惯上可以看到一个民族的特征。不同文化的人群,其摄食行为可能有很大的不同。在同一文化背景下,由于分支文化结构的不同,其饮食习惯也有差异,如有的地方喜欢甜食,有的地方则喜欢辣的食物。

笔记

（三）社会交往

食物作为一种消费品，在社会交往中有重要作用，尤其是在家庭、朋友之间。如家庭成员可以在餐桌上分享一天的经历。生日聚会、周末聚餐，大家也会聚在一起分享美食。烹饪也是爱的表达，尤其是对他人。有研究者认为烹饪是女人表达爱，关心自己的孩子、丈夫、朋友的一种方式。许多人通过请客吃饭促进人际交往，不单单只是满足自身的生存需要。食物作为社会交往的媒介，从古至今"以茶会友""煮酒论英雄"等都特别能构建和谐的人际关系。

三、摄食行为的基本模式

摄食行为受到很多因素影响，如年龄，性别，文化等。研究者提出摄食行为的三种基本模式：发展模式、认知模式和生理心理模式。

（一）摄食行为的发展模式

摄食行为的发展模式强调学习和经验的作用，最早在婴幼儿时期，个体就已经对食物具有选择性。有研究发现，婴幼儿会选择安全的并且有利于自身成长的食物；选择甜的或者咸的食物，而拒绝苦的食物。随着时间的推移，人类食物选择会受到学习和经验的影响而改变。"发展模式"认为个体对食物选择的影响因素主要有这几个方面：

1. **接触时间**　认为个体对食物的选择与和该食物接触的时间存在正相关。对于新奇陌生的食物，人们总是感到害怕。有研究者发现，在 6 周的时间里，他们改变食物的呈现时间和次数，如 6 周呈现 20 次、10 次、5 次、0 次，结果发现，呈现的时间和次数会改善个体对食物的选择。当呈现 8～10 次时，个体的态度发生了显著改变。

2. **社会学习**　是指通过学习他人获得相关的环境信息，改变行为表现。一般是指观察或模仿学习。例如人们的饮食习惯很容易受到朋友、父母以及大众主流的影响。

3. **联想学习**　是指强化因素对食物的影响。如摄食可以带来愉悦的情绪体验，可以满足生理的需求。同时，摄食行为也可以作为强化物，如当孩子做对事情的时候，可以给糖果作为奖励。这种强化物的作用，也会增加个体对这种食物的选择性。

（二）摄食行为的认知模式

在摄食行为的认知模式中认为，人类的摄食行为会受到很多认知因素的影响，如态度、社会标准、认知控制等。个体对健康饮食的观念，对胖瘦的标准等都对人的摄食行为产生影响。

1. **态度**　是个体对摄食行为所带来的结果的认识。如多吃水果类食物对健康有利，则人们会倾向于选择进食水果。脂肪含量高的食品容易导致肥胖，大多数个体会控制对脂肪含量高的食物的欲望。

2. **社会标准**　现代社会以瘦为美的观念，会导致人们选择脂肪含量低，不容易导致肥胖的食物。高盐高糖饮食会造成高血压、动脉粥样硬化等，人们在饮食中会尽量避免摄入高盐高糖的食物。

3. **认知控制**　包括内部控制和外部控制。内部控制主要是指个体对自身摄食行为的控制。个体对食物的认识，对自己体型的要求，会控制自己对食物的选择。外部控制包括父母，朋友，以及整个社会的风俗。个体的摄食行为受到父母朋友的饮食习惯以及观念的影响。社会环境条件下个体的摄食行为总体上符合社会的标准，如对健康的要求、对体型美的要求。

（三）摄食行为的生理心理模式

生理心理模式是从生理心理学角度来解释摄食行为。摄食行为是个体的心理生理需要。当饥饿时会激发个体去寻找食物，而饱感则指令个体停止进食。二者有着拮抗作用，

笔记

共同调节摄食行为。现代生理心理学观点从整体的角度出发，认为摄食行为是下丘脑有关中枢根据食物的色、香、味、胃肠道的容量、体细胞对葡萄糖的利用度、体脂的储存量以及体温等整体的健康状况统一调控的。这个模型关注摄食行为中的认知、行为、生理之间的交互作用，如下丘脑、神经化学物质、应激状态和社会因素在调节摄食行为中的作用；气味在食物选择中的作用；食物会使个体的认知和行为发生改变；应激状态影响摄食行为；社交、文化等社会因素也会影响摄食行为（图 5-1）。

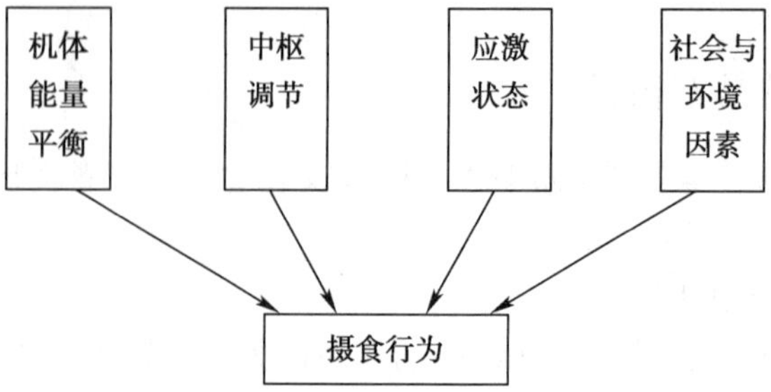

图 5-1　影响摄食行为的生理、心理社会因素

第二节　睡眠与觉醒

睡眠是人类一种基本的生理需求，完善的睡眠结构对中枢神经系统的发育和成熟有着非常重要的作用。睡眠的特征为活动的降低、物种内睡眠习惯的固定、对刺激反应的减弱以及从睡眠中觉醒的能力。

一、睡眠和觉醒的基本概念

睡眠 - 觉醒周期是机体生命的高级生理活动。人类生命中 1/3 的时间处于睡眠状态，睡眠（sleep）是机体有意识的活动减弱并逐渐消失，新陈代谢下降，感知觉与环境分离并丧失反应能力的一种可逆转状态，能在“瞬间”完成睡眠和觉醒的转换。觉醒（wakefulness）状态是维持生存所必需的行为表现。觉醒在行为上以变化多端的各种运动活动及活跃的思维活动为特征，对环境刺激敏感，能迅速作出各种适应性反应，以保证脑的高级功能如思维、认知和情绪等行为活动的正常进行。

二、睡眠的特征

根据睡眠时的脑电图（electroencephalogram，EEG）、多导睡眠记录仪（polysomnogram，PSG）、肌电图（electromyography EMG）、眼电图（electro-oculography，EOG）等的变化以及行为上的不同特征，可将睡眠分为两种类型：慢波睡眠（slow wave sleep，SWS）和快波睡眠（fast wave sleep，FWS）。

1. **慢波睡眠**　慢波睡眠又称非快眼动（non-rapid eye movement，NREM）睡眠。此期睡眠特征为：各种感觉功能减退，骨骼肌反射活动和肌张力减退、自主神经功能普遍下降，但胃液分泌和发汗功能增强，生长激素分泌明显增多（表 5-1）。根据脑电的变化以及行为上的特点，可以将慢波睡眠分为Ⅰ、Ⅱ、Ⅲ及Ⅳ期。

Ⅰ期（入睡期）：觉醒到睡眠之间的过渡阶段。EEG 表现为清醒时的 α 波逐渐减少，频率较快的 β 波和较慢的 θ 波（4～7Hz）不规则地混杂出现，快慢结合，波形平坦。行为上安静困倦开始进入睡眠状态，此期非常易于唤醒，历时约 10 分钟。在这个过渡阶段个体可以觉知外部世界环境同时会具有类似梦的思维体验。

笔记

表 5-1 慢波睡眠与快波睡眠的比较

	快波睡眠	慢波睡眠
唤醒阈	较高	较低
肌张力及姿势调整	肌张力较高	肌松弛，约 20 分钟调整一次姿势
自然清醒	较频繁	不频繁
梦	85%	15%
记住梦内容可能性	大	小，开始 8 分钟记住梦内容可能性为零
梦的性质	64% 较悲伤、恐怖或愤怒，18% 较快乐或兴奋	较平和、愉快，较模糊，很难记住内容
梦出现时间	入睡后 80 分钟以上	入睡后即开始
梦多见于	睡眠的前 1/3 时间	睡眠的后 1/3 时间
梦占睡眠的时间	20%～25%	75%～80%

Ⅱ期（浅睡期）：睡眠较Ⅰ期睡眠加深。EEG 表现为 α 波完全消失，在 θ 波的背景上出现 13～16Hz 的“睡眠纺锤波”。环境中出现意外声音，可出现高幅的 κ 复合波，表现脑电活动的短暂唤醒反应。此期已经入睡，并出现鼾声，眼球有很不协调地慢慢转动，但叫醒后常觉得未睡着，历时约 15 分钟。

Ⅲ期（中睡期）：睡眠程度继续加深。EEG 表现为在 θ 波背景上出现 20%～50% 的 0.5～3Hz δ 波。此期肌肉继续放松，心率和呼吸频率更慢，已经睡熟，但尚易叫醒，历时约 15 分钟。

Ⅳ期（深睡期）：进入深睡状态，睡眠稳定。EEG 表现为 50% 以上为高幅 δ 波。此期难以叫醒。

慢波睡眠中Ⅰ、Ⅱ期为浅睡阶段，各占睡眠总时间的 5%～10% 和 50%，Ⅲ、Ⅳ两期睡眠被认为是较深的睡眠，占总睡眠的 20% 左右。年轻健康的成年个体通常在 0～10 分钟内进入睡眠，首先进入非快速动眼睡眠中深度睡眠前的短暂过渡——阶段Ⅰ。随着睡眠的加深则进入占据睡眠大部分时间的阶段Ⅱ。随后睡眠进一步加深进入阶段Ⅲ和阶段Ⅳ。在这个阶段中，脑电波呈现慢波特征，因此称为慢波睡眠阶段。从此种深度睡眠中觉醒会变得困难，从此阶段中觉醒的个体通常意识较不清晰，仅有模糊的精神活动的记忆。通常在经历短暂的返回浅睡眠后会进入第一个快速动眼睡眠阶段（图 5-2）。

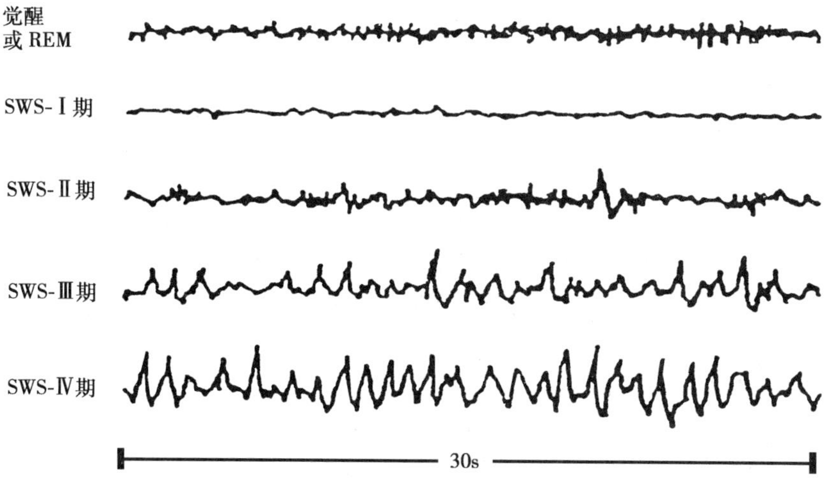

图 5-2 正常成年人慢波睡眠各期的脑电波

2. **快波睡眠** 快波睡眠占总睡眠时间的 20%～25%，出现于两个慢波睡眠周期之间，快波睡眠的特点是脑电图类似清醒期或入睡期，低幅快波，常伴有脑桥网状结构、背外侧膝状体和枕叶皮质周期性高幅放电（PGO 波），肌肉呈深度放松无反应。最显著的特点是

笔记

此期间出现阵发性的或单个的快速眼球往复运动，每分钟 60 次左右，因此又称快速眼动睡眠（rapid eye movement sleep，REMS）、去同步化睡眠（desynchronized sleep）或异相睡眠（paradoxical sleep）。

快波睡眠期间出现一些特异性生理变化：体温仍较低，但脑的温度、脑血流量、脑耗氧量迅速增加，心率、血压、呼吸出现爆发式变化，所以 REMS 时期容易发生一些意外。生长激素分泌迅速降低，性腺、肾上腺皮质分泌活动增加。

快速眼动睡眠在睡眠阶段中具有特殊的特征，此阶段脑部的活动与觉醒状态相似，然而却很难从此阶段中清醒；确定此阶段的另一特征为显著的广泛性的肌张力缺失，身体大部分的肌肉均处于“瘫痪”状态。在快速动眼睡眠阶段，脑部活动极度活跃，大部分鲜活奇异的梦境均产生于这个阶段，多梦是该时期的主要特征，该期绝大多数被唤醒者报告正在做梦。快速眼动睡眠是一种生物学需要。长期阻断人的快速眼动睡眠，会引起类似精神病患者的认知障碍。但梦境并不仅存在于这个阶段，在睡眠的每个阶段中梦均可能发生。

3. **睡眠周期** 成年人的一个完整的睡眠周期大约持续约 90 分钟，每个周期包含 20～30 分钟的快波睡眠，60 分钟的慢波睡眠，一整夜睡眠中大约要经历 4～6 个从慢波睡眠到快波睡眠的周期（图 5-3）。入睡后一般首先进入慢波睡眠 I 期，然后按慢波睡眠 I 期 - II 期 - III期 - IV期 - III期 - II 期的顺序进行，接着开始一次快波睡眠，一个周期完成。再进入下一个睡眠周期。越到后半夜，快波睡眠越长，慢波睡眠越短，慢波睡眠IV期不再出现。在成年人，慢波睡眠和快波睡眠均可以直接转为觉醒状态，但是，觉醒状态只能进入慢波睡眠，而不能直接进入快波睡眠。

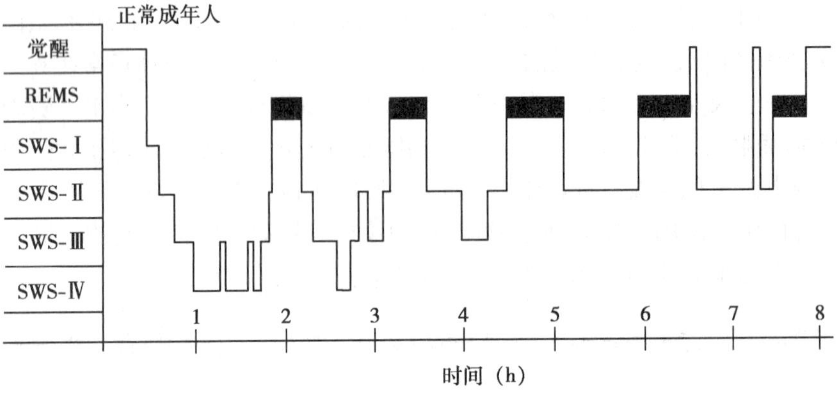

图 5-3 正常成年人整夜睡眠中两个时相交替的示意图

快波睡眠比例随着年龄的增长而明显减少，新生儿的快波睡眠占睡眠总量的 50%，早产儿可达 75%，至 5～6 岁时约占睡眠总量的 25%，成年人的睡眠中快波睡眠约占整个睡眠的 20%，进入老年期后，快波睡眠进一步减少至 14%，减少得最显著的是慢波睡眠中III、IV期。慢波睡眠中IV期与快波睡眠比例与睡眠质量有关。

三、睡眠的机制

研究者对睡眠机制的研究主要关注慢波睡眠及快波睡眠的相关脑结构，以及这些结构影响睡眠的机制。由于睡眠是涉及多中枢、多系统协调整合的生理过程，其机制的复杂性使其仍然被列为 21 世纪生命科学中有待探索的难题。

（一）睡眠的脑机制

目前认为调节慢波睡眠的关键性脑结构是下丘脑视前区、基底前脑等。下丘脑腹外侧视前区是调节慢波睡眠的主要中枢。大量动物实验证实：电损毁大鼠下丘脑视前区引起失

笔记

眠，电刺激则出现睡眠样状态；损毁猫和大鼠的下丘脑前部神经元胞体后，动物呈现觉醒状态；睡眠时腹外侧视前区放电活动是觉醒时的两倍；剥夺睡眠后恢复到深睡期时放电活动成倍增加。下丘脑腹外侧视前区调节慢波睡眠的机理可能是该区睡眠活性神经元中含有抑制性神经递质γ-氨基丁酸（GABA）和甘丙肽（GAL），投射到与觉醒有关的脑区，产生抑制作用，促进觉醒向睡眠转化，特别是可使深慢波睡眠增加。下丘脑腹侧的基底前脑区也是慢波睡眠的重要中枢。破坏该区使大鼠完全失眠，最终昏迷致死，平均存活3天。注射海人酸只破坏基底前脑区局部细胞体而不损及过路纤维也可抑制睡眠。电刺激该区使非麻醉、自由活动的猫引起行为及脑电波上的困倦表现。

延髓和脑桥是执行快速眼动睡眠的基本结构。研究证明，启动快波睡眠的神经结构在脑干。脑桥和中脑交界部的背外侧被盖核和脚间被盖核以及延髓大细胞核和脑桥巨细胞核的神经元是启动快波睡眠的重要结构，我们把这些神经元称为快波睡眠开（REM-on）神经元。他们向头端发出的胆碱能纤维投射到丘脑和前脑基底部，引起快波睡眠特异的脑电活动。向尾端发出的胆碱能纤维投射到脑桥网状结构，启动一系列快波睡眠事件，如肌张力的改变。当快波睡眠第一个脑电信号出现时，脑桥网状结构神经元开始去极化，放电频率增加，并持续整个REM期，NREM时呈超极化状态。蓝斑的去甲肾上腺素神经元觉醒时兴奋性最高，慢波睡眠时下降，REM时呈静息，被称为快波睡眠的关键神经元。

（二）睡眠的生物化学机制

生长激素的脉冲式分泌与慢波睡眠启动密切相关，内源性生长激素释放激素可促进人类慢波睡眠，抑制内源性生长激素释放激素分泌，则可阻断慢波睡眠。腺苷（adenosine，AD）是广泛存在于中枢神经细胞内外的一种小分子物质，属于中枢抑制性递质，具有强烈抑制胆碱能和谷氨酸能神经元的功能，并介导其他睡眠因子的催眠作用。早期研究表明破坏中缝核的5-HT能神经元或使用对氯苯丙氨酸（PCPA）抑制5-HT的生物合成导致严重的失眠，腹腔注射5-羟色氨酸（5-HTP）则可恢复睡眠，提示5-HT与慢波睡眠有关。有研究表明快速眼动睡眠受到乙酰胆碱递质的调节。注射一种刺激乙酰胆碱神经突触的药物卡巴胆碱，能够使睡眠中的动物迅速进入REM睡眠。

四、睡眠的功能和梦的学说

（一）睡眠的功能

充足的睡眠是生命不可或缺的一部分，它能够疗愈心情、振作精神、恢复体力、修复身体。睡眠的功能概括起来有以下几个方面：

1. **消除疲劳，恢复体力**　睡眠是消除身体疲劳的主要方式，经过一夜的睡眠后，疲劳感消失。睡眠期间，由于体温、心率、血压下降，呼吸及部分内分泌减少，基础代谢率降低，从而使体力和精力得以恢复。生理学研究证实慢波睡眠与体力的恢复有关，快波睡眠与精力的恢复有关。

2. **保存能量**　睡眠时由于能量消耗降低，有利于能量的保存。睡眠的最初作用就是储存能量。睡眠的过程中，个体的体温会下降1～2℃，肌肉活动降低，能量消耗减少。一些动物（如蛙和蛇）在寒冬不能出外觅食，但又缺乏候鸟一样的迁徙能力，因此在适应环境的过程中，进化出冬眠能力，通过睡眠保存能量。一些睡眠时间短且呈间歇睡眠的食草动物往往要吃大量的食物才能获取足够的能量。

3. **适应生态环境**　生态学理论认为，睡眠是为了适应生态环境，从而保护自身免遭伤害。大部分动物的觉醒-睡眠节律与昼夜变化相一致，有利于适应环境。

4. **促进身体和大脑生长发育**　80%的生长激素在人睡眠时，尤其是慢波睡眠期分泌。睡眠期血浆生长激素可以连续数小时维持在较高水平，因此睡眠与儿童生长发育密切相关。

笔记

婴幼儿在出生后相当长的时间内，大脑继续发育，因此婴幼儿期无论睡眠总量还是快波睡眠都比成年期多，快波睡眠所占比例高。

5. **增强记忆** 快波睡眠中蛋白质合成增加与信息编码、记忆储存有关。快波睡眠可帮助脑选择有用的神经连接，进行学习后记忆的巩固。Jenkins 和 Dallenbach 于 1924 年对艾宾浩斯的记忆遗忘曲线进行了系统的验证性研究。他们发现，有正常夜间睡眠的人比没有睡的人记忆保持的效果好。他们认为记忆力增强可能是因为处于睡眠状态的个体没有外界刺激的作用，不会受到其他感觉信息的干扰。后来的研究者通过进一步研究发现，这种效果的增强与神经可塑性有关系，包括功能和结构的改变。这种改变大多发生在快波睡眠时相。

6. **维护正常心理活动** 睡眠对于维护人的正常心理活动非常重要。睡眠剥夺者会表现烦躁、激动或精神萎靡，记忆力减退等，严重者会导致幻觉。而睡眠充足者，则精力充沛，思维敏捷，办事效率高。

7. **增强免疫力，康复机体** 睡眠能增强机体产生抗体的能力，从而增强机体的抵抗力。睡眠时机体多种激素分泌增加，如生长素、肾上腺素及皮质激素等，保证身体正常的生理需要。

（二）梦的学说

人的一生当中要花费 1/3 的时间用于睡眠，1/5 的时间用于做梦。梦是几乎每个人都会体验到的，是在睡眠阶段发生的多种感觉信息整合的心理表征，一般是描述性的。研究者报告，梦大多数发生在快波睡眠时相。在快波时相醒来的人，有 90% 报告正在做梦。快波睡眠阶段的梦具有幻觉形象、描述性结构、离奇的特点，并具有情绪化色彩。梦这种独特的夜间活动可能是在物种演化过程中被选择存留的，以完成多种功能：模拟威胁、预测、记忆、管控负面情绪、加深记忆、激发新思维以及改善社交生活。对于梦的产生机制，做梦的意义，主要有以下几种观点：

1. **弗洛伊德的梦的解析** 弗洛伊德最早对梦进行了系统的研究。他认为，梦是潜意识中被压抑歪曲的隐藏的愿望，是一种清醒的精神活动的延续，是一种有意义的精神现象。梦是潜意识活动的表现，人在睡眠时，意识活动减弱，对潜意识的压抑也随之减弱，于是潜意识表现为梦境的种种活动。

2. **巴甫洛夫的内抑制扩散学说** 巴甫洛夫认为，在睡眠状态下大脑皮层神经活动受到抑制，但偶尔会出现局部的脑兴奋活动，产生梦。近年来的研究证实，睡眠不是觉醒状态的终结，不是神经活动的停止或休息，而是中枢神经系统中另一种形式的活动，是一个主动的过程。

3. **激活 - 合成假说** 根据激活 - 合成假说，“梦”是大脑试图对支离破碎、歪曲的信息进行合理化整合的过程。做梦期间，来自周围环境的各种刺激通过脑桥，激活部分皮质，皮层赋予这些刺激以情节并编码成故事。由于环境提供的刺激很少，做梦者就会提取记忆里的东西，经过处理使之形象化。来自脑桥的输入常激活杏仁核，因此，梦境有强烈的情绪内容。梦境中的“上天入地”可能是将前庭器官传入的信息纳入梦中，而大多数人都做过的“想动又动不了”的梦，可能是因为快动眼睡眠期间骨骼肌处于极度松弛状态。

4. **临床 - 解剖学假说** 该理论强调梦是起源于脑内产生的唤醒刺激，并且结合了最近的记忆以及大脑接受的感觉信息。首先，睡眠时大脑接收到的感觉信息减少，视听皮层的活动减弱。因此，大脑的多个脑区可以不受限制或干扰地自由产生形象；其次，初级运动皮质受到抑制，脊髓运动神经元兴奋性降低，所以梦中的唤起一般不会导致动作；再次，有重要执行和监督功能的前额皮质的活动受抑。因此，梦境的奇异性没有受到及时的过滤。同时，对视觉空间知觉有重要作用的顶叶下部（视觉背侧径路）的活动相对活跃。这些区域可

笔记

能对大多数梦中伴随的视觉形象起关键作用。在梦中，下丘脑、杏仁核以及其他对情绪、动机重要的区域活动增高，因此梦常伴有欢乐、惊诧、愤怒或焦虑等情绪体验。

五、睡眠行为

（一）觉醒 - 睡眠节律

在具有昼夜节律的生命活动中，最重要、最明显的就是觉醒 - 睡眠节律。觉醒与睡眠是昼夜节律性生理活动变化的组合，这两种意识状态的昼夜交替是人类生存的必要条件。地球上几乎每一种多细胞动物都毫无例外地需要睡眠，都有觉醒 - 睡眠周期，只是睡眠的时间与习惯不同。如长颈鹿每天只需要睡 10 分钟到 2 小时，蝙蝠每天却要睡 20 小时以上；蹄类动物可站着睡眠，鸟类可在飞行时睡眠，但大多数物种需要卧着睡眠；多数动物的睡眠是在夜间，有些动物昼伏夜出；有些动物睡眠时间集中，每天只睡一次；有些动物的睡眠，每天分为多个时段进行。

人类每隔 24 小时有一次觉醒和睡眠的交替。即使是盲人或聋人，缺乏外界环境的影响，照样有正常的觉醒 - 睡眠周期。曾有人在黑暗的山洞里接受试验，身旁没有任何表示时间的标志，他的觉醒 - 睡眠周期在 50 天后仍与外面的时间基本相同，表明人体存在特有的机制调节着觉醒 - 睡眠生物节律，称为“生物钟”(biological clock)。生物钟节律是身体内部一种内在的主动过程，即使环境变化，其生物钟节律现象也照样出现。跨越时区对昼夜节律的干扰则称为时差反应(jet lag)。旅行者们总是抱怨白天很困，但晚上却没有睡意，而且感到情绪低落、注意力不集中。这些问题都来源于节律与外部时间的不一致。

人每昼夜总睡眠时间随着年龄增长而减少，在生命的早期表现得尤为明显：1 岁以内的婴儿每天睡 16～18 小时，每睡 3～4 小时清醒一次。1 岁幼儿每天睡 14 小时左右，5 岁儿童每天睡 12 小时左右，10 岁儿童每天睡 10 小时左右，到了青春期稳定于每天夜间 7～8 小时左右。老年人睡眠时间会更少一些。

（二）睡眠剥夺

睡眠行为是人类和动物都具有的本能行为之一，是基本需要，具有很强的规律性。如果长期缺乏睡眠或被剥夺睡眠，将严重影响人的健康。很多研究者用睡眠剥夺(sleep deprivation，SD)的方法来研究睡眠行为。Veasey 在一次睡眠剥夺实验(2002 年)中，让被试持续 200 小时保持清醒状态，被试心理上注意力难以集中，有严重的疲劳感，学习和记忆能力下降，甚至出现幻觉，如幻听、幻视等。而有的人食欲增强，体重增加。资料表明，睡眠剥夺对记忆、学习、决策等认知能力有严重影响，甚至会危及生命，如美国三里岛核泄漏事件，就是与监控人员睡眠不足、工作能力降低有关。

睡眠剥夺对身心造成的严重影响是可以通过补充睡眠而得到恢复的。通过对上述受试者的后续研究发现，在恢复睡眠的最初几个晚上，先是慢波睡眠的时间增加，而快波睡眠并无明显增加，连续几天的慢波睡眠增加后，快波睡眠也开始增加。显示慢波和快波睡眠各有功用，不可相互替代。个体对睡眠剥夺的抵抗力受很多因素影响：①生理节奏和昼夜长短：正常睡眠规律的人，精神最佳状态是在早上九点和晚上六点。在下午一点和四点时，处于低谷期。而喜欢熬通宵的人，则是在清晨效率最高；②既往睡眠史：睡眠的时间和质量以及觉醒状态持续时间会影响睡眠行为。累积的睡眠时间过量也会影响睡眠剥夺抵抗力。因为机体需要维持原有的平衡状态；③个体差异：有些人很容易受到睡眠的影响，如睡眠不足会抵抗力下降。而有些人则可以很快恢复。这可能与每个人的睡眠习惯、基因、性别以及智力等因素有关；④年龄：年轻人比老年人更容易受到睡眠剥夺的影响；⑤健康状态：健康的人，能抵抗睡眠剥夺的危害；⑥体育锻炼：锻炼可以改变心率、调节体温，改变个体的唤醒水平，延长觉醒时间，降低睡眠剥夺的影响。所以，良好的睡眠习惯是维持健康的必要条

笔记

件。通过适当的锻炼、规律的饮食、建立合理的作息时间以及睡前舒适的放松（如泡澡、冥想等），可以促进睡眠，减少焦虑情绪，显著地改善睡眠质量。

第三节 性 行 为

生物个体的寿命是有限的，生长、发育、成熟、衰老直至死亡是不可逆转的自然规律。生物体生长发育成熟之后，能够产生与自己相似子代个体的功能称为生殖（reproduction）。它是维持生物绵延和种系繁衍的重要生命活动。高等动物的生殖过程是通过两性生殖器官的共同活动实现的。包括生殖细胞的形成、交配、受精、着床、胚胎发育和胎儿分娩等重要环节。广义的性行为（sexual behavior）泛指一切和性活动有关的行为。狭义的性行为指性交。性行为的功能是繁殖后代、维护健康和获得愉悦。

一、性行为的生理学基础

自然界中任何两性动物都有性行为。人类的性行为源于生物本能，受到大脑的调节。人的大脑通过边缘系统和下丘脑，以激素调节和神经调节两种方式控制着人类的性行为。

（一）性兴奋与性行为

性成熟（sexual mature）是指生殖器官的形态、功能已发育成熟以及第二性征发育成熟，基本具备正常的生育能力。进入青春期后，机体在下丘脑 - 腺垂体 - 性腺轴的活动及其他内分泌腺激素的作用下，性器官迅速发育成熟，开始具备生育能力。性成熟主要表现为个体的体格形态、性器官及第二性征等方面都会发生的改变。

性兴奋（sexual excitation）是指机体在精神、心理或肉体上受到有关性的刺激时，性器官和其他相关部位会出现一系列生理性变化。性兴奋的意义在于使两性的性器官呈现出便于交媾的状态，为两性的结合准备条件。

Masters 等把性兴奋的全过程划分为性兴奋期、性平台期、性高潮期和性消退期四个阶段：①性兴奋期指性欲被唤起，身体开始呈现紧张，精神亢奋，心理处于激动状态的短促阶段；②性平台期是在性兴奋期之后，性紧张持续稳定在较高水平的一段时间；③性高潮期是机体在性平台期基础上产生极度快感的阶段，大约只持续十数秒钟，在这几秒钟内会通过强烈的肌肉痉挛得到性释放，这种痉挛带来波浪式的快适感；④性消退期是指性高潮过后，到身体和情绪均恢复平静的过程。

1. 男性的性兴奋与性行为 男性性兴奋反应除心理性活动外，主要表现为阴茎勃起（erection）和射精（ejaculation）。

（1）阴茎勃起：是指受到性刺激时阴茎迅速胀大、变硬并挺伸，阴茎头颜色加深，阴茎体血管怒张的现象。勃起时阴茎的血流动力学发生改变，阴茎内动脉扩张、动脉血流量明显增加是勃起的主要因素；阴茎的静脉回流受阻可起到维持勃起的作用，勃起的阴茎血容量可达 80～200ml，阴茎海绵体内的压力可达 75mmHg；此时，阴茎血管内的特殊结构，即动脉内膜嵴和静脉瓣，对勃起时的血流分布起决定性的作用。

（2）射精：是男性性高潮时精液经尿道射出体外的过程。射精的过程分为移精和射精两个阶段。首先是腹下神经兴奋，引起附睾、输精管平滑肌节律性收缩，将精子由附睾运至后尿道，与精囊腺及前列腺中的分泌液混合，即精浆混合，组成精液，此过程称为移精；然后，阴部神经兴奋，使环绕阴茎基底部的尿道海绵体肌发生节律性收缩，压迫尿道，使精液射出，射精的同时伴有强烈快感，即性兴奋达到性高潮（orgasm）。在男性射精后一段时间内，一般不能再次发生阴茎勃起和射精，称为不应期。不应期的长短因人而异，从几分钟直至数小时，随年龄的增加而延长，不应期是性器官和性中枢的保护性抑制作用所致。

笔记

2. **女性的性兴奋与性行为** 女性的性兴奋主要包括阴道润滑、阴蒂勃起及性高潮。

（1）阴道润滑作用：女性在受到性刺激后，阴道壁的血管充血，由血管滤出一种稀薄的黏性液体，该液体可由阴道流至外阴部，润滑阴道和外阴，有利于性交时阴茎插入阴道；同时由于阴道下 1/3 充血，使阴道口缩窄，插入的阴茎有“紧握”作用；阴道上 2/3 扩张，宫颈及宫体上抬，使阴道上段变宽，有利于性交及容纳精液。

（2）阴蒂勃起：阴蒂头部有丰富的感觉神经末梢，是女性性器官中最敏感的部位。性兴奋时，阴蒂充血、膨胀，对刺激的敏感性升高，使女性获得性快感并达到性高潮。

（3）性高潮：快感由阴蒂开始，向整个耻区放射，引起子宫、阴道、会阴及骨盆部的肌肉突然出现自主的节律性收缩，并伴有一些全身性反应。在女性的性反应周期中并不存在不应期，可反复接受刺激而达到性高潮。

（二）性行为的内分泌机制

性激素（sex hormones）是一种特殊类型的固醇类激素，在组织和促进个体性发展和与性行为相关的神经发育过程中扮演重要作用。在新生儿产前和产后的早期发展阶段，性激素即决定了不同性别脑组织结构的构成；随着个体进入青春期，相应的神经环路同样受性激素调节得到激活。性激素使人体出现一系列与性别有关的特征（第二性征），促进性器官和附性器官发育成熟，并引起和维持性欲。性激素包括雌激素（estrogen）、孕激素（progesterone）与雄激素（androgen）。女性和男性都分泌以上三种性激素，但分泌的数量有差异，女性合成的雄性激素大约为男性的 1/10，性激素在两种性别体内的含量均随着年龄的增加而减少。

激素并不能引起性行为，它们可以改变多个脑区的活动，从而改变大脑对多种刺激的反应方式。它们同时改变阴茎、阴道和宫颈的敏感性。在绝大部分物种中，主要由性激素对性行为进行调节和控制。而人类和其他高级哺乳动物中这种调控还依赖于个体感受和文化的差异性。总体上来说，性激素可通过调节对外界性刺激的反应阈值调节性唤醒的程度。在中枢神经系统中，性激素水平决定了对性刺激的反应唤醒程度。而在外周神经系统中，性激素决定了感受器对刺激的反应强度。性激素自身的合成和释放主要受到下丘脑（hypothalamus）和脑垂体（pituitary）的调节。

下丘脑主要通过促性腺激素释放激素（gonadotropin-releasing hormone，GnRH）发挥对性激素的控制作用。视网膜对光的感知可以增加 GnRH 的分泌，这种促进作用主要通过一种由松果体（pineal gland）分泌的神经激素——褪黑素（melatonin）来完成。通常情况下，褪黑素能抑制促性腺激素释放激素的分泌，而光感则通过降低褪黑素而增加 GnRH 的分泌。

由下丘脑分泌的 GnRH 在到达脑垂体后可刺激垂体前叶释放促黄体激素（luteinizing hormone，LH）和促卵泡激素（follicle-stimulating hormone，FSH）。这两种促性腺激素的首次分泌发生在青春期的初始阶段，并在之后的繁殖行为中发挥重要作用。在男性中，促黄体激素促进睾丸合成睾酮，而促卵泡激素和睾酮在精子的成熟中均具有不可或缺的作用；在女性中，促黄体激素和促卵泡激素则控制着女性的生理周期。

（三）性行为的中枢神经机制

性行为的整体反应涵盖了整个神经系统的功能，在中枢神经系统中，大脑发挥着调控指挥中心的角色，对感觉通道接受的信息中与性相关的部分进行合理选择和筛选，并调控神经系统进行相应的反应；在外周神经系统中，脑脊髓传入神经携带感觉通道的信息到达中枢，而传出神经则携带大脑相应的指令传至肌肉，自主神经系统则对与性相关的生理反应进行调节。

性行为的过程由于其生理、行为和心理反应的复杂性，其相应的调控机制也较为复杂。

笔记

主要包括：自主神经系统、外阴处的外周循环系统、脊髓及下腹部的外周神经、中枢神经系统、内分泌系统。所有这些系统的复杂交互作用构成了对性行为的神经调节。通过对男性和女性外阴的压力、碰触、摩擦等方式进行的触觉和机械刺激可诱发位于皮肤、黏膜和皮下组织的多种感受器的激活。这种感受器的激活通过下腹部感觉神经传导至骶部脊髓并伴随着多种自主神经反射（同时包括交感和副交感神经系统），对相应激活区域血液的选择性灌注，腺体的分泌和性器官平滑肌的收缩进行调节。这类反应独立于高级神经系统的调节之外。例如在脊髓受损的高位截瘫患者中，此类反应均可观察到，实际上截瘫患者可完成如勃起和射精等多种性功能。与此同时，阴部感觉通道对触碰及其相应局部反应（如：阴茎的勃起）的神经冲动通过脊髓传导至大脑的感觉皮层（sensory cortex）和边缘系统（limbic system）并诱发意识层面的感知和情绪上快感的反应。此外，下丘脑和其他控制自主神经系统的脑区结构也同时受到激活，诱发伴随性行为的脊髓反射更加敏感，使个体的神经传导和调控达到自我维持的循环状态。下丘脑刺激垂体释放激素进入循环系统，促进卵巢和睾丸释放相应性激素，同时这些激素进入性器官的局部循环中后可使局部组织的神经系统对性刺激更加敏感。人类中大脑的调控机制相较于其他物种来说具有更加核心的调控作用。人类可以仅凭中枢神经系统产生的虚拟想象即产生性冲动。大部分社会习得或文化习俗内的包含听觉、视觉甚至嗅觉系统的性刺激，均可通过感觉系统、边缘系统、下丘脑及自主神经系统产生性冲动。

二、性心理学基础

人类的性行为受到性心理的支配。性心理是指性在人脑中的主观映像，指与性有联系的或以性为内容的各种心理过程以及与人格特质相联系的关于性的心理活动。性心理内容包括性意识、性人格和性无意识。

1. **性意识** 性意识主要包括性认知过程、性情感过程和性意志过程。

（1）性认知：指人脑对性的现象、性的本质的反映过程，即个体对性的注意、感知觉、记忆、思维、想象的活动。性认知是每一个个体产生成熟的性认识和性行为的基础，是个体在生长发育过程中随着性生理发育的成熟和社会经验的逐步积累形成的性心理活动。

（2）性情感：指人类对性对象、性行为是否符合自身需要所产生的态度体验，主要包括性爱、性美感、性道德感等。人类对性的认识过程通过丰富的情感表达出来。性情感有3个特点：①性情感具有两极性：既表现出两性之间的爱恋和思念，也表现出仇恨和嫉妒；②性情感具有复杂性：爱的表达可以深藏不露，也可以表露过度或以反向表达；③性情感具有动力性：性既可以成为人们追求性满足、采取性行为的动力，也可以成为人们厌倦、憎恨性行为、消极、悲观、犯罪的驱动力。

（3）性意志：性意志是指性以及在相关事件中的意志表现。性意志对性行为具有调节作用。主要表现在两个方面：①性意志对性行为具有推动作用。个体为达到一定的目的，将性需要转化为性动机，推动个体为达到预定的目的，克服困难，采取必需的行动。②性意志对行为具有制止作用。个体意志可以抑制不符合预定目的的行为，在性生活中实现性控制和性调适，约束或者克制某些性行为。

2. **性人格** 性人格是指个体对性以及有关事件的社会适应过程中所表现在能力、需要、动机、兴趣、性格、自我意识、行为等方面的内部倾向性和心理特征的总和。

（1）性自我意识：性自我意识，是指个体对自身性、性别、性别角色的认识和态度。性自我意识成熟的标志是个体能认识到自己生理层面的性、心理层面的性别以及社会层面的性别角色。性自我意识是社会化的结果，是性人格的重要组成部分，是人类性行为区别于动物的主要特征之一。

笔记

（2）性需要：性需要是个体对性需求在头脑中的反映。其根本特征是具有实施性行为的动力性，是引发性行为的源泉。正常人的性需要通过爱情来实现，能够根据客观条件和社会行为的道德规范有意识地调节自己的性需要。

（3）性动机：性动机是一种直接推动个体进行性行为，从而满足性需要的内在驱动力。内部需要和外在刺激是动机产生的两个必要条件。最易引起性动机的外在刺激是感觉刺激。

（4）性能力：性能力是个体顺利完成性活动所必备的心理行为特征，包括性感知能力、模仿能力、性观念、性记忆、性经验等心理品质及爱抚、性幻想、性交等技巧。性能力的形成和发展来自于生活实践，并在性活动中表现出来，直接影响个体的性生活质量。

（5）性兴趣：性兴趣是指针对性及与性有关的事件的倾向性。对个体的性心理及性行为产生重要的影响，具有导向作用。

（6）性度：性度是一个性心理学概念。指个体男性化或者女性化的程度，反映某性别个体在性格、气质、行为方式等人格特征的性别倾向性。性度除两性在解剖、生理上的差异，还可个体的性格特征、气质类型及行为特征上区分男性化、女性化或者中性化。个体的性度主要受社会因素、心理因素和生理因素的影响。

3. **性无意识**　性无意识指在日常生活中，个体没有意识到的性心理活动或行为。如性梦、梦遗、催眠时的心理疏导。性无意识与弗洛伊德提出的精神分析理论有密切联系。弗洛伊德认为，心理发展的动力来自于性本能，追求性欲的满足就是心理发展的动力。他把性与生存本能相联系，并把用以机体性需要的心理能量称之为“力比多”，“力比多”是性欲的原始动力，即性欲的内驱力，是支配人们一切心理活动的“心理动力”。在人的不同发展阶段，“力比多”投放于身体的不同部位，并以此为标准将人的性心理划分为不同的发展阶段。每个阶段都有特定的社会化任务。如果社会化过程出现障碍（如中断，缩短，延长），以后可能会导致心理疾病甚至人格障碍。

三、男女性行为的差异

（一）性器官发育的两性差异

人类胚胎发育的主要特点是先形成中性的性器官（性腺、生殖管道、外生殖器），发育过程中睾酮的水平对性器官的分化具有重要作用。

胚胎发育为正常男性或女性有一系列的过程，最初起作用的便是性染色体。X 与 X 配对的性染色体决定胚胎的原始的性腺发育为卵巢，X 与 Y 配对的性染色体决定胚胎的原始的性腺发育为睾丸。在胚胎第 5 周，中胚层形成生殖嵴；第 6 周分化为生殖腺；约在胚胎第 7 周时，男性胎儿 Y 染色体短臂上的睾丸决定因子（testis determining factor，TDF）使未分化的性腺发育成睾丸。而在女性无 TDF，性腺原基便发育为卵巢。

在胚胎发育的第 6 周，无论男女胚胎，都同样具有两套原始生殖管道：沃尔弗管（Wolffian duct）和缪勒管（Mullerian duct）。性腺向男性或女性方向发展主要取决于这一时期的睾酮的水平。在胚胎发育的第 12 周前后，睾丸间质细胞分泌睾酮，促进睾丸的进一步发育，同时促使沃尔弗管发育成为附睾、精囊和输精管，睾丸支持细胞同时分泌缪勒管抑制激素（Mullerian duct inhibiting hormone，MIH），抑制缪勒管的发育。而具有 XX 性染色体的雌性胚胎则无睾丸发育，同样由于没有睾丸分泌的 MIH，缪勒管得以自然分化、发育成为输卵管、子宫和阴道，而沃尔弗管系统退化。

在胚胎发育的第 8 周左右，形成中性的外生殖原基初阴。初阴由生殖结节、生殖隆突、尿道沟以及尿道襞组成。若睾酮存在，则初阴向男性方向发展，生殖结节发育成阴茎，生殖隆突发育成阴囊，尿道襞由尿道沟后端逐渐向阴茎头融合，表面留有融合的痕迹及阴茎线。若无睾酮存在，则发育成女性的外生殖器，生殖结节发育成阴蒂；生殖隆突发育成大阴唇，

笔记

尿道襞不融合，发育成小阴唇，尿道沟与尿道窦共同形成阴道前庭。在胚胎发育的第13周左右，男女外生殖器已发育定型。

（二）性心理上的两性差异

男性与女性在性行为及倾向上具有一些普遍的差异性。例如：男性相较于女性具有更高的躯体攻击性，女性在语言任务中的表现较好而男性则在视空间任务中表现出较强的能力。环境条件和社会经验与生物和心理机制的交互作用产生了这些行为和心理上的差异。

性学家研究认为，男女两性性行为的动力和生理基础是有差异的，性欲和性冲动的表现也不一样。一般来说，男子的性欲容易激起，有强烈的性欲。而女子的性唤起相对是比较慢的。大多数女性是在她的身体被爱抚刺激后，尤其是性敏感区被抚摸、阴液湿润了阴道才渴望性交。

心理学家研究认为一个人的行为或行动都是由动机所激发出来的，人的行为大致在两种情况下产生：①来自身体内的需要或欲望所引起的；②由于外部环境的刺激而诱发的。由于性器官和性心理发育成熟，在性激素作用下，出现性冲动。一般说来，男青年的感情比较外露，性冲动表现比较明显且瞬间即至，女子的性欲表现得比较缓慢和被动，性冲动也比较隐晦，常常是通过爱抚行为才会引起性冲动的，表现出性的欲望和渴求。

女性在繁衍后代的行为中对后代抚养的投入要远大于男性。女性这种巨大的投入包括女性数量有限的生殖细胞、长期而困难的怀孕过程、在哺乳期及婴幼儿期时间与营养的大量消耗，以及以上这些行为带来的风险及社会后果。这种投入水平的差异在进化的历程中导致了反映不同性行为策略的心理适应过程。这些特征性适应具有广泛的影响力。

在长期和短期的择偶倾向中，男性和女性均把一些特质作为考量的标准，包括善良、吸引力、可靠度、智力、幽默感和慷慨等。然而在某些特质的优先性上男性和女性之间仍然存在着许多性别差异。在长期和短期的择偶中，男性较于女性更倾向于选择年轻和具有躯体吸引力的配偶；女性则相较于男性更看重配偶的社会地位、获取资源的能力和与配偶分享的意愿。这种择偶倾向的性别差异几乎存在于所有社会，并不受社会经济体系、政治体系、女性社会地位或配偶体系（单配偶或多配偶）的影响而稳定存在。

四、性别认同和性取向

人群中会有一些人性发育正常却不能认同自己的性别角色，这种性别认同会明显受到社会和后天环境因素的影响。

（一）性别认同

性别认同（gender identity）是指个人对自身性别的认知、确信和态度。性别角色是指性别不同的个体行为方式及特性被社会视为符合某种性别。精神分析家、性学家曼尼和医学精神病学家埃尔哈特认为，性别认同是性别角色的个人体验，性别角色是性别认同的公共表达。

生物基因决定了我们是男性还是女性，但我们心理上对自己性别的认同则受到多种因素的影响。性别角色的形成与社会文化和个人成长过程有关。例如，传统的社会文化鼓励并要求男孩勇敢、自立和职业成就，赞扬并强化女孩文静、温柔和操持家务。性别认同在很大程度上与性别角色相关，但并不完全是性别角色决定的。例如，一个女性个体可以完全和部分失去女性的性别角色，但却仍然具有女性的性别认同。

在生物和社会文化因素的作用下，大多数人具有适当的性别认同，接受自己的先天性别。但是，少数却明显不能满足于自己先天的性别分配，甚至极个别人要求采取外科手术的方式，改变现有的性别器官而变为异性，来满足自己对性别认同的需要。

（二）性取向

正常情况下，人类和动物一样，正常的性对象为异性个体。但是与其他行为一样，性取向也会出现变异。同性取向在人类和动物中都会发生，就像人们的利手选择，多数人喜欢

笔记

右手而少数人喜欢选择左手，少部分人出现对同性的性反应取向。目前一致认为，性取向的发生有明显的生物学基础。例如，遗传因素、孕期激素水平、孕期压力、脑结构等。有研究发现，同性和异性恋之间，下丘脑视交叉上核有差异，男同性恋比异性恋的大且长。此外，性取向与后天环境密切相关。其中，家庭社会因素具有重要影响。儿童期是性心理发育的重要阶段。在家庭抚养方式上，男孩当成女孩抚养，或是女孩当成男孩抚养，都会造成个体成长过程中，性别认同混乱，导致性取向异常。正常的异性婚恋受到阻挠或挫折也会造成性心理障碍。如最常见的单恋或长久倾心的爱人突然离去，与妻儿关系不融洽，他们在性生活上缺乏热情、兴趣、被动性明显，有的甚至采取回避、厌恶或恐惧态度。部分男性会害怕与女性交往。最后，生活中出现的重要事件，如父母亡故、工作失败、商业压力以及人际关系紧张等，都会产生性心理上的障碍。

第四节　自我保护和攻击行为

自我保护和攻击行为广泛地存在于从低等动物到人类的整个动物界，它在个体生存、种族繁衍上均具有重要的意义。

一、自我保护行为

（一）自我保护行为的概念

自我保护行为是指动物为维护自身生存，避开可能的威胁及伤害，有意或无意间使用的各种保护行为。与其他动物一样，作为高级动物的人类，对于引起疼痛和任何危及自身生命安全的刺激都会出现回避反应，这属于生理层面上的防御行为。更为复杂的是，除了生理上的防御行为以外，人类还具有特殊的心理防御行为：当人类面对动机受阻产生的挫折、心理冲突导致的心理不平衡等情况时，通过心理防御行为以摆脱心理紧张并取得心理平衡和身心安全感。

（二）自我保护行为的发生机制

人类的自我保护行为是以情绪反应为先兆，并与情绪反应相伴出现，其基本调节中枢位于下丘脑，受大脑边缘系统的调控。在啮齿类动物中，由内侧杏仁核、腹内侧下丘脑的外侧分支、背内侧中脑导水管周围灰质组成的大脑环路，可以监测到特异的危险线索，从而触发先天的防御反应。

人类在遭遇挫折或存在心理冲突时，会产生害怕和焦虑等心理活动。有些害怕的生理基础是本能性的非条件反射，如见到猛兽，不需要经过学习，便会本能地逃跑，以避免损伤和保存生命。而损伤刺激、心理冲突、焦虑、害怕心理则是一种应激 / 应急刺激，人类面对这些刺激时产生的防御行为则受到大脑的统一调控，例如买了烫手的早餐仍会将其带回家，这时大脑皮层的优势兴奋区会抑制非优势区，从而形成人类独特的防御行为。

应激（stress）和应急（emergency）刺激将引起机体三个系统为主的活化：①激活上行激动系统，从而提高大脑皮层的觉醒程度，个体表现为易激动、兴奋或失眠；②锥体系统和锥体外系统活化，导致面肌、四肢肌张力升高；③边缘系统丘脑下部、内分泌腺、自主神经系统兴奋性增强，导致促肾上腺皮质激素、生长激素、抗利尿激素、促性腺激素、肾上腺髓质和皮质激素分泌增多，代谢率增强，血糖、血脂、血压升高，心率加快，汗液分泌增多，以增强有机体应对恶劣环境的能力，但也是各种心身疾病发生的基础。

机体在受到各种伤害性刺激（如创伤、中毒、感染、疼痛……）情况下，血液中促肾上腺皮质激素和糖皮质激素浓度急剧升高，产生一系列非特异性全身反应的过程称为应激（stress），这种非特异性反应也称为全身适应性综合征（general adaptation syndrome，GAS），它包括警觉、阻抗、衰竭三个阶段：

笔记

1. **警觉期**(alarm stage) 是一个短暂的生理唤醒，机体被动员起来面对威胁，在这一阶段机体的抵抗力迅速下降，而后随着应激激素的升高，唤起整体的防御能力。

2. **阻抗期**(resistance stage) 当机体持续暴露于应激源时，与警觉有关的身体信号消失，而抵抗力升高，增强对应激源的抵抗程度，机体可以忍耐并抵抗长时间的应激源带来的衰弱效应。

3. **衰竭期**(exhaustion stage) 如果应激源强度足够大或持续时间足够长，机体所需要的生理资源会逐渐耗竭，转而进入衰竭阶段，机体的抵抗力低于正常水平，导致疾病的产生或死亡。

(三) 心理防御机制

心理性的防御行为，最早由精神分析学派创始人 S. 弗洛伊德提出，是指个体面临挫折或冲突的情境时，在其内部心理活动中具有的自觉或不自觉地摆脱烦恼，减轻内心不安，以恢复心理平衡与稳定的一种适应性倾向，被称为心理防御机制。精神分析学派认为人的精神生活是由本我、自我和超我组成的人格结构的功能产生的。自我受到超我、本我和外部世界三方面的胁迫，如果它难以承受其压力，则会产生焦虑反应。然而焦虑的产生，促使自我用一定的方式调解冲突，缓和三种危险对自身的威胁。既要使现实能够允许，又要使超我能够接受，也要使本我有满足感，这种调节方式就是心理防御机制。这是一种无意识的心理反应，用以防止为社会规范所限制的不能接受或不能直接表达的本能冲动，并使“自我”与“超我”和外界现实协调起来。

心理防御机制包含有许多种，如压抑、投射、反向形成、移置、升华、退行、内射、外射、抵消、合理化、固着、以攻击者自居、利他主义、否认、隔离、理想化等。这些防御机制可以划分为成熟型、中间型和不成熟型。心理防御机制的积极意义，尤其是成熟型防御机制的意义，在于能够使个体在遭受困难与挫折后减轻或免除精神压力，恢复心理平衡，甚至激发个体的主观能动性，激励其以顽强的毅力克服困难，战胜挫折，从而避免个体心理上遭受难以承受的打击，而将负面影响降到最低。其消极意义则在于当不恰当的使用了心理防御机制，尤其是不成熟型防御机制可能会使个体因压力的暂时缓解而满足于当时的心理状态，或出现退缩、恐惧，从而导致心理障碍的发生。

二、攻击行为

(一) 攻击行为的概念

攻击行为(aggressive behavior)作为动物的一种本能行为，广泛地存在于从低等动物到人类的整个动物界，表现为通过驱逐或消除危险以保护自己或子代生存。动物之间为了维护社会等级秩序、保护领土、争夺资源会出现攻击行为。人类的攻击行为则特指伤害或试图伤害他人的躯体、心理健康，或破坏其他目标(如物体)的行为。攻击行为还包括暴力行为，后者一般仅指直接伤害另一个人的躯体或某一物体的严重破坏性攻击行为。

在人类进化的早期阶段，攻击行为作为一种适应性特征而存在，且在这段时间内，促进攻击行为基因突变的人群可能更有利于生存下去。攻击行为可以分为三个方面：挫折性攻击，反应性攻击、主动性攻击。反复尝试获取奖励失败时会发生挫折性攻击行为；反应性攻击是由威胁或挑衅行为引起的攻击反应；主动性攻击行为则是为获得积极的目标，通常是在面临竞争或是社会等级制度的背景下产生的。随着社会的发展，人类的攻击行为逐渐演化成了复杂的社会行为，并受到深刻的个人和社会因素的影响。

(二) 攻击行为的发生机制

1. 生物学理论

(1) 遗传因素：在普通人群中，攻击行为的发生在很大程度上受到遗传因素的影响。纵

笔记

向的双胞胎研究显示，攻击行为的遗传率为50%～80%，而共同的成长环境最多能解释攻击行为表型变异的20%。其中，单胺氧化酶A基因（MAOA）、5-羟色胺转运体（5-HTT）基因、色氨酸羟化酶基因（TPH）的多态性与攻击或冲动行为有关。但也有学者提出了环境-遗传的交互作用学说，即外在环境影响基因表达及其功能，不良环境可以促发带有易感基因的个体表现出某种特定的攻击行为。

（2）神经生理因素：现有的神经影像学研究显示，反应性攻击行为的神经环路包括杏仁核、纹状体、下丘脑及导水管周围灰质背部，当出现低水平的威胁刺激时，下丘脑和导水管周围灰质兴奋性增强，引起颤抖反应；当威胁进一步靠近至无法逃避时，就会产生反应性攻击行为，这种攻击行为是人类和动物共有的。此外，该环路也受到眶额叶的调节，人类的眶额叶具有的认知功能，可以增加或减少社会因素（如他人的愤怒、厌恶的表情等）在环境中所起的作用，眶额叶的损伤会导致个体识别社会规范的能力下降，无法识别哪些行为符合社会道德规范，哪些可以引起社会冲突（图5-4）。

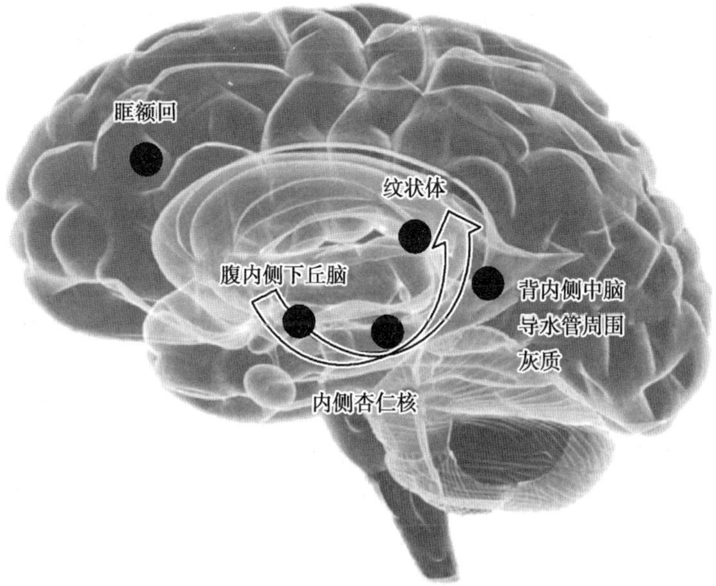

图5-4　攻击行为的神经环路示意图

神经生物化学研究显示血液中的化学成分会影响攻击行为，如乙酰胆碱（ACh）、γ-氨基丁酸（GABA）、多巴胺（DA）、去甲肾上腺素（NE）、5-羟色胺（5-HT）等神经递质与攻击行为的产生/抑制有关。有研究显示，攻击行为与脑内5-羟色胺能系统功能低下，乙酰胆碱能与去甲肾上腺素能系统功能亢进有关。需要指出的是，酒精可以使人们的个性弱化，降低人们的抑制能力，当血液中的酒精达到一定浓度，可以降低自我知觉和考虑后果的能力，进而增加暴力行为发生的可能。

（3）激素：近年来的研究显示，雄性激素尤其是睾酮，与攻击行为的形成与表达密切相关。阉割可以降低雄性动物的攻击行为，而服用雌激素可以控制冲动性的性犯罪；此外，月经期、更年期等内分泌变化剧烈的时候，妇女常出现明显的攻击意向。除性激素外，褪黑素也可以增加动物的攻击行为。

2. **心理学理论**　研究显示，暴力罪犯具有一些共同的性格特征，例如多疑、固执、缺乏同情心和社会责任感、情绪不稳定、喜欢寻求刺激、缺乏自信和自尊、人际交往能力较差等。一般认为，对自我的控制力减弱或过度控制是高攻击行为人群的主要人格特征。但人格倾向并不能作为预测个体是否实施攻击行为的指标，还需要参考多方面因素的相互影响。挫折-

笔记

攻击理论（frustration-aggression theory）认为，挫折总会导致某种形式的攻击行为：当我们完成一个目标的动机非常强烈，却在行动过程中遇到障碍时，挫折便产生了，个体随之产生的攻击能量通常并非直接向引起挫折的源头释放，而是会把攻击力转移到其他的人或者事物上去。

3. **社会学习理论** 基于本能和挫折的攻击行为理论认为充满敌意的强烈冲动来自内在的情绪，这些情绪可以把体内的攻击欲望释放出来。社会心理学家指出，通过后天的学习模仿同样可以获得攻击行为。这一学习过程开始于童年早期，主要模仿和学习的对象有：①家庭成员：特别是父母的暴力式教育方式；②同伴：如青少年团伙犯罪；③宣传品：如电影电视、互联网等。

（1）攻击行为的回报：人类可以习得攻击行为的回报，儿童一旦成功地使用武器胁迫了其他儿童，他很可能会越来越富于攻击性。加拿大的研究发现青少年曲棍球选手中，其父亲赞同身体攻击性动作的人更容易在比赛中表现出攻击性的态度和方式。此时，攻击行为是为了得到特定的回报而采取的手段。

（2）观察学习：班杜拉提出的社会学习理论认为，人类对攻击行为的学习不仅发生在亲身体验其后果时，通过观察他人，人类也可以进行同样的学习。和其他许多社会行为一样，当看到攻击行为并没有受到惩罚时，会习得攻击行为。儿童对成年人攻击行为的观察降低了他们对自己的抑制，孩子常常重复示范者的动作和话语。观察攻击性行为不仅降低孩子对自我的控制，还教给了他们怎样去攻击。一般来讲，人们受到来自家庭、文化和大众媒体的攻击性榜样的影响。在家庭，暴力的结果往往是新的暴力，对孩子尖声训斥和拳打脚踢，从而塑造了他们的攻击性行为。

有研究显示较高的犯罪率与缺少父亲的家庭相关。美国司法统计局的报告显示，单亲家庭中成长起来的孩子占了青少年拘留案件中的 70%。研究发现：相比其他孩子，成长过程中父亲不在身边的孩子被虐待、辍学、离家出走、成为未婚少年父母、暴力犯罪的可能性要高出 7 倍。同样，在崇尚“男子汉气概”的社会里，攻击行为可以很容易地传递给下一代。来自崇尚荣誉的文化的人，会有攻击性的心理倾向。

对人类而言，在先天进化与后天成长过程中，人类受生物性、社会性的内外双重因素的影响，攻击倾向作为一种本能反应被保留下来，成为某些个体发生攻击行为的素质基础。外源性刺激因素影响（如挫折、挑衅等）会导致生理性警觉水平升高，当其超过个体的自控范围或某些原因使自控力下降（如醉酒、精神病理状态等）时，个体对外界刺激倾向于采取本能的反应方式，即表现为攻击行为。然而，有两种性质不同的攻击行为需要明确区分：①种族或个体生存受到威胁，或者社会秩序、个人荣誉、尊严及正当权益受到损害时所发生的防御性或惩罚性攻击行为，这对于种族、个体的生存与繁衍、维护良好的社会秩序具有积极意义；②为社会道德或法律制度所禁止的侵犯性攻击行为，在客观上导致物品的损毁、躯体的伤害和心灵的痛苦，大多为暴力或违法犯罪行为。

第五节　学习和记忆

一、概述

学习是由经验或练习导致的行为或行为潜能发生相对持久变化，获取信息的过程。学习是人类行为活动的心理学基础。其基本形式包括：条件反射和观察学习。记忆则是信息的贮存、巩固和提取的过程，是过去的经验在头脑中的反映，是学习的结果，两者密不可分。

目前认为，学习和记忆可以分为三个主要阶段：①编码（encoding）是对输入信息的处理

笔记

与储存，分为获取和巩固；②存储（storage）代表了信息的长久记录；③提取（retrieval）利用所储存的信息创建意识表征或执行习得的行为，如自动化动作。

（一）学习

学习是获得新知识和新技能的过程，可分为非联合型学习及联合型学习两大类。非联合型学习是人或动物受到一次或多次单一刺激后形成的，并不需要将两个刺激联系起来，包括习惯化和敏感化。习惯化是指人和动物逐渐降低对某一反复出现的温和刺激的反应，如中国古诗词所述“入幽兰之室，久而不闻其香。”习惯化可以帮助个体忽略生活中对机体没有生物学意义的刺激，从而保留更有意义的信息。敏感化则是指人或动物受到某种强烈的或伤害性刺激后对其他弱刺激或新异刺激的反应性增强的现象。

联合型学习是指两个刺激或刺激与行为之间发生联系，包括经典条件反射及操作性条件反射。19 世纪末，巴甫洛夫将条件刺激（铃声）与非条件刺激（肉）结合呈现，实验动物多次重复联结刺激训练后，即使只听到铃声也会出现唾液的分泌，这种对条件刺激的习得性反应属于条件反射。操作性条件反射是一种由刺激引起的行为改变，20 世纪 20 年代，斯金纳将实验动物放置在箱中，动物可通过压杠杆获取食物，其压杠杆的频率与饥饿程度相关，操作性条件反射与自愿行为有关，其强化刺激随反应而产生。

（二）记忆

记忆的分类至今没有统一的观点，目前学界较为认可的是由 1968 年阿克森（Atkinson）和谢弗林（Shiffrin）提出的 3 种记忆类型，其按照信息保存时间的长短以及信息的编码、存储和加工方式的不同，把记忆分为感觉记忆、短时记忆 / 工作记忆（第一级记忆）、长时记忆，后者包括了第二级记忆（长时记忆）和第三级记忆（永久记忆）。

感觉记忆的维持时间是以毫秒或秒计算，是事物的形象，虽然时间很短暂，但其容量远比到达意识的信息要多。感觉记忆为大脑提供足够时间，以处理和挑选纷繁多样的外界信息，从而能让我们接触的信息融合起来，保证了对外界体验的连续性。

短时记忆是指那些能够维持几秒至几分钟的记忆，其容量为 7±2 个单位，一般来说记忆的广度就是指短时记忆的容量。其中，工作记忆是短时记忆概念的拓展，是容量有限的、对信息的暂时处理与加工的过程。其既可源于感觉记忆的输入，也可以从长时记忆中提取出来，以便于信息的使用和加工，包括三个重要的组成部分：中央执行系统、语音回路、视觉空间板，以完成声觉及视觉信息的独立编码。

长时记忆是指存储时间在 1 分钟以上的记忆，可以保持多年甚至终身，主要以语义或形象的方式存储获取的材料。它的信息主要来自短时记忆阶段加以复述的内容，也有由于印象深刻一次形成的。长时记忆的容量似乎是无限的，它的信息是以有组织的状态被贮存起来的。有词语和表象两种信息组织方式，即言语编码和表象编码。言语编码是通过词来加工信息，按意义、语法关系、系统分类等方法把言语材料组成组块，以帮助记忆。表象编码是利用视形象、声音、味觉和触觉形象组织材料来帮助记忆（图 5-5）。

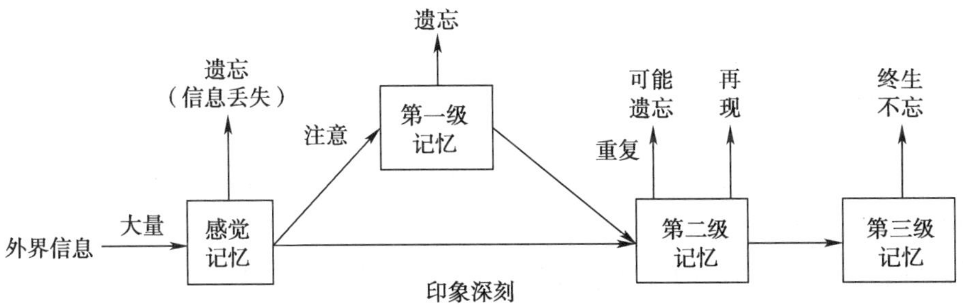

图 5-5　记忆与遗忘过程示意图

笔记

根据记忆内容的性质可以分为程序性记忆和陈述性记忆。程序性记忆是指如何做事情的记忆，包括对知觉技能、认知技能和运动技能的记忆。这类记忆往往需要多次尝试才能逐渐获得；在利用这类记忆时往往不需要意识的参与。我们用程序性记忆来记住所学的技能，如演奏乐器、骑自行车。陈述性记忆是指对有关事实和事件的记忆。它可以通过语言传授而一次性获得，它的提取往往需要意识的参与，如驾车去某地的具体路线。依照所贮存的信息类型还可将长时记忆分为情景记忆和语义记忆。

二、细胞和分子机制

（一）短时记忆的分子机制

工作记忆需要满足两个条件：访问存储信息的机制和保持信息激活的办法。前额叶皮质可以完成这两种操作。灵长类动物研究显示，前额叶细胞活动依赖于猴子是否使用接收的信息产生反应：如果猴子被动接收刺激，这些神经细胞仅在刺激呈现后的瞬间有小幅度活动，且在延迟阶段完全消失；当任务条件改变时，同样的神经细胞可以对新型的刺激做出反应。

（二）长时记忆的分子机制

记忆巩固是新形成的记忆从活动状态转变为稳定且长期状态的过程。学习完成后，记忆很容易受到破坏。长时程增强（long-term potentiation，LTP）是发生在两个神经元信号传输中的一种持久的增强现象，能够同步的刺激两个神经元，它与突触可塑性相关。突触强化的稳定是记忆巩固的主要模型，动物研究显示，消除 LTP 可导致学习能力及空间记忆的受损。

目前认为，记忆是神经元之间的突触接触强度变化的结果。Hebbian 指出，在记忆编码阶段，活化神经元之间的突触强化是记忆痕迹形成的基础，称之为 Hebbian 学习。此外，后续研究发现，高频刺激可以引起神经元之间突触强度的长期持续的增加（长时程增强，LTP），从而为理解细胞如何集成、记忆如何形成与保持提供了理论和实验依据。使用海马切片进行的离体试验发现，大量细胞内传导机制在 LTP 诱发或维持阶段发挥了重要的作用，且以这些体内的级联反应为靶器官进行的药物或基因干预也会对记忆产生类似的影响。突触的弱化（长时程抑制，long-term depression，LTD）可通过调节大脑功能状态完成永久信息的存储。且消除 LTD 的干扰措施会对记忆形成起到破坏作用。

三、学习和记忆的脑功能定位

几乎所有的人类活动，都与某种形式的学习有关，而记忆是在跨越不同脑区的大规模神经元网络中获取信息并编码，其中没有预先目的，不需要意识参与的记忆称之为内隐记忆，需要意识参与的称为外显记忆。

（一）记忆的形成

声音、图像等感觉记忆可以通过短时神经痕迹的方式存储于感觉皮质。左侧缘上回、外侧额叶、下顶叶的损伤会导致语音工作记忆的不足；双侧顶枕叶的损伤会引起视觉空间板的功能障碍；外侧前额叶负责当前知觉信息和已存储的知识间的相互作用，这是形成工作记忆的重要成分。

长时记忆方面，非人灵长类动物大脑损伤研究显示，内侧颞叶中的海马、海马旁回和内嗅皮质对其形成起到了至关重要的作用：海马参与语义信息的提取，而海马旁回则参与感觉信息的提取；在记忆巩固的过程中，海马体储存的中间记忆会逐渐固化成存储在大脑皮层中的相对永久的记忆。

除海马及周围皮质外，其他脑区也参与长时记忆的形成：杏仁核的损伤虽然不影响长

笔记

时记忆的获得，但可通过与情绪有着强烈关联的唤醒反应，增强记忆的编码、巩固过程，从而改变海马的加工方式。前额叶可以通过自上而下的记忆处理控制系统，参与记忆的形成。

（二）记忆的提取

海马参与长时记忆的提取，由“感受器 - 大脑皮层 - 外侧内嗅皮质 - 海马旁回 - 海马 - 内侧内嗅皮质 - 大脑皮层”形成的大脑记忆检索环路，保证了“在哪里？”“发生了什么？”这些信息可以通过海马完成信息的详细提取，从而构成动物的储存式记忆及人类强烈的反思体验。

动物及人类研究显示，内侧额叶对于不同记忆编码存在双分离现象：海马参与可回想的情节记忆的编码和提取；基于熟悉度的信息再认，则由内嗅皮质完成。额叶在长时记忆提取中的作用尚存在争议。

第六节　情绪和思维

一、情绪和情绪反应

对动物而言，情绪是一种唤起状态，用于帮助生物体应对再次发生的重要情景。人类的情绪要复杂得多。情绪是由生理唤起、认知解释、主观感觉和行为表达这四部分组成的过程。恐惧的生理反应会激活个体的自主神经系统和内分泌系统，调动身体各个系统做好准备；认知解释则是个体对事件和感觉的解释；主观感觉一方面来源于脑对身体唤起状态的感觉，另一方面则来源于过去相似情况下身体状态的记忆；最后，情绪产生行为。

情绪帮助我们对重要的情景做出适当的反应，并帮助我们向他人传达我们的意图。人类通过面部表情表达的，具有文化普遍性的情绪称为基本情绪。常用的埃克曼列表包括：悲伤、恐惧、愤怒、厌恶、高兴、惊讶和轻蔑七种基本情绪，行为和心理学家普遍认为，人类许多其他的情绪是基本情绪复杂混合的结果。

情绪既发生于生理水平，也发生于意识水平。脑内存在两套情绪处理系统：一套是快速反应系统，主要工作于潜意识水平，与内隐记忆系统相联系，构成我们早期的防御系统；另一套是情绪系统，与意识处理过程有关，该系统与外显记忆相连，主要依赖于大脑皮层的处理，产生情绪反应的速度较慢。

二、和情绪有关的神经结构

情绪是一种具有多面性的行为，是多个神经回路和大脑区域共同作用的结果。下面我们将介绍一些研究较明确的大脑区域。

杏仁核，位于颞叶内侧，与海马前部相连，是边缘系统的重要结构。20 世纪初期，有研究者通过动物实验，发现猴子在杏仁核损伤后失去恐惧情绪，不再产生回避行为，显示杏仁核与情绪有密切联系。近年来的研究认为，杏仁核是一个复杂的神经结构，其外侧核负责整合大脑多个区域的传入信息，形成恐惧联结，之后再将信息投射到杏仁核中心核，完成恐惧性条件反射通路。杏仁核的损伤可削弱内隐恐惧性条件反射的习得和表达。此外，杏仁核对社交互动有显著影响，参与了恐惧及悲伤面部表情的加工，让我们可以通过他人的双眼获取情绪信息。

人类情绪与大脑皮层之间关系密切，在意识情绪系统中发挥重要的作用，在对事件进行解释的同时，将情绪、记忆和感觉联系起来。其中，眶额回是情绪信息加工的高级整合中心，与前扣带回、腹侧纹状体、下丘脑存在白质纤维连接，共同构成了大脑情感环路。研究显示，眶额回与愤怒面孔的外显情绪识别相关，可对多通道的愤怒信息进行反应；右

笔记

侧颞极区则与悲伤表情相关，前脑岛对识别他人的厌恶体验及自我直接体验厌恶情绪至关重要。

网状结构是大脑的警报系统，与丘脑和杏仁核共同监视传入大脑的信息。愤怒、恐惧等情绪反应多始于该部位，当其监测到潜在威胁时，可通过交感神经系统启动一系列全身反应，如心跳呼吸加快、血压升高、肌肉紧张等，便于做出“fight or flight”的应急反应。

大脑左右半球对情绪的加工存在不对称性，即情绪的偏侧性。脑电波研究显示，左脑倾向于处理积极和快乐的情绪，右脑则负责愤怒、抑郁等消极情绪处理。

三、思维和思维功能

（一）思维的定义和特征

1. **思维的定义** 思维是人脑对客观事物的本质和事物之间内在联系的认识。作为一种反映形式，思维是人类精神活动的重要特征，是大脑信息处理的过程，是认识过程的高级阶段。思维在感觉和知觉的基础上产生，并借助语言和文字来表达，主要包括分析、比较、综合、抽象、概括、判断、推理等过程。

2. **思维的特征** 思维的主要特征是间接性和概括性。

（1）思维的间接性：思维可以通过直接作用于感觉器官的事物为媒介，对没有直接作用于感觉器官的客观事物加以认识。例如，早起看到地面都是水，就可以判断昨夜下雨了，虽然下雨时自己并没有看到，但从眼前的景象可以判断雨是昨夜下的，这就是从已知推断未知的间接反映。思维之所以能进行间接的反映，是因为认识到了事物之间的内在联系，如果事物之间没有这种联系，那么人们就很难通过已知推断未知。

（2）思维的概括性：我们可以把一类事物的共同属性提取出来，形成概括性的认知，这是思维的概括性。概念的形成首先需要把事物的特性抽取出来，加以抽象，然后把抽象出的事物属性加以归类，用词把一类事物标示出来，这是概括的作用。概念一旦形成，人们能够借助于概念去认识那些还没有认识的事物，从而给人们认识世界提供更加广阔的空间，也使人们接受新的知识成为可能。

（二）思维的种类

1. **思维形态** 根据思维的形态，可以把思维分为动作思维、形象思维和抽象思维。

（1）动作思维：是以实际动作为支柱的思维过程，思维与动作密不可分，一般是人类或个体发展的早期所具有的一种思维形式。儿童在掌握抽象数学概念前，通过用手操作物体进行计算，就属于动作思维。

（2）形象思维：是人们在认识世界过程中，对事物表象进行取舍时形成的，是以直观形象和表象为支柱的思维过程。科学家在脑中构思理想化实验就属于形象思维的过程。

（3）抽象思维：是用词或“符号”进行判断、推理并得出结论的过程，又叫词的思维或者逻辑思维。抽象思维是以字词为中介来反映现实，这是思维的最本质特征，也是人的思维和动物心理的根本区别。

2. **探索方向** 按照探索问题答案方向的不同，可以把思维分为辐合思维和发散思维。

（1）辐合思维：是按照已知的问题相关的信息和规则进行的思维，又称求同思维，如医生可以根据患者的各种症状下诊断。

（2）发散思维：是沿着许多不同方向扩展，最终产生多种可能的答案的思维，又称求异思维。行为和心理学家认为，发散思维是创造性思维的最主要的特点，是测定创造力的主要标志之一。

3. **创造性** 按照思维是否具有创造性，可以把思维分为再造性思维和创造性思维。

笔记

再造性思维是用已知的方法去解决问题的思维；创造性思维是用独创的方法解决问题的思维。

（三）思维的功能

思维是大脑对外界事物的信息进行复杂加工的过程。在掌握必要知识的前提下，有效的思维可以通过辨识问题、选择解决问题的策略这两个技能，解决当下所面临的困境。辨识问题是指考虑问题出现的多种可能性；解决问题的策略需要专门的程序和公式，称之为算法。基本而简单的“经验法则”，称为启示，如逆推、类比、分解大问题等。

由先前的活动造成的一种对活动的特殊的心理准备状态，或活动的倾向性称之为心理定势。良好的思维有利于规避解决问题和进行决策时遇到的障碍，个体能够应用已掌握的方法迅速解决问题。但在情境发生变化时，心理定势则会妨碍个体选择新的解决方案，从而束缚了思维的创造性。

四、思维的脑功能定位

研究者利用各种方法将心理活动与脑的活动联系起来，研究显示，大脑是由高度专业化的模块组成的，每个模块处理思维的不同组成部分，以下简要介绍部分思维的脑功能定位。

（一）语言和言语

正常成人的思维活动和相互间的思想交流，都要借助语言才能实现，思维的过程离不开语言，人类运用语言交流思想的过程既包括说话，也包括听懂别人说的话，还包括书写和阅读，这些活动都是人的行为和心理活动，都依附于个体而不是整个社会。人类运用语言进行交际的过程叫言语，语言是社会现象，言语则是心理现象。

言语活动是大脑皮层各个部位共同活动的结果，不同的皮层部位分工各不相同。言语活动包括听、说、读、写等几种不同的形式，在大脑皮层不同的区域参与这些功能的实现。

1. **运动性言语中枢** 由法国医生布洛卡（Broca P）发现并命名运动性言语中枢（见图3-3），其功能受损的个体出现言语表达的障碍，主要表现为说话迟钝、费力，不能说出连贯流畅的语言，但其声带等发音器官均正常，患者能够听懂别人说话，也能写字、认字，这种言语缺陷称为表达性失语症。

2. **听觉性言语中枢** 1874年德国学者Wernicke C发现，大脑顶叶、枕叶和颞叶的交汇处的颞上回受损时，患者的言语性听觉会受到影响，表现为虽然能听到声音，但却无法分辨语音语义，对字词也失去了理解能力，这种言语缺陷称之为接受性失语症。

3. **视觉性言语中枢** 该区域位于大脑顶叶和枕叶的交汇处，其功能受损时，患者表现为能看到字词，却不能理解其含义，称之为失读症。

4. **书写中枢** 位于额中回靠近中央前回的区域，其功能受损时，患者表现为不能写字、绘画，称之为失写症。

（二）感觉意象

大脑在进行思考时，会产生许多感觉意象，其中视觉意象是由存储在视觉皮层中的记忆产生的，听觉意象则来自于听觉皮层。前额叶在人类思考、决策和解决问题时，对心理活动的协调具有非常重要的作用，可以完成跟踪所处的情境、理解情境的含义，并对情境中的具体刺激做出反应；思维也存在情绪部分，即我们在日常生活中提到的“直觉”，这种思维与大脑前额叶具有密不可分的联系。

人类大脑在进化时，使额叶有了极大的发展，尤其是最靠近前侧的部分。前额叶包含大量的网络，通过广泛的投射与顶叶、颞叶的大部分区域，以及枕叶的部分区域相连；包括基底神经节、小脑及各种脑干核团的皮质下结构，都可以通过丘脑连接间接地投射到前额

笔记

叶皮质。当前额叶受损时，个体的智力虽然能够保留，但出现思维僵化，对外界刺激信息的动态过滤能力受损，无法对当前情况提出合理的解决方案。

（三）冲突监控

扣带回皮质作为内侧额叶的重要成分之一，在监控系统中具有重要意义。既往的神经成像研究发现，当任务困难时，内侧额叶都会存在激活。目前认为，困难和新异情境会产生较高的反应冲突，增加注意警觉，在扣带回的监控下调节其他皮质区域的活动，从而调节思维控制的程度。眶额回帮助个体相对准确的认识自己的行为，并为当前个体所处的情境决策做出恰当的行为。当其功能受损时，个体无法考虑当前的情境因素，无法察觉自身违反“规则”的行为，甚至无法理解相应的“规则”。

研究表明，皮质下结构参与了思维活动。基底神经节可以监视皮质各区域的活动，通过撤销对特定神经元的抑制性影响，为不同动作和心理定势之间的转换提供可能性。个体的基底神经节受损导致感觉输入或内部目标改变时选择新的方法发生困难，从而影响了心理定势的转换。

（汪　凯　王　振）

思考题

1. 为什么对于大多数超重的人来说，注射瘦素并没有什么效果？
2. 生物节律是如何形成的？
3. 性激素是如何影响神经元的？
4. 哪些脑区和神经递质参与长期记忆的形成？
5. 哪些生理性反应与情绪有关？

笔记

第六章　行为与健康

健康作为人类社会经济发展和民族兴旺的基本保障，一直以来都是人类不懈的追求和永恒的话题。近一个世纪以来，在环境、遗传、生活方式与习惯、卫生医疗服务等影响健康的多种因素中，人们的日常行为方式所起的作用日益引起关注。世界卫生组织曾在1992年的一份报告中指出：发达国家70%～80%、发展中国家40%～50%、全球60%的死亡是由于不良的生活方式，也就是由危害健康的行为所导致的。如果能够做到"合理膳食、适量运动、心理平衡、戒烟限酒"及保证良好睡眠，目前的死亡人数可以减少一半以上，人们的平均寿命可以延长10年。人类的行为与健康和疾病密切相关，只有养成健康的行为习惯，改变不良的生活方式，不断增强体质，才能更好地维护心身健康，有效地预防各种疾病的产生。

第一节　健康与亚健康

一、健康与健康行为

（一）健康的概念与标准

1. 健康的概念　关于"什么是健康？"这个问题一直以来都是人类关注的焦点。人们一直在努力阐释健康的本质、健康的内涵、外延以及健康的意义。随着社会的发展和科学技术的进步，人们对健康的认识正如对疾病的认识一样，也在不断地发展和变化。

在古代，由于恶劣的生存环境及较低生活水平的影响，对健康的笼统的理解可能仅仅是能够保全性命。古希腊时期，被西方尊称为"医学之父"的希波克拉底将唯物主义哲学运用于医学之中，认为任何疾病都是起源于自然的原因，从而加快了医学科学化的进程。19世纪后，由于显微镜和细胞染色法的发明、病原微生物的发现以及解剖学的发展等，疾病被认为是由于身体器官的机械崩溃或某个身体系统（如免疫系统）的功能失调而引起，也可因为某些中毒或微生物侵入身体，导致身体组织改变以至于出现可观察性症状。在这种直观的认识下，形成了无病即健康的观点。长期以来，人们把健康理解为"没有病"或者"不虚弱"，就是生理上的健康。

随着疾病谱的转变和人类认识的不断深化，人们对健康的理解进一步深入，健康的内涵进一步拓展。1948年，世界卫生组织（WHO）在其宪章中首次提出了健康的新概念，认为"健康不仅仅是没有疾病或虚弱，而是包括身体、心理和社会方面的完好状态（complete well-being）。"1989年，WHO又对健康赋予了新的内涵，认为"健康是生理、心理、社会适应和道德品质的良好状态。"该定义主要包括以下四方面的内容：①生理健康：也就是个体躯体健康，没有疾病；②心理健康：就是智力正常、情绪相对稳定、有正确的自我意识、自控能力较好、能保持正常的人际关系；③社会适应：指一个人的心理活动和行为，能适应当时复杂的环境变化，被绝大多数人所理解和接受；④道德健康：主要是指不以损害他人利益来满

笔记

足自己的需要，有辨别真伪、善恶、荣辱和美丑等是非观念，能按社会认同的准则约束、支配自己的行为。

世界卫生组织关于健康的新定义把健康概念从人的生物性扩展到其社会性，把人的身心、家庭和社会生活的健康状态均包括在内。在概念中生理的健康水平与心理、社会适应和道德品质是相互依存、相互促进的，生理健康是物质基础，心理健康与良好的社会适应，是在生理健康的基础上发展起来的，并反过来促进生理的健康，道德健康则是整体健康的"最高境界"。

2. **健康的标准** 为了更好地解释健康的含义，WHO同时颁布了衡量健康的十项具体标准：①有充沛的精力，能从容地担负日常生活和工作；②处事乐观，态度积极，勇于承担责任，不挑剔所要做的事情；③善于休息，睡眠良好；④应变能力强，能适应外界环境的各种变化；⑤能抵抗一般性感冒和传染病；⑥体重适当，身体匀称，站立时头、肩、臂位置协调；⑦眼睛明亮，反应敏锐，眼睑不发炎；⑧牙齿清洁，无缺损，无疼痛，牙龈颜色正常，无出血；⑨头发有光泽，无头屑；⑩肌肉丰满，皮肤富有弹性，走路轻松。

（二）健康行为

1. **健康行为的概念** 健康行为（health behavior）是指人们为了增强体质、维持和促进心身健康和避免疾病而进行的各种活动。对健康行为的理解，有狭义和广义之分。狭义的健康行为是指那些对个体健康起直接促进作用的行为，如充足有效的睡眠、均衡的饮食和适量的运动等；广义的健康行为，还包括所谓的"风险降低行为"，这一类型的行为通过对已有不良生活方式的控制或戒除，能够降低危害健康的可能性，如戒烟、戒毒、减少饮酒数量、控制不良饮食等。具体来说，健康行为的含义主要包括以下三个方面：

（1）健康行为是个体身体、心理、社会各方面均健康时的外在表现：躯体健康在行为上的表现为反应灵敏、精力充沛、活动自如、善待自己；心理健康在行为上的表现为情绪活动张弛有序、思维言语符合理性、意志坚强豁达乐观、意识清晰精神正常；社会健康在行为上的表现则是人际关系良好协调、工作学习效率较高、适应环境并随遇而安、行为符合社会常规。从统计学角度分析，其行为强度应处在常态或正向水平之上。

（2）健康行为的产生对自己、他人、家庭乃至整个社会的健康带来有利影响：人们追求健康是为了达到某种目的，如延长寿命、保持工作能力、享有更强健的体魄等。健康行为就是为了保持和达到这种良好的健康状态而实施的，其行为指向应有利于健康，不会对各方面健康带来不利影响。

（3）健康行为是指个体行为的善改变性：人类所处的自然环境、社会环境总是在不断地发生着变化，要求环境中的个体能及时、准确地感受到外界环境发生的改变，并相应调整自己的行为，做出恰当反应以适应其变化。

2. **健康行为的特征** 健康行为是一切有利于并体现出健康的行为，它是一种理想的行为模式。现实生活中具有这种理想行为的人几乎是没有的。人们只是为保证自己和社会健康而设定了行为努力的方向和奋斗的目标，并以渐进的方式去接近它。由于行为具有多变性，人的身心状况发生改变的同时，健康行为也会发生相应的变化。对日常生活中各种健康行为的判断，主要依据以下几个特征：

（1）有利性：行为表现指向于自己、他人和社会的健康。如不抽烟、不酗酒、适当的体育锻炼、开展绿色环保等。

（2）规律性：行为表现有一定的重复性和持久性，如起居有常，饮食有节。

（3）和谐性：个体的行为表现有自己鲜明的个性，又能根据整体环境随时调整自身行为。

（4）一致性：行为本身具有外显性，但它与内在的心理活动是一致的，没有冲突或表里

笔记

不一的表现。

(5) 适宜性：行为强度有理性控制，适合自身状况，和周围环境相适应。无明显冲动的行为表现，且强度是对健康有利的。

(6) 行为动力定型：也称作行为“自动化”，即经常重复的健康行为已经形成惯性，无需多少注意力就能较好地完成。

3. 健康行为的分类

(1) 根据行为主体的多寡，可将健康行为分为个体健康行为和团体健康行为：个体健康行为的行为主体是个体，其行为目的旨在避免疾病，保证自身健康，如合理饮食、不抽烟、不酗酒等；团体健康行为的行为主体是社会群体或团体，其行为目的旨在增强大众的体质，保证公众健康，如利用媒体开展健康宣传、定期健康普查、预防接种、加强社区卫生服务等。

(2) 根据行为表现的可观察性，可将健康行为分为外显的健康行为和内隐的健康行为：外显的健康行为是指可直接观察到的有利于健康的行为，如饮食的定时、定量、定质，充足的睡眠，保持正常体重，适度的娱乐与欣赏等；内隐的健康行为是指需要通过间接手段（如晤谈、行为测量等）才能了解的有益于健康的行为，如积极的情绪体验、人际关系和谐、人格协调统一、生活积极应对等。

4. 健康行为的建立 人类的健康行为不是先天就具备的，大多数属于后天的习得性行为。健康行为、良好的生活方式与行为习惯的养成需要一个长期的过程，它的建立是一个系统工程，专业性强，并非一朝一夕就能轻松完成，需要在心理学家、预防和临床工作者共同组成的预防治疗中心、学校、自我服务性机构以及全社会的共同努力下，通过专业的技术、理论指导来建立。因此，开展全民健康教育、普及科学卫生知识、帮助人们树立正确的健康观念是建立文明的、科学的、健康的生活方式和健康行为的有效途径。

(1) 树立健康信念是健康行为建立的前提：健康信念（health belief）是指个体对自身健康的追求、认识、期望和标准。科学的健康信念有助于个体采取一系列有利健康的行为。根据健康信念理论模式，个人信念的调节直接影响到个体对危险因素的感知和采取对抗疾病的行为，既认识到危险是真实存在的，同时也应看到通过努力改变不良行为将会得到有价值的结果，只要积极主动地改变自身的生活方式，采取必要的预防行为，就会对自身的健康有益。例如，当让吸烟者具备不吸烟的健康行为时，首先要使其建立“吸烟对健康有威胁”的信念，具体包括：①基本的健康价值观的信念，即珍惜生命重视自身健康；②有关吸烟易导致肺癌等多种疾病的信念；③有关肺癌等疾病具有严重危害性的信念；④建立“不吸烟的健康行为可以减少肺癌威胁”的信念，使其确信不吸烟可有效预防肺癌发生，产生戒烟有益的信念。使其了解戒烟并非容易的事情，不吸烟会令人不愉快，但戒烟的获益显然超过吸烟的好处，戒烟虽有困难，但借助一定的方法就能达到戒烟的目的；让吸烟者确信只要方法正确，自己就有能力戒除烟瘾。

(2) 掌握和运用相关理论有助于健康行为的建立：对于已成习惯的行为要想改变，仅有认识和态度的变化是难以奏效的。在转变信念与态度的同时，还需通过社会学习及条件反射理论帮助其建立健康行为。如儿童阶段正是好模仿、建立健康行为的关键时期。周围人的一言一行常是儿童模仿的对象。因此，要培养儿童的健康行为，长辈们首先要以健康行为做出榜样。若青少年已出现不健康行为，如吸烟、厌食等，可令其观察长期吸烟或严重厌食所带来的恶果，同时借助系统脱敏法、厌恶疗法、标记奖励法等行为治疗方法消除适应不良性条件反射，建立起适应性条件反射。通过强化、消退、奖励、惩罚、行为塑造等手段，建立健康行为，消除不良行为。

(3) 行为干预是实现行为转变的重要手段：行为干预是通过具体指导和技能训练，帮助、促使人们实现特定行为的转变。在实际生活中，不同人的行为改变的快慢不同。

笔记

有的人对新事物很敏感，总是迅速尝试一些新鲜事物，有些人只是在被人鼓励带动下才发生改变，而有些人接受新事物时就显得相对困难，经各种方法帮助也不容易改变。因此，针对不同的情况要采取不同的行为干预措施。例如，许多人明知吸烟有害，仍终日烟雾缭绕。有些人是难以割舍长久的个人嗜好；有些人是担心无法承受改变吸烟行为须付出的艰苦毅力和恒心；也有些人担心独自戒烟会招致团体的排斥；更有些人心存侥幸，认为自己身体好，每天少吸几支烟无妨。对不同类型者除分别采取干预措施外，借助外力如政策法律、经济和组织手段、公众场合秩序、公众舆论等，能够加速态度和行为的转变。

（4）健康宣教是指导建立健康行为的有效形式：正确的信息是转变行为的基础。如果人们获得了正确的信息，他们将会改变不良健康习惯。通过各种传播渠道和技术媒介传递健康信息，普及卫生保健知识，提高人民群众的健康意识和知识水平，引导人们采纳健康的行为，是非常有效的途径。依据传播者和接受者双方关系的不同，传播方式也不同。最主要的信息传播方式是人际传播和大众传播。人际传播的方式有咨询、交流、授课、讨论等。而大众传播的主要方式有报刊、广播、电视、电影等。一般来说，健康宣教的形式应该丰富多彩、形象生动；教育者应该是专业的、有声望、值得信赖和有亲和力的；信息应该简短、清楚而直接，从而达到健康宣教的预期效果。

（5）健康教育和健康促进是实现健康目标的重要途径：健康教育是指通过有计划、有组织、有系统的社会教育活动，使人们自觉地采纳有益于健康的行为和生活方式，减轻或消除影响健康的危险因素，预防疾病，促进健康，提高生活质量。健康教育的核心是教育人们树立健康意识、促使人们改变不健康的行为生活方式，养成良好的行为生活方式，以降低或消除影响健康的危险因素。

健康促进（health promotion）则是指个人与其家庭、社区和国家一起采取措施，鼓励健康的行为，增强人们改进和处理自身健康问题的能力。健康促进的基本内容包含了个人行为改变与政府行为改变两个方面，并重视发展个人、家庭和社会对健康价值选择的潜能。世界卫生组织对健康促进的界定是“健康促进是促进人们维护和提高自身健康的过程，是协调人类与环境之间的战略，规定个人与社会对健康各自所负的责任。”健康教育与健康促进是低投入、高产出、高效益的保健措施。通过政策和宣传教育、发布信息等手段，引导人们自愿放弃不良的行为与生活方式，减少自身制造的危险，从而达到追求健康的目的，因此，二者是实现健康目标的重要途径。

二、亚健康状态与健康危险行为

（一）亚健康状态的概念及表现

1. 亚健康状态的概念　亚健康（subhealth）状态又称第三状态、灰色状态、病前状态、亚临床期、临床前期、潜病期等，包括无临床症状或症状感觉轻微、但已有潜在病理信息，是人们在身心情感方面处于健康和疾病之间的健康低质量状态及其体验。前苏联学者布赫曼通过相关研究发现，人体除了健康状态和疾病状态之外，还存在着一种健康和疾病之间的中间状态，并把这种介于疾病和健康的中间状态称为“第三状态”。WHO 在 20 世纪末的一项全球性调查表明，真正健康的人仅占 5%，确实患有疾病的人占 20%，而 75% 的人处于亚健康状态。2012 年，马宁等在对国内有关亚健康状态的流行病学调查进行的分析发现，一般人群中亚健康状态现患率在 17.8%～60.5%，不同职业人群亚健康状态的现患率有所不同，企业员工、大学教工及机关干部等职业人群中现患率普遍较高。不同年龄人群的亚健康状态现患率也有所不同。研究显示，亚健康状态现患率随年龄增长而升高，特别是一项在老年人群中进行的调查发现，亚健康状态的现患率超过了 90%。不同性别人群亚健康状态的

笔记

现患率也有差异。资料显示，女性亚健康状态的现患率高于男性。有研究表明，随着学历上升，亚健康状态的现患率也随之增加。同时，亚健康状态在经济发达、社会竞争激烈的国家和地区中普遍存在。近年来，处于亚健康状态的人数一直呈逐年增加的趋势，成为医学界研究的热点之一。

2. **亚健康状态的表现** 处于亚健康状态者往往表现为躯体、心理及社会适应等方面的问题。躯体方面可表现为头晕脑涨、食欲不佳、时感倦乏、腰酸背痛、腹泻或便秘等，不同程度的患病危险因素，具有发生某种疾病的高危倾向。心理方面可表现为焦虑、恐慌、注意力不集中、健忘、失眠多梦、心烦意乱、孤独、郁闷、冷漠、易怒等。社会适应能力降低，主要表现为学习与工作效率降低、人际关系紧张、孤独自处等。亚健康状态在 40 岁以上的年龄组所占比例较高，这类人群普遍存在六高一低的倾向，即接近疾病水平的高负荷（体力和心理）、高血压、高血脂、高血糖、高血黏度、高体重和免疫功能降低。有专家将其归纳为一多三少，一多指疲劳多，三少指三方面减退，即活力减退、反应能力减退和适应能力减退。亚健康人群中约有 10% 的人群又被称为“临床前期”，指有了病变，但症状还不明显，尚未就诊的一部分人，他们实际上已处于疾病早期。55 岁前后个体进入临床前期者明显增多。65 岁以上的老年人大都已处于生理性衰老状态，通常具有一种或多种慢性疾病的危险因素。

3. **亚健康状态的预防** 亚健康的预防和消除是世界卫生组织一项预防性健康策略，如何走出亚健康成为 21 世纪健康新课题，也是人们自我保健的核心。亚健康状态是不断地发展和变化的，既可以向疾病状态转化，也可以向健康状态转化（图 6-1）。向疾病状态转化是亚健康状态的自发过程，而向健康状态转化则需要采取自觉的防范措施，如加强自我保健、合理膳食结构、养成良好生活方式、矫正健康危险行为等。

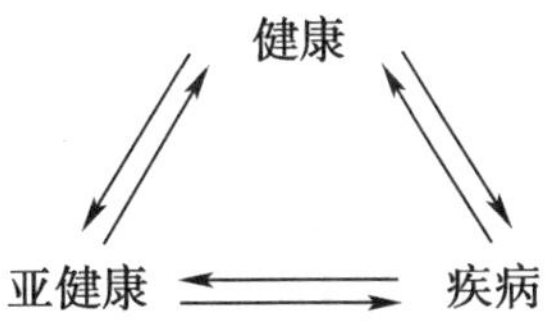

图 6-1 健康、亚健康与疾病之间的相互转化

（二）危害健康的行为

危害健康的行为（health-risky bchavior）是指个人或群体在偏离个人、家庭、学校、社会的期望方向上表现出的给健康、完好状态乃至终生的生活质量造成直接或者间接损害的行为。我国学者将健康危险行为概括为以下 7 类：①导致各种非故意伤害（unintentionally injury）的行为，如车祸、溺水、坠伤、砸伤、爆裂伤或者食物中毒等；②导致各种故意伤害（intentionally injury）的行为，如打架、暴力、自杀、自伤、自残、精神抑郁、孤独、绝望等；③物质成瘾行为，如吸烟、酗酒、滥用药物（精神活性药物或毒品）和吸入剂（汽油、油漆、涂改液或气雾罐）等；④精神成瘾行为，如游戏成瘾、网络成瘾、色情读物成瘾、赌博等；⑤导致各种性传播疾病和非意愿妊娠的性行为，如多性伴侣性行为、不使用安全套、被迫发生性行为等；⑥不良饮食行为，如过多摄入高能量、高脂食物，少摄入营养食物；偏食、挑食、过多吃零食；盲目或不健康减肥行为等；⑦缺乏体力活动行为，如缺乏体育锻炼、日常体力活动不足、静止性活动过长等。

研究认为，亚健康人群中六高一低现象的发生常与不良的生活方式和行为习惯有关。我国已公布的前两位死亡原因分析中发现，在心血管疾病中，不良生活方式与生物因素的比例为 45.3%、29.0%，脑血管疾病为 43.3%、36.0%，恶性肿瘤为 43.6%、45.9%。有数据显示，目前有 2/3 的人死于与不良生活方式和行为习惯有关的疾病。据 Lopez AD 和 Murray CC（1998 年）等分析，1990—2020 年世界上致残和劳动力丧失的主要原因为冠心病、抑郁症、脑血管病和交通意外，死亡的主要原因为冠心病、脑血管意外、下呼吸道感染和交通意外。以冠心病来说，高胆固醇、高热量、高体重、高血压、吸烟、紧张情绪等都是促发并加重冠心病的危险因素，而这些因素大都与不良生活方式和行为习惯有关。

笔记

第二节　生活方式与健康

一、生活方式与健康期望寿命

（一）生活方式的概念及构成

生活方式(life style)是个人和社会的一种特定的行为模式，受个体特征和社会关系所制约，是人们在长期的社会环境、经济条件和家庭影响下形成的一系列的生活习惯、生活节奏和生活意识。生活方式是生活主体同一定的社会条件相互作用而形成的活动形式和行为特征的复杂有机体。生活方式的构成要素主要包括活动条件、活动主体和活动形式3部分。

1. **生活活动条件**　在人类历史的每个时代，一定社会的生产方式都规定该社会生活方式的本质特征。在生产方式的统一结构中，生产力发展水平对生活方式不但具有最终的决定性影响，而且往往对某一生活方式的特定形式发生直接影响。科学技术的进步和生产力的迅猛发展，成为推动人类生活方式变革的巨大力量。而一定社会的生产关系以及由此而决定的社会制度，则规定着该社会占统治地位的生活方式的社会类型。不同的地理环境、文化传统、政治法律、思想意识、社会心理等多种因素从不同方面影响着生活方式的具体特征。如居住在不同气候、山川、地貌等地理环境中的居民，其生活方式就具有不同的风格、习性和特点；一个民族在长期发展中所形成的独特的文化背景，使其生活方式呈现出丰富多彩的民族特色。对某一社会中不同的群体和个人来说，影响生活方式形成的因素有宏观社会环境，也有直接生活于其中的微观社会因素。人们的具体劳动条件、经济收入、消费水平、家庭结构、人际关系、教育程度、闲暇时间占有量、住宅和社会服务等条件的差别，使同一社会中不同的阶级、阶层、职业群体以及个人的生活方式形成明显的差异性。

2. **生活活动主体**　生活方式的主体分个人、群体（从阶级、阶层、民族等大型群体到家庭等小型群体）、社会3个层面。任何个人、群体和全体社会成员的生活方式都是作为有意识的生活活动主体的人的活动方式。人的活动具有能动性、创造性的特点，在相同的社会条件下，不同的主体会形成全然不同的生活方式。在生活方式的主体结构中，一定的世界观、价值观和生活观对人们的生活活动起着根本性的调节作用，规定着一个人生活方式的选择方向；社会风气、时尚、传统、习惯等社会心理因素对生活活动具有很强的导向作用，成为影响生活方式的深层力量。个人的心理与生理因素以特有的方式调节着人们的生活活动和行为特点。

生活方式的主体在生活方式构成要素中具有核心地位。特别是在现代社会，个人的价值选择在生活方式形成中的规范和调节作用日益增强，现代人的生活方式具有明显的主体性。

3. **生活活动形式**　生活活动条件和生活活动主体的相互作用，必然外显为一定的生活活动状态、模式及样式，使生活方式具有可见和固定的形式。受不同的职业特征、人口特征等主客观因素影响所形成的特有的生活模式，必然通过一定典型的、稳定的生活活动形式表现出来。因此生活方式往往成为划分阶级、阶层和其他社会群体的一个重要标志。

（二）健康期望寿命的概念及评价

1. **健康期望寿命的概念**　经济的快速发展以及医疗水平的不断提高使人群的期望寿命有了显著增长。快速的城市化及人们生活方式的改变也带来了疾病谱的变化，使得慢性

笔记

非传染性疾病和伤害成为了主要的疾病和死亡原因。以往大多采用以生命统计数据为基础的指标，包括期望寿命、死亡率等来评估人群的健康水平。然而，这些指标仅仅从某一个侧面衡量了生存的状况，并不能反映生存者的健康状况和功能状况。1983 年，Katz 等首次提出了健康期望寿命（active life expectancy，ALE）的概念，并将其界定为人们能维持良好的日常生活活动（activities of daily living，ADL）功能的年限。关于健康期望寿命的研究在欧洲和北美得到了蓬勃的发展，陆续有人提出了无残疾期望寿命（disability free life expectancy，DFLE）、健康调整期望寿命（health adjusted life expectancy，HALE）和伤残调整期望寿命（disability adjusted life expectancy，DALE）等概念。WHO 在 1997 年的《世界卫生报告》中将健康期望寿命定义为具有良好健康状态的生命寿期及个体能在如此舒适状态下生活的平均预期时间长度。2000 年的《世界卫生报告》中首次将伤残调整期望寿命作为人群平均健康水平的衡量指标。2001 年，WHO 将衡量指标由 DALE 更名为 HALE，将其作为卫生目标考核的主要指标之一。

2. **健康期望寿命的评价**　Katz 等提出的 ADL 指标涉及两个部分：①日常生活活动，它是维持躯体活动的基础，包括穿衣、室内走动、进食、洗澡、大小便控制、上厕所、上楼梯、整洁梳洗等；②日常家务活动，它是维持社区活动的基础，包括打电话、购物、做饭菜、做家务、洗衣、干杂务、服药、自理经济等。

（三）生活方式与健康期望寿命的关系

对于环境、遗传、生活方式与习惯、卫生医疗服务这四大影响健康的因素来说，人们的日常行为方式即生活方式与习惯，所起的作用日益引起全世界的重视。据 WHO 的界定，人类的健康和长寿，40% 依靠遗传和客观条件（其中 15% 为遗传，10% 为社会因素，8% 为医疗条件，7% 为气候条件）；60% 依靠自己建立的生活方式和行为习惯。美籍华人健康教育博士李淯指出，在美国只有 10% 的疾病是由微生物引起的，另外 10% 是遗传的，30% 起源于环境因素，而 50% 则与人们的日常行为有关；1992 年，WHO 的一份报告中也指出：发达国家 70%～80%，发展中国家 40%～50%，全球 60% 的死亡是由于不良生活方式所造成的。

实践证明，通过对国民进行健康教育、改变生活方式可以大大降低“现代文明病”。据美国加州对 6928 名成年人进行长期观察，发现下列 7 项健康行为与长寿有关：①减少夜生活，每天吃早餐；②每天睡眠 7～8 小时；③一日三餐，不吃零食；④保持标准体重；⑤有规则的体力锻炼；⑥不吸烟；⑦不饮酒或少量饮酒。经过 5.5 年的观察发现，健康行为与人的健康状况和预期寿命呈正相关：个体采纳的健康行为种数越多，健康状况越好，预期寿命越长。我国学者对 100 位 90 岁以上的长寿老人进行长期追踪观察，这 100 位老人的平均年龄为 95.3 岁，其中 11 人超过 100 岁，他们的经验是在以上 7 项健康行为外，还有 2 项补充，一是性格开朗，知足常乐，乐于助人，有自己的爱好，二是有美满的家庭生活，其中包括和谐的性生活。

二、健康的生活方式

健康是人的一项基本人权，健康也是平等的社会目标。1992 年，世界卫生组织在维多利亚宣言中提出了健康四大基石：心理平衡、合理膳食、适量运动、戒烟戒（限）酒，倡导用简单、健康的生活方式遏制威胁人类健康的高血压、高血脂、吸烟、糖尿病四大杀手。

（一）心理健康

心理健康（mental health）是指心理上的健康状态，是以积极有效的心理活动，平稳正常的心理状态，对当前的和变化着的社会环境保持良好的适应。当人们处于这种状态

笔记

时，不仅自我感觉良好，而且与社会和谐一致，即整个心理活动和心理特征相对稳定、相对协调，充分发展，与客观环境统一和适应。"忧愁、顾虑和悲观可使人得病；积极、愉快、意志坚强和情绪乐观可战胜疾病，更可使人强壮和长寿"，印证了心理健康对人整体健康的重要性。随着社会经济的发展，人们的心理健康正面临着新的考验，越来越多的人受到心理问题的困扰和威胁。据世界卫生组织估计，全球抑郁症患病率为 3%～5%，约 13%～20% 的人一生中曾有过一次抑郁体验。令人担忧的是这几项数字在近几年仍有上升趋势。

关于心理健康的标准，不同的学者提出了不同的看法。美国的心理学家马斯洛（Abraham H.Maslow）认为判定心理健康的标准有 10 个方面：①有充分的适应能力；②能正确地认识自己；③生活目标切合实际；④与现实环境保持接触；⑤能保持人格的完整和谐；⑥有从经验中学习的能力；⑦能保持良好的人际关系：⑧适度的情绪发泄与控制；⑨在不违背集体意志的前提下，有限度地发挥个性；⑩在不违背社会规范和习俗的情况下，个人基本需要能恰当满足。我国学者严和骎（1987 年）、陈仲舜（1989 年）和许又新（1988 年）等曾分别提出过心理健康的有关标准，大多数的学者认为，心理健康的标准应包括：①智力状况正常；②情绪、情感稳定乐观；③意志坚定能够自制；④人际关系协调和谐：⑤具有适度的反应力；⑥具有正确认识自我的能力；⑦心理行为符合年龄和身份特征。

（二）合理膳食

营养状况与人的心身健康密切相关。无论是营养不良，还是营养过剩，抑或不良的饮食习惯，都将有损人体健康，成为主要致病因素之一。营养不良易导致贫血；营养过剩又是肥胖病、糖尿病、心脑血管病等的主要影响因素之一；食盐摄入量过多易患高血压。据调查，南非犹太人的肠癌发病率是非犹太白人的 4 倍，其原因主要与犹太人的高脂饮食习惯有关。具体而言，合理膳食要符合以下几项条件：

1. **饮食多样化**　为了获得全面的营养，在饮食方面要粗细搭配，肉、鱼、蛋、豆制品和蔬菜合理搭配食用，坚持饮食多样化，不偏食。既保证机体多种营养又提供适量的能量。

2. **饮食因人而异**　饮食要与人的生长发育的不同阶段和不同的生理状况相适应，如母乳是婴儿的最好饮食，但在母乳缺乏或不足时，应用牛、羊乳或其他代用品。儿童、青少年时期是生长发育迅速、代谢旺盛的时期，他们所需要的能量、蛋白质和多种营养素相对比成年人要多。老年人的饮食要以少而精为原则，注意供给优良的蛋白质，减少动物脂肪的摄入。妇女在妊娠与哺乳期间，各种营养的供给量均需适当增加，其中特别是蛋白质、糖、维生素以及钙、铁、镁、碘等微量元素的增加。

3. **根据生活和劳动环境调整饮食**　由于所处的生活环境和劳动环境不同，个体就需要对饮食进行必要的调整。高温环境下，应供给较多的无机盐、淡盐水和充足的蛋白质。寒冷地区，机体基础代谢增高，应增加热量供给，适当供给脂肪、蛋白质以及各种维生素。

4. **控制碳水化合物、钠盐和脂肪的摄取量**　尽管碳水化合物的发热量只及脂肪的一半，但摄入过多时，同样会引起或诱发某些疾病。钠盐的过多摄入与高血压的发病有一定的关系。因而每日对碳水化合物、钠盐和脂肪的摄入要适量。

（三）适量运动

"生命在于运动"，体育运动不仅对正在生长发育的青少年十分重要，而且对预防衰老、防治老年人的常见病有重要意义。随着科学技术的进步和生产力的发展，体力劳动被机械化、自动化所代替，人们体力劳动强度逐渐降低，运动不足现象日益增多，体力下降，精神疲倦、肥胖等接踵而来，威胁着人类的健康，这就更需要有计划地进行体育运动，以弥补运动

笔记

的不足。

运动有利于增强体质，改善人体各器官系统的功能。如增加肺活量，改善呼吸系统的功能；促进肌肉发育，推迟骨关节、肌肉的老年性变化；提高思维和反应能力，使神经系统处于良好状态；改善消化系统机能，控制体重，防止肥胖；有规律的体育运动可以延年益寿。

运动的原则主要包括：①必须根据年龄、性别、健康状况等特点，选择适宜的锻炼项目，合理掌握运动量。②要采取循序渐进的锻炼方法，技术上由易到难，运动强度由小到大，逐步提高，逐步适应，切不可操之过急；运动量和运动强度以适宜、适量为好。③要持之以恒。体育运动必须在长期的、不间断的锻炼以后才能获得应有的效果。

（四）戒烟限酒

吸烟和酗酒是日常生活中最常见的不良行为习惯，戒烟、限酒是保护健康的重要内容。吸烟有害于健康，WHO 曾把吸烟称为“20 世纪的瘟疫”，是“慢性自杀行为”。吸烟对健康的危害主要表现为：①长期大量吸烟易引发肺癌、支气管炎、肺气肿、冠心病及其他心血管疾病；其他如唇、舌、食管和膀胱的癌变，胃及十二指肠溃疡等也与吸烟有关。②被动吸烟危害极大。孕妇吸烟危及胎儿和自身健康，父母吸烟影响下一代健康，被动吸烟造成的危害不亚于主动吸烟。③某些污染物与烟草烟雾混合后，具有协同、强化、促发作用。烟雾作为载体可改变或加重污染物原有的性状和浓度，严重损害人体正常功能和健康。从吸烟烟雾中分离出的有害物质多达 1200 余种（如尼古丁、焦油等），长期吸入这些物质会对人体造成多方面的危害。④增加某些意外恶性事件和死亡事故的发生率。如火灾及其造成的伤亡等。

饮酒是一种社会文化行为，酒被作为缓解精神紧张和人际交往的工具。虽然少量有规律的饮酒有益健康，但若饮酒过量或成瘾则会对健康产生不良的影响，产生各种疾病。如急性酒精中毒、酒依赖综合征、肝硬化、心血管疾病、神经紧张性疾病等。酗酒作为一种病态或异常行为，还与车祸、犯罪、家庭矛盾、违法乱纪、吸毒和滥用药品等社会问题密切相关。

科学合理的饮酒方法是：①要适量饮酒，控制数量。每餐饮酒酒精含量不超过 15g（相当于 50～100ml 葡萄酒或一罐啤酒）。②饮低度酒。如啤酒、葡萄酒，或 40 度以下的白酒等。因 40 度以下白酒在血液中排出较快，对人体危害较小。③不要空腹饮酒，不要与碳酸饮料共饮。④不宜饮酒过急。⑤孕妇、患肝病和消化性溃疡等疾病以及在服药期间不宜饮酒。

三、健康生活方式的调控

（一）膳食调控

1. 饮食结构要合理 要根据不同的经济状况等因素选择科学合理的饮食结构，最好的办法就是按照人体所需的营养素的比例，让食物中的有效成分均衡地进入人体，补充身体消耗的成分。对于贫困地区而言，应主要防止营养不良，注意补充饮食中缺乏的蛋白质，足够的维生素和微量元素等。对于经济发达地区，主要防止营养过剩。以欧美发达国家为代表的高蛋白、高脂肪、高热量的“三高”型饮食，有害于人体健康，往往能诱发人体产生许多疾病。因此，医学家与营养学家都提出了“低脂肪、低热量”的饮食方案，也为大家所普遍接受。专家们还特别强调改变饮食结构应做到：每次进餐都要吃新鲜蔬菜、生菜或水果。每天的食品中应有一半是生菜或水果；以水果汁代替各种汤类；吃的食物应较清淡，不应使用特别刺激的作料；肉类应含较少的油脂（图 6-2）。

2. 养成吃早餐的习惯 吃早餐十分重要，研究表明：①吃早餐能增强一整天的记忆力；

笔记

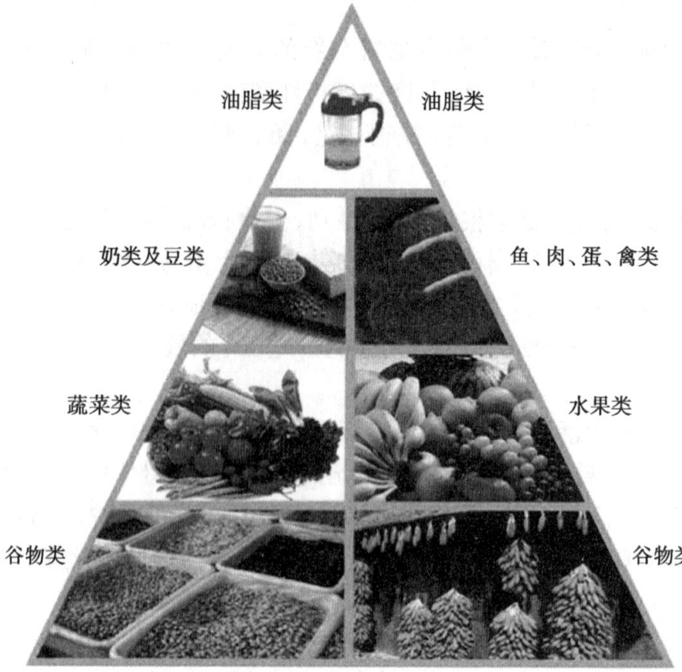

谷物类食物每天300~500g
蔬菜每天约400~600g
水果每天约100~200g
鱼、肉、蛋、禽等每天约125~200g
奶类和豆类食物每天约100g
油脂类每天不超过25g

图6-2　平衡膳食示意图

②经常不吃早餐的人有双倍的可能性变得肥胖；③按时吃早餐的人思维更有创造性；④在早餐时间以后所吃的食物并不能取代早餐；⑤不吃早餐的人更容易在中午爱吃油腻的食物；⑥经常不吃早餐而又在早晨活动量大者，由于脂肪的分解，可使人体血液游离脂肪酸度显著增高，易引起动脉硬化症。

3. **注意水的补充**　一个正常人体内的水分占体重的70%左右，每人每天需要2000～2500ml的水，才能保证人体内水分充足，保持身体的健康。生理学家推荐补充水的方法为：早餐前半小时饮水200～300ml；晚餐后2小时或睡前半小时饮水200～300ml；其余的水在饮食时与空暇时补充，以温开水为宜。

4. **合理的烹调加工**　饮食的烹调加工，应做到食物易于消化吸收，又要尽量减少营养成分的损失，充分考虑营养和食品卫生的问题，并要有良好的感官形状以促进食欲。尽量少食熏烤、油炸、腌制的食品。

5. **膳食制度合理**　饮食要一日三餐，定时定量，且能量分配比例适宜。定时可以促进食欲，增进消化，有利于营养的吸收，可保证正常的消化机能。定量：早餐占一天总食量的30%～40%，中餐占40%～50%，晚餐占20%～30%比较合适。从事轻微体力劳动的成年男性如办公室职员等，可参照中等能量（2400kcal）饮食来安排自己的进食量；从事中等强度体力劳动者如钳工、卡车司机和一般农业劳动者可参照高能量（2800kcal）饮食进行安排；不参加劳动的老年人可参照低能量（1800kcal）饮食来安排。女性一般比男性的食量少，因为女性体重较轻且身体结构与男性不同，女性需要的能量往往比从事同等劳动程度的男性低200kcal或更多。通常人们的进食量可自行调节，当人的食欲得到满足时，其对能量的需要

笔记

也就会得到满足（表6-1）。

表6-1　不同能量膳食的各类食物日摄入量（g/d）

食物	低能量（约1800kcal）	中等能量（约2400kcal）	高能量（约2800kcal）
谷类	300	400	500
蔬菜	400	450	500
水果	100	150	200
肉、禽	50	75	100
蛋类	25	40	50
鱼虾	50	50	50
豆类及豆制品	50	50	50
奶类及奶制品	100	100	100
油脂	25	25	25

注：1kcal=4186J

（二）运动的注意事项

运动前要做准备活动，使机体从相对的安静状态逐步过渡到活动状态；运动后要做整理活动。在剧烈运动后应做些深呼吸和整理活动，促进血液的回流，并使其他系统和器官由剧烈活动状态恢复到正常状态；运动前要注意检查运动场地或器械设备，避免由于场地、设备的问题而发生伤害事故；饭后不宜马上进行剧烈运动。一般要在饭后1小时以后再锻炼，以免影响消化功能；剧烈运动大量出汗后不宜大量饮水，因为短时间内大量饮水，水分进入血液中，使循环血量骤增，会加重心脏负担，加速疲劳，会造成胃肠不适。应当少量多次地补充。

根据自己的体能和健康状况选择适当的运动项目。无论哪种运动项目，运动量不宜过大，运动程度不宜过高。决不能将运动健身等同于竞技比赛。持之以恒，坚持锻炼是良好的健康行为。锻炼计划应适合个人的兴趣和生活风格，要将体育锻炼看成是生活中不可缺少的重要组成部分。

（三）如何消除疲劳

人们在长时间从事各种活动之后常常会发生疲劳。疲劳是机体营养成分消耗，代谢产物增多的表现，也是机体需要调整与休息的警戒信号。通常情况下，体力或脑力劳动速度越快、强度越大，持续时间越长，越容易产生疲劳。为了消除疲劳，恢复充沛的精力，保持健康，需要积极的休息与放松。即使在没有明显劳累的情况下，人体的各器官也需要休息，以促使其互相协调，保持其生理功能的正常发挥。繁重劳动之后，紧张工作之余，不但要及时、充分地休息，而且还要善于休息。

1. **劳逸结合**　无论是过度的紧张与疲劳，还是过于悠闲与无所事事，都不利于大脑及神经系统的调节，会造成机体各系统功能紊乱。紧张与松弛、工作与休息有机地结合起来，才能有效地保持健康状态。

2. **起居有序**　根据人体生物钟的节律，保持良好的生活规律与习惯，对于维持身体健康有积极作用。若违背生物节律，日常活动处于无序状态，则极易产生疲劳。

3. **生活节奏适当**　现代社会竞争压力大，人们的生活节奏变快，常常导致身心疲惫。因此，在处理工作和生活问题上，要量力而行，适可而止，适当放慢生活节奏。

4. **变换活动方式**　长时间单调工作，容易产生疲劳，尤其是心理疲劳。通过变换活动

笔记

的方式，可以协调机体各部分的活动，调节大脑皮质兴奋与抑制的过程，以保持机体内稳态平衡，使身心得到休息与放松。脑力劳动时间久了，头昏脑涨，适当体力活可使头脑清晰；坐着工作时间长了，会腰酸背痛，站起来适当活动，能有效缓解腰脊疲劳。利用工作之余根据自己的兴趣爱好开展各种有益活动，如听音乐、室外体育运动、下棋、钓鱼、郊游等，不但能消除疲劳，还能使生活充实，精神愉快。

5. **保证睡眠** 睡眠是最好的休息方式。充分而有效的睡眠，可消除疲劳，恢复和调整体力，增强机体的新陈代谢，提高机体免疫力，保护大脑皮质，促进精力恢复，保证有效的信息加工等。睡眠时间的长短不是衡量睡眠好坏的唯一标准。在某种程度上，睡眠质量高更为重要。睡眠的时间因人而异，差别很大。通常与年龄、性别、习惯、季节、环境、神经类型、生活条件、劳动强度和疾病等因素有关。一般来说，年龄越小睡眠的时间越长。不同年龄的人，每天需要睡眠的时间大致如下：婴儿，18～20 小时；幼儿，14～15 小时；学龄儿童，10～12 小时；青少年，8～9 小时；成年人，7～9 小时；老年人，5～7 小时。需要指出，睡眠的效果不全在时间的长短，重在睡眠的质量。有的人上床后很快入睡，因而他只需要睡 6～7 小时，有的甚至 4～5 小时就够了。而有的人在床上翻来覆去难以入睡，入睡后睡眠质量差，这样的睡眠，即使睡 10 小时也达不到休息的目的。许多睡眠质量不高的人，往往采取多睡的方法。须知睡眠过多所造成的体力损失比劳动过度还要严重。美国心脏病学会的一项研究显示，每晚睡眠 10 小时的人比睡 7 小时的人因心脏病死亡的比例要高 1 倍，因脑卒中死亡的要高 3.5 倍。

（四）培养乐观情绪

乐观是保持心理健康的重要方面。应该努力做到以下几点：

1. **培养幽默感** 幽默感有助于适应社会。当一个人既要能客观地面对现实，又不要使自己陷于激动的状态，往往采用幽默的方法，可以使本来紧张的情况变得比较轻松，使一个窘迫的场面在笑声中消逝。

2. **增加愉快生活的体验** 对于一个心理健康的人，多回忆正面的、愉快的生活经验，有助于克服不良情绪状态。

3. **使情绪获得适当表现的机会** 人在情绪不安与焦虑时，不妨找好朋友聊聊，找心理医生去咨询。

4. **善于从不同角度去观察事物** 很多表面上看是引人生气、极其悲伤的事件，如果从另外的角度去看，可以发现一些正面积极的意义。

（五）自我保健

自我保健是生活中人们最常使用的对于疾病所采取的预防措施以及自我发现、自我治疗和对慢性病的自我管理行为，也是维护和促进健康的有力举措。自我保健作为维持生命健康所进行的保健活动，主要应从以下几方面做起：①保持促进健康的行为；②消除危害健康的行为；③提高自我诊断能力，能对自我疾患进行早期的筛查；④加强自我治疗能力，对一般常见病、慢性病、多发病能运用自我保健疗法配合医生治疗；⑤提高自我预防能力。在未患病时，加强锻炼、合理膳食，戒掉不良嗜好，定期查体，懂得评价和改进自身健康等。

第三节 行为健康咨询

一、行为健康咨询的概念

笔记

咨询即商量、征求意见、寻求别人帮助。行为咨询（behavior counseling）是给来访者以心理和行为上的指导和帮助的过程。行为咨询的主要工作对象是正常人，所着重处理的是人们的正常需要和问题。咨询工作者通过与来访者交谈、讨论，帮助来访者找出本来具有的内在积极因素，促进其发展。对于需改善环境者，也是在分析现有条件基础上提供改进意见，并非重建。行为咨询可根据不同情况，分为学校咨询、家庭咨询、企业咨询等；根据其主要咨询内容可分为人际关系咨询、法律咨询、教育咨询、医学咨询和生殖健康咨询等。

行为健康咨询是行为咨询中的一个重要分支，它和一般行为咨询不同，有其自身的重点和任务。行为健康咨询是提供咨询的人（如行为医学工作者）与来访者（包括患者）进行关于行为健康、行为问题及有关控制、预防知识的信息沟通过程。通过这一过程，行为医学工作者针对来访者提出的问题做出科学合理解答，说明并提出合乎健康要求的方案，进行有关行为保健知识的教育和帮助，解决其存在的行为问题。行为健康咨询同时起到预防、治疗和健康教育作用。

行为健康咨询与医学心理咨询虽然在工作对象及工作领域中有所重叠，但二者的工作内容及工作重点明显不同。医学心理咨询解决的是医学领域中的各种心理问题，咨询人员和来访者通过讨论，查明来访者心理障碍的性质和可能的原因，给予劝告、建议、教育、支持和各种形式的帮助，包括运用简短的心理治疗和医药治疗。其工作内容以心理问题为主，如睡眠障碍、失眠、多梦、梦游；焦虑、抑郁、恐惧等情绪问题以及人格障碍等问题的咨询和治疗。行为健康咨询则是以行为问题为主，如吸烟、吸毒、酗酒、A 型行为等的预防和矫治等。当然，在实际的工作过程中，医学心理咨询和行为健康咨询可以相互联系，相互融合或相互结合进行。

二、行为健康咨询的内容

行为健康咨询涉及的行为问题很多，膳食营养方面，有的来访者提出，他已限制高脂肪类饮食半年，但体重仍旧减不下来，是什么原因，希望行为健康咨询机构的医生对他的食谱或其他行为方面提出改进意见；生活方式与运动方面，有咨询者提出，他六十多岁了，每天早上跑步半小时，傍晚进行爬楼梯运动 20 分钟，已坚持一年了，但有人给他提出这样的运动并不利于健康，会引起膝关节、踝关节面磨损变粗糙，甚至引起“骨刺”，他感到很茫然，故来进行行为健康咨询，与咨询医师讨论用什么方法运动才有利于老年人的健康；还有咨询者对他尚在少年阶段的儿子的性取向有怀疑，认为有同性恋的趋向，做父母的感到很紧张，害怕发展成同性恋，咨询的重点是怎样纠正这一偏离行为的问题……

总之，对行为健康咨询来说，来访者是方方面面的，咨询的问题也很复杂，有学者将咨询内容作了一个大致的归纳，共 10 项：①儿童行为问题，如多动症、退缩行为、口吃、学习困难等；②青少年行为问题，如适应不良、学习问题、青少年吸烟、吸毒等；③青春期行为问题，如恋爱问题、早期性行为等；④中年期行为问题，如婚外恋、酗酒问题等；⑤老年期行为问题，如丧偶、独居、空巢现象等；⑥家庭行为问题，如教养方式不当，独生子女问题等；⑦学校行为问题，如逃学、出走、师生对立问题等；⑧职业行为问题，如劳动保护、作业安全问题等；⑨致病行为问题，如 A 型行为、非感染性疾病行为问题等；⑩高危行为问题，如吸毒、自杀、网瘾、迷信问题等。

三、行为健康咨询的方式

（一）门诊咨询

门诊咨询是行为健康咨询的主要方式。它可以使来访者和咨询工作者面对面交

笔记

谈，更有益于双方思想的交流，是一种效果较好的方式，一般可在综合性医院或专科医院的行为医学科或独立的心理行为咨询机构进行；也可根据需要，在临床各科室内建立本专业的行为健康咨询组，由有经验的医生接待各类来访者，有条件时可建立病历、收集病史、做好详细记录，必要时进行家访。咨询工作者听取来访者的倾诉，可根据需要进行一定的行为评估和检查，然后由咨询工作者进行分析与诊断，综合全面的资料对来访者的行为问题进行解答和指导，对有不良行为及行为障碍者，应分析其病因与症状，帮助其树立信心，指导对策、制订行为治疗计划。这样直接会谈，往往能及时地解决咨询者的问题，从而取得较好的效果。但在进行门诊行为咨询时，必须注意下列几个问题：

1. 咨询室应尽可能间隔成独立空间，或至少要用屏风阻挡分开，以便来访者能单独和咨询医生交谈。

2. 工作者要态度诚恳、和蔼，具有同情心，交谈时尽量启发来访者多讲，不要经常阻断他的发言，这样往往会取得来访者的极大信任，进而能把内心的苦恼和心理行为冲突毫无保留地倾诉出来。对有些来访者确实不便当面讲的，亦可请其写出或由家属、亲友代为诉说。

3. 允许来访者不讲真实姓名，以消除顾虑，但年龄、职业等应如实诉说和填写。遵守职业道德，对来访者的情况及其谈话内容，进行严格的保密。

4. 咨询工作者要求来访者完成的作业，应启发、说服来访者，使之努力去做，并对其耐心解释，也可举些实例来启发诱导来访者，使之与咨询工作者充分合作，做到真正的沟通和交流，这样才能达到最佳效果。

5. 参加行为健康咨询的医生，应具有较丰富的临床经验，对诉说有躯体不适的来访者，一定要作详细的体格检查与神经系统检查，以明确是否有躯体性疾病（包括神经系统疾病）的存在；对诉说有异常行为者，需作详细的精神检查，以明确是否有精神类疾病。

6. 对不能一次解决其心理行为问题的来访者，如病理性赌博、吸毒等，应预约他间隔一定时间后复诊；对需要进行治疗者，最好要预约他定期复诊，直到病情治愈为止。

7. 对性功能障碍的来访者，最好要约夫妻双方同时来诊。许多性功能障碍的行为治疗，必须夫妻双方配合，才能取得较好的疗效。因此要对他们进行解释，说明性功能障碍虽然表现在某一方身上，但实际上是与夫妻双方都有关系的。

（二）通信咨询

通信咨询是由咨询者通过书信、电话、网络向咨询机构进行的一种咨询方式。它的优点是可以克服交通方面的问题，使权威的行为咨询机构为更广泛的人群服务。

在书信咨询中，信访者能披露在门诊咨询中由于面对面的情况下难以启齿的隐衷，使得咨询工作者能更好地发现其心理行为冲突的症结。但这种方式的缺点也很明显，信访者多半不懂医学，多以自身的感受来描述他的行为问题，以致不得要领，而咨询工作者又不可能进行直接询问。这样肯定会影响对信访者问题全面和透彻的了解，同时在行为或治疗方面也不可能进行具体的操作示范。在书信咨询中，咨询工作者只能根据大的原则进行一般性指导，因而不可能解决较复杂的问题。

电话咨询是在心理行为处于应激情况下一种常用的求助方式，此时可以拨打规定的电话号码，即可得到心理的疏导和安慰。1956年美国洛杉矶自杀防治中心的电话咨询取名为“生命线”，有自杀企图行为者在思想激烈斗争之时，只要一拨“生命线”，就是迈出了脱离危机的第一步。咨询医生一面“稳住”企图自杀者，一面立即派人赶到现场急救，由此而挽救

笔记

了无数的生命。电话咨询的最大特点是快捷方便，并且隐私性得到保证，被人们赞誉为“生命之线”。

现代社会网络通信发展迅速，网络通信更快捷、便利，求助者可通过电子邮件、QQ等交流方式寻求行为咨询帮助。

（三）专栏咨询

专栏咨询是在期刊、报纸上开设专栏，征求汇集读者来信提出各种心理行为问题，由专栏主持者选择那些有典型性而又适于在报刊上作答的问题，写成专栏文章予以答复。专栏咨询由于读者广泛，对于健康行为常识的宣传和普及教育，有积极的推动作用。许多前来进行行为心理问题咨询的来访者，都是看了专栏文章而来的，这是它的效果。但对个别的咨询者来说，其针对性较差，要真正解决心理问题，还必须配合其他形式的咨询。

（四）现场咨询

现场咨询是咨询工作者深入到学校、家庭、社区、工厂、企业、部队等进行现场行为咨询。对一些共性的问题根据医学行为学原则提出切合实际的处理意见，对当事者进行集体或个别心理咨询或行为干预，常可收到较好的效果。

四、行为健康咨询的程序

（一）了解情况，建立合作关系

在心理咨询的开始阶段，应了解的情况包括：①了解来访者一般情况，如姓名、性别、年龄、职业、学历、民族等。这些内容可以通过咨询对象填写表格的方式加以了解。②让来访者对行为咨询有所了解，如咨询工作者的身份、行为咨询的保密原则等。有关的咨询条件及咨询方法，要征求来访者的同意，以取得来访者的充分信任，建立良好的合作关系。③了解来访者面临的主要问题，包括来访者躯体、精神方面的主要症状，迫切要解决的行为困扰，想达到的咨询目的等。④了解来访者行为问题的背景资料，围绕来访者的主要行为心理问题，进一步了解其有关的背景资料，根据咨询时间的长短、次数及主要问题的不同，需了解的内容也有不同的广度和深度。要全面地了解来访者各方面的情况，如工作环境、学习能力、生活习惯、文化水平、婚姻和性生活、人际关系、经济状况、宗教信仰乃至慢性疾病等；要仔细专心地去倾听、探询和挖掘来访者的生活史、幼年经历、个性特征的形成过程以及来访者如何评价自己的行为等，了解在表面现象下的深层原因与现在所面临的困扰之间内在的必然联系。

（二）分析讨论，找出问题

这是行为健康咨询的深入阶段。通过来访者的讲述，咨询工作者从中了解来访者的基本情况及主要行为问题，运用咨询学的理论和技巧，对来访者所存在的行为心理问题进行深入的分析讨论，帮助来访者进一步了解自己，发现自己的问题，弄清问题的实质。只有找出来访者行为问题深层的原因，并通过讨论使来访者达成共识，才能进行有的放矢的帮助。

（三）提供建议，改变认知结构

通过上述阶段的分析讨论使问题比较清楚后，咨询工作者可以对来访者的行为问题提出建议，初步设想多种可能解决的办法，同时对这些方法可能引起的结果进行评价，让来访者通过对比，自己去体会可行性，并选择最适合解决自己行为问题的办法，或启发来访者自己运用在咨询过程中得到的领悟，制订解决目前行为心理问题的方案。咨询者通过有针对性的行为指导，解除来访者心理压力，引导其改变其认知结构，正确认识自己，主动调节自己的不良行为，积极建立新的健康的生活方式和行为习惯。

（宋崇升）

笔记

思考题

1. 有些年轻人喜欢“宅”在家里，从WHO健康内涵的角度来看，这样的行为对健康可能会有哪些影响？

2. 有的年轻人通过节食的方式来“减肥”，有人不吃早餐，有人不吃晚餐，这样的生活方式是否合理？有何影响？可以给出哪些建议？

3. 我国很多地方都有饮酒的习俗，对于饮酒者尤其是过量饮酒，你可以给出哪些合理建议？

笔记

第七章　行为与应激

应激(stress)是一个普遍存在的生物学问题,也是引起广泛关注的社会学问题。自 20 世纪 30 年代以来,“应激”引起了生理学、心理学、社会学、管理学、临床医学、精神医学等多学科的广泛研究兴趣。由于不同学科、不同专业研究角度不同,关注重点有差异,对应激和应激反应的认识存在差别。

第一节　应激和应激反应

应激(stress)一词最早由坎农(Cannon)提出并使用。加拿大生理学家塞里(Selye)研究发现,不同的刺激源作用于机体,会导致一系列类似的、非特异性的生理变化,他将这些非特异性的改变称之为“全身适应综合征”(general adaptation syndrome, GAS),并认为应激就是机体对紧张刺激物的一系列非特异性的适应反应。随着时间的推移和研究的深入,应激的内涵不断丰富,外延不断扩展。目前认为,应激不仅包括物理学上的应力和生理学上的生理反应;也包括心理学上的负荷、紧张、焦虑等各种情绪反应以及行为应对方式的改变。

一、概述

生理学家认为,人类应激是指机体遭受来自内外环境和社会心理等因素一定程度的伤害性刺激时,一方面引起机体与刺激直接相关的特异性变化,另一方面以血液中促肾上腺皮质激素和糖皮质激素浓度急剧升高为标志,引起一系列与刺激性质无直接关系的非特异性适应性反应,称为应激反应(stress response)。能够引起应激反应的刺激因子称为应激源(stressor)。可以认为应激反应是机体遭受伤害性刺激所发生的适应性、抵抗性变化的总称,也称为 GAS。应激源可以是外部物质环境、个体的内环境或者心理社会环境。应激反应的主体是独特的个体,反应的方式和程度取决于应激主体的特质和当时的情境。应激反应过程包括三个方面:生理反应、心理反应以及行为反应(图 7-1)。

需要指出的是“应急(emergency)”与“应激”是两个既有联系又有严格区别的生理学概念。Cannon 将机体在紧急情况下因交感神经系统 - 肾上腺髓质系统活动加强称之为“应急反应”,其意义在于调动机体各个系统的潜在能力,以适应急骤变化的环境。而 Selye 将机体受到非特异性刺激时发生的,以下丘脑 - 腺垂体 - 肾上腺皮质为基础而引起肾上腺皮质增生,大量分泌糖皮质激素的一系列反应称为“应激反应”,它是机体维持生命所必需的反应。

(一) 应激源

应激源(stressor)是作用于机体,使之产生应激反应,并处于应激状态下的各种刺激。应激源根据来源大致分为三类,主要包括:外部物质环境(自然环境中的突发灾害以及其他理化环境等)、个体的内环境(机体内部各种必要物质的产生和平衡失调,这些既可以是应激反应的一部分,也可以作为应激源)、心理社会环境(家庭环境与日常生活事件、工作或学

笔记

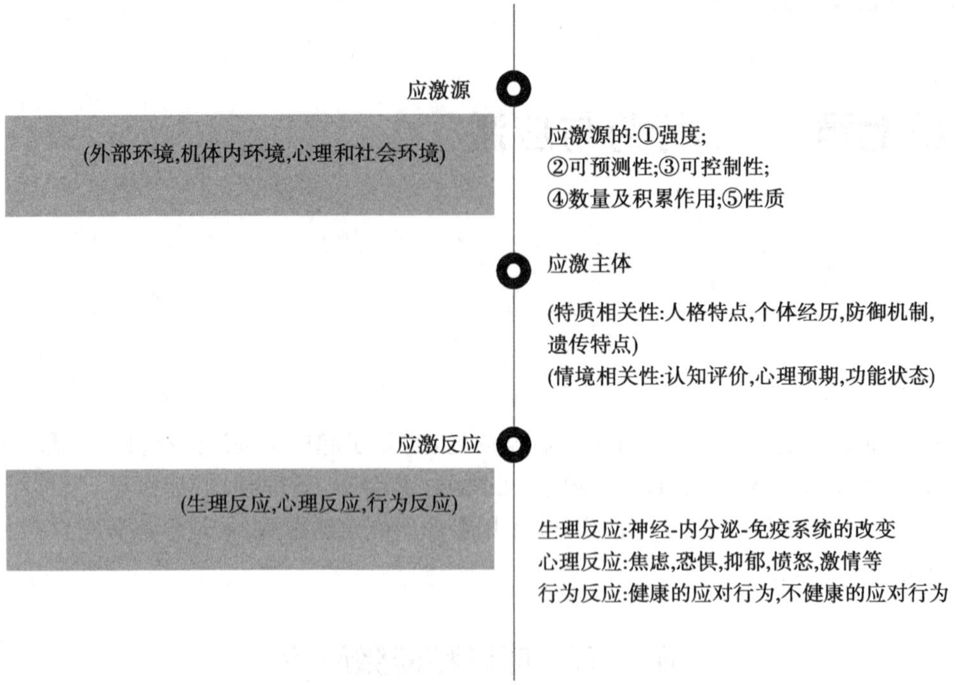

图 7-1　应激反应

习环境、社会、文化环境等)。

(二)应激源对于应激反应的影响

应激反应的发生、发展以及反应的强度与应激源有关,但是并非所有的应激源都会导致应激,这与应激源本身的特点有关。

1. **应激源的强度**　正常情况下当刺激达到一定阈值后,应激反应的强度与应激源的强度呈正相关。但当刺激强度超过某个界限时,机体的反应强度不再增加,甚至反而下降,这可以是一种保护机制也可能会成为应激相关的精神障碍。应激源的强度评估可以用"社会再适应量表"(Social Readjustment Tating Scale, SRRS)来评估,应激源大多数是生活中可能面临的各种问题,统称为生活事件(life event)。为了定性与定量地衡量生活事件成为应激源时对人的影响程度,Holmes 和 Rahe 编制了评估常见生活事件引发应激程度的量表,并根据调查结果编制了 SRRS 量表,以生活变化单位(life change unit, LCU)来反映可能引起应激的强度。

2. **应激源发生的可预测性**　Mc Murrain 曾将生活事件区分为渐进性、消耗性及冲击性事件三类,三类事件对个体的影响程度明显不同。一般来势突然、没有思想准备的急性刺激、不能预测的刺激相对于持久、消耗性的刺激,对个体影响较大,常使个体不能适应而出现强烈的反应。如亲人突然的、意外的丧亡,常对家人影响很大;而患病卧床多年、久治不愈的亲人亡故,由于家属早有思想准备,由此产生的应激反应也就较小。

3. **应激源的可控制性**　事件的可控制性与个体的应激反应强度关系密切。当人们感到对所发生的生活事件是可控制时,自信心较强,能理智、策略地应对;但当人们感到所面临的问题和事件是不可控制时,会丧失信心,听天由命,如遭遇火山、地震等。

4. **应激源的数量及累积作用**　单一的刺激,由于个体较易应对,引起机体的应激反应较小,当短时间内发生多个刺激,可能会超出机体的承受能力而无法适应。Holmes 和 Rahe 研究了个体遭遇的生活单位变化累计数与疾病的关系,发现累计总分值越高,患病的可能性就越大。

5. **应激源的性质**　各种生活事件对于不同人群而言影响程度不同,一般而言,负性的

笔记

生活事件对个体影响较大，但正性的生活事件也可能是应激源，比如升职，虽然意味着收入增加地位增高，但也意味着责任增加工作量增加。

（三）应激主体（特定个体）

个体是发生应激的主体，应激反应的发生与多种因素的共同作用有关。这其中既有和特质相关的部分，如人格特点、个体经历、防御机制、遗传特点等，也有包括情境相关的部分，如对事件的认知评价、当时的机能状态、个人的心理预期等。

1. **人格特点** 一个性格乐观、开朗的人，在人际关系中出现的矛盾相对较少，在应激过程中表现出较强的耐受性；过分内向、懦弱、拘谨、意志薄弱的人，对应激的承受能力较差。某些人格特征具有一些疾病或问题的易感性，如 A 型行为与高血压，在遭遇应激时较其他人群更易出现物质依赖、高血压等。

2. **经历与适应性** 以往的生活经历常常决定了个体的适应能力，经历丰富，遭受过磨难，且能从磨难中吸取教训，总结经验的人，常善于应对各种困境。然而，如果童年不良经历或应对失败的经历未能及时有效地修复，再次遭遇同样的经历时，则可能出现“过敏”现象，难以耐受。

3. **心理防御机制的运用和应对方式** 心理防御机制是每个人都具有的心理自我保护机制，应对方式是个体针对应激所采取的行为方式，二者对于个体免遭伤害性打击有着极其重要的作用。不同的个体运用心理防御机制，在很大程度上决定了应激反应的程度和结局。

4. **遗传特点** 某些人可能存在某个系统或器官的薄弱或者是某一脏器的调节功能有限，在遭遇应激源时，有可能因为这些差异而出现不同程度的应激反应。如实验条件下，紧张致胃肠反应阳性者，应激时易出现胃溃疡；致血管阳性者易患高血压病等。

5. **认知评价** Lazarus 提出应激源引起应激反应，并非应激源本身所致，而是建立在个体对应激源的认知评价基础上的，在应激的初期、中期和末期均发挥着巨大的作用。不同的应激对于不同的人群反应不一样，比如声音嘶哑对于外科医生来说并没有什么太大的问题，但容易引起耳鼻喉科医生和心理医生的高度关注，同样对于手指外伤，外科医生、心理医生和精神科医生的反应可能不一样。

6. **心理预期** 当事件的发生与需要吻合，常被归于正性（良性）事件；而与需要相反或不吻合时，即使事件本身在大多数人看来是好事，但对某一具体的个体而言则可能将其归入负性事件，如股票赚了 50 万，但原本预期赚 100 万；或原以为会考第一名，但实际考了第三名等。

7. **功能状态** 个体功能状态的不同，使机体在应激过程中对应激源的耐受性也不同。当机体处于过度疲劳、饥饿、月经期、妊娠期、产褥期、幼年期、更年期、老年期，或处于各种生物、物理、生化损伤而致功能削弱状态下及疾病恢复期时，机体承受伤害性刺激的耐受性降低。

二、应激反应

应激反应是个体对应激所做出的反应，它包括生理反应、情绪反应和行为反应几个方面。

（一）生理反应

在应激情况下，机体会产生不同的生理反应，这是人们对应激的最初理解。这些反应体现在机体的适度调节活动，有助于机体对抗应激源所造成的变化，恢复内稳态。如果反应过于激烈、持久，便会引起机体损害，可能导致躯体疾病，所以它们又可能是某种情况下导致疾病的生理学基础。

笔记

全身适应综合征（GAS）：加拿大生理学家塞里（Selye G）动物实验研究，应激是机体对内外环境中各种刺激作用于机体时所产生的非特异性反应，各种不同因素都可以引起类似的应激反应，表现为一种下丘脑 - 垂体 - 肾上腺皮质轴体系统激活，一般将体内生理和生化方面的变化分为 3 个阶段（图 7-2），并将这些非特异性的改变称之为“全身适应综合征”。

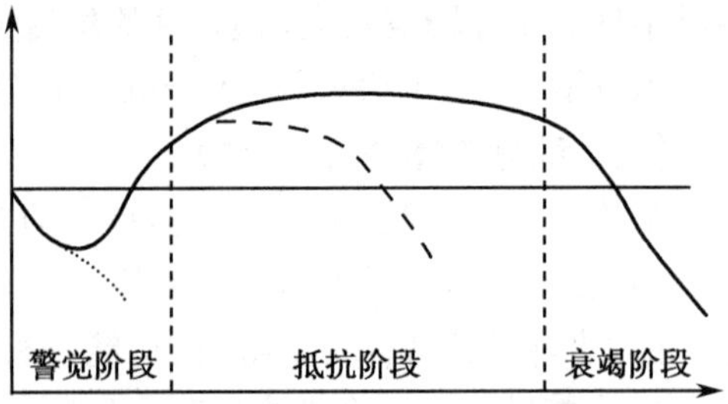

图 7-2　全身适应综合征发展阶段

1. **警觉阶段**　当机体受到伤害性刺激之后，在最初的一个短暂的过程里，主要表现为交感 - 肾上腺髓质轴活动增强，心率加快，心肌收缩力增强，心输出量和收缩压升高。与此同时，交感神经系统从脂肪组织中动员脂类、并减少胰岛素的分泌。脂肪组织中的三酸甘油酯被水解为游离脂肪酸与甘油；前者为骨骼肌的活动提供能量。未被利用的游离脂肪酸可以被肝脏吸收，重新组成三酸甘油酯并以超低密度的脂蛋白形式而被分泌出来。

2. **阻抗阶段**　下丘脑促肾上腺皮质激素释放激素，腺垂体促肾上腺皮质激素和肾上腺皮质激素分泌增加，调动机体全部资源，生物适应性处于最高水平。这一系列变化，对于机体应付外界的伤害性刺激具有十分重要的意义。

3. **衰竭阶段**　如果刺激源持续存在，阻抗阶段过长，最终激素分泌下降，机体最终将进入衰竭阶段，表现淋巴组织、脾脏、肌肉和其他器官发生变化，导致躯体的损伤而患病，甚至危及生命。

多数情况下，应激只引起前两个阶段的变化，且多数可逆，机体功能维持正常。但应激源的强度过大或应对反应无力，在应激的任何一个阶段，机体都有可能不经过典型的三阶段发展而直接进入衰竭状态，甚至导致死亡。

需要指出，机体的神经系统、内分泌系统、免疫系统和心理反应均参与了应激反应的全过程（图 7-3，图 7-4）。

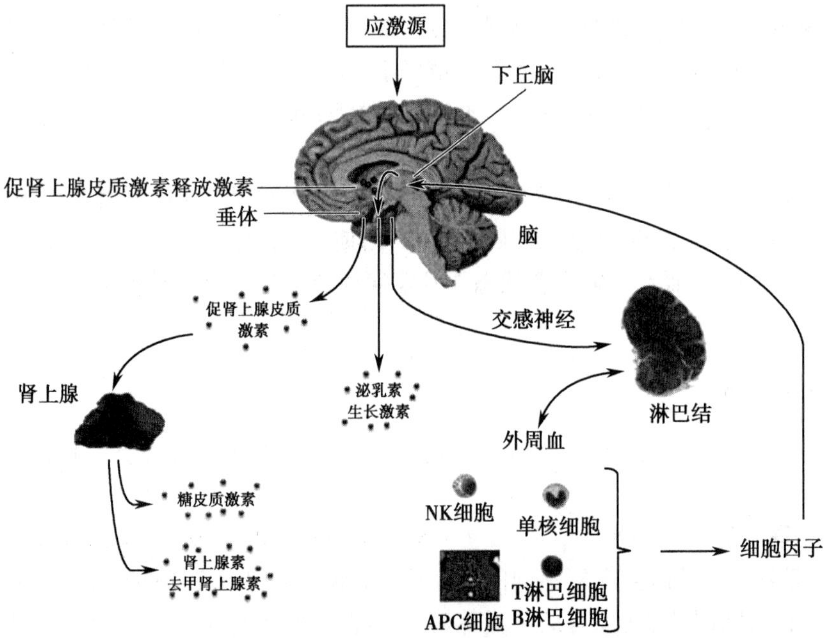

图 7-3　应激过程中机体神经、内分泌、免疫学变化

笔记

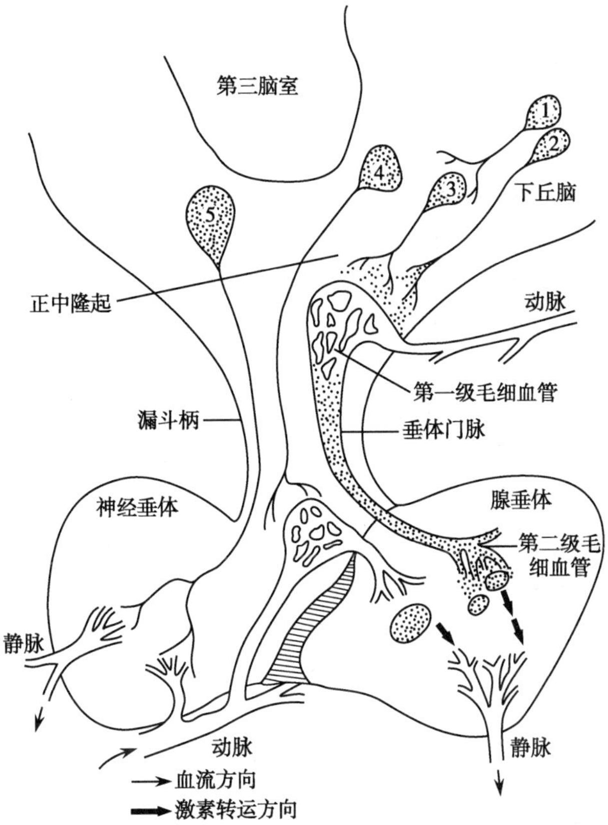

图 7-4　下丘脑与垂体功能联系示意图

注：1. 单胺能神经元；2～5. 下丘脑各类肽能神经元

（二）心理反应

心理和生理反应是密切联系的，生理应激与心理应激是应激时机体以整体方式做出的反应，两者同时存在，相互影响，相互作用，彼此转化。常见的情绪反应主要包括：

1. **焦虑**　是人们对即将来临的，可能造成危险、不良后果或者要做出重大努力进行适应时，主观上感受到的紧张和不愉快的情绪状态。它是一种无明确对象、强度多变、伴有紧张与害怕以及交感神经激活表现，如疲乏、失眠、心悸、胸闷、多汗、肢体颤抖等的情绪状态，是心理应激最常见的反应。适当的焦虑可以提高人的警觉水平，促使人投入行动，以适应的方法应对应激，对人适应环境有益，但是过度的焦虑会干扰思维活动的正常进行，妨碍个体做出适宜的判断，严重削弱应对能力。

2. **恐惧**　是一种面临危险、企图摆脱已经明确特定危险的逃避情绪，通常产生回避行为。多发生于身体安全和个人价值与信念受到威胁的情况下，常由于个体感到缺乏处理、摆脱危险情境或对象的力量和能力所致。恐惧时，交感神经兴奋，全身动员，处于警觉状态，个体意识到危险的存在，也知道恐惧的原因，但因个体对战胜危险缺乏信心，可随时逃避。

3. **抑郁**　是一组消极悲观的情绪状态，常与“丧失”有关。常表现为自身感觉不良、愉快感丧失、缺乏对日常生活的兴趣、自我评价降低、睡眠与饮食障碍、沮丧、失助、悲哀、绝望，甚至想到自杀。灾难性的生活事件如亲人丧亡易产生抑郁反应，失恋、失学、失业、遭受重大挫折和长期病痛，以及不良认知方式等原因也可引起抑郁。

4. **愤怒**　是由于有目的的活动受到阻碍，自尊心受到伤害，为了排除这种阻碍或恢复自尊而产生的一种情绪反应。愤怒时交感神经兴奋，肾上腺髓质激素分泌增加，出现包括

笔记

心率和呼吸加快、血压上升、心排血量的增加、肝糖原分解增强等，行为多具有攻击性。

5. **激情**　是一种短暂、猛烈和爆发力较强的情绪状态，常发生于某些具有重大意义的事件突然来临之际。如狂喜、手舞足蹈、兴奋不已，或暴跳如雷、怒发冲冠等。这种状态常因过于强烈而使意识范围缩小，行为控制力下降，造成破坏性后果。

（三）行为反应

机体为应对面临的应激以及处理相应的生理心理变化，会有意识地作出的认知性和行为性努力。应对通过调整自身的价值系统、改变自己对挫折的认知和情绪反应，以减少精神痛苦，维护自尊心，求得内心之平衡。行为反应受诸多因素的影响。

行为反应包括情绪指向性行为和问题指向性行为。情绪指向性行为，多在急性期发挥作用，是对应激性情绪或生理性唤醒的控制，为减轻或防御事件的冲击，并维持一个适当的内部状态，着重在于自身。问题指向性行为，多在重组期发挥作用，调动平时不常使用的资源和力量，对抗应激源，着重在于人与环境的关系。需要注意的是，在早期发挥作用的行为，如果持续反复存在有可能造成不良的后果，影响健康；而各种问题指向性的行为可以大致分为健康的和不健康的，虽然在某种程度上都可以解决问题，但长期效果会有差异。

1. **情绪指向性的行为包括**　①克制与压抑：一般情况下，很多人会主动克制各种愤怒、焦虑、悲伤、抑郁等负性情绪，不形于色，如果情绪反应并不严重，这种压抑的方式就可以奏效，但如果过分地长期克制，不良情绪无处宣泄，可能严重损害心身健康。②逃避与回避：逃避是指遭遇应激源后采取的远离应激源的行为，回避则是指在未遭遇应激源之前采取措施避免接触应激源。两者的作用和目的均是为了摆脱应激，避免受到更大的伤害。这样的反应早期有一定的保护作用，但长期如此可能会导致无法解决问题，导致后面的退化和依赖。③退化与依赖：退化是指个体表现出的行为较应有的行为幼稚，如哭泣、蒙头大睡、小病大养、装病不起等。退化常伴有依赖；依赖是指放弃自己的责任和义务，依靠他人照顾的行为。这样的行为虽然可以有效避免应激源的伤害但并不利于问题的解决，并有可能对他人造成困扰。④固着与僵化：固着是指反复进行并无成效的动作和尝试；僵化是指一种“以不变应万变”、刻板、盲目重复的行为方式。这两种行为方式常出现于反复遭遇应激的情况下。如强迫症患者的反复洗手、关窗锁门等。⑤敌对与攻击：敌对是个体内心有攻击的欲望，但表现为不友好、对抗、憎恨等；攻击则是将愤怒等情绪导向人或物，伴有行为，攻击的对象可以是直接原因者，也可以是替代物，甚至是自己，如伤人毁物、在外受气回家发泄、自伤等。敌对和攻击虽然可以有效地将情绪表达出来，但容易造成破坏性的后果。

2. **问题指向性的行为主要是积极寻求支持系统的支援**　具体包括如下几种：①亲朋好友：自己的亲朋好友应该是最容易想到并且最容易获得的支持，不仅可以有心理上的支持，也完全可以在其他方面提供帮助。②兴趣爱好、体育锻炼：通过听音乐、跳舞、打球等文体活动，摆脱烦恼，或者去旅游，通过游览大自然的美丽风光来达到“散心”的目的。③工作和学习：通过努力工作和学习争取优异的成绩来弥补精神上的创伤，人们常说的“化悲痛为力量”就是指的这种情况。④投身社会公益事业：如中年丧子的夫妇，热诚献身于儿童福利院的工作，经常捐款、捐物，照顾儿童，寻求精神寄托。⑤社会机构：各种社会组织、官方的或者非官方的机构、心理工作者、社会工作者以及专业的医疗机构，都可以提供各种帮助，方便倾诉内心的苦衷和解决问题。

3. **需要避免的几种行为**　有些方式虽然可以暂时解决问题，但是不健康的应对方式，不但损害身体健康，影响个体对问题的正确认知与判断处理，常会导致新的矛盾和挫折，应尽量避免发生：①使用烟、酒或镇静剂、麻醉剂等精神活性物质：这些物质，特别是一些有较强精神活性的物质，虽然可以一时使人脱离现实烦闷，但“借酒浇愁愁更愁”，长期如此会损害身体健康并有社会危害。②性活动增加：特别是在婚姻、恋爱中受挫或有严重的性创

笔记

伤体验者，滥交、嫖娼、卖淫等，不求进取，浑噩度日以发泄内心的痛苦与不满。③直接攻击或报复：当矛盾无法解决时，个别人可置道德、法律于不顾，对产生挫折的人或物直接攻击或进行报复，这是一种危险的应对方式。如恋爱受挫后，对恋爱对象威胁、殴打，甚至毁容、杀人等。④自罚、自伤与自杀企图或行为：通过这种方式以使别人让步或用以惩罚他人，有些人则以自杀作为精神上彻底解脱的手段。这是一种最不良的应对方式。

第二节 应激相关的精神障碍

应激相关障碍（stress-related disorder）是一组发生的时序、症状、病程与预后等均与应激密切相关，主要由应激性因素引起的精神障碍。应激相关障碍是应激性因素作用于个体，并与个体相互作用的结果，严重的可达精神病性障碍。常见的应激相关的心理障碍有急性应激障碍、创伤后应激障碍和适应性障碍。

一、急性应激障碍

急性应激障碍（acute stress disorder）为一种在强烈的应激源作用下而发生的一过性精神障碍。应激源常为突如其来，且个体难以承受的伤害性体验或对生命具有严重威胁的事件和灾难，如严重的交通事故、配偶或子女突然亡故、突发的自然灾害、战争等。如以往无其他明显精神障碍及各种缺陷的个体，可在数小时或数天内缓解。

急性应激障碍主要为强烈、突然的应激源作用，且精神障碍发生的时序、症状、病程与预后等均与应激密切相关。造成急性应激障碍的生活事件并非一般低强度的事件，而是强烈的具有威胁性和冲击性的重大事件。

急性应激障碍的发生主要由应激所致，发生时的心理与生理状态在其发生及病情的严重程度方面有一定作用。在没有更多的生活事件影响的情况下，一般患者可在数小时或数天内缓解，这取决于个体的性格特征、既往经历、对应激的易感性和应付能力，以及身体状况等。本病可发生于任何年龄，但多见于青年人，患病率男女之间无显著差别。如同时存在躯体状况衰竭或器质性因素（如老年人），发生本障碍的危险性随之增加。

1. 临床表现 典型的急性应激障碍可出现表情呆滞，处于茫然状态，继而不动不语，呆若木鸡，对外界刺激无相应反应，呈木僵状态；或处于意识蒙眬状态，可出现定向障碍，对周围事物不能清晰感知，自言自语，内容零乱，表情紧张、恐惧，动作杂乱、无目的，或躁动不安、冲动毁物，事后不能全部回忆。常存在惊恐性焦虑的自主神经症状，如心动过速、出汗、面红、呼吸急促等。并非所有遭遇这类生活事件的人都发生精神障碍，个体性格特征、既往经历、对应激的易感性和应付能力，以及身体状况等会对临床表现产生一定的影响。除典型表现外，一部分患者可表现为精神病性障碍，以妄想、严重情感障碍为主，症状内容与应激源密切相关，较易被人理解。急性或亚急性起病，社会功能和自知力严重受损。经适当治疗，预后良好，恢复后精神正常，一般无人格缺陷。

2. 处理原则 处理原则以保护个体，尽快摆脱急性应激状态，恢复心理和生理健康，避免更大的损害为主。治疗方法以心理治疗 - 环境治疗为主，必要时辅以小剂量抗焦虑、抗抑郁药物治疗。治疗分为及时的呵护和随后治疗两个方面。及时的呵护常常由警察、消防人员及医疗急救人员共同完成，治疗则以支持性、情绪指向性为主。离开和调整环境对于消除创伤性体验有积极意义，同时应加强社会支持，重新调整和建立更有效的社会支持系统。对于抑郁焦虑严重的患者，可短期、小剂量给予抗焦虑和抗抑郁剂治疗，患者处于激情状态或出现精神病性障碍时，可小剂量使用强镇静剂或抗精神病药，症状控制后应及时停药。帮助睡眠的药物有效。药物治疗仅为对症治疗，缺乏有效性证据。

笔记

二、创伤后应激障碍

创伤后应激障碍(post-traumatic stress disorder，PTSD)是一种与遭遇到威胁性或灾难性心理创伤有关，并延迟出现和(或)长期持续的精神障碍。这类事件几乎能产生弥漫的痛苦(如天灾人祸，战争，严重事故，目睹他人惨死，身受酷刑，成为恐怖活动、强奸、或其他犯罪活动的受害者)。患者常出现创伤性体验的反复重现、持续的警觉性增高、持续的回避等。发生的危险因素有：有精神疾病的家族史和(或)既往史、早期或童年存在严重心理创伤、某些人格特质、持续或叠加的生活事件、社会支持系统不良及躯体健康状况欠佳等。创伤后应激障碍的病史特点为：①心理创伤在近6个月内，遭遇过威胁性或灾难性心理创伤，并非一般性的生活事件，本次的精神障碍明显与精神创伤有关；②起病特点及病程：精神障碍常延迟发生，在遭受创伤后数日甚至数月后才出现，病程可长达数年；③少数患者因有人格缺陷或有神经症病史等附加因素，降低了对应激源的应对能力或加重疾病过程。

终生患病率接近8%，12个月的患病率大约为5%。女性较多见，虽然大多数患者可痊愈，但约有15%患者的病情持续多年，或转变为持久的人格改变，在周年纪念日时有较高的波动和复发概率。创伤后应激障碍的合并症较高，其中酒精滥用为20%～70%，广泛性焦虑为40%～70%，抑郁症为35%～50%，药物滥用为10%～25%等，并与创伤性经历的类型相关。

1. 临床表现 PTSD的核心症状包括反复出现创伤经历、不由自主地回想受伤害的经历，如病理性闪回；反复出现有创伤性内容的噩梦；反复发生错觉、幻觉；目睹死者遗物、旧地重游反复发生触景生情的精神痛苦；周年日等情况下会感到异常痛苦和产生明显的生理反应，如心悸、出汗、面色苍白等。

(1) 回避行为和情绪木讷：患者可能会出现对与刺激相似或有关的情境的回避；极力不想有关创伤性经历的人与事；避免参加能引起痛苦回忆的活动，或避免到会引起痛苦回忆的地方；不愿与人交往、对亲人变得冷淡；兴趣爱好范围变窄等。由于患者亲身经历灾难性事件，有一些患者会对自己产生内疚和自责，对未来失去希望和信心等。

(2) 警觉性增高：表现入睡困难或睡眠不深；易激惹；集中注意困难；过分地担惊受怕等。有些会有焦虑、抑郁，情感稳定性差、可能出现激情状态及自杀倾向等。

2. 处理原则 有些患者会逐渐发现和找到一些暂时缓解的方法，如转移注意力、借酒消愁等。但并不是所有的方法都是合理有效的，因此帮助患者提高应对技巧和能力，发现和认识其具有的应对资源，尽快摆脱应激状态，恢复心理和生理健康，非常重要。

(1) 由于焦虑通常比较强烈，支持性心理治疗有很大的作用：治疗师必须表示出真诚的同情，与患者感同身受，认识患者的精神痛苦，认同创伤性事件的意义。治疗师也必须鼓励患者通过行为治疗，如系统脱敏疗法来面对记忆，并学会技巧控制焦虑。对于“他人皆死我独活”的愧疚感，以帮助患者理解和更正他们的自责和态度为目的的行为和心理治疗是有效的。

(2) 根据患者所处的阶段采取不同的治疗策略：当患者处于否认、麻木阶段时，治疗策略为：①通过鼓励患者复述创伤性经历、帮助患者改变防御方式以减少压抑和自控；②通过鼓励患者用言语描述、联想、回忆、表达性治疗手段及重新体验创伤性经历等，以达到宣泄的目的；③通过解释情绪的产生和作用，帮助患者理解情绪与自我及他人的关系；④鼓励和调动社会支持系统的作用，缓解患者的麻木情绪。重新调整和掌握更有积极意义的应对方式和心理防御机制。反省自身的性格特征，完善自我。

(3) 当患者处于强迫性重复时的治疗策略：①通过减少刺激、重新组织已感受到的信息、允许依赖、理想化并予以支持等，帮助患者重新整理对外界的认识；②通过区分现实与幻想、改变当前的认知结构、区分自我和客观原因、教育患者忽略与应激有关的信息等，以

笔记

达到疏通和重新组织痛苦经历；③通过脱敏、放松训练及必要时的抗焦虑剂的使用缓解焦虑情绪等。

(4) 药物一般为对症治疗：可根据病情不同的药物治疗。心境稳定剂，如丙戊酸钠、卡马西平可有效地减轻激动、噩梦和闪回。抗抑郁药物可酌情使用，可以改善焦虑抑郁症状。对于激越严重的患者也小剂量使用抗精神病药物。

三、适应障碍

适应障碍(adjustment disorder)是一种出现明显的生活改变或应激性事件（包括患有或可能患严重躯体疾病）之后，产生以烦恼、抑郁等为主的情绪障碍，适应不良的行为障碍或生理功能障碍，同时伴社会功能受损的异常状态。个体的素质和易感性在发生和表现形式上起着重要作用。患者的性格缺陷、应对及防御方式掌握和使用不当或存在缺陷、社会适应能力不强等是发生适应性障碍的重要原因，患者的人格和生活事件起着几乎同样重要的作用。生活改变或应激性事件是本病的主要诱发因素，应激源的强度并不一定剧烈，可能是长期存在或为一种困难处境，如生活环境或社会地位的改变（如移民、出国、入伍、退休等）；造成适应性障碍的生活改变或应激性事件多为长期存在或困难处境，一般情况下，患者是可以预测或有所准备的，而预测和准备的情况会在一定程度上影响情绪反应程度。其他影响因素包括：家族史和（或）既往史、早期或童年经历、随后的生活事件、社会支持系统及躯体健康状况等。

适应性障碍的发生与应激性事件存在一定的时序关系，通常在应激性事件或生活改变发生后 1 个月内起病，病程往往较长，一般不超过 6 个月。可发生于任何年龄，多见于成年人，女性略高于男性。目前缺乏确切的流行病学资料。

1. **临床表现** 适应性障碍一般发生在生活变化或生活事件的适应阶段，症状也较其他应激性障碍轻得多。临床表现多种多样，包括抑郁、焦虑、烦恼（或上述各症状的混合）等，以情绪障碍为主要临床表现，如烦恼，不安，抑郁，不知所措，感到对目前处境不能应付，无从计划，难以继续，胆小害怕，不注意卫生，生活无规律等，同时有适应不良的行为（如不愿与人交往、退缩等）和生理功能障碍（如睡眠不好、食欲缺乏等）。患者可能易于做出出人意料的举动或突发暴力行为；品行障碍（如攻击或非社会行为）可为伴随特征，尤其是在青少年；在儿童，可重新出现尿床、稚声稚气地说话、吸吮手指等退行性现象。

2. **处理原则** 适应性障碍的处理原则以减少或消除应激源，解除症状、提供支持，重建适应方式为主。治疗方法以心理治疗 - 环境治疗为主，必要时辅以药物治疗。心理治疗以问题解决策略为主。一定条件下的环境治疗有积极意义，为了长远治疗目标，不可轻易无条件地逃避或改换环境，应该根据患者的情况制定灵活的环境治疗方案。如果患者的适应性问题并不十分严重，可以在支持、生活技能训练的基础上保持与环境的接触。如果情况较重，一时难以用其他方法解决或缺乏安全性，可暂时离开和调整环境。仅在症状严重或患者出现自杀言行等危机状态时才酌情小剂量使用药物。

（叶尘宇　白慧君）

思考题

1. 请分别从生理学和心理学的角度分析和解释应激反应过程中的“行为反应”。

2. 根据《正常中国人生活事件量表》，请分析修订版量表做了哪些改动，改进了哪些缺陷？中国版与西方人的量表相比，存在哪些差异？并分析为何会有这样的差异？

3. 请用行为与应激反应的相关知识分析《儒林外史》中《范进中举》一文主人公的情况。并提出治疗意见和建议。

笔记

第八章　不良行为与疾病

我国慢性病发病呈快速上升趋势，2015 年中国居民慢性病状况调查显示，全国 18 岁及以上成人高血压患病率为 25.2%，糖尿病患病率为 9.7%，成人超重率为 30.1%，肥胖率为 11.9%；我国居民慢性病死亡率为 533/10 万，占总死亡人数的 86.6%，其中心脑血管疾病和慢性呼吸系统疾病为主要死因，占总死亡的 79.4%。世界卫生组织调查显示，慢性病的发病原因 60% 取决于个人的行为习惯，同时还与遗传、医疗条件、社会条件和气候等因素有关。在行为习惯中，膳食不合理、体育锻炼缺乏、烟草使用和有害使用酒精是慢性病的四大危险因素。本章主要介绍了不良行为习惯与疾病的关系。

第一节　不良行为习惯

一、习惯的概述

习惯是人在一定情境下自动地去进行某种动作的需要或倾向。或者说，习惯是人在一定情境中所形成的相对稳定的、自动的一种行为方式。习惯形成是学习的结果，是条件反射的建立、巩固并致自动化的结果。例如，儿童养成在饭前、便后或游戏后一定要洗手的习惯后，完成这种动作已成为他们的需要。

（一）习惯的特征

1. **简单**　天下大事必成于细，天下难事必成于易。最简单的东西，往往是最基本且最重要的东西。习惯并不深奥，常常很简单。比如按时作息、遵守规则等等，其实都是做起来一点都不难的事情，难在坚持。从最简单的事情做起，并且把最简单的事情坚持做好了，就是不简单。

2. **自然**　自然就是不假思索、不用思想去控制的行为，这是习惯的重要特征。如果做一件事情还需要专门的思考和意志的努力，表明习惯并未真正养成。比如每天晨练 30 分钟，孩子要是在父母的提醒下才去，只能算是一种行为，而非习惯；孩子要是自觉地去锻炼，一天不锻炼就感到不舒服，这就养成了习惯。

3. **后天性**　习惯不是先天遗传的，而是在后天的环境中习得的，是一种条件反射。有的习惯是很自然、比较容易形成的，有的则需要长期、反复的训练。养成同一种习惯需要花费的时间，会因个体的不同而产生明显的差异。

4. **可变**　习惯是一种定型性行为，一般形成后就很难改变，但这并不是绝对的。即使是已经形成的很牢固的不良习惯，只要经过较长时间的强化训练和影响，也能发生改变。当然，这需要极强的意志力和自信心来克服惯性的作用力。

5. **情境性**　习惯是在相同情境下出现的相同反应。养成某种习惯的人，一旦到了特定的场合，习惯就会表现出来。

笔记

（二）习惯的分类

人们通常把习惯分成好习惯和坏习惯两大类，这种分法虽然简便，却很笼统。可以从不同的角度对习惯进行更细致的分类：

1. **按习惯的价值分类** 可把习惯分为良好习惯和不良习惯。凡是对人的学习、工作和生活等起到积极作用，适应人的正常需要，且对人具有正向价值的一类习惯就是良好的习惯。如讲究卫生、坚持体育锻炼等。反之则是不良的习惯。如不讲究卫生、酗酒、吸烟等。良好的习惯偏爱健康，不良的习惯偏爱疾病。

2. **按习惯的层面分类** 可把习惯分为社会性习惯和个体性习惯。社会性习惯多是强调与他人发生联系的习惯，通常体现为适应公共生活领域的习惯。如遵守交通规则、爱护环境、文明礼貌等。个体习惯则是社会个体所独有的习惯。如有人习惯早睡早起，有人习惯晚睡晚起；有人习惯早上锻炼，有人习惯晚上锻炼等。

3. **按习惯的水平分类** 可把习惯分为动作性习惯和智慧性习惯。动作性习惯主要是一些自动化了的身体反应和行为动作，比较简单，形成的时间较短，容易训练。如饭前便后洗手、早晚刷牙洗脸等。智慧性习惯比较复杂，层次更高，需要较长时期的训练才能形成，这类习惯主要涉及的是思维方式、情感反应和心理反应倾向方面的内容。比如做事有计划、凡事三思而后行、实事求是、质疑等。

4. **按习惯与能力的关系分类** 可把习惯分为一般性习惯和特殊性习惯。一般性习惯与人的一般能力要求相一致，如善于观察事物、勤于思考等。特殊性习惯与特殊技能和能力要求相适应，如建筑师、艺术家等职业所需要的利用表象构图的习惯等。

5. **按不同的活动领域分类** 可把习惯分为学习习惯、生活习惯、工作习惯、交往习惯。这是按照人们日常活动的主要领域来分的，还可以进行细分。比如生活习惯中可分出饮食习惯、睡眠习惯、健身习惯等。

6. **按出现的时间先后分类** 可把习惯分为传统性习惯与时代性习惯。从历史上传承下来的习惯可以看成传统性习惯；随着社会的变迁，人们在现实生活中形成的新习惯就是时代性习惯。比如乘电梯靠右边站立的习惯等。

（三）习惯的意义

1. **习惯影响生活的方方面面** 当一种习惯渐渐稳固，成为人的个性的一部分，它就像一个隐形人一样，自动地发挥作用，在不知不觉中控制着人的思想，指挥着人的行为，影响着人在生活中的每个细节。

2. **习惯有优劣之分** 在社会生活中，人的行为总是被打上道德的烙印，所以人的习惯自然也就具备了高下和优劣之分。当一种不良的生活方式成为习惯的时候，就像在生命中形成一个可怕的黑洞，轻则无谓地消耗掉自己的时间和金钱，重则会吞噬健康和生命，导致疾病和死亡。当然，一个良好的习惯也会让你受益终生。

3. **习惯能提高做事效率** 由于习惯自动地发挥作用，因此习惯减少了思考的时间，简化了行动的步骤，使我们在日常事务时，不必事事学习、探究、尝试，而是以一种完全自动化的方式从容应对。也正是这种从容应对，才把人们从繁冗的日常事务中解放出来，使我们有时间和精力去从事一些更有创造性和挑战性的工作，更有效率地工作和生活。

（四）习惯的养成

习惯的养成，并非一朝一夕之事；而要想改掉某种不良习惯，也常常需要一段时间。根据专家的研究发现，21天以上的重复会形成习惯，90天的重复会形成稳定的习惯。

1. **习惯养成的三个阶段**

（1）第一个阶段：是开始的1～7天左右，这个阶段的特征是“刻意，不自然”。你需要十分刻意地提醒自己去改变，也会觉得有些不自然，不舒服。

笔记

（2）第二个阶段：是7～21天左右，这一阶段的特征是“刻意，自然”，你已经觉得比较自然，比较舒服了，但是一不留意，你还会回到从前，因此，你还需要刻意地提醒自己改变。

（3）第三个阶段：是21～90天左右，这个阶段的特征是“不经意，自然”，其实这就是习惯，这一阶段被称为“习惯性的稳定期”。一旦跨入这个阶段，你就已经完成了自我改造，这个习惯已成为你生命中的一个有机组成部分，它会自然而然地、不停地为你“效劳”。

2. 习惯养成的方法

（1）明确要培养的好习惯：“每天早起”是一个明确的目标吗？答案是否定的，早起是什么定义，8点还是9点？明确你的目标，将它换成“每天7点起床”效果一定更好。用20分钟的时间列出你“不良习惯一览表”，接着再用20分钟，列出“好习惯一览表”。然后认真分析思考，哪些要改？打算如何改？哪些要培养？打算如何培养？注意：这是第一步，一定要明确。如果你的看法越坚定、越清楚，你的习惯培养或改正就有越大的力量。

（2）潜意识输入法：你将自己想养成的习惯，输入自己的头脑，潜意识会提醒你去做。

（3）视觉法：将要培养的习惯做成表格贴在墙上、写在笔记本首页、放在办公桌上等。

（4）行动法：用行动、重复地行动。对自己说“我做得到”“我要去做！”如果你能连续行动21天，你就会发现习惯已经基本培养起来了。

（5）请人帮助法：请人监督或向亲友许诺，也会有不错的效果。

（6）每周回顾：回顾自己在过去一周取得的进展，遇到的问题。解决问题，体验你的收获，给点小小奖励。做得好，就继续坚持，集中于目标。

（7）坚持1个月：30天已经足够让你培养一个永久不变的好习惯了。时间太短则不能根植到你的大脑内，形成长久的习惯。若坚持时间很长但仍然失败往往是由于失败的策略，这时候时间的长短并不再是决定性因素。

小错误要好于大错误。如果你有几天空缺了习惯培养，千万不要放弃。赶快改正就可以了，犯小错误比犯个大错误好多了。不需要自责，如果你偷睡了一会儿，那就当作是前几天努力坚持习惯的小小奖励。

二、不良行为习惯

（一）概念

不良行为习惯（unhealthy behavior or harmful habit）是指有可能危害健康和导致疾病的行为习惯。

随着医学模式的转变，人们对健康和疾病的认识有深刻的改变，不再单纯从生物医学的角度对健康和疾病进行研究，而是从生物-心理-社会-环境多角度、多学科研究健康和疾病。行为与疾病关系的研究就涉及如下概念：危害健康的行为、不利健康的行为、不良行为习惯、不良行为、行为危险因素、不健康的生活方式。

健康相关行为是指个体或团体的与健康或疾病有关联的行为，按其对健康状况的影响，可分为促进健康的行为和危害健康的行为，危害健康的行为（health-risky behavior）是指不利于自身和他人健康的一组行为，是导致疾病发生的行为危险因素。

行为危险因素（behavioral risk factor）是指与疾病的发生、发展有着密切关系，对人体健康产生危害作用的各种习惯和行为方式，其程度大小与健康状况存在必然联系。这些行为危险因素包括：吸烟、饮酒、不良饮食、缺乏锻炼、吸食毒品等。

生活方式（life style）是在一定的生产方式基础上产生的，在一定的自然条件和社会物质条件下逐渐形成的。它是在一定的社会意识（包括社会意识形态和社会心理）以及传统文化习俗影响下发展的一定社会、社会群体乃至个人的日常生活行为模式。从生活方式对人体健康和疾病产生的影响分类，可将生活方式分为健康生活方式和不健康生活方式，有

笔记

人习惯把不健康生活方式称为不良生活方式。人类不良生活方式(unhealthy life style)是指对人类健康存在着显著或潜在损害的生活方式。“亚健康”就是由不良生活方式引起的。由不良生活方式引发的疾病被人们形象地称为“生活方式病”。如艾滋病、性病、自杀、慢性酒精中毒、高血压、肥胖等。随着社会的发展,“生活方式病”已成为一个突出的社会问题,并且有逐步加重的趋势。

(二)不健康的生活方式

世界卫生组织精神卫生高级顾问詹金斯先生提出16种不健康的生活方式:

1. 吸烟,尤其是每天吸20支以上者,患慢性病的危险迅速增长。
2. 饮食习惯不良,吸收过多的热量、饱和脂肪酸、胆固醇,导致肥胖、高血脂等症。
3. 过量饮酒。
4. 缺乏运动,导致心肺耐力下降,肌肉强度减弱和肌肉平均脂肪量增加。
5. 超负荷运转,工作过度劳累,长期开夜车而又缺乏休息。
6. 慢性或长期烦恼情绪,焦虑,忧郁,神经紧张,人际关系不和,造成慢性疲劳、精力衰竭。
7. 司机饮酒,造成交通事故。
8. 食物与饮水不洁。
9. 对某些药物有依赖或药物成瘾。
10. 对有毒废物处理不恰当,例如医院含有传染菌源的废弃物。
11. 失眠或睡眠少于7小时。据统计,大多数失眠者易出现心绞痛。
12. 医疗服务不方便,医院离住地或工作地远。
13. 不遵医嘱服药,例如高血压患者不按时服药。
14. 膳食结构不合理,多盐、多糖或多吃加工类食品。
15. 家庭或婚姻生活不和谐或过度纵欲。
16. 社会行业适应不良,例如易暴怒的冲动行为。

以上16项均属危害健康的行为和不健康的生活方式,是心脏病、脑血管病、高血压、胃病、肾病、糖尿病、肥胖病、高胆固醇等慢性病的行为危险因素。

第二节　不良饮食习惯与疾病

饮食是人体摄取营养和能量的主要来源。饮食习惯与我们的健康息息相关。不良饮食习惯,会导致机体营养摄入的不均衡和有害物质在体内的堆积,直接或间接引起慢性病。

饮食习惯是人的最主要的生活方式之一,个体的饮食习惯的形成与家庭和群体的影响有关。饮食习惯的不科学不仅与个体的健康有着密切关系,而且也关系着群体的健康状况。不良饮食习惯的广泛存在是导致机体营养失衡和一些疾病高发的重要因素。移民流行病学的研究表明,不同国家和不同民族有不同的饮食习惯,其肿瘤发病也有差异。日本人的胃癌发病率是美国白人的8倍,而肠癌的发病率则相反,美国白人是日本人的8倍。但是这些疾病的发病随着移民而发生了变化,出生于美国的第二代日本移民中胃癌的发病率已见明显下降,而肠癌的发病率增高;日本移民的第三代,胃癌与肠癌的发病率已与美国的白人没有差异了。究其原因,更多的与饮食习惯的改变有关。

一、不良饮食行为概述

不良饮食习惯是指人们在日常生活中养成的,对自身健康不利的饮食习惯。其中,饮食结构、进食时间、进食数量以及进食过程等是饮食习惯中影响人体健康的主要因素。常

笔记

见的不良饮食习惯包括：

（一）饮食无规律

无规律的饮食主要包括两个方面：一是饮食不定时，二是饮食不适量。

1. **饮食不定时** 一日三餐，食之有时，脾胃适应了这种进食规律，到时候便会做好消化食物的准备。如果饮食不定时，饥一顿饱一顿，可导致消化功能受损。

有人认为吃不吃早点是个单纯习惯问题，对身体健康影响不大。这是一种错误的观念。人一天吃几次饭，是根据人体一天消耗能量的需要和消化规律来确定的。在日常生活中，人们的工作、学习、劳动都有一定的安排和规律。人的进食也应该与日常生活规律相适应，才能使吃进食物所释放的能量和营养素及时满足身体的需求，从而起到维护人体健康和提高工作效率的作用，同时，又能使进食与消化过程协调一致，提高对食物的消化、吸收和利用率。

胃肠的消化能力有一定的限度，超过这个限度，食物便得不到充分的消化和吸收，并明显增加胃肠系统的负担。不同的食物在胃中存留的时间不同，一般混合食物在胃中停留的时间约 4～5 小时。根据我国的工作和生活制度，每顿饭之间的距离，以 5～6 小时为宜。因此，如果每天吃两顿饭，间隔时间太长，等不到下顿饭，就会有强烈的饥饿感，甚至使血糖降低，人会感到疲乏，精力不足，从而影响工作效率。如果在早晨起床吃一次早点，变成一日三餐。在进食的间隔上就接近肠胃消化的规律。另外，人们经过一夜消化，早晨起床后，胃内食物基本排空，为了满足上午工作的需要，也需要摄取足够的食物。所以，早餐对身体健康和提高工作效率是大有裨益的。

2. **饮食不适量** 饮食过饱不利于健康，但吃得太少也有损于健康。多食导致的能量入超是肥胖的主要因素之一。多食通常与进食过快有关，进食速度过快容易在不知不觉中摄入大量食物，造成营养过剩导致肥胖。

人们一日三餐吃进的食物，必须经过胃的加工消化，与胃酸相混合的食糜，再经过小肠的胆汁、胰液、肠液的消化作用，把不能吸收的大分子蛋白质分解为可以吸收的氨基酸；脂肪分解为甘油和脂肪酸；碳水化合物分解为葡萄糖，然后通过肠壁，进入血液循环，把营养物质输送到各组织细胞，被机体利用。一个成年人每天分泌胃液为 1500～2500ml，胰液 700～2000ml，胆汁 600～700ml，小肠液 1000～3000ml。如果暴饮暴食会破坏胃、肠、胰、胆等脏器的正常功能；严重者则会造成急性胃肠炎，急性胃扩张，急性胰腺炎等。

（二）挑食与偏食

饮食的种类多种多样，所含营养成分各不相同，只有做到使各种食物合理搭配，才能使人体得到各种不同的营养，以满足生命活动的需要。挑食与偏食直接导致膳食结构不合理、机体营养摄入不均衡。

人体所需要的各种营养素都是由食物供给的。通过长期生活实践，人们认识到，没有任何一种天然食品能包含人体所需要的各种营养素。即使是牛奶、鸡蛋这些公认的营养佳品，也难免有美中不足。例如婴儿赖以生存的奶类，含铁较低，半岁婴儿如不适时增补含铁丰富的辅助食品，就会发生营养性贫血。鸡蛋可谓营养丰富，但却缺少人体必需的维生素 C。蔬菜虽然含有丰富的维生素和无机盐，但脂肪和蛋白质则很少。所以单靠一种食物不可能保证人体的健康需求。如果长期挑食、偏食，会使机体营养摄入不均衡，进而影响健康，甚至引起营养缺乏病。

（三）不良嗜好

食物中既有有利于健康的营养成分也有对健康不利的成分。不良嗜好会导致对健康有害或潜在不良成分长期过多摄入和体内堆积，从而诱发疾病。喜欢吃咸味重的食品易造成

笔记

盐摄入过多，后者是高血压等慢性病的相关因素。吃过热的食物容易造成口腔黏膜和食管黏膜损伤。人口腔和食管黏膜的耐热温度为50～60℃，超过这个温度，口腔和食管黏膜就会被烫伤。过热的食物温度一般在70～80℃，常食这种高热食物会使口腔和食管黏膜不断受到损伤，并不断增生新的细胞。这种长期持续的刺激，使细胞新生过程加快，在细胞增生的基础上再受外界致癌物刺激就有可能导致食管癌。

（四）饭后缺乏运动

饭后立即剧烈运动，固然不利于消化和健康。然而饭后缺乏运动也对健康有着不良影响。饭后缺乏运动主要表现为饭后立即工作和休息。饭后立即工作，主要是不利于食物的消化和吸收，容易引起消化系统疾病。而饭后就休息尤其是晚饭后，机体代谢减慢，活动量减少，没有足够的活动来消耗多余的热量，易造成营养过剩，产生肥胖。

二、不良饮食习惯的危害

不良的饮食习惯与消化系统疾病有密切关系。不良饮食习惯所致的营养不良、营养过剩同样也会引起许多其他疾病，如贫血、高脂血症、糖尿病、癌症和肥胖症等。

（一）不良饮食与消化系统疾病

人类的很多疾病都由不良饮食习惯引起，特别是消化系统方面的疾病。如不洁生鲜食品的摄入会引起肠炎、肝炎和寄生虫病；腌制的不新鲜的蔬菜中多含亚硝酸盐，会在人体内形成亚硝胺类物质，增加食管癌、胃癌的发病率；霉变的花生或玉米中由于含黄曲霉毒素B_1，这类食物的摄入会增加肝癌的发生。

（二）不良饮食与营养不良

如有些人只吃精细加工的米面，这种米面由于过度加工而导致维生素丢失，久而久之，人体就会发生代谢障碍，可能患上各种“维生素缺乏症”。

（三）不良饮食与心脑血管疾病

长期大量高糖、高脂肪等高热量的膳食，会造成营养过剩，使过剩的营养转化成脂肪，引起脂代谢紊乱，导致肥胖，同时伴随高脂血症、动脉硬化、冠心病、脑血管意外和内分泌紊乱等疾患。研究发现，高脂肪膳食还和肠癌、乳腺癌、胰腺癌及前列腺癌等肿瘤的发病有密切关系。

长期高盐饮食，易使血液中钠离子含量增高，引起水钠潴留，增加心脏负担，导致水肿性肥胖、高血压等疾病。

（四）不良饮食与恶性肿瘤

研究显示，1kg木炭烤肉可以在它表面上产生的苯并芘相当于600支香烟的含量，且含脂肪越多的烤肉上面苯并芘集中的越多。大量吃肉类食物对人体的危害不单是摄入过多的热量，还含有其他对人体不利的成分，如饱和脂肪酸摄入过多、通过动物放大效应而聚集在动物体内的重金属和其他有害成分，尤其是动物脂肪可以增加胆酸排泄并转化为致癌物质和促癌物质，增加恶性肿瘤患病的危险。

（五）不良饮食与肥胖

调查表明肥胖人群中约有95%是由于不良饮食习惯造成的。临床诊断肥胖症的标准是超过标准体重的20%。肥胖是影响健康的重要危险因素，肥胖不仅有损健康，而且通过高血压、高血脂、糖尿病、动脉硬化、胆囊炎、关节炎、冠心病等损伤人体健康。

三、不良饮食习惯的干预

对不良饮食习惯行为的干预主要包括改变错误的营养价值观念和建立健康的饮食习惯。

笔记

（一）加强营养知识教育，提倡科学饮食

注意饮食的规律性。避免不吃早餐和暴饮暴食。使机体的血糖水平和能量代谢处于相对稳定的状态，保证日常生活和工作的顺利进行。实行一日三餐或四餐制，定时定量，分配合理，应做到“早餐吃好，中午吃饱，晚餐吃少”的膳食原则，养成良好的饮食和生活习惯。

（二）控制饮食质量，戒掉不良嗜好

烹饪时选用能最好保持食物营养价值的方法，注意尽量少用煎、烤等方法以避免烹饪过程中产生致癌物；在进食时避免摄入有害物质。不吃或少吃高盐食品，尽量少用熏、腌的做法。改善传统的食物储存方式和改变不良的饮食条件将会降低我国消化系统恶性肿瘤的发病率。

（三）注意饮食结构的营养均衡

遵循科学的膳食原则，注重平衡膳食，荤素多样，粗细搭配，营养丰富，比例均衡的健康饮食。饮食不宜过于精细，含粗纤维的食物能扩充粪便的体积，可避免便秘，也促成了肠道中可能的致癌物的排泄，使癌症的发病率下降；少食肉食、甜食和油炸食物，多食新鲜蔬菜水果。肉食、甜食和油炸食物都属于高热量食物，多食或过食，导致肥胖。蔬菜水果类食物为低热量，富含维生素、矿物质和微量元素等物质，维生素、微量元素能促进脂肪分解代谢，消除脂肪的堆积，有利于预防肥胖的发生，新鲜蔬菜和水果中由于大多富含维生素 C，还可以抑制亚硝胺在人体内的合成。水果中的果胶、黄酮等物质，也有防癌作用。

（四）控制饮食量

不仅要控制饮食总量，而且要控制特定食物成分的摄入量。如进食时细嚼慢咽，可以避免进食过快导致的摄入过量，进食量达七八成饱时比较合适，可减少肥胖的发生；注意减少钠盐的摄入量，控制在每日 6 克以内。合并高血压病、冠心病及肾病等疾病者，则更应严格控制钠盐的摄入，以低钠饮食为主。

（五）饭后适量活动

饭后适量运动有助于食物消化和健康。饭后应适当地活动或锻炼，如散步、慢跑等，既能促进食物消化，又能增加热量的消耗，可有效预防肥胖的发生。

第三节 运动缺乏

随着生活及工作环境的改善以及现代化水平的提高，人们越来越追求“舒适”的生活方式，“出门坐车，上楼电梯”已成为生活常态。很多人在追求“舒适”生活方式的同时并没有意识到，机体的某些功能正在悄悄地发生改变，社会生活方式的现代化也给人们的健康带来了新的负面影响，其中运动缺乏就是常见的负面影响。“运动缺乏综合征”已成为全球最大的“流行病”。

一、运动缺乏概述

（一）运动缺乏的定义

运动缺乏主要指缺乏经常性、有规律的体力活动或体育锻炼。世界卫生组织官员菲利普·德苏托·巴雷特指出，运动缺乏主要是指不能保证最低限度的体育锻炼，即成人每周 150 分钟的适度有氧运动或 75 分钟剧烈有氧运动，也可两者结合达到相同水平。

（二）运动缺乏的原因

传统上，由于疾病和体力的原因，老年人的运动机能降低，造成运动缺乏。由于现代生活的高节奏和城市化，成年人尤其是工薪阶层的运动缺乏问题也逐渐凸显。成年人运动缺乏的原因首先与现代社会的工作和生活节奏快、压力大有关；现代交通工具发达，以车代

笔记

步，走路机会少，工作和生活环境的局促，也是造成运动缺乏的因素。

运动缺乏还和人的运动观念有关，大多数成年人尽管认为自己需要运动和锻炼身体，但是他们往往将健身和运动视为有空闲时间和有钱人的事，而忽略简单的运动方式，如步行、慢跑和爬楼梯等。或者，虽然认识到运动的重要性，但缺乏动力，难以坚持。另外，一些儿童和青少年也会因为学习压力大、爱看电视和爱玩电脑等原因出现运动缺乏。

二、运动缺乏对健康的危害

世界卫生组织2013年6月份的简报指出，运动缺乏已成为全球第四大死亡风险因素。据估计目前每年全世界因运动缺乏而致死的人数高达320万人，且有迅速增长的趋势，世界卫生组织呼吁各国卫生部门给予重视，号召人们加强体育锻炼，并提出了“体育锻炼让生命更有价值”的口号。

运动缺乏的人，体内多个器官和系统的功能状态低下，体力耐受性较差。对于健康的人群来说，体力耐受性与许多疾病的发病率相关。也就是说，体力耐受性越差，患病可能性就越高。长期的缺乏运动会使机体运动系统功能退化或下降。运动系统功能退化主要表现为肌肉松弛、无力，很容易造成运动性损伤。由于缺乏运动和锻炼，颈、肩、背和腰等部位的肌肉、韧带组织在长期保持坐、立姿势时容易疲劳和过度劳损，久而久之，容易发生颈椎病、肩周炎以及腰椎间盘突出等疾病。

缺乏运动的人，是慢性非传染性疾病的高危人群，其高血压病、动脉硬化、心脏病等心脑血管系统疾病的发生率大大高于经常参加体育锻炼的人。同时缺乏运动也是肥胖及糖尿病发病的原因之一。缺乏运动还会造成人体免疫系统功能的降低。长时间缺乏运动，机体的免疫系统功能偏低，缺少抵御细菌和病毒的能力。

缺乏运动容易导致精神紧张。伴随高节奏、高效率的工作、学习和生活方式的同时，若不能保证每天规律地运动，会使工作和生活带来的精神紧张不能得到有效释放，久而久之，会出现神经衰弱和肠胃功能障碍等疾病，并产生以焦虑、抑郁等一系列情绪改变为主的心身疾病。

三、运动缺乏的干预

（一）世界卫生组织关于运动的标准

2013年6月世界卫生组织制订《关于身体活动有益健康的全球建议》，建议针对三个年龄组分别给出了体育锻炼指导。

5～17岁的儿童青少年应每天累计至少60分钟中等到高强度身体活动，包括休闲时间的活动、交通往来（如步行或骑自行车）、家务劳动、玩耍、游戏或有计划的锻炼等。平时应以有氧活动为主，每周至少进行3次高强度身体活动，包括强壮肌肉和骨骼的活动等。

18～64岁的成年人每周至少150分钟中等强度有氧身体活动，或每周至少75分钟高强度有氧身体活动，或中等和高强度两种活动相当量的组合。有氧活动每次至少持续10分钟。每周至少应有2天进行强壮肌肉的活动。

65岁以上的老年人应每周完成至少150分钟中等强度有氧身体活动，或每周至少75分钟高强度有氧身体活动，或中等和高强度两种活动相当量的组合。活动能力较差的老年人每周至少应有3天进行增强平衡能力和预防跌倒的活动。由于健康原因不能完成所建议身体活动量的老人，应在能力和条件允许范围内尽量多活动。

（二）更新运动观念，提高运动意识

对于由于缺乏运动而遭到的健康损害，只依靠打针、吃药或是增加这样那样所谓的“补剂”来被动地改善身体状况是无济于事的。对运动缺乏及有关疾病的预防需要从更新观念

笔记

做起。首先，要建立起一种科学的生活方式和生活态度，从观念上将运动纳为健康生活的一部分。人们不再把劳动作为生活的“第一需要”时，体育运动成为人们的生活目的之一；其次，摒弃运动锻炼需要时间和金钱的错误看法，运动的方式多种多样，去健身房和打太极只是其中的两种方法而已，步行上下班、登楼梯和骑自行车等运动方式都能很好地促进代谢，改善关节功能，起到锻炼的作用。

工作时要注意劳逸结合。例如在电脑前坐的时间不要太长，时间长会影响工作效率，出现记忆效率下降等，而通过积极休息和适当的运动就会很快恢复。一般来说，电脑操作人员在连续工作 1 小时后应该休息 10 分钟左右，最好到操作室之外散步，做操，进行积极的休息，或者在室内做眼保健操和头部运动。

有规律地定期进行至少中等水平体格强度的需氧健身运动，如登山、打太极拳等运动，能够增强机体心肺功能和其他器官的功能，有效预防运动缺乏有关的高血压及心血管疾病和过劳死。

第四节　吸烟行为

吸烟已成为影响人类健康的主要行为危险因素。调查表明，全世界由吸烟导致死亡人数每小时约 560 人，每天约 13 400 人，每年 460 万人，预计 2020 年每年将有 840 万人死于烟草相关的疾病。吸烟危害人民群众生命健康，制约社会和经济发展。

一、概述

（一）吸烟的定义

吸烟（smoking）：根据 WHO 的规定，连续或累计吸烟 6 个月或以上者即为吸烟者；自己不吸烟但每周有一天以上吸入吸烟者呼出的烟雾大于 15 分钟为被动吸烟者。

（二）吸烟的流行病学调查

1. **我国人群吸烟率居高不下，烟民数量不断增长**　2012 年卫生部首次发布《中国吸烟危害健康报告》，指出我国是最大的烟草生产国和消费国，我国吸烟人群逾 3 亿，另有约 7.4 亿不吸烟人群遭受二手烟的危害。

2015 年 12 月中国疾病预防控制中心发布的《2015 中国成人烟草调查报告》称，我国人群吸烟率为 27.7%，其中男性吸烟率为 52.1%，与 5 年前的调查相比，没有显著变化。由于人口总数增长，根据当前吸烟率推算，我国吸烟人数较 5 年前增加了 1500 万，高达 3.16 亿。

2. **我国公民对吸烟危害的认知水平较低**　我国公众对吸烟和二手烟暴露危害的认识严重不足：3/4 以上的人群不能全面了解吸烟对健康的危害；2/3 以上的人群不了解二手烟暴露的危害；大部分公众对“低焦油不等于低危害”的观点缺乏正确的认识，且受教育程度高者有此错误认识的比例不低，反映出公众普遍对这一问题存在严重认识误区。

《2015 中国成人烟草调查报告》显示，公众对“二手烟危害”的认知较 5 年前调查认知水平有显著提高，但公众对“吸烟危害”的认知并没有提高，资料表明，知晓吸烟导致脑卒中、心肌梗死、勃起障碍的比例较低，分别只有 31.0%、42.6%、19.7%。可见我国烟民所占人口之高，但对吸烟危害的认知水平相对较低。

二、吸烟的危害

我国每年因吸烟相关疾病所致死亡人数超过 100 万，如对吸烟流行状况不加以控制，到 2050 年每年死亡人数将突破 300 万，成为人民群众生命健康与社会经济发展不堪承受之重。

笔记

（一）烟雾中的有害成分

烟草烟雾是A级致癌物质。吸烟者吸入香烟过程，是香烟在不完全燃烧过程中发生一系列的热分解和热合成的化学反应。反应过程中形成了大量新的物质，其化学成分非常复杂。从烟雾中分离出有害成分达3000多种，其中主要有毒物质为尼古丁（烟碱）、烟焦油、一氧化碳、苯并芘等有害物质。

1. **尼古丁（nicotine）** 尼古丁难闻、味苦，呈无色透明的油状液态物质。其挥发性强，易溶于水、酒精、氯仿、乙醚、油类，可通过口鼻支气管黏膜被机体吸收，也可通过皮肤渗入体内。

尼古丁属高毒类物质，1支香烟所含的尼古丁总量可毒死一只小白鼠。如果人一次大量吸食尼古丁（50～70mg，相当于40～60支香烟的尼古丁的含量）有致人死亡可能。如果将1支雪茄烟或3支香烟的尼古丁注入人的静脉内，3～5分钟可致人死亡。香烟点燃后50%尼古丁扩散到空气中，5%随烟头扔掉，25%被燃烧破坏，大约20%被机体吸收。长期吸烟者对尼古丁容易产生耐受性、成瘾性，使人吸烟行为加强。

2. **烟焦油** 烟焦油是香烟烟雾中所含的直接致癌化学物质含量最高的化学物质。每支香烟内约含25mg。烟焦油常附着在吸烟者的气管、支气管和肺泡表面而产生物理或者化学性刺激，损伤机体生理组织，导致支气管炎症、肺气肿、癌症等疾病。

3. **一氧化碳** 一氧化碳是一种无色无味的气体。它与血红蛋白的亲和力比氧气高200倍。当人们吸入较多的一氧化碳时，一氧化碳更易与血红蛋白结合，阻碍了血红蛋白的携氧能力和作用，造成机体、器官缺氧，导致机体的损伤。

（二）吸烟对健康的危害

1. **吸烟成瘾** 烟草中的尼古丁是致瘾的主要成分。长期吸烟的人会对尼古丁产生耐受。第一次吸烟时只吸1～2支就会感到不适，而一个经常吸烟的人可能一天要20～40支烟。如同药物成瘾一样，尼古丁成瘾会出现头疼、出汗、失眠、消化不良和易怒等稽延性戒断症状并反复复吸。尼古丁的成瘾特性，也会导致吸烟者吸入更多烟草中其他的有害物，加剧对健康的不良影响。

2. **对呼吸系统影响** 烟草燃烧释放的大量刺激物会使支气管黏膜受损，出现咳嗽、多痰以及呼吸短促等症状。与有害刺激物的长期接触就会引起慢性支气管炎、肺气肿和肺源性心脏病等慢性疾病。

3. **对神经系统影响** 尽管吸入的尼古丁具有中枢神经兴奋、提神的作用，但是吸烟后会发生短时头晕，注意力不集中，影响学习和工作。长期吸烟会使大脑的记忆和思维能力受到影响。大量使用尼古丁会引起腹痛、呕吐、腹泻、出冷汗、头晕、精神错乱和肌肉震颤，如果剂量过大，还可引起抽搐、呼吸困难甚至死亡。

4. **对心血管影响** 尼古丁会增快心跳速率，引起末梢血管的收缩。尼古丁的长期摄入易导致心血管疾病，与心血管病的发病率增加有关。

5. **恶性肿瘤** 吸烟最大的危害是引起癌症。烟草中的焦油、苯并芘和氡等刺激物质不仅引起慢性呼吸系统疾病，而且是多种恶性肿瘤的元凶。吸烟的人与不吸烟的人相比，发生肺癌的危险性增大8～12倍，发生喉癌的危险性增大8倍，发生食管癌的危险性增大6倍，发生膀胱癌的危险性增大4倍。吸烟量越大、吸烟史越久，这些癌症的发病率就越高。

吸烟者不仅损害自己的健康，也损害他们周围的人的健康。研究显示，被动吸烟者患癌的危险性明显增加，被动吸烟引起的肺癌约占全部肺癌的20%。

6. **其他影响** 怀孕时吸烟或吸入二手烟易导致死产、新生儿死亡率增加和新生儿发育减缓等异常。男性吸烟还能导致精子DNA的损伤，增加后代的发育畸形及恶性肿瘤的危险性。

笔记

三、吸烟行为的干预

吸烟行为是社会公认的危险行为，但是可以预防和戒除。尽管戒烟是一种通过改变行为来预防疾病的可行方法，然而最好的预防还是在吸烟习惯形成之前就停止吸烟。吸烟行为常见的干预措施有以下几种：

1. **大力宣传吸烟危害，减少社会吸烟人口**　主要通过加强对潜在吸烟人群尤其是青少年的教育，使青少年远离烟草或在吸烟未成瘾之前自觉戒除。

2. **营造无烟环境**　在公共场所禁止吸烟，尽可能减少被动吸烟造成的危害。无烟环境的营造也会降低吸烟者的不良示范效应，某种程度上抑制吸烟人口的增长。

3. **积极干预和治疗**　对个体戒烟提供心理支持和监督，并制定严密治疗措施和长期监督制度。

4. **烟草供应和宣传**　制定法律限制烟草广告，特别是针对青少年的广告和各类推销活动，严格规范烟草工业的行为。

第五节　不良睡眠习惯

睡眠是人类生存的本能，良好的睡眠是心身健康的基本保证。没有良好的睡眠，就没有健康的人生。睡眠的长短对人的寿命影响非常大，睡眠习惯关乎人类的健康。悉尼大学和利物浦大学的研究显示，不同的睡眠习惯不仅会影响人们的心身健康，还会增加患病的风险等。

一、概述

睡眠（sleep）行为是一种主动的生理过程，它与觉醒规律性交替，并相互对立，相互转化。它是人类本能行为的重要部分之一，是生命中的一个重要的生理现象（见图 5-2）。在人的一生中，约有 1/3 的时间是在睡眠中度过的，每天所需要的睡眠时间，因年龄而异，年龄愈小所需时间越长，老年则随之减少。睡眠的生理学作用主要表现在以下几个方面。

（一）消除疲劳，恢复体力

睡眠是消除身体疲劳的主要方式。睡眠期间是胃肠道及其有关脏器合成并制造人体能量物质以供活动时使用的好时机。睡眠期间体温、心率、血压下降，呼吸及部分内分泌减少，使基础代谢率降低，体力得以恢复。

（二）保护大脑，恢复精力

睡眠不足者，表现为烦躁、激动或精神萎靡，注意力涣散，记忆力减退等；长期睡眠不足则会导致幻觉。睡眠充足者，精力充沛，思维敏捷，办事效率高。大脑在睡眠状态下耗氧量明显降低，有利于脑细胞能量贮存。睡眠有利于保护大脑，促进精力的恢复。

（三）增强免疫力，康复机体

睡眠能增强机体免疫力，促进各组织器官自我康复加快。现代医学中常把睡眠作为一种治疗手段，以利于疾病的康复。

（四）促进生长发育

睡眠与儿童生长发育密切相关，婴幼儿在出生后相当长的时间内，大脑继续发育，这个过程离不开睡眠；睡眠期血浆生长激素可以连续数小时维持在较高水平。保证儿童充足的睡眠，才可以保证其正常生长发育。

（五）延缓衰老，促进长寿

资料表明，健康长寿的老年人均有一个良好而正常的睡眠。良好睡眠能延缓衰老，保

笔记

证生命的长久。

（六）保护人的心理健康

睡眠对于保护人的心理健康与维护人的正常心理活动是非常重要的。短时间的睡眠不佳，会出现注意力涣散，长时间失眠可造成明显的体力、精力和心理的变化。

（七）有利于皮肤美容

在睡眠过程中皮肤毛细血管循环增多，其分泌和清除过程加强，加快了皮肤的再生，睡眠有益于皮肤美容。

二、不良睡眠习惯的危害

（一）常见的不良睡眠习惯

人群中常见的不良睡眠习惯有：①枕头过高：从生理角度讲，枕头以 8～12cm 为宜。枕头太低，容易造成“落枕”，或因流入大脑的血液过多，造成次日头脑发胀、眼皮水肿；枕头过高，会影响呼吸道畅通，易打呼噜。长期高枕，易导致颈部不适或驼背。②枕着手睡：睡眠时两手枕于头下，除影响血液循环、引起上肢麻木酸痛外，还易使腹内压升高。③被子蒙头：蒙面睡眠易引起呼吸困难；同时，吸入自己呼出的二氧化碳，对健康不利。婴幼儿更不宜如此，否则有窒息的危险。④张口呼吸：睡眠时张口呼吸不但会吸进灰尘，而且极易使气管、肺及肋部受到冷空气的刺激。最好用鼻子呼吸，鼻毛能阻挡部分灰尘，鼻腔能对吸入的冷空气进行加温，有益健康。⑤剧烈运动：睡前剧烈活动，神经系统兴奋性提高不利于睡眠。睡前应当尽量保持身体平静，不要做剧烈活动，但可做些轻微活动，如散步等。⑥坐着睡：坐着睡眠会使心率减慢，下肢血管扩张，不利于血液回流，加重脑缺氧，容易导致头晕、耳鸣等。⑦睡前发怒：会使人心跳加快，呼吸急促，大脑皮层兴奋，以致难以入睡。⑧睡前饱餐：睡前吃得过饱，胃肠道活动增强，血流量增加。迷走神经兴奋性提高，并影响睡眠。即所谓“胃不和，则卧不安”。⑨睡前饮茶：茶叶中含有咖啡碱等物质，这些物质会刺激中枢神经，使人兴奋，若睡前喝茶，特别是浓茶，中枢神经会兴奋性提高，使人不易入睡。

（二）不良睡眠习惯的危害

有关研究表明，睡眠不足会影响人的学习、记忆、情感等，导致心理疾病的增加，很多心理和精神疾病患者存在严重的睡眠障碍。不良的睡眠习惯会严重影响睡眠质量，给心身健康带来危害。

1. **影响大脑思维，工作效率下降**　睡眠对于一个人的思维和学习能力发挥作用，缺乏睡眠从多方面影响着人的认识过程。首先，睡眠不足可损害人的注意力、警觉性、专注性、推理能力、判断力以及解决问题的能力，这些可导致学习和工作的效率变低。其次，每段睡眠周期都在发挥着“巩固”记忆的作用。如果睡眠不足，影响精力和记忆力，工作效率下降。

2. **引发躯体疾病**　睡眠不足与躯体疾病密切相关，长期睡眠障碍是导致慢性疲劳综合征、高血压、冠心病、糖尿病、脑血管病的重要原因之一。每年因睡眠相关疾病和用药不当导致的医疗费用、人身伤亡及操作失误等，已经给社会和个人造成严重的后果和高昂的经济负担。

3. **引发心理疾病**　研究资料证明，失眠与情感障碍密切相关，情感障碍患者中 98% 伴有失眠，长期失眠者情感障碍发病的危险性是普通人群的 4 倍。睡眠不足和睡眠障碍还会导致抑郁的产生。失眠与抑郁症有着密不可分的关联。患有失眠的人发展成为抑郁症的概率比那些没有失眠的人高五倍。失眠和抑郁症相互影响，互为因果。

4. **加速衰老**　长期睡眠不足，可导致皮肤暗淡、严重缺水、干燥、脸色萎黄，可出现皱纹、皮肤松弛、黑眼圈、脸部水肿等。长期失眠，加速衰老。

5. **使体重增加**　睡眠不足可能会增加人的饥饿感，促使食欲增加。相关研究显示，

笔记

每天睡眠少于 6 小时者，比每天睡 7～9 小时者更有可能成为肥胖者。国际医学界有关肥胖研究的新观点认为，睡眠时间不足，可以导致胰岛素功能异常，是造成肥胖的一个重要因素。

6. **增加死亡风险** 英国研究人员曾对 1 万多名英国公务员的睡眠模式进行研究，研究显示，那些睡眠从 7 小时减少至 5 小时甚至更少的人，患有疾病致死的风险增加近 1 倍，尤其是缺乏睡眠使其患心血管疾病而死亡的概率增加 1 倍。

7. **内分泌紊乱** 在正常的睡眠状态下，生长激素分泌增加，脑垂体中分泌褪黑素增多，皮质醇分泌减少。不良睡眠状态会导致激素分泌异常，出现多种不适感。长期内分泌紊乱，会加重躯体症状，导致内分泌疾病的发生。

8. **降低机体免疫功能** 人体免疫功能呈明显生物节律改变，良好睡眠提高机体免疫功能，使免疫功能处于最佳状态。睡眠质量差，会造成免疫功能下降，使机体发生各种疾病的概率大大增高。

三、良好睡眠的培养

养成良好的睡眠习惯，是身体健康的基础和保障。

1. **通气** 卧室应保持空气的流通，尤其是雨后和早晨空气较为新鲜，含有较高浓度的氧与负离子，污染物也少，应及时开窗流通空气。卧室不宜堆积杂物，以减少室内空气的污染。

2. **选好床** 床的高度应略高于人的膝盖，理想的垫物最好是硬板床上铺以软硬适中的床垫，这样，可以保持人体脊柱处于正常的生理状态，从而保证睡眠舒适。

3. **多按摩** 失眠的人，睡前不妨进行自我按摩，如按摩头皮可起到促进头皮血液循环，松弛神经，消除疲劳，改善头部营养和氧气供应之功效，既能促进睡眠，又对防治白发、脱发均有良好效果。

4. **卧为弓** 中医学认为，夜晚人体阴气转盛而阳气内敛。屈曲如弓的卧姿有利于阳气的收敛和人体肌肉筋膜完全放松，易于消除疲困，有利睡眠。

5. **暖好足** 睡前用热水洗脚，可促进足部血管扩张，加快血液循环。足部穴位较多，热水的刺激能起到很好的保健作用，尤其是患有失眠和足部静脉曲张者，用热水洗脚也能减轻症状，易于入睡。

6. **补足水** 人在夜间入睡后会因呼吸、排尿、出汗等失水而导致血液黏稠度升高，故起床前是脑卒中发生的高危时间，因此，床前应备有水，在夜间醒来和早晨起床时及时补充水分，这样能起到保健和防病的作用。

7. **择时睡** 按人体生物钟的规律，入睡的最佳时间是 22～23 点，起床时间为早晨 5～6 点。按此规律睡眠可获得最佳的睡眠效果。

8. **用好枕，盖好被** 人的颈部是人体最柔弱的地方，枕头太高或太低都会影响颈部肌肉的自然放松。因此，成年人高度应控制在 8～12cm 为宜。

睡眠要暖和才香甜，但被子不能太厚太重，否则会使身体处在一定的压力之下，有碍人体放松休息。另外，睡眠时忌穿紧身衣裤，否则会影响睡眠。

9. **少用脑** 睡前脑力劳动过于频繁，大脑处于活跃状态，很难立刻进入睡眠状态。大脑从活跃状态恢复到平静状态需要一段时间，在这段时间内上床入睡比正常状态下困难。因此，睡前少用脑，让大脑处于平静状态，有助于入睡。

10. **莫亢奋** 在入睡前，玩电脑游戏、看恐怖电影、唱卡拉 OK 等情况容易使人过于亢奋，在亢奋的状态下，入睡比较困难，入睡后也容易导致睡眠质量不高，影响第二天状态。

笔记

第六节　不良行为与常见慢性病

随着经济的发展和医疗水平的提高，疾病谱发生了较大的变化，许多传染性疾病得到了控制，人类的平均寿命明显延长。在这种转变下，人们的行为和生活方式越来越多地影响着健康状况，直接或间接地影响着疾病的发生、发展及预后。人们的行为习惯和生活方式（如吸烟、饮酒、不健康的饮食行为及缺少运动等）与许多疾病发生、发展和预后有密切的关系。

一、行为与心血管疾病

（一）冠心病

冠心病（coronary heart disease，CAD）是指冠状动脉粥样硬化导致的心肌缺血缺氧而引起的心脏病。冠心病是一种常见的心血管疾病。近年来在我国冠心病的发病率和致死率呈上升趋势。

冠心病的发病病因与多种因素有关，常见的引起冠心病发病的危险因素包括：①饮食因素：如高热量、高脂肪、高胆固醇等；②血液化学改变：高血糖、高胆固醇和高尿酸血症；③不良生活方式：吸烟、超重、久坐、体力活动过少和不健康的饮食习惯等；④社会心理因素：工作压力大、生活节奏紧张、A 型行为等；⑤高血压或动脉硬化家族史：以往对冠心病的病因学研究主要集中在血压偏高、血胆固醇高、吸烟史、糖尿病史、家族史等几个方面。近年来人们已经将关注的重点转移到行为方式、人格特征及社会心理因素等方面。

1. 不良生活方式和行为习惯　多种不良行为习惯与冠心病的发生和发展有着密切的关系。

（1）吸烟：有数据表明，吸烟人群冠心病的发病率是不吸烟人群的 2 倍，当合并其他危险因素时，致病作用会明显增加。若吸烟者合并高血压，患病的概率会增至正常人群的 4～6 倍。吸烟还会增加心肌梗死和猝死的发生率。吸烟者发生心肌梗死的概率是从不吸烟者的 1.5～3 倍。

（2）饮酒：饮酒行为与冠心病的发病也有一定的关系。适量饮酒，可以降低冠心病的发病率和死亡率，若饮酒过量，心血管病的发病率和死亡率将会大大增高。

（3）饮食结构：从流行病学调查结果看出，地中海国家冠心病发病率和病死率明显低于北欧国家和北美地区，研究发现两个地区除饮食结构有差别外，其他危险因素基本相似。提示饮食结构对冠心病的发病有重要影响。

不合理的饮食结构通过影响脂代谢影响动脉硬化病变过程进而影响冠心病的发病率和死亡率。食物中含有的胆固醇和饱和脂肪酸是冠心病的致病因素，膳食纤维、不饱和脂肪酸和维生素等可预防或减少冠心病发病率。

过多地食用高胆固醇和高脂肪酸的食物，如动物内脏、脂肪等可引起动脉粥样硬化致冠心病的发生。

新鲜蔬菜和水果中富含纤维成分，可降低体内胆固醇，当食物中含有高脂肪、高胆固醇时，它的降脂作用会更明显。新鲜蔬菜和水果中也富含大量的维生素 C、维生素 E 等成分，减少氧自由基的生成，抑制动脉粥样硬化斑块的形成。

（4）久坐不动：久坐不动者患冠心病的概率是经常运动者的 2 倍。尤其对绝经后的女性，良好的运动习惯与冠心病的患病率关系更为密切。久坐不动者，体内脂肪含量增多，肥胖，高血压病发生率高，高胰岛素血症，高甘油三酯血症等，这些因素都会增加冠心病患病的风险。

笔记

2. **A型行为** 美国学者 Friedman 等对冠心病患者的人格特征及行为方式的研究中，提出冠心病倾向的行为模式为A型行为，它是一种特异的活动和情感复合体。

A型行为的主要特征是：①争强好胜，多言好辩，竞争意识强，常对人怀有敌意，具有攻击性。②具有时间紧迫感，求成心切，行为急促。如总感觉时间不够用，永无暇日，急躁而缺乏耐心，走路快，办事匆忙，语速急快，力求最短时间内完成更多的任务。③脾气急躁，情绪易怒。如容易恼火，好发脾气，容易激动。

（二）原发性高血压

原发性高血压（essential hypertension）即通常所说的高血压病，是指以体循环动脉血压升高为主要特征的临床综合征，伴有心、脑、肾等器官异常的全身性疾病。该病在成年人中发病率约10%～20%。高血压常并发心脑血管疾病。高血压患者发生充血性心力衰竭和卒中的危险性为正常人群的4倍左右，长期高血压是心血管疾病死亡的重要原因。

在高血压的发病中，遗传因素、心理社会因素及行为方式发挥共同作用。凡是能够影响心输出量和血管紧张度的因素都能够导致血压的改变。具有高血压遗传素质的人处于心理社会应激或情绪应激时，人的大脑皮质与边缘系统功能失调，下丘脑、垂体等皮质下血管舒缩中心功能障碍，交感神经系统过度兴奋，造成血管收缩、兴奋、冲动占主要地位，肾上腺素能神经纤维释放去甲肾上腺素，作用于心血管系统的β受体，使心肌收缩力增强，心输出量增加，全身小动脉痉挛，周围血管阻力增高，血压上升（图8-1）。

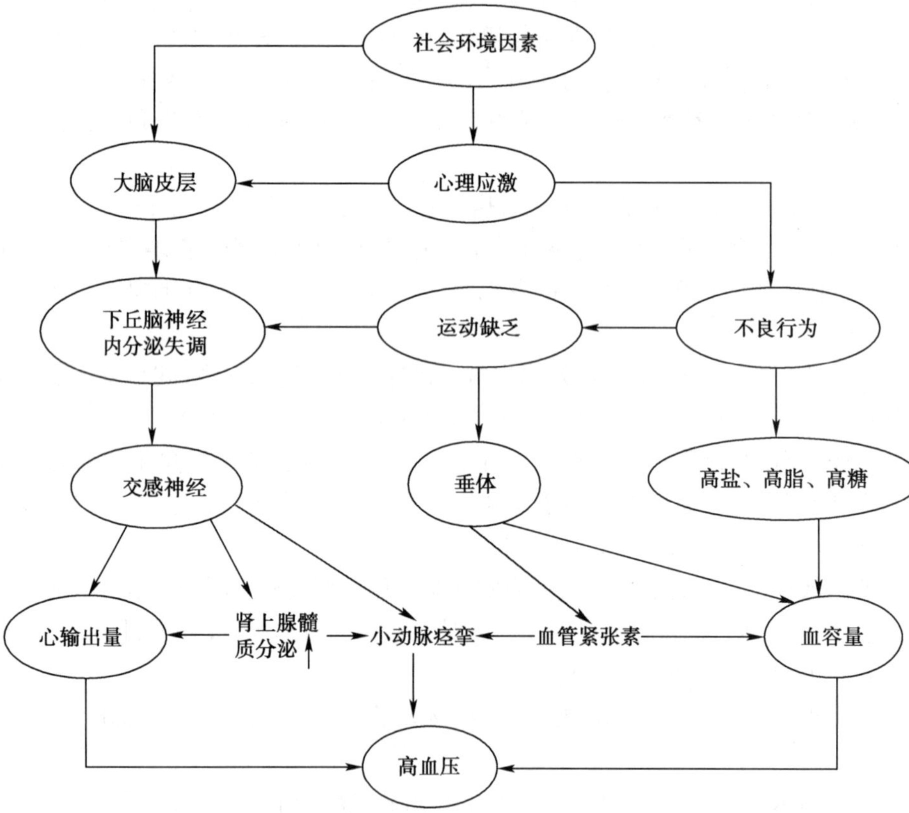

图8-1　行为因素与高血压的发病

高血压的发生受到外界环境因素的影响，主要与行为习惯和生活方式密切相关。影响高血压发病的行为因素主要包括以下几个方面：

1. **不良饮食习惯** 膳食结构不合理，过多的摄入钠盐可引起血压升高。流行病学调查显示，食盐摄入量较高（>7～8g/d）的人群高血压的发病率较高，食盐摄入量较低（<6g/d）的

笔记

人群高血压的发病率较低，两者成正比关系。

对已患有高血压的患者可以通过限制钠盐的摄入来降低血压。有研究表明，将钠盐的摄入量控制在2～4g/d内，约有1/2的高血压患者的血压不同程度的降低。由于个人饮食习惯不同，食盐摄入量不同，因此，通过改变饮食习惯，减少钠盐的摄入量，对高血压的预防有着重要的作用。同时，低钙、低钾饮食也可使血压升高。有资料显示，适量增加钙、钾的摄入可以降低血压。

2. **吸烟** 烟草中的多种有害物质（如尼古丁）可以使人的动脉血管收缩，血压升高。刺激心脏，引起心跳加快，心肌耗氧量增加，加重心脏的负担。吸烟能够促使肾上腺释放较多的儿茶酚胺，使小动脉收缩，血压上升，引起冠状动脉痉挛，发生心肌梗死，导致猝死。尼古丁还可以使血液中脂肪类物质增加，促进动脉硬化及高血压的发展。吸烟还可以使血液的流动速度减慢，血小板容易黏附和凝集在血管中形成血栓。

研究表明，吸烟者的高血压发病率比不吸烟者高2.5倍，且吸烟者恶性高血压和脑出血的发病率较高。吸烟会导致使患者对降压药物的敏感性降低，必须加大服药剂量才能控制血压，有吸烟习惯的高血压患者，吸烟可能干扰某些降压药物的作用，抗高血压治疗不容易得到明显治疗效果，远期预后亦差。有研究提示，吸1支普通香烟可以使收缩压升高10～25mmHg（1.3～3.3kPa）。

吸烟对脂质代谢同样有影响，可以使低密度脂蛋白胆固醇升高，高密度脂蛋白胆固醇下降，进而增进了动脉粥样硬化的形成。高血压患者戒烟可以使小动脉持续收缩降低或者缓解，血压逐渐下降，并且恢复对降压药物的敏感性，延缓和降低动脉粥样硬化进程，减少冠心病、心肌梗死和脑出血等的发病率。

3. **饮酒** 饮酒可以使血压升高，是高血压的危险因素之一，尤其是大量饮酒与高血压的发病率密切相关。长期大量饮酒，收缩压和舒张压均升高，收缩压更明显。与不饮酒者相比较，饮酒量2～3杯/日者发生高血压的危险为不饮酒者的1.5倍，饮酒量多于3杯/日者，发生高血压的危险为1.9倍。习惯性饮酒者发生心律失常、心房纤颤的概率高，增加了高血压患者心脑血管并发症的发病危险。

饮酒引起血压升高的机制可能与儿茶酚胺分泌有关。有研究结果显示，血压正常者在中等饮酒后，血液和尿液中儿茶酚胺的浓度增高，多巴胺β羟化酶和去甲肾上腺素活性增强。

饮酒可能会对抗降压药物的治疗作用，正在接受降压药物治疗的高血压患者饮酒后血压升高。高血压患者减少饮酒量，改变饮酒习惯可降低高血压发生的危险。

4. **运动缺乏** 据调查显示，运动缺乏人群中高血压的发病率高于运动规律的人群，规律有效的有氧运动可使血压下降。运动缺乏者，肥胖的发生率高，肥胖是高血压发病的重要危险因素。

经常久坐不活动的人群交感神经活动增强，可促使血压升高，并促进并发症的发生。规律有效的体育运动可使心输出量下降，交感神经张力降低，心率下降，进而血压下降。有效的体育运动可有效地降低血压，养成良好的运动习惯可有效防治高血压。

二、行为与脑血管病

脑卒中（stroke）俗称脑中风，又称“脑血管意外”，是指由于各种原因引起的脑血管受损导致脑部损害的一组疾病。众所周知，脑血管病的发病率和死亡率是位居各种疾病之首，脑血管病在全球死亡谱上排在第2位，在我国排在第1位，已经成为严重威胁人们生命健康的头号杀手。本病的危险因素很多，主要分为不可干预的危险因素和可干预的危险因素。

笔记

(一) 不可干预的危险因素

不可干预的危险因素包括：年龄、性别、种族、遗传因素、气候环境因素等。

(二) 可干预的危险因素

可干预的危险因素包括高血压、食盐摄入量高、吸烟、饮酒、肥胖、膳食营养素缺乏、缺乏运动等，这些危险因素都与行为习惯和生活方式有关。

1. **高血压** 高血压和脑卒中两者的关系最为密切。Barnett 在 *Stroke* 发文指出年龄和高血压是脑卒中最危险的因素，其次为糖尿病、高血脂、嗜烟。我国近年的多项报告均显示，引起脑出血的前三位危险因素是高血压、过咸饮食和糖尿病；引起脑栓塞的前三位危险因素是高血压、心脏病和过咸饮食；引起脑梗死的前三位危险因素是高血压、糖尿病和高脂饮食。综上所述，高血压是脑血管疾病的头号危险因素。

2. **膳食结构** 膳食高钠、低钾、低钙是目前公认的高血压危险因素。研究显示：平均每日钠盐摄入量每增加 2g，收缩压和舒张压均值分别增高 2mmHg 和 1.2mmHg；人群膳食钠 / 钾比值每增加 1，收缩压和舒张压均值分别增高 2.9mmHg 和 1.6mmHg。膳食钠、钾及钙含量以及钠 / 钾比值与高血压密切相关，而高血压又是脑血管疾病的首位危险因素。因此，膳食结构中的高钠、低钾、低钙对脑血管疾病的发病、发展及预后有重要的影响作用。

世界上摄入盐多的国家为中国、日本、朝鲜等，其脑卒中发病率也最高，占死亡原因的第 1 位或第 2 位；非洲和太平洋群岛上的土著民族食盐很少，很少发生脑卒中。我国卫生部门的相关调查中显示，我国有三个高盐地区，甘肃河西走廊地区、山东胶东半岛和浙江沿海地区，这些地区脑卒中的发病率较高；而食盐较少的广东等一些南方地区，脑卒中发病率相对较低。因此，可以通过改变高盐饮食行为习惯控制脑卒中的发病率。

3. **吸烟** 吸烟是脑卒中发病的一个独立的危险因素。吸烟可以使纤维蛋白原升高，刺激交感神经引起血压升高，诱发脑卒中。多项研究显示，城市的中青年脑梗死的患者中，高血压在危险因素中排在第 1 位。农村则吸烟在危险因素中排在第 1 位，尤其是吸劣质香烟。

4. **饮酒** 国外研究表明，缺血性卒中与饮酒量密切相关，每日饮酒量大于 5 个“drink”（1 个“drink”相当于 11～14g 酒精含量），发生脑梗死的危险明显增加；与不饮酒者相比较，每日饮酒 2 个“drink”，每周饮酒 4 次以上，可能对心脑血管有保护作用。对不饮酒者不提倡用开始饮酒来预防心脑血管疾病；饮酒者应适度，不可酗酒。一般而言，男性饮酒量每日白酒应少于 50ml，啤酒少于 640ml，葡萄酒少于 200ml；女性饮酒量应减半。

5. **肥胖** 肥胖是脑卒中的重要危险因素之一。肥胖者的概念中西方有所不同，在西方国家，体重指数大于等于 30kg/m^2 定义为肥胖，在我国体重指数大于等于 28kg/m^2 定义为肥胖。美国研究结果表明，男性肥胖者发生脑卒中的相对危险度为 2.23。有证据支持，男性腹部肥胖、女性超重或肥胖是脑卒中的独立危险因素。

三、行为与消化系统疾病

人类的很多疾病都由不良饮食习惯引起，特别是消化系统方面的疾病。如不洁生鲜食品的摄入会引起肠炎、肝炎和寄生虫病；腌制的不新鲜的蔬菜中多含亚硝酸盐，会在人体内形成亚硝胺类物质，增加食管癌、胃癌的发病风险。不良的生活方式与饮食习惯（如饮食无规律、吸烟、酗酒等，加之社会心理因素，如紧张的生活事件、情绪状态）等多种因素交织在一起，容易导致消化性疾病的产生。

(一) 不良行为习惯

饮食无规律和暴饮暴食都可以影响消化功能。不按时吃饭，吃饭无定量，会造成消化不良或营养不良。如果平时喜欢吃零食，吃零食后刺激胃酸分泌，但由于摄入食物较少，无

笔记

需大量胃酸帮助消化，因此过多的胃酸就会消化胃和十二指肠黏膜本身，造成消化性溃疡。若常食用某些刺激性食品，如烟熏、腌腊、油炸、浓茶和浓咖啡等，均会刺激胃酸分泌而导致溃疡形成。若长期摄入食物不足，营养不良可削弱胃黏膜的屏障作用，易造成溃疡产生，影响黏膜的修复。

（二）生活无规律

过度疲劳、生活压力大、熬夜等终日处于紧张的生活状态下，容易出现消化性溃疡甚至出血。经常处于精神高度紧张的职业人群，如医护人员、空中交通管理人员、汽车司机、科研人员及某些具有"溃疡病人格"特征的人群，容易使自己长时间处于高度紧张的应激状态中，在这种状态下，可引起胃黏膜缺血缺氧，最后形成溃疡。

（三）吸烟

流行病学调查显示，消化性疾病的发病率与每日平均吸烟量成正比，尤其是溃疡病，吸烟者的发病率是不吸烟者的 2 倍。烟草烟雾中的尼古丁会损伤胃黏膜，长期吸烟还会导致胃酸分泌过多，使胆汁反流入胃，破坏胃黏膜。尼古丁还可抑制胰腺分泌碳酸氢根，降低其中和胃酸的能力，同时，还会造成黏膜中前列腺素含量降低，使其保护胃肠道黏膜的作用下降。

（四）饮酒

酒精会直接刺激胃黏膜而破坏胃黏膜屏障，促使胃酸和为蛋白酶原分泌增加，影响幽门括约肌的关闭功能，使胃十二指肠黏膜内的血流量减少，促使溃疡的发生和复发。因此，长期酗酒者更容易发生溃疡，尤其是长期饮酒并同时服用阿司匹林者。

四、行为与肥胖

肥胖（obesity）是指人体脂肪的过量存储，表现为脂肪细胞增多或细胞体积增大，即全身脂肪组织块增大，与其他组织失去正常比例的一种状态。也是由于食物摄入量与能量消耗之间失去平衡，能量摄入量大于消耗量所造成的结果。

根据肥胖的分类、划分标准不同，可以分为不同类型：①按肥胖发生的原因，可分为单纯性肥胖和继发性肥胖；②按脂肪细胞学特征，可分为增大型，增殖型和混合型肥胖；③按体脂分布情况，可分为Ⅰ型（全身型肥胖，脂肪没有明显集中到某一特定部位）、Ⅱ型（躯干型肥胖，体脂大多数集中在躯干部位）、Ⅲ型（腹内脏型肥胖或中心型肥胖，腹腔内脏器官周围脂肪过度堆积）、Ⅳ型（末梢型或梨形肥胖，下肢皮下脂肪过度堆积）。

肥胖或超重一般使用体重指数（body mass index，BMI）来衡量，即体重（kg）与身高的平方（m^2）之比。WHO 和美国国立卫生研究院专家组建议的标准，BMI 在 25～29.9kg/m^2 为体重超重，30～39.9kg/m^2 为肥胖，大于等于 40kg/m^2 为极度肥胖。我国临床诊断肥胖症的标准是超过标准体重的 20%。

肥胖在世界各国流行广泛，全球增长迅速。肥胖的流行不仅限于欧美，在过去 20 年中，日本和东南亚国家超重和肥胖的人口数量显著增加。随着人们物质生活水平的不断提高，我国肥胖的发病率也越来越高，逐渐发展成为社会性问题。2002 年"中国居民营养与健康状况调查"表明，我国成人超重率为 22.8%，肥胖率为 7.1%。肥胖是冠心病、高血压、糖尿病、动脉硬化等多种疾病的高危因素，因此，超重和肥胖已成为影响我国居民健康的重要危险因素，预防和控制肥胖刻不容缓。

引起肥胖的行为因素很多，包括基因、环境、生活方式等，多种因素相互作用，引起肥胖。环境对肥胖的发病有较大的影响作用。如有肥胖素质的个体在充足美味食品和缺乏运动的环境下会变胖，而有肥胖素质的个体在缺乏食物和高度的体力活动状态下一般不会有肥胖的发生，说明饮食行为和运动是影响肥胖的重要因素。

笔记

（一）饮食行为

饮食营养学专家指出，饮食习惯对于确保人们的身体健康越来越重要，肥胖人群中约有 95% 是由于不良饮食习惯造成的。饮食中的脂肪含量尤其是饱和脂肪酸和不饱和脂肪酸与体内脂肪量有密切关系。对肥胖者的热量摄入和饮食结构的研究表明，与体重正常者相比较，两者总热量及单位去脂组织摄入量接近，但食物构成两组差异较大。饮食中高蛋白质、高脂肪食品摄入多，其他营养素密度低的膳食结构，能量的总摄入超过能量消耗，引起肥胖的可能性大。肥胖者消耗精制糖占总糖量的百分比较正常人高，食物中糖的来源和脂肪摄入量对脂肪蓄积有较大影响。因此，纤维摄入量少，高脂肪、精制糖和低纤维饮食易引起肥胖，有效改善饮食结构对控制体重有着重要的作用。

不良的饮食习惯也对肥胖有一定的影响，不吃早餐，三餐食物能量分配及间隔时间不合理，进食速度过快、经常吃快餐、夜间加餐、喜好零食、经常性的暴饮暴食等不良进食行为都与肥胖的发生有密切关系。

（二）运动缺乏

缺乏体力活动是引起肥胖的重要原因。生活中，不活动或者活动量较少者，肥胖的发生率高于有规律运动习惯者。职业性体力劳动少、静态生活的时间增加、家务劳动量减轻、外出就餐增多等行为，会引起肥胖。运动缺乏肥胖者脂肪分布趋于不均匀，以腹部脂肪明显增多为主，腰 / 臀围比明显增加。运动量大、有效且规律的运动习惯可降低 BMI 指数，使总体脂肪和腹部脂肪量明显减少。

五、行为与糖尿病

糖尿病（diabetes mellitus，DM）是一组由于胰岛素分泌缺陷和（或）胰岛素作用障碍所致的以高血糖为特征的代谢性疾病。持续高血糖与长期物质代谢紊乱等可导致全身组织器官，特别是眼、肾、心血管及神经系统的损害及其功能障碍和（或）衰竭。严重者可引起失水，电解质紊乱和酸碱平衡失调等多种急性并发症。

美国糖尿病学会（ADA）2017 年发布了“糖尿病医学诊疗标准”如下：①空腹血浆血糖 ≥ 7.0mmol/L（126mg/dl）；② 75 克葡萄糖负荷后 2 小时血浆血糖 ≥ 11.1mmol/L（200mg/dl）；③糖化血红蛋白（Hb A1c）≥ 6.5%；④具有高血糖典型症状或高血糖危象者，随机血浆葡萄糖 ≥ 11.1mmol/L（200mg/dl）。上述 4 条中任何 1 条达到标准均可诊断为糖尿病。《中国 2 型糖尿病防治指南（2017 年版）》未采纳上述第 3 条“糖化血红蛋白（Hb A1c）≥ 6.5%”，仍沿用 WHO（1999 年）国际通用标准为我国糖尿病诊断标准。

临床上糖尿病分为胰岛素依赖型（IDDM，1 型）和非胰岛素依赖性（NIDDM，2 型）两种类型。现在我国糖尿病患者主要是以 2 型糖尿病为主，大约占糖尿病患者总数的 90% 左右，1 型糖尿病多发于青少年，只占糖尿病发病总人数的 10% 左右。本病发病率高，我国约 3000 万～4000 万糖尿病患者，且患病率逐年增高。糖尿病是一种危害人类健康的全球性疾病，必须引起高度重视。

糖尿病的病因及发病机制尚不明确，目前认为主要是遗传因素与环境因素之间相互作用的结果，尤其体现在 NIDDM 发病中。许多糖尿病患者，由于病情进展隐匿，当糖尿病得以确诊时，患者已出现并发症，因此，对危险因素的控制、纠正不良行为习惯，早期预防极为重要。糖尿病的危险因素主要包括年龄、遗传因素、精神因素、肥胖、缺少运动、吸烟和不良饮食习惯等。

（一）肥胖

目前认为肥胖是糖尿病的一个重要诱发因素，60%～80% 的成年糖尿病患者在发病前均为肥胖者，肥胖的程度与糖尿病的发病率成正比。研究表明：随着年龄增长，体力活动逐

笔记

渐减少时，人体肌肉与脂肪的比例也在改变。自25岁至75岁，肌肉组织逐渐减少，由占体重的47%减少到36%，而脂肪由20%增加到36%，特别是肥胖多脂肪的老年人糖尿病明显增多的主要原因之一。

（二）不良饮食习惯

饮食过多且不节制，营养过剩，使原已潜在有功能低下的胰岛素β细胞负担过重，而诱发糖尿病。近年来，随着人们物质生活水平的不断提高，国内外亦形成了“生活越富裕，身体越丰满，糖尿病越多”的现象。高热量、高脂肪饮食，暴饮暴食等不良饮食习惯导致肥胖者越来越多，无形中增加了糖尿病发病的危险。

（三）运动缺乏

缺乏运动是胰岛素抵抗和高胰岛素血症的重要原因之一，与糖尿病的发病密切相关。流行病学资料显示，对肥胖、饮食、吸烟等危险因素控制后，缺乏运动仍为诱发糖尿病的独立危险因素。长时间久坐不动与肥胖发生有关，缺乏运动增加了糖尿病的发病危险。

运动可以降低发生糖尿病的危险，保持中等强度的运动可使糖尿病发病危险降低到缺乏运动者的1/3，保持低强度的运动可使糖尿病发病危险降低到缺乏运动者的1/2。因此，运动有助于控制血糖，并使糖化血红蛋白水平降低。同时，运动也能够使糖尿病患者骨骼肌血管基膜的厚度变薄，增加毛细血管的密度，使局部血流量增加，胰岛素作用增强。

六、行为与肿瘤

肿瘤（tumor）是机体在各种致癌因素的作用下，局部组织的某一个细胞在基因水平上失去对其生长的正常调控，导致其克隆性异常增生而形成的异常病变。分为良性肿瘤和恶性肿瘤两大类。随着医学模式从单一的生物医学模式向生物 - 心理 - 社会医学模式转换，目前认为肿瘤是一种心身疾病。生理因素、环境因素、个性特征、不良行为方式等因素在其发病中的作用不可忽视。

（一）C型行为

国内外学者研究发现，C型行为的人肿瘤发病率比非C型行为的人高3倍以上，其行为特征主要表现为：过度压抑自己的情绪，尤其是不良情绪，如悲伤、愤怒等，愤怒不外泄而压抑（生闷气）；过分合作、协调；过分忍让；过分谦虚；回避矛盾，好调和矛盾；趋于服从外界权势。生理免疫方面特征主要表现为：①压抑愤怒，导致体内细胞免疫和体液免疫能力降低，自然杀伤细胞（NK）减少。NK细胞是一种淋巴细胞，其产生的细胞毒可以杀伤癌细胞和被病毒、细菌感染的细胞，此外，血液IgA减少，T细胞减少等。②内源性阿片能神经活化，改变肾上腺、甲状腺、性腺功能状态，促使循环、呼吸、消化、免疫功能等都发生改变。③社会依从性高可使交感神经活化，皮肤电位升高。国内外研究证实，压抑、焦虑、紧张等心理应激作用下，会导致机体免疫力下降，DNA修复障碍，内脏代谢障碍，这些改变都为肿瘤的发生创造了条件。

（二）不良饮食习惯

资料显示，经常食用咸菜、腌菜、烟熏食物会诱发消化系统肿瘤，腌制食品中含有大量的硝酸盐，硝酸盐还原为亚硝酸盐后与胺结合形成亚硝胺，亚硝胺为致癌物质。研究证明，多食用新鲜水果和蔬菜，可以降低胃癌的发病危险，由于新鲜蔬菜和水果还有大量的维生素C，维生素C能抑制亚硝酸盐与胺的结合，减少亚硝胺的形成，具有抗癌作用。

不良饮食还和肺癌、乳腺癌和前列腺癌等恶性肿瘤的发病有密切关系。如熏烤煎炸的食品通常含有苯并芘，苯并芘对机体的许多组织都有致癌性，可以引起肝脏、结肠、食管、肺

笔记

和乳腺等组织的恶性肿瘤。有研究显示，1kg 木炭烤肉表面上产生的苯并芘相当于 600 支香烟的含量，且含脂肪越多的烤肉上面苯并芘集中的越多。

大量肉类食物对人体的危害不单是摄入过多的热量，还含有其他对人体不利的成分，如饱和脂肪酸摄入过多、通过动物放大效应而聚集在动物体内的重金属和其他有害成分，尤其是动物脂肪可以增加胆酸排泄并转化为致癌物质和促癌物质，增加恶性肿瘤患病的危险。

盐分摄入过多与胃癌的发病有关。盐能破坏胃黏膜表面的黏液层，使胃黏膜的屏障机能丧失，使致癌物质极易入侵而造成胃癌的发病率增加。一些食品添加剂如糖精可增加膀胱癌的发病率，香料茴香、八角中也含有致癌物黄樟素。

（三）不良行为习惯

除饮食结构外，不良的进食习惯会增加致癌的风险。如经常不规律的进食，有可能导致胃黏膜的损伤，增加胃癌的发病率。日本癌症研究中心报告，饮食习惯改变，如多进食新鲜蔬菜，少吃盐腌制食物，多喝牛奶等行为是日本胃癌死亡率降低的主要原因。

吸烟与肺癌的关系极为密切，是肺癌的重要致病因素。国内外曾对吸烟与肺癌的关系进行研究，证明绝大多数肺癌的患病和死亡与吸烟有关。吸烟人群肺癌的发病率与死亡率显著高于不吸烟者。美国 Slattery 的研究表明吸烟与结肠癌的危险关系，每日吸烟量大于或等于 20 支时，结肠癌的危险增加 40%。吸烟也会增加乳腺癌的发病率，吸烟者的发病率为不吸烟者的 2 倍。吸烟也是前列腺癌的一个危险因素，增加前列腺癌的发病危险。

饮酒是食管癌发病的重要危险因素。据英国一项研究结果显示，饮酒者与不饮酒或少饮酒者相比，饮酒者患贲门癌的危险性增高。大量饮酒与结肠癌的发病率有关，啤酒较其他酒精饮品的作用更强。同时，中、大量饮酒对乳腺癌也有致病作用，每日饮酒量超过 40g 时，发生乳腺癌的危险性明显增高。酗酒使患前列腺癌的危险增加，前列腺癌的发病率随饮酒量的增加而增加，两者具有明显的剂量 - 效应关系。

（杨秀贤　王　娜）

思考题

1. 请阐述不良饮食行为对我们健康的危害有哪些？
2. 我国居民吸烟率一直居高不下，作为医学生我们如何控制吸烟？
3. 请从行为医学和应用心理学的角度提出解决“肥胖”的建议，并阐明理论依据。
4. 当代大学生如何提高睡眠质量，使自己每天都能够精力充沛地学习和工作？

笔记

第九章　成瘾与成瘾行为

人类使用成瘾物质的历史源远流长。目前全球有吸毒人数约2.47亿，饮酒人数超过20亿，吸烟人数超过13亿。成瘾行为已成为时刻威胁人类生命健康和安全的重大公共卫生问题和社会问题。本章对成瘾与成瘾行为进行概述，分别探讨镇静催眠药、苯丙胺类兴奋剂、酒精、阿片类物质等所致的成瘾行为的成瘾机制、临床特征以及治疗方法，简要介绍了两类常见的行为成瘾，即赌博和网络成瘾。

第一节　成瘾与成瘾行为概述

成瘾（addiction）术语起源于拉丁语动词addicere。在17、18世纪，“成瘾”起初是指使用精神药物，以后是指重复使用精神活性物质。长期以来，成瘾和依赖（dependence）的确切内涵及其差别在成瘾医学的不同学科中一直存在争议。

一、基本概念

（一）定义和分类

成瘾是指个体强烈地或不可自制地，反复渴求滥用某种物质或进行某种活动，尽管知道会给自己带来各种不良后果，仍然无法或难以控制的行为。1964年世界卫生组织专家委员会建议用“依赖”取代成瘾。2013年出版的《精神疾病诊断与统计手册》第5版（DSM-5）弃用依赖换用物质相关及成瘾障碍，将DSM-4中依赖与滥用合并于DSM-5中称为物质使用障碍，并首次提出了非物质使用障碍的概念。有精神病学家认为成瘾的内涵强调的是强迫性用药和严重的渴求状态，成瘾是处于严重阶段的精神依赖，认为依赖所涵盖的内容比成瘾更为广泛，它既包括躯体依赖，也包括精神依赖。近年来，成瘾一词的应用范围明显扩大，开始用于形容精神活性物质依赖。鉴于以上情况，本章节并未严格区分成瘾和依赖两个概念的内涵。目前广泛使用的分类方法是将成瘾分为物质成瘾（substance addiction）和非物质成瘾。

1. **物质成瘾**　也称为物质依赖，是指对物质强烈的渴求，并反复应用，以取得快感或避免断药后产生痛苦为特点的一种精神和躯体性病理状态。依赖综合征（dependent syndrome）是一组认知、行为和生理症候群，个体尽管明白使用成瘾物质会带来明显不良问题，但还在继续使用。自我用药的结果导致了耐受性增加、戒断症状和强迫性觅药行为。物质依赖包括生理依赖和心理依赖。①生理依赖也称躯体依赖，是指由于反复用药所产生的一种病理性适应状态，以致需要药物持续存在于体内，若中断就会产生戒断综合征，主要表现为耐受性增加和戒断症状；②心理依赖又称精神依赖，指对药物的强烈渴求，以期获得用药后的特殊快感，呈现强迫性觅药行为。

2. **非物质成瘾**　又称为行为成瘾（behavioral addiction），指不依靠物质的一种成瘾形

笔记

式，表现为反复出现、具有强迫性质的某种行为，产生躯体、心理、社会严重不良后果，尽管成瘾者明白行为所产生的不良后果，仍然执意坚持。这些行为包括不可控制的赌博、上网、暴食、观看色情作品、玩电子游戏、购物等，甚至包括狂热的工作、运动、慈善活动等。

3. **滥用的概念** 在ICD-10分类系统中，称滥用(abuse)为有害使用(harmful use)。滥用是一种适应不良的生活方式，指反复使用药物导致了一些偏离社会常模与医疗允许的明显不良后果，如工作、学业受到影响，健康受到损害，出现社会问题和法律问题等。滥用强调的是不良后果，滥用不一定发生耐受、戒断症状和依赖。

4. **耐受与戒断综合征** 耐受(tolerance)是指反复使用精神活性物质后，使用者必须增加剂量方能获得所需效果，或使用原来剂量达不到所需效果。其产生机制是中枢神经系统受体数量和敏感性对长期反复使用精神活性物质所产生的适应现象。烟越抽越多、酒量越来越大就是这个道理。交叉耐受性是指对某种药物产生耐受性，往往也对与此种药物药理作用相似的其他药物敏感性降低，如苯二氮䓬类药物与酒精之间存在着交叉耐受现象。

戒断综合征(withdrawal syndrome)是指停止或减少药物的使用，或使用拮抗剂占据受体后所出现的特殊的心理和生理症状群。其产生机制是由于长期用药后，突然停药引起的适应性的反跳。不同的药物因其药理特性不同，所致的戒断症状也有所不同，一般表现为与其作用相反的症状，如阿片类物质戒断后出现焦虑、失眠、呕吐和流涕等症状群。

5. **强化、渴求与复发** 强化(reinforcement)包括正性强化和负性强化。正性强化作用指增加正性情绪的作用，如使用物质后的快感和社会性强化作用；负性强化作用指对抗负性情绪的作用。依赖形成后，使用者必须反复使用物质才能消除戒断症状，这是一种强烈的负性强化。

渴求(craving)是强烈期望再次获得精神活性物质的效应，即使在长期戒断后仍持续存在，与强迫性、持续性用药关系密切，也是复发的重要因素之一。

复发(relapse)是指物质依赖者在脱毒治疗结束后保持了一段时间的戒断状态，之后因各种原因恢复使用治疗前滥用的物质，并再次发展成依赖的过程。

(二)流行病学

不同国家或地区的物质滥用与成瘾状况差异很大，主要与经济、文化、社会环境及特定的心理特征和行为习惯有关。

1. **全球物质滥用与成瘾流行状况** 就毒品而言，全球有170多个国家和地区涉及毒品贩运问题，130多个国家和地区存在毒品消费问题，毒品使用者占全球总人数的5.2%。联合国毒品与犯罪问题办公室发布的《世界毒品报告》显示全球毒品使用者及毒品问题使用者数量呈现逐年增加的趋势(图9-1)。

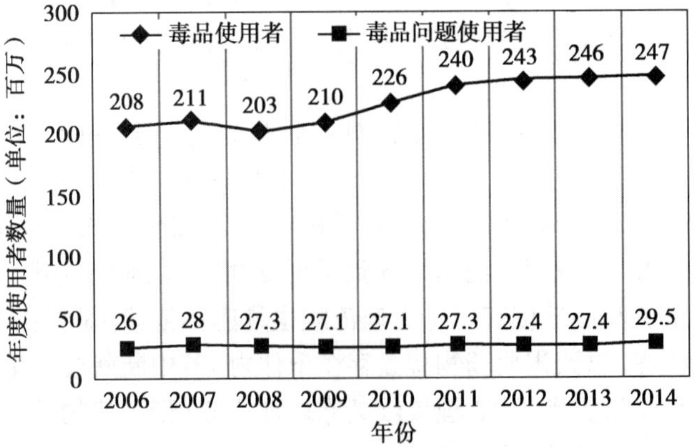

图9-1 2006—2014年全球毒品使用人数趋势图(WHO)

笔记

受国际管制的234种精神活性物质中，目前使用率居前4位的毒品种类依次为：大麻(3.5%)、苯丙胺类兴奋剂(0.8%)、可卡因(0.5%)和阿片类(0.2%)。从地域上来看，美洲、欧洲滥用大麻和可卡因者所占比例最高，亚洲滥用阿片类物质者所占比例最高。近年来，许多国家采取了一系列防治措施来遏制物质滥用的上升势头，某些成瘾物质使用量已呈明显下降趋势，如东南亚国家的阿片类物质流行性滥用正在减少，西欧海洛因的滥用水平也基本稳定。然而，苯丙胺类兴奋剂的滥用呈迅猛增长势头，尤其是东亚和东南亚地区，其滥用增长形势更加严峻。

全球酒精依赖和酒精滥用的患病率分别为2.3%和1.8%，据统计全球疾病负担的5.1%是由酒精引起的。近年来新的精神活性物质层出不穷，其种类已远远超过了受国际管制的精神活性物质的种类数量。此外，多药滥用也逐渐成为一种普遍的药物滥用模式。

2. **我国物质滥用与成瘾流行状况** 当前我国毒品问题总体呈可控的蔓延的趋势。2016年我国国家食品药品监督管理总局监测我国31个省(区、市)药物滥用情况结果显示：①我国部分地区主要滥用的前5种物质依次为"冰毒"、海洛因、"麻谷丸"、"K粉"和美沙酮口服液/片；②药物滥用者现居住地主要集中于我国南部个别省、市、区；③药物滥用人群仍以男性、初中及以下文化程度、无业人员为主。我国合成毒品滥用程度大于传统毒品。"冰毒""麻谷丸"等含甲基苯丙胺的毒品滥用所占比例为55.1%，同比2015年度增加3.2%，是我国流行滥用的主要合成毒品。改革开放以来，我国酒精生产量和消费量迅速增加。1952年我国15岁以上人群中人均酒精消耗量为0.4L纯酒精，目前已接近6.0L。有调查显示，2010年中国15岁以上人群吸烟率为28.1%，其中85.6%为每日吸烟者。我国已成为全球最大的卷烟消费国，全国吸烟人数已达3亿人，并呈现男性吸烟率居高不下、女性吸烟率维持较低水平、农村男性吸烟率高于城市、青少年尝试吸烟率和现在吸烟率逐年上升的特征。

二、成瘾行为的危害

成瘾行为不但严重损害成瘾者个体的心身健康，还可引发各种家庭问题、社会治安问题，严重影响社会稳定和经济的可持续发展。吸毒者常采用注射途径滥用毒品，多人共用针头，造成艾滋病、肝炎等传染病传播蔓延，给公共健康带来极大威胁。成瘾行为严重影响人类的生理、心理和社会功能，已成为一大全球性公害。

(一) 生理改变

过量使用海洛因、可卡因、大麻、酒精等物质会引起急性中毒，出现呼吸抑制、谵妄、冲动、暴力甚至死亡。长期使用成瘾物质后，成瘾者常会出现戒断症状、耐受性增加、渴求、行为失控等临床特征，轻者感到乏力、恶心、全身不适，重者可有震颤谵妄、癫痫发作甚至死亡。成瘾行为可导致多系统、多器官的病理性损害，酒精依赖会导致或加重消化道溃疡、胰腺炎、肝硬化、冠心病、脑出血以及消化道恶性肿瘤等疾病。海洛因会引起心脏瓣膜病、咽喉炎及中枢神经系统损害，大麻会导致月经周期紊乱、脑血管意外、免疫功能障碍及肺部疾病等。

(二) 心理改变

为了体验成瘾行为带来的快感、防止戒断症状的产生，多数成瘾者会不顾后果地反复使用成瘾物质，形成难以矫正的成瘾行为。在此过程中，成瘾者的人格会随之发生改变，自我中心倾向增强，义务感、责任感、道德感降低甚至丧失，对家庭、工作失去耐心和兴趣，甚至导致类似边缘型人格障碍、反社会型人格障碍等人格改变，严重影响其生活、学习和工作。研究表明，成瘾人群中焦虑症、抑郁症、双相情感障碍、人格障碍等精神心理障碍的患病率显著高于一般人群。

笔记

（三）家庭和社会损害

首先，成瘾者由于人格改变和伦理道德受损，易引发刑事犯罪和社会治安问题。其次，成瘾行为本身所带来的直接经济损失及其所致的间接危害会给社会造成巨大的经济负担。第三，成瘾行为所引发的艾滋病、乙肝、丙肝等传染病的蔓延传播严重影响人类的健康和安全。

三、成瘾行为的发生机制

成瘾是一种慢性复杂性的脑部疾病，通常由生物、心理和社会等多种因素共同作用导致，这些因素相互作用决定了个体在尝试过成瘾性物质或行为后是否会无法克制的继续接触并发展成依赖或成瘾。

（一）生物因素

物质依赖是一种多基因遗传性疾病，具有家族聚集性。37%～60% 的物质依赖患病风险可归因于遗传因素。影响物质依赖的多个基因既可独立发生作用，又可相互作用或与环境因素相互作用，对物质依赖的患病风险产生叠加或相乘的效应。成瘾物质可以通过作用于不同的脑区和神经递质系统来发挥作用。成瘾物质可以激活中枢奖赏系统（图 9-2），这个系统包括伏隔核（nucleus accumbens，NAc）、中脑腹侧被盖区（ventral tegmental area，VTA）、杏仁核、下丘脑等，外延还涉及前额叶皮质（prefrontal cortex，PFC）、纹状体、缰核、海马等结构，这些结构构成错综复杂的脑内网络系统，在成瘾及情绪、学习、记忆、动机、冲动控制等相关过程的发生、发展中发挥关键作用。多巴胺系统、谷氨酸系统以及去甲肾上腺素、瘦素、P 物质、食欲素、促生长激素、神经肽 Y 等神经递质在物质成瘾的机制中也发挥重要的作用。

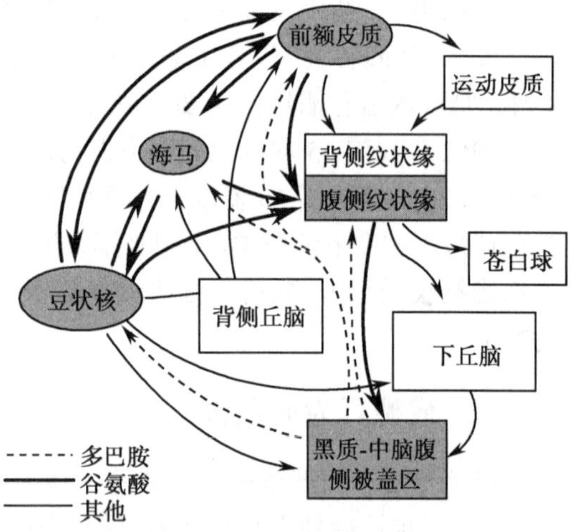

图 9-2　中枢奖赏系统

（二）心理因素

多数成瘾者病前人格发展不够完善，往往存在某些性格缺陷，表现为情感不稳定、情感表达不成熟、缺乏独立性、依赖周围人的过度表扬和肯定、缺乏社会责任感、好奇心强、意志力薄弱、自信心不足、追求即刻满足等。同时有社会适应能力差、情绪调节能力欠佳、耐受挫折的能力低下、应对生活事件及人际关系的技巧缺乏等特点。成瘾者初次使用物质时常存在好奇心理、从众心理和侥幸心理，想体验人们描述的快感，认为自己自控能力强，以为自己即使成瘾也能轻松戒除，盲目接触成瘾物质、效仿成瘾行为，结果一发不可收拾，造成悲剧。

（三）社会因素

不同社会文化背景的人对物质的使用有着不同的态度，如“饮酒助兴”是许多地区普遍接受的社交手段，而另外一些社会文化则禁止饮酒。文化因素不仅在一定程度上决定着人们对物质的接受度，也影响着物质滥用和依赖的患病率。经济发展水平与成瘾行为的关系比较复杂，一方面经济收入增高、购买力上升成瘾行为也会增加，另一方面经济问题导致的社会压力也会促使一些人以滥用物质、沉迷于成瘾行为等消极方式应对负性生活事件。“物质”是否合法，能否轻易获得，与其被滥用的程度密切相关，烟酒等能合法购买的物质比法律明令禁止使用的苯丙胺、海洛因等物质的滥用率高。家庭教养不良、学校教育不完善、同

笔记

伴群体亚文化不健康等也是成瘾行为的高危因素。

第二节 物质成瘾

一、概述

(一) 基本概念

精神活性物质(psychoactive substances),又称为成瘾物质、物质或药物,指能够影响人类心境、情绪、行为、改变意识状态,并有致依赖作用的一类化学物质。人们通过使用这些"物质"来取得或保持某些特殊的心理、生理状态。

毒品(drug)是社会学概念,指由法律规定的具有很强的成瘾性,并在社会上禁止使用的精神活性物质。我国的毒品主要指阿片类、可卡因、大麻、苯丙胺类兴奋剂等物质。

(二) 物质的分类

精神活性物质根据其主要药理学特性分为以下几类:

1. **中枢神经系统抑制剂** 能抑制中枢神经系统,长久使用可产生躯体依赖和耐受性。如巴比妥类药物、苯二氮䓬类药物、酒精等。

2. **中枢神经系统兴奋剂** 能兴奋中枢神经系统,使用后可引起高度警觉、注意力集中、活动增加、睡眠减少等。如可卡因、咖啡因、苯丙胺类物质等。

3. **阿片类物质** 具有很强的成瘾性,包括天然人工半合成或合成的阿片类物质,如鸦片、吗啡、海洛因、美沙酮、二氢埃托啡、派替啶、丁丙诺啡等。

4. **大麻** 主要成分为$\triangle^{9}$-四氢大麻酚,吸入或食用可导致欣快,增加剂量可使人进入梦幻,陷入深沉而爽快的睡眠之中。

5. **致幻剂** 能改变意识状态或感知觉,如麦角酸二乙酰胺(LSD)、仙人掌毒素、苯环己哌啶(PCP)、氯胺酮等。

6. **吸入剂** 滥用吸入剂可引起欣快感、话多、夸大、幻觉、言语不清、共济失调、恶心和呕吐。如丙酮、乙醚、汽油等。

7. **烟草** 导致依赖的活性成分为尼古丁(烟碱),尼古丁可使吸烟者自觉喜悦、敏捷、脑力增强,减轻焦虑和抑制食欲,引起躯体依赖。

二、镇静催眠药

镇静催眠药(sedative-hypnotic drugs)是指抑制中枢神经系统活动,具有镇静、诱导睡眠、肌肉松弛、抗焦虑、抗惊厥和辅助麻醉等作用的一类化学物质,临床用于治疗失眠、焦虑、癫痫发作、酒精依赖等。包括巴比妥类(barbiturates)、苯二氮䓬类药物(benzodiazepines, BZD)、非苯二氮䓬类药物以及其他一些化合物。巴比妥类包括苯巴比妥和戊巴比妥,由于巴比妥类易产生依赖、戒断困难、安全性差等原因,已基本被苯二氮䓬类药物替代。这里主要介绍苯二氮䓬类药物成瘾。

(一) 分类

苯二氮䓬类药物是镇静催眠药中使用广泛,也是滥用最广泛的药物。根据半衰期的长短,可将其分为以下三类:①短效苯二氮䓬类药物。半衰期中位数1～12小时,如三唑仑、咪达唑仑等;②中效苯二氮䓬类药物。半衰期中位数12～24小时,如奥沙西泮、阿普唑仑、劳拉西泮等;③长效苯二氮䓬类药物。半衰期中位数40～250小时,如地西泮。半衰期越短,起效越快,也越容易形成依赖。

笔记

（二）临床表现

苯二氮䓬类药物中毒常见的表现有头晕、嗜睡、构音困难、眼球震颤、共济失调、血压降低等，很少出现昏迷、心脏骤停和呼吸停止的表现。

苯二氮䓬类药物成瘾主要表现为强制性觅药行为、戒断症状、耐受性增加以及不顾有害后果持续使用等。强迫性觅药行为（compulsive drug seeking behavior）是指使用者冲动性使用物质，不顾一切后果，是自我失去控制的表现，不一定是人们认为的意志薄弱、道德败坏的问题。

长期使用苯二氮䓬类药物者突然减少或停用药物后，随着血药浓度的降低会出现急性戒断症状，躯体症状主要表现为恶心、呕吐、失眠、噩梦、触觉和痛觉敏感、肌肉痛、头痛、震颤、肌肉痉挛、癫痫发作等，精神症状主要表现为焦虑、情绪低落、入睡前幻觉、惊恐、人格解体、非真实感、自杀和自伤行为等精神病性症状。这些急性戒断症状通常于4～12周自行缓解，之后出现持续数月或数年的稽延性戒断症状，其特征为戒断症状逐渐减轻、不时出现波浪样的症状反复、中间有缓解期、症状恢复不完全等。

（三）治疗

长期使用苯二氮䓬类药物的患者在戒断时一般采用药物替代递减法治疗。短半衰期的药物依赖，可以先改服半衰期长的苯二氮䓬类药物，如地西泮或氯硝西泮，然后逐步缓慢地减量，从而减少戒断症状的发生。在戒断过程中可使用抗惊厥药（如卡马西平、丙戊酸钠等）辅助脱瘾治疗，使用唑吡坦、曲唑酮或米氮平处理戒断时的失眠症状，使用足量的抗抑郁剂处理戒断时伴有的抑郁或惊恐症状。

行为和心理支持疗法应贯穿于整个治疗期间，包括介绍苯二氮䓬类药物依赖及戒断的有关知识、减轻焦虑的技巧及应急处理的方法，甚至可以采用正式的认知行为治疗。

三、酒精

世界卫生组织发布的《酒精使用与健康状态报告》显示，2010年15岁以上人群中，包含我国在内的西太平洋区酒精依赖的患病率与世界平均水平持平（图9-3）。

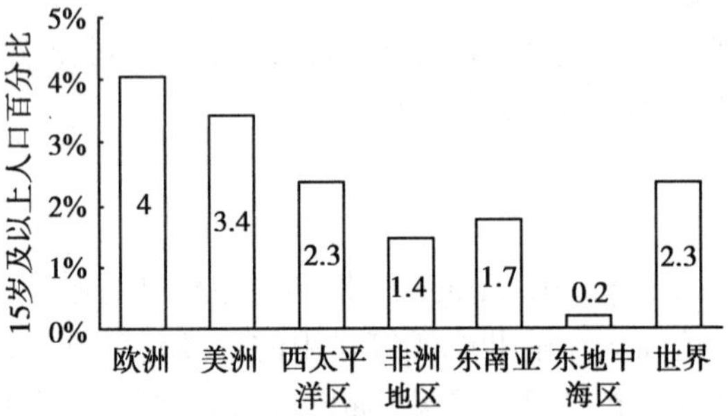

图9-3　2010年全球范围内酒精依赖患病率

随着人们生活水平的日益提高，我国酒的消耗量不断增加，与酒有关的负性后果愈来愈突出。过度饮酒不仅会导致脑、肝脏、心脏、胰腺、消化道、神经系统的躯体损害，也会导致人际关系冲突、自杀、意外伤害、交通事故、违法犯罪等社会心理功能损害。酒精成瘾已成为危害个体健康和社会发展的重要公共卫生问题和社会问题。

（一）药理作用和机制

酒精属于中枢神经系统抑制剂，具有抑制中枢神经系统兴奋性、抗焦虑、致欣快、致依赖和神经毒性作用。酒精吸收入血后迅速分布到人体各组织器官中，影响多个系统的功能活动。每个人对酒精的敏感性不一样，一般来说饮酒量和（或）血液内酒精浓度不同，对中

笔记

枢神经系统的作用程度及范围也不同。大多数人饮酒后表现为先兴奋继而抑制，也有少数人饮酒后即表现为抑制状态。

饮酒后大脑皮层首先受到抑制，皮层下神经核团去抑制，出现轻松感、情绪释放等精神运动性兴奋症状。随着饮酒量增多和时间推移，皮层下神经核团功能也受到不同程度的抑制，出现感觉迟钝、判断力和记忆力受损、自控力下降、运动不稳、言语含糊不清等症状。其后大脑处于高度抑制状态，醉倒不起，呕吐，便溺全然不知。饮酒量过大时，抑制作用可累及延髓，损害延髓呼吸中枢和心血管中枢，引起昏迷、呼吸衰竭甚至死亡。

（二）临床表现

急性酒精中毒患者初期表现为兴奋话多、言行轻佻、自制能力差、冲动等兴奋症状，随后出现言语零乱、步态不稳、困倦、嗜睡等抑制症状。中毒症状的严重程度与血液中的酒精浓度有关，一般血液中酒精浓度越高、浓度上升越快，症状就越严重。

DSM-5 将酒精依赖与酒精滥用合称为酒精使用障碍。酒精滥用是一种适应不良行为，指由于反复使用酒精影响工作、学业等职业功能，损害身体、心理健康，以及引起法律上的问题等。研究证明，饮酒量每日超过 4 个标准杯（1 个标准杯 =10g 纯酒精）或者每次饮酒超过 6 个标准杯，酒精滥用的危险性明显增高。

酒精成瘾（alcohol addiction）也称酒精依赖，是指长期反复饮酒所致对酒精渴求的特殊心理状态以及停酒之后出现的心理、躯体的特殊反应，可连续或周期性出现，包括精神依赖和躯体依赖。酒精依赖的临床特征：①对酒存在强烈渴求，无法控制地强迫饮酒；②固定的饮酒模式，为解除或避免戒断症状必须定时饮酒；③耐受性增加，饮酒量逐渐增多；④饮酒高于一切，甚至不顾事业、家庭、社交活动等；⑤反复出现戒断症状；⑥戒断后复饮，很难保持长期戒酒。

酒精依赖的患者突然停饮或减量后出现一系列神经精神症状，如谵妄、肢体震颤或抖动、幻觉、妄想等，称为酒精戒断综合征（alcohol withdrawal syndrome，AWS）。通常在停酒后 4～12 小时出现早期症状，如恶心、呕吐、食欲减退、出汗、寒战、肢体抖动、震颤、心率增快、血压升高等自主神经功能亢进症状以及焦虑、抑郁、入睡困难、噩梦、易醒等。停饮后 48 小时左右戒断症状达到高峰。震颤谵妄通常在停饮后 48～96 小时发生，表现为伴有躯体症状的急性短暂意识障碍状态。之后 4～5 天戒断症状逐渐减轻或消失，部分患者戒断症状可能在戒酒后 5～10 天才会出现。

长期或大量饮酒后，在无明显意识障碍的情况下也可出现生动的幻觉、妄想和（或）援引观念、人物定向障碍、精神运动性抑制或兴奋及异常情感表现等精神病性症状。常见的酒精所致精神病性障碍包括酒中毒性幻觉症、酒中毒性嫉妒症、酒中毒性偏执症和酒中毒性精神病。韦尼克脑病（Wernicke encephalopathy）是最严重的酒精中毒性脑病，起病急骤，临床表现为嗜睡、眼球运动异常、共济失调三联征，常常与维生素 B_1 缺乏有关。科萨科夫综合征（Korsakoff syndrome）又称遗忘综合征，是一种选择性或局限性认知功能障碍，以部分逆行性遗忘、完全顺行性遗忘、错构、虚构症状为主要特征，还可能有幻觉、夜间谵妄等表现。

酒精所致痴呆症是酒精对脑组织长期直接作用导致以智能损害为主的综合征，表现为人格改变、智力障碍、记忆损害等。酒精所致人格障碍是指由于长期饮酒，人格特征发生持久性改变，行为模式明显偏离常态，导致社会环境适应不良，甚至与他人发生冲突，给自己和社会造成严重后果。酒精所致人格障碍常表现为只对酒有兴趣，以自我为中心，不关心他人，责任心下降，情绪不稳定，猜忌心强，控制能力降低或丧失，工作能力下降或缺失，为

笔记

了饮酒而说谎、偷窃甚至无所不为。

(三)治疗与预防

酒精依赖的治疗包括戒断综合征的处理,脱瘾维持期的行为、心理和药物治疗,远期康复措施等,是一个系统治疗的过程。

出现戒断综合征时常使用苯二氮䓬类药物替代递减法处理戒断症状、震颤谵妄及酒精戒断性癫痫,使用抗精神病药物控制精神症状及酒精所致精神病性障碍,使用抗抑郁药物缓解抑郁、焦虑等情绪症状,同时补液、纠正水电、酸碱平衡紊乱,补充叶酸和维生素,加强营养。

戒断状态缓解后即进行脱瘾维持期治疗,主要包括认知行为治疗、动机增强治疗、家庭治疗、集体心理治疗等心理和行为干预措施(参阅第十六章)并配合戒酒硫、纳曲酮等预防复发的药物。应当重视嗜酒者匿名协会等自助干预措施的作用,强调环境管理和社会支持等在康复治疗中的作用。

四、苯丙胺类兴奋剂

苯丙胺类物质是作用最强的拟交感神经胺类中枢兴奋剂之一,对中枢神经系统具有显著兴奋作用。根据其化学结构和药理特性的不同大致分为四类:①甲基苯丙胺(冰毒)、哌甲酯、甲卡西酮,以中枢神经系统兴奋作用为主;②2,5-二甲氧基-4-甲基苯丙胺、4-溴-2,5-二甲氧基苯丙胺,以致幻作用为主;③苯甲吗啉、芬氟拉明,以抑制食欲作用为主;④3,4-亚甲二氧基甲基苯丙胺、3,4-亚甲二氧基乙基苯丙胺(俗名摇头丸),具有中枢神经系统兴奋作用和致幻作用。

(一)临床表现

使用苯丙胺类兴奋剂后,特别是静脉途径给药后,使用者很快出现思维活跃、精力充沛、能力感增强,可体验到难以言表的快感;数小时后,使用者出现全身乏力、倦怠、精神压抑、沮丧而进入所谓的苯丙胺沮丧期。上述正性和负性体验使吸毒者陷入反复滥用的恶性循环中,这也是形成精神依赖的重要原因之一。

苯丙胺类兴奋剂急性中毒,表现为中枢神经系统,尤其是交感神经系统的兴奋症状。轻度中毒表现为瞳孔扩大、血压升高、脉搏加快、呼吸困难、口渴、出汗、震颤、反射亢进、头痛、兴奋躁动等症状;中度中毒出现幻听、幻视、被害妄想、谵妄等精神症状;重度中毒时出现心律失常、痉挛、高热、胸痛、循环衰竭、凝血异常、昏迷,甚至死亡。长期使用可能出现分裂样精神障碍、感知综合障碍、人格和现实解体、焦虑、抑郁及认知功能损害,也可能出现明显的冲动、攻击、自伤、自杀、犯罪倾向。

一般认为苯丙胺类兴奋剂容易产生精神依赖,较难产生躯体依赖。不过在停止使用苯丙胺类兴奋剂后,可出现不同程度的躯体戒断反应,如疲乏、情绪低落、震颤、噩梦等。

(二)治疗

苯丙胺类兴奋剂急性中毒,患者常出现高热、代谢性酸中毒和肌痉挛等症状。苯丙胺中毒处理的原则是足量补液、维持水电解质平衡、利尿、促进排泄。苯丙胺类兴奋剂导致冠状动脉痉挛是引起心肌缺血和心肌梗死最常见的原因,临床上常使用钙通道阻滞剂(如硝苯地平)缓解痉挛,改善心肌缺血。

苯丙胺类兴奋剂依赖者,在突然停用苯丙胺类物质后一般不会产生严重的躯体戒断症状,不需要替代治疗,对症处理即可。出现焦虑症状时建议使用苯二氮䓬类药物,如阿普唑仑;出现严重的抑郁、乏力、渴求等症状时可使用抗抑郁药物,如5-羟色胺再摄取抑制剂;出现幻觉、妄想等急性精神障碍时建议使用非典型抗精神病药物,如利培酮、奥氮

笔记

平等；如出现兴奋、激越、幻觉、妄想及谵妄等症状时建议使用氟哌啶醇。由于戒断后渴求强烈，苯丙胺类兴奋剂依赖的治疗较困难，除了药物治疗，还需要良好的行为、心理干预措施。

五、氯胺酮

氯胺酮（ketamine）是一种分离性麻醉药，外观为纯白细结晶体，俗称 K 粉。临床上氯胺酮注射液用作手术麻醉剂或者麻醉诱导剂，其滥用和成瘾主要与娱乐场所的使用有关。一般小剂量使用氯胺酮不会产生严重而持久的损害，但是，绝大多数偶尔使用者都发展成了氯胺酮依赖。因此，为了避免氯胺酮滥用和依赖的危害，必须坚决拒绝使用。

（一）临床表现

氯胺酮滥用与成瘾后的临床表现多种多样，主要包括以下三类：①精神病性症状：常见的有焦虑、抑郁、幻觉、妄想、易激惹、人格解体、感知综合障碍、定向力障碍、意识障碍、攻击或暴力行为等。一般在末次使用 4～6 周后消失。②神经系统症状和体征：主要为眼球震颤、构音困难、肌肉僵硬、共济失调、痛觉减退、认知功能损害等。③躯体并发症：泌尿道损害是氯胺酮成瘾者常见的躯体并发症，通过鼻吸摄入 K 粉的滥用者还可并发鼻中隔穿孔、鼻出血、慢性鼻炎等疾病。

（二）治疗

氯胺酮滥用及相关障碍的治疗遵循预防为主、个体化、综合治疗的原则。

1. **急性氯胺酮中毒**　轻度氯胺酮中毒患者应密切监护生命体征及病情变化，可不使用药物治疗。中、重度氯胺酮中毒者的处理原则为对症处理躯体和精神症状、维持生命体征平稳和躯体内环境稳定，如出现呼吸停止、心脏骤停时应遵循胸外按压、开放气道、人工呼吸等规范程序急救，出现急性激越、谵妄、幻觉、妄想症状时，使用氟哌啶醇等抗精神病药物治疗。

2. **慢性氯胺酮依赖**　目前尚无减轻氯胺酮心理渴求的药物，亦无特异的抗复吸治疗药物。药物治疗主要是对症支持处理。症状轻微者以行为、心理、社会干预为主，一般不需要药物处理；症状严重者建议住院戒断，予抗精神病药、抗焦虑药、抗抑郁药等对症处理。停止氯胺酮使用是解决泌尿道损害和鼻部并发症的最好办法，必要时可使用药物或外科手术治疗。治疗者可根据个体特征选用合适的行为、心理、社会干预措施。

六、阿片类物质

阿片类物质（opiates）是指任何天然的或（半）合成的、对机体产生类似吗啡效应的一类物质。罂粟、鸦片、吗啡为天然阿片类物质，海洛因是半合成衍生物，全合成的阿片类物质主要包括盐酸美沙酮、哌替啶、盐酸二氢埃托啡、盐酸丁丙诺啡及其他一些人工合成的阿片类镇痛药。阿片类物质具有镇痛、镇静和致欣快作用，反复使用不仅会引起躯体依赖，还会引起心理依赖和很强的耐受性，一旦成瘾治疗非常困难。

（一）成瘾机制

1. **阿片类药物本身的药理作用**　研究发现脑内和脊髓内存在阿片受体，目前已知的阿片受体有 μ、δ、κ 等多种类型，而其中与阿片类镇痛与欣快作用关系最为密切的是 μ 受体（图 9-4）。阿片类药物通过上述受体产生镇痛、镇静，抑制呼吸、咳嗽中枢，兴奋呕吐中枢，抑制胃肠蠕动，缩瞳等药理学作用。同时阿片类药物作用于中脑边缘系统，使多巴胺水平升高，产生强烈快感。大多数阿片类平均代谢时间是 4～5 个小时，故成瘾者必须定期给药，否则会发生戒断症状。

笔记

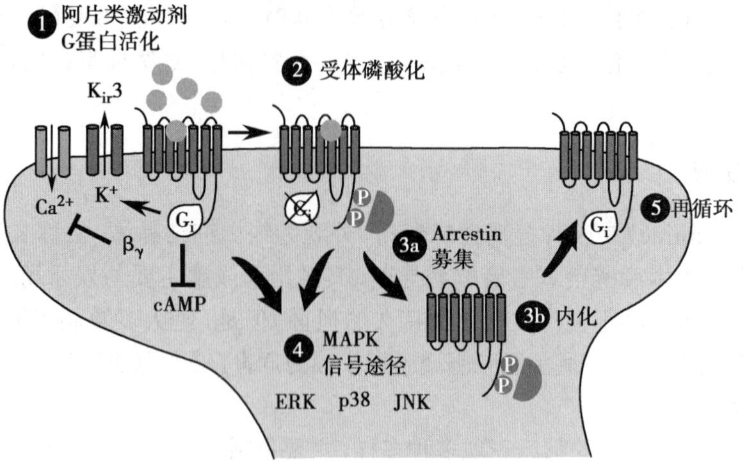

图 9-4 阿片受体及信号途径

2. **个体因素** 主要包括：①遗传易感性：阿片类物质成瘾的遗传易感性因素可高达60% 以上；②人格因素：外向性、渴望冒险，冲动性、易产生焦虑及不理智行为是阿片类物质成瘾者常有的人格特征；③危机应对方式：由于缺乏应对压力与不良情绪的正确方法，许多青少年会接触使用药物或其他危险的方法来应对所面临的心理危机；④共病：物质成瘾与精神障碍通过中枢奖赏系统相互影响。物质使用障碍者中同时符合情感障碍或焦虑障碍诊断的比例约为普通人群的 2 倍。

3. **社会与环境因素** 主要包括：①亚文化：药物滥用群体的亚文化特征主要表现为其年轻化、边缘化、逆反性和享乐性。处于这种亚文化状态的青少年极易被误导产生错觉，一旦药物滥用行为被该群体认同，则可能在近期内迅速扩散甚至流行。②成瘾性物质可获得性：整个社会或社会中某一群体对成瘾性物质的态度和容忍程度以及成瘾性物质的价格等，均与成瘾性物质滥用的流行有着密切的关系。③问题家庭影响：家庭中含有成瘾者、家庭结构不全、家庭角色错位、家庭教育方式不合理和家庭成员间交流沟通方式不当等问题，可能会导致子女滥用风险的增高。④同伴影响：同伴对成长中的青少年有着强大的影响力，甚至能左右一个人是否会尝试毒品。

（二）临床表现

阿片类物质急性中毒主要表现为烦躁不安或欣快、脸红、口干、瞳孔缩小等，严重时可以出现呼吸抑制、反射消失、低血压、心动过速、急性肺水肿甚至死亡。

阿片类物质的戒断症状与体征包括：①疼痛症状群：按照出现的频度，从多到少依次为骨痛、四肢关节疼痛、腰痛、浑身肌肉疼痛、头痛等，常伴有强烈的情感反应如焦虑、烦躁、坐立不安、易激惹，有时甚至出现激越行为；②神经精神症状群：常见的有对阿片类物质非常强烈的渴求、抑郁、焦虑、烦躁不安等，偶有错觉、幻觉、谵妄；③其他系统：包括胸闷、气短、心慌、食欲下降、恶心、呕吐、腹胀、腹痛、流泪、流涕、寒战、冷汗、排尿困难、血压升高、体重减轻等。以上症状一般在停止使用阿片类物质后 6～8 小时出现，24～72 小时达到高峰，约第 3 天后症状开始明显缓解，10～14 天绝大部分症状消失。之后往往会有相当一段时间残留部分症状，主要表现为失眠、烦躁不安、情绪低落、乏力、慢性的渴求等问题，称之为稽延症状。

（三）治疗

阿片类物质成瘾的治疗分为急性期脱毒治疗和康复治疗两个阶段。

1. **急性期脱毒治疗** 脱毒治疗是指通过躯体治疗减轻戒断症状，预防由于突然停药可能引起的躯体健康问题。脱毒治疗包括替代治疗和非替代治疗两种形式。替代治疗是利用

笔记

与毒品有相似作用的药物来代替毒品，美沙酮和丁丙诺啡是目前常用的替代药物。非替代治疗包括可乐定、镇静催眠药、中草药、针灸等。

2. **脱毒后康复治疗** 脱毒只是治疗的第一步，单纯进行脱毒治疗的成瘾者复吸率高达90% 以上，目前常使用阿片类阻滞剂来阻滞阿片类的欣快作用，消退已经建立起的条件反射来防止复吸。阿片类阻滞剂主要为纳曲酮。同时为降低复吸率应尽可能让成瘾者接受行为和心理康复治疗。行为和心理干预方式有：①认知行为治疗：认知行为治疗的目的在于改变导致适应不良行为的认知，改变导致吸毒的行为方式，帮助患者应付急性或慢性渴求，促进患者社会技能、强化不吸毒行为。②群体治疗：戒毒匿名会（narcotics anonymous，NA）和治疗集体模式是两种特殊形式的群体治疗。戒毒匿名会是一个自助组织，戒毒成功者可以现身说法，帮助新来者克服毒瘾，成员自愿参加。治疗集体模式指在特定的室内环境中，在集体的交流中，以自助、互助的方式来改善成瘾者的人格问题、人际关系，树立对自己行为负责的理念，形成积极向上的生活方式。③家庭治疗：家庭治疗应尽可能让每一位家庭成员都参加，定期召开讨论会，帮助家庭成员认识并解决家庭的问题，促进家庭成员间的相互理解，相互帮助，促进家庭间的团结。为减少毒品危害、可在社区建立活动站（爱心之家）、在吸毒人群聚居场所设立医疗点，提供相关的咨询、治疗等服务进行社会干预。

七、烟草

资料显示全世界烟民达 10 亿，每年卷烟总销量约为 5.25 万亿支，人均消耗 1030 支 / 年。近年来，发达国家的吸烟人口总数逐渐减少，而发展中国家则逐年增多，全世界吸烟人口总数仍呈增长趋势。我国有 3 亿多吸烟者，直接或间接遭受烟草危害的人达 7 亿。烟草烟雾是由 7000 多种化学成分组成的复杂混合物，在这些化合物中，尼古丁是引起成瘾的主要成分。烟焦油、一氧化碳、氢氰酸、氨、芳香化合物等是主要的有毒物质（表 9-1），其中至少有 69 种为已知的致癌物。吸烟是现在影响人类健康、引发各种疾病和导致死亡的最重要原因之一。

表 9-1 烟草和烟气中的主要有害成分

分类	主要化合物
多环芳烃	苯并 [a] 芘
挥发性有机化合物	苯、甲苯、1-2- 丁二烯、异戊二烯、丙烯醛、苯乙烯、吡啶、喹啉
硝基有机化合物	NNN、NNK、NAT、NAB
酚类	苯酚、间 - 甲酚、对 - 甲酚、邻 - 甲酚、对苯二酚、间苯二酚、邻苯二酚
芳香胺	3- 氨基联苯、4- 氨基联苯、1- 氨基萘、2- 氨基萘
羰基化合物	甲醛、乙醛、巴豆醛、丙醛、丙烯醛、丁醛、2- 丁醛
无机化合物	氢氰酸、氨、一氧化氮、NOx
有害元素	砷、镍、镉、铬、铅、硒、汞
其他常规成分	焦油、烟碱、一氧化碳、二氧化碳等

（一）烟草对人体的影响

小剂量尼古丁可兴奋肾上腺髓质、颈动脉体及主动脉化学感受器，反射性引起呼吸兴奋、血压升高，增加心血管负担。大剂量尼古丁能够抑制自主神经、骨骼肌运动及中枢神经系统，导致呼吸肌麻痹、意识障碍。长期吸烟可导致体力下降、记忆力减退、执行功能低下，甚至造成缺血性心脏病、心绞痛、肺炎、口腔癌、胃癌等躯体疾病。尼古丁符合高依赖性物质的所有标准，烟草成瘾者在停止吸烟后也会对烟草产生强烈的渴求，并出现戒断症

笔记

状，如心率减慢、血压下降、唾液分泌增加、头痛、失眠、注意力不集中、烦躁不安、易激惹等表现。

（二）治疗

烟草依赖的治疗是一个长期过程，应遵循预防为主、个体化、系统化、综合治疗的原则。治疗的最终目标是让烟草依赖患者减轻对烟草的依赖，包括生理依赖与心理依赖，同时降低因吸烟带来的各种损害。

1. **药物治疗** 尼古丁替代疗法包括尼古丁咀嚼胶、尼古丁吸入剂、尼古丁口含片、尼古丁鼻喷剂和尼古丁贴剂5种剂型。其所提供的尼古丁远远小于从香烟中获得的量，但足以减少戒断症状。使用一段时间后戒烟者尼古丁摄取量逐渐减至最低，从而克服掉吸烟的习惯，达到戒烟成功的目的。

戒烟治疗常用的药物包括盐酸安非他酮和酒石酸伐尼克兰。盐酸安非他酮是一种具有多巴胺能和去甲肾上腺素能的氨基酮类抗抑郁药，可减轻吸烟的欲望和停止吸烟后伴有的焦虑、抑郁症状。酒石酸伐尼克兰是一种新型非尼古丁类戒烟药物，可显著提高吸烟者的戒烟率，并能减少复吸者的吸烟冲动、渴求和吸烟满足感。可乐定和去甲替林是使用较少的药物，也能抑制或缓解停止吸烟后的焦虑不安、紧张烦躁、渴求吸烟等戒断症状。

2. **行为心理干预措施** 吸烟者可借助电话咨询、社区干预以及专业的心理咨询机构获得综合的行为心理干预措施，如认知行为治疗、厌恶疗法、放松疗法、刺激控制疗法等。

3. **加强社会管理** 卫生健康相关部门可通过加大戒烟宣传力度、提高烟税、制定合理的法律法规、限制烟草广告、规范烟草工业行为等措施减少烟草所致的危害。

八、大麻

大麻是一种绿色、褐色或灰色的混合物，由大麻植株干燥的叶、茎、种子和花的碎片混合制备而成。四氢大麻酚是大麻类物质的主要精神活性成分。大麻滥用在全球范围非常普遍，2016年世界毒品报告显示，目前大麻是全球滥用最为广泛的成瘾物质。我国滥用大麻的人数相对较少，主要分布在西北部地区。

（一）临床表现

1. **急性效应** 使用大麻后的急性效应，可表现为欣快、放松感、感觉知觉的改变、对时间的扭曲（感觉时间变慢）、短期的记忆和注意损害等。这些急性效应会持续2～3小时，随后出现嗜睡和情绪低落。偶可表现为焦虑、恐惧或惊恐反应。当摄入量大时，幻觉、妄想以及人格解体等中毒性精神病表现亦常见。躯体方面可表现为心率加快、支气管松弛扩张、眼部血管充血、结膜充血、手抖变凉、口干以及身体的协调和平衡障碍。大麻所致的剂量依赖性的急性认知和行为受损，如沟通交流和运动能力减退、深度知觉困难、时间判断异常等，会影响使用者驾驶和操作机器，易造成严重的事故。

2. **慢性效应** 长期使用大麻后，停药可出现戒断综合征，表现为睡眠障碍、食欲减退、易激惹、焦虑不安、情绪低落、攻击行为以及用药渴求等。高剂量的大麻还可促发或加重幻觉、妄想、思维障碍、情感淡漠、做事动机缺乏、学习记忆认知受损等精神症状，还会造成心率加快、咳嗽、气喘、肺炎、血压升高以及癌症等躯体损害。

（二）治疗

长期或周期性使用大麻，在停用后一般不会出现严重的戒断症状，且在1周内可缓解，可不予特殊处理，仅给予苯二氮䓬类镇静催眠药缓解睡眠障碍、焦虑或惊恐等不适。行为和心理治疗的要点是强化其不用药行为、重构认知过程、训练及回避复发的高危环境和（或）应付此环境的一些技巧，使其重新适应没有药物的生活方式。

笔记

第三节 行为成瘾

一、概述

（一）基本概念

行为成瘾，又称为非物质相关成瘾，是与使用化学物质无关的一种成瘾形式，指控制不住的反复进行产生不良后果的冲动行为。其特点为反复出现、具有强迫性质的冲动行为，给身体、心理、社会造成严重的不良后果，尽管成瘾者深知行为所产生的不良后果，仍执意坚持。行为成瘾的原因较为复杂，可能涉及生物、心理与社会等因素。从神经生理学的观点看，行为成瘾和化学物质成瘾有着共同的生物学机制，均涉及人类动机有关的中脑边缘多巴胺奖赏系统。此外，行为成瘾的发生与个性特征、心理应激以及家庭、学校环境等因素有密切的关系。

（二）行为成瘾的分类

生活中容易成瘾的行为包括赌博（gambling）、玩手机或电脑、进食、购物、工作、体育锻炼等。在DSM-5中，非物质相关障碍仅包括赌博障碍。由于资料或数据不够充分，DSM-5未将网络成瘾放在诊断分类系统中，而是将网络成瘾的部分内容“网络游戏障碍”放在DSM-5的第三部分“需要进一步研究的状况”中。2017年英文版ICD-11已将赌博障碍和游戏障碍（即通常所说的游戏成瘾）列入“精神和行为障碍”中。现有研究结果表明，行为成瘾的类型可能包括赌博、网络成瘾以及其他类型的行为成瘾，如购物成瘾、性成瘾、运动成瘾、食物成瘾等。

二、赌博

（一）基本概念

赌博是一种以财物作为赌注进行的冒险活动，赌博的结果是偶然性的、不可预知的。赌博具有多种形式，而且随着科技进步，新的赌博形式不断出现，如网络赌博。在中国传统文化中，赌博被看做是一项社会交往活动。偶尔的赌博作为消遣娱乐也可能并无大碍，但如果不加以控制发展成为病理性赌博（pathological gambling，PG），不仅会对个人的生理、心理和社会功能造成严重损害，还会影响生产、工作和学习，给社会和国家带来严重的危害。研究显示，病理性赌博和物质成瘾存在很多的共同特征，如戒断性、耐受性、强烈的渴求等，同时发现嗜赌者大脑的变化和物质成瘾者相似，而且部分用于缓解成瘾者对毒品渴求的药物对治疗病理性赌博者同样有效。

（二）临床表现

赌博可分为社会性赌博、问题赌博、病理性赌博三种类型。生活中绝大多数人将赌博作为一种消遣娱乐的手段，这样的赌博行为属于社会性赌博。社会性赌博只要把握适度，一般不会造成严重的不良后果。个体在赌博的早期阶段可能会遇到一些由于赌博带来的困难，但还没有达到病理性赌博的诊断标准，此时为问题赌博。一旦赌博行为反复发生，且具有了破坏性，如妨碍个人、家庭和职业追求等，符合DSM-5的诊断标准，则为病理性赌博（DSM-5中称为赌博障碍）。病理性赌博是最为严重的赌博行为，存在以下特征：①耐受性增加：赌博成瘾后，特别是输钱后，多数病理性赌博者会加大赌注、增加赌博次数；②戒断反应：赌博成瘾者钱财输光后，会出现坐立不安、心神不宁、易怒等病理性症状，一旦有了钱会立即参与赌博；③渴求：赌博成瘾者对赌博念念不忘，特别是输了钱以后总想着追回损失；④赌博者反复参与赌博，常难以戒断。

笔记

（三）治疗

1. **药物治疗** 研究证明药物对病理性赌博效果较好。心境稳定剂、阿片受体拮抗剂等对病理性赌博患者有显著疗效。帕罗西汀、氟伏沙明、舍曲林等抗抑郁剂能较好地控制病理性赌博患者的冲动行为。金刚烷胺、美金刚等谷氨酸能药物对于减少冲动症状、改善认知灵活性有一定的效果。此外，还要注意治疗病理性赌博的共患疾病，如物质滥用、人格障碍、情绪障碍等。

2. **行为和心理治疗** 精神分析疗法和认知行为治疗是治疗病理性赌博常用的两种方法。精神分析疗法主要着眼于自恋性人格结构及相关防御机制；认知重建治疗试图阐明和纠正与控制相关的不合理认知来达到治疗目的。另外也可采用自助组织、集体治疗、家庭治疗、支持性治疗等多种方式进行心理干预。

3. **加强社会管理** 运用法律、经济、行政等手段，进行社会环境的治理，打击赌头、赌棍，开展丰富多彩的文娱、体育活动，以减少赌博行为的发生。

三、网络成瘾

网络成瘾（internet addiction）又称为网络依赖，是网络技术发明后出现的一类新的精神问题。目前认为网络成瘾是由于各种原因导致个体上网失控，强迫性的经常使用网络，沉迷于网上活动难以摆脱，从而损害了个体的心理、生理、身体或社会功能的一组行为成瘾。有学者建议使用病理性网络使用（pathological internet use）更为贴切，认为这是一种与上网有关的病态行为和认知适应不良的心理障碍。

2017 年 11 月世界卫生组织（WHO）在中国上海举办“国际性疾病分类精神与行为障碍诊断指南现场研究协调会”讨论和制定了国际诊断分类（ICD-11）精神与行为障碍诊断指南。游戏障碍（即通常所说的游戏成瘾）已被 ICD-11 列为“精神与行为障碍”，与合成毒品、酒精、烟草、咖啡因、非法药物等归属为“物质使用及成瘾行为障碍”。网络成瘾一般要经过正常使用、过度使用、网络成瘾演变过程（图 9-5）。

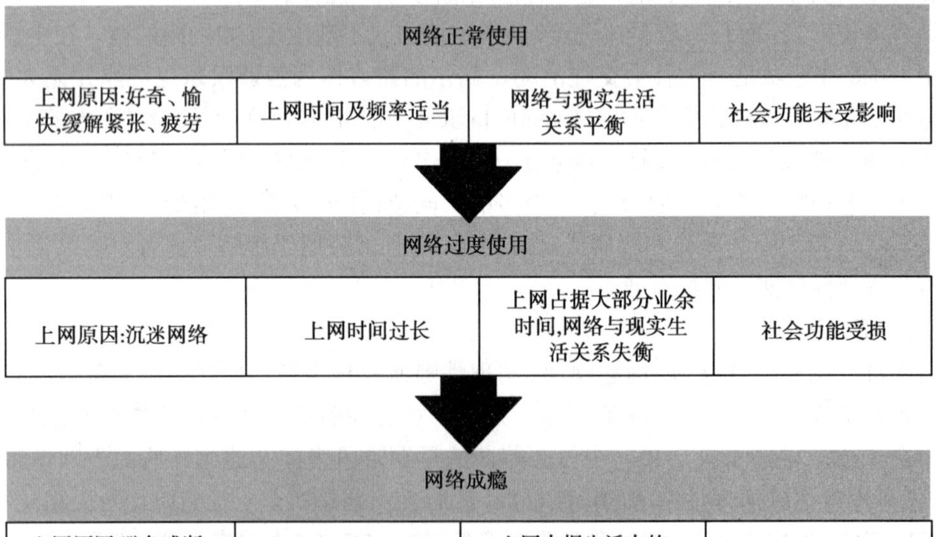

图 9-5 网络成瘾示意图

国内外网络成瘾的流行病学数据差异较大，一般认为，网络成瘾患病率为 5%～10%。

网络成瘾者以青少年居多，他们花费大量的时间和精力上网，无心学习和工作，甚至无法维持正常的生活，给个人、家庭和社会造成了严重的不良影响。

（一）病因

网络成瘾是由网络本身的特性、心理社会因素以及神经生物学因素共同相互作用的结果。

1. **网络本身的特性** 网络内容的新异性和变化性，网络平台的虚拟性、便利性、逃避现实性等特点是促使上网者网络成瘾的基本条件。

2. **心理社会因素** 网络成瘾者往往具有孤独且喜欢独处、抑郁、焦虑、敏感、自卑、害怕被拒绝、依赖外界认可、存有自杀念头、不服从社会规范等共同的心理行为特点。社会文化背景、家庭环境和教养方式、学校教育、生活应激事件等是影响上网者成瘾的重要社会因素。

3. **神经生物学因素** 网络成瘾与中脑边缘奖赏系统和多巴胺、去甲肾上腺素等神经内分泌因素存在相关性。网络成瘾可能是抑郁症、强迫症、社交恐惧症及物质使用障碍等精神障碍的外在表现之一。

（二）临床表现和分类

1. **网络成瘾的核心症状** 主要包括：①无法控制对网络的强烈渴求；②上网成为一切活动的中心，并对职业、重要的人际关系造成影响；③耐受性增加，为了达到与之前同样的体验，延长上网时间，增多上网次数，甚至通宵达旦，废寝忘食；④尽管清楚网络可能带来的不良后果，但是节制上网经常失败；⑤反复出现戒断症状，如坐立不安、情绪不稳、焦虑、烦躁、注意力不集中等，可通过上网迅速缓解；⑥戒断网络一段时间之后又会重新上网，很难长时间保持不接触网络。

2. **网络成瘾的分类** 根据上网目的不同可以将网络成瘾分为以下五类：①网络游戏成瘾：成瘾者沉溺于不同的游戏，体验刺激、惊险过程，获取成就感及自我价值感，是最早引起人们关注的网络成瘾；②网络色情成瘾：成瘾者出于好奇心理感受淫秽文字、图像、影像、声音信息的刺激，来满足自己的需求，误入其中而不能自拔；③网络交际成瘾：成瘾者沉溺于通过各种聊天软件来结识朋友，进行人际交流，过分迷恋通过网络上的人际关系建立彼此的友谊或爱情，并用这些关系取代现实生活中的真实人际关系；④网上信息收集成瘾：成瘾者经常强迫性地浏览网页以查找或收集不需要的信息，甚至是对自身学习、生活并无实际意义的信息；⑤网络交易成瘾：通常指一种难以抵抗的冲动，着迷于在线赌博、网上交易或者购物、拍卖、参与网上讨论等而不能自拔；⑥网络技术成瘾：此类人群与电脑程序员正常的电脑编程或游戏编程不同，他们往往没有目的，没有计划。

（三）治疗

网络成瘾的形成与个体的生理、心理、家庭及社会环境有关，因而需要全方位、系统、科学、个体化的干预措施。

1. **行为和心理治疗** 可采用认知行为疗法、心理动力治疗、行为治疗、系统家庭疗法、自助组织、团体心理治疗等来对网络成瘾进行干预。网络成瘾的认知行为治疗与物质成瘾类似，主要包括评估、诊断、制定治疗计划、干预和有效性评估等一系列的内容。具体的治疗策略包括认知重构、行为练习和暴露治疗等；行为治疗可采用强化干预和厌恶疗法；青少年网络成瘾往往提示着家庭功能的失调，家庭治疗以整个家庭为治疗对象，强调家庭成员之间关系的改变引起成员个体行为的改变；自助组织能发挥作用在于将有共同问题的成瘾者放在一起，相互支持、相互帮助，共同为成瘾行为的控制而努力。

2. **药物治疗** 药物治疗一般是与心理治疗结合使用，主要使用抗焦虑药、抗抑郁药和心境稳定剂控制网络成瘾者的冲动行为以及伴有的焦虑、抑郁等情绪症状。目前对于网络成瘾的药物治疗仍有不同的意见，处在研究和尝试阶段。

笔记

3. **个人自助** 成瘾个体自己采取一些措施和办法来控制成瘾行为，如在时间上打破使用的定式，求助于外力制止上网行为，制订限制使用网络的目标，制作个人生活的清单，丰富自己的生活，减少上网行为。

4. **加强网络管理** 国家网络管理相关部门充分发挥行政职能作用，立法限制网络内容的传播，对电脑联网实施管理，通过技术手段对网吧和网络中有害内容实行屏蔽，推动网络行业规范健康发展。

（孙洪强）

思考题

1. 导致物质滥用与成瘾的因素有哪些？
2. 成瘾行为有哪些共同的临床特征？
3. 成瘾行为的心理干预方法有哪些？
4. 请就如何解决青少年网络成瘾问题提出你的建议。

笔记

第十章　自伤、自杀与暴力行为

自伤、自杀与暴力行为都是较为严重的异常行为问题，既是人类悲剧性的社会现象，也是严重的公共卫生问题和法律问题。根据联合国（2012）和 WHO（2012）的统计数据，每年死于暴力行为、自杀的人数均高于死于战争的人数。研究表明，一个人的自杀可以持续影响到家族的 3 代人，平均至少给周围的 30 人造成影响。暴力行为对施暴方和受害方均造成一定程度的身心伤害，同时还会扰乱社会的安定秩序。

第一节　自伤与自杀

一、自伤与自杀概述

（一）自伤

1. **自伤的概念**　自伤（self-injury）普遍存在于各文化体系和不同经济水平的社会中。自伤的概念最早由美国著名的精神病医生和心理学家 Menninger KA 于 1938 年在其《人对抗自己》一书提出，我国关于自伤的研究始于 20 世纪 70 年代。

尽管关于自伤的研究已有 80 年的历史，但对其概念的界定仍然存在争议。Menninger 认为自伤属于“局部身体的自我伤害，是一种‘自杀’行为，这种行为区别于结束生命的自杀，是一种部分的自杀”。Nock MK 认为自伤是指个体既没有自杀目的也没有自杀想法却又故意伤害自己身体的行为。江光荣等认为自伤是“无自杀意图的情况下，直接地、有意识地伤害身体组织”的一种异常行为。综合以上观点可见，自伤是指在无自杀企图的情况下，对自身机体施加有目的的、不被社会接纳的伤害性行为。

自伤是一种严重的心理病理行为，满足以下 5 个条件即可以界定自伤。①故意性：强调个体实施行为时有清晰的意识；②无自杀意图：在个体意识层面没有明确的结束自我生命的动机；③伤害性：行为的结果直接伤害自身身体，应排除间接的自我伤害行为，如进食障碍；④对身体的损害程度多为轻或中度，重大、致命性的伤害应予以排除；⑤行为不被社会认可：但如刮痧等并不在其列。虽然自伤目的不在自杀，但是自伤当事人的自杀风险远远高于普通人群，危险性、危害性极大。

2. **自伤者的行为心理特征**　自伤是个体的一种应对方式和调节情绪策略，自伤者在心理行为层面通常具有以下几个方面的特征。

（1）强烈的负性体验：负性体验起源于当事人的情绪感受的脆弱性，主要表现为情绪容易唤起，强度高，难平复。因此自伤者比普通人在日常生活中会经历更频繁、更高强度的负性感受。

（2）情绪管理能力的缺乏：自伤者的情绪管理障碍表现为三个方面，即情绪表达不能、情绪调节困难和高情绪强度。①情绪表达不能又称述情障碍（alexithymia），是一种影响个体情绪体验和表达方式的认知情感障碍。自伤者通常难以通过语言表达，释放，传递情

笔记

绪感受，自我伤害行为就可能成为其情绪表达的一种替代性方式。②情绪调节（emotion regulation）是指个体意识、理解、接受自己情绪体验以及灵活地运用策略做出适当的行为，以上任何一种能力的缺失都属于情绪调节困难。相对于普通人，自伤者更难以意识、理解、接受自己的情绪体验及不能灵活地运用策略做出适当的行为。③高情绪强度主要包括情绪唤起阈限低和情绪反应强度大。研究发现，与正常对照组相比，自伤者更容易产生高水平的情绪唤起，并进一步加大情绪调节困难。

（3）自我贬损：是个体把消极的结果归于自身的一种自我评价模式，也是一种过度自我防御。自我批评、低自尊、自我惩罚等自我评价特点是导致自伤的主要原因。高负性体验并且自我贬损的个体更容易出现自伤。自伤者对于自伤行为的态度通常也是自我贬损的，即对自己的自伤行为抱有羞耻、内疚、负罪感，且不会告诉他人，这也是大多数自伤都在独处时发生的重要原因。

（4）高冲动性：冲动性是人格的维度之一，高冲动性也是自伤的核心影响因素之一。研究发现，自伤者从考虑到正式实施自伤的时间间隔通常不到5分钟，同时常伴有其他冲动性行为。采用自我报告法和实验范式的研究均显示，自伤者的冲动性水平明显高于正常者。

（二）自杀

自杀不是一种诊断，而是死因的一种，其认定通常是由公安机关完成的，自杀者的死亡为非自然的，是其自身行动的结果。

1. **自杀的概念** 学者们对于自杀的概念看法并不一致，他们分别从动机、行为表现、结局等方面来定义自杀。有学者认为任何造成自我伤害的行为都是自杀。部分学者认为自杀应分为狭义和广义两种：狭义的自杀是指有意识、自愿地直接结束自己生命的行为；广义的自杀包括故意自伤和吸毒酗酒等自我毁灭的“慢性自杀”；然而大多数的自杀研究者不同意这种观点，认为必须将自杀限定为故意的行为。综合以上观点，可以将自杀（suicide）定义为，个体在复杂心理活动作用下，蓄意或自愿采取各种手段结束自己生命的行为。该定义强调自杀是在人类意识清晰的前提下发生的，是一个主动过程。若个体没有杀害自己的目的或动机，不属于自杀。

科学全面的界定“自杀”，需有4个方面的特征：①行为的执行者必须是自己；②有死亡的意愿；③存在伤害自己生命的自我实施的行为；④死亡的过程可为主动或被动。明确了自杀的上述特征，有利于规范自杀的内涵和用法，避免不必要的歧义，同时也有利于厘清自杀与自伤、安乐死等概念的区别与联系。

2. **自杀的分类** 根据不同的分类标准，自杀有多种分类方法。

（1）经典分类：Durkheim从社会和文化背景的角度将自杀分为4类。①利己性自杀（egoistic suicide）：是指为了个人利益而自杀，又称自我中心型自杀。Durkheim认为人必须以他所服务的社会为生活前提，需要一种高于自我的生活目标和意义。西方近代个人主义的发展使个人与家庭和社会相脱离，从而使一些人感到生活空虚并失去目标。当“个人与生活之间的联系变得松弛，且远离社会生活、表现出极端的个人主义”的时候，这类自杀就有可能发生。如艺术家的自杀。②利他性自杀（altruistic suicides）：常产生于过分屈从于一种社会目标和意义，与社会紧密的结合使个人失去了自主性。其自杀的目的是满足某种“组织要求”或社会规范的要求。自杀式袭击是一种典型代表。③失范性自杀（anomic suicide）：是一种通常与社会变迁有关的自杀。当社会发生动乱、变迁时，人们失去了秩序和规范，欲望与手段不协调，出现各种认知错乱，行为混乱而无节制，遂造成种种痛苦，导致自杀率升高。如突然经济恐慌的自杀者。④宿命性自杀（fatalistic suicide）：常发生在过度压迫的社会，社会对某一部分人的过度压抑与管制使其失去了生活的希望，导致其有想要死亡的欲念。例如，奴隶与囚徒的自杀。

笔记

（2）按自杀结果分类：①自杀意念（suicide idea）：指个体已有自杀的意愿，但尚未计划，没有自杀的前期准备，也没有实际的自杀行为。该阶段个体具有很强的冲动性和可逆转性，适时有针对性的干预可使个体放弃自杀念头。②自杀未遂（attempted suicide）：指已经采取结束生命的行动，但未达到结束自己生命的状态。自杀未遂是预测自杀的最大危险因子。③自杀死亡（committed suicide）：个体已有自杀意愿和企图，已经采取自杀的行为，达到了结束自己生命的目的。

（3）按自杀者的心理反应分类：①冲动性自杀（impulsive suicide）：指个体在遭遇一些负面事件后出现悲观、压抑、狂躁等情绪后并无限放大，最后采取了极端的自杀来发泄和解脱，是个体在激情状态下产生的结束自己生命的行为。以青少年和女性更为多见。②理智性自杀（rational suicide）：个体经过周密的计划、安排与深思熟虑后结束生命的行为，是自身经过长期的评价和体验，充分地判断和推理后，逐渐萌发自杀的意向，并且有目的、有计划地选择自杀措施。此类自杀的进程比较缓慢，发展期较长。③敏感性自杀（nervous suicide）：个体在感受外界信息和自身的情绪活动时过于敏感，因而出现结束自己生命的行为。例如听说世界末日要来了而自杀。此类个体具有敏感多疑、谨小慎微等性格基础。

（4）特殊类型自杀：包括类自杀、扩大性自杀、间接自杀、集体自杀、丛集性自杀等。①类自杀（parasuicide）：指个体没有坚决要死或非死不可的念头，甚至根本不想死，却出于某种目的采取自我伤害的行为，通常不会造成死亡的结局。类自杀者采取这种行为通常是出于呼救、威胁或抗议他人的目的，若控制不当，也可出现自杀死亡。②扩大性自杀（expanded suicide）：指自杀者在实施自杀前，考虑到自己死后子女、配偶等亲人会受到连累而生活在痛苦之中，为了免除亲人的痛苦，先将亲人杀死后再自杀的一种行为。多见于抑郁症患者。③间接自杀（indirect suicide）：指个体有强烈的自杀动机，不忍心自己动手杀死自己或是在多次自杀失败后，采取杀死他人以求获得死刑，从而达到自杀目的的一种行为。多见于抑郁症患者。④集体自杀（mass suicide）：是指 2 名及以上的个体集体通过自杀结束生命的行为。集体自杀多见于共同信仰的人之间，如战败士兵的集体自杀、1978 年美国乔治敦 914 名“人民圣殿教”信徒的集体服毒自杀等；集体自杀可见于 2 个及以上的人约定共同自杀，这种多见于关系特别亲密且与社会相对隔离者。⑤丛集性自杀（clustering suicide）：是指短时间内在同类群体中多人采取同样或相似的方式自杀。此类自杀的出现与模仿心理、暗示、明星效应、媒体误导等有关，如连续烧炭自杀、连环跳楼自杀等。

二、自伤与自杀的流行病学

（一）自伤与自杀率

1. 自杀率　自杀率（suicide rate）是指在一年期间每 10 万人中自杀死亡的人数，亦称为自杀死亡率。自杀率统计是卫生统计的一项重要内容，在 172 个联合国会员国中，多个国家有关于自杀死亡率的报告，但各国在确定自杀或死亡原因上存在较大差异，甚至在有些国家自杀是非法的，因此，许多报告的自杀率数据可能是被低估的。2014 年，WHO 发布的《预防自杀——全球要务》报告指出，2012 年全球自杀死亡人数为 80.4 万人，占全球死亡总人数的 1.4%，年度的全球年龄标准化自杀率为 11.4/10 万（男性 15.0/10 万，女性 8.0/10 万），排在所有死亡原因的第 15 位。根据 2015 年 WHO 的估计数据，全球每年有 78.8 万人自杀，而试图自杀的人数则是这一数字的 25 倍。全球自杀率前 5 的国家分别为圭亚那、韩国、斯里兰卡、立陶宛、苏里南，自杀率最低的国家为沙特阿拉伯和叙利亚。尽管不同地区、国家的自杀率变化趋势不同，但自杀所带来的经济负担在全球范围内却呈增加趋势，1998 年自杀占全球疾病总负担的 1.8%，估计到 2020 年会上升至 2.4%。

中国自 1987 年起发布有关自杀的统计数字，当年的自杀率为 17.65/10 万，1993 年为

笔记

22.2/10 万。近年来，随着社会经济的变化，中国的自杀率也在不断变化，自杀率总体呈下降趋势。根据 WHO 的数据，中国 2012 年的年龄标准化自杀率为 7.8/10 万。2016 年《中国卫生和计划生育统计年鉴》显示，2015 年中国的自杀率为 6.5/10 万。

2. **自伤率** 相比于自杀，自伤更为常见且更具有隐蔽性，尽管有些国家已建立自伤的监测机构，但建立准确的调查数据仍有很大难度，自伤的确切发生率也尚无定论。通常认为，报告的自伤率可能远低于实际发生率。西方国家的研究表明普通人群的自伤率约为 4%，青少年是自伤的高发人群，普通青少年中自伤率约为 14%～56%，大学生群体中为 14%～38%。国内关于自伤行为发生率的研究不多，且检出率相差较大。

（二）流行病学特征

1. **性别** 从全球范围来看，男性的自杀率高于女性（15∶8），发达国家更是如此，男女之比高达 7∶2（图 10-1）。但就自杀观念与自伤率来说，均是女性高于男性。自杀的男女比率为欧洲最高，印度尼西亚、伊拉克等少数国家的女性自杀率高于男性。根据我国卫生统计的有关数据，我国自 2011 年开始男性自杀率高于女性，2015 年的城市居民的男女之比为 5.85∶4.27，农村居民的男女之比为 9.58∶7.16。

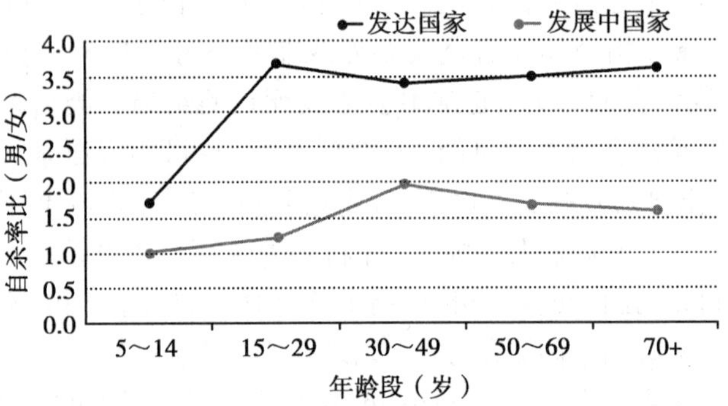

图 10-1 不同经济水平国家、不同年龄段的男女自杀率之比（WHO，2012）

2. **年龄** 多数国家是 15 岁以下儿童和 70 岁以上老人的自杀率最低。在有些国家和地区，自杀率是随着年龄的增长而增长的；有些地区在青少年时期出现一个自杀率的峰值，到中年时期再出现下降。在 15～29 岁年龄段，自杀死亡占所有死亡人数的 8.5%，为排在交通事故之后的第二位死因。我国自 5 岁以后的儿童开始有自杀死亡率统计，其总体趋势是随着年龄的增长而增长，自杀率最高的为 85 岁以上的老人，城市、农村居民分别为 41.09/10 万和 65.60/10 万。

3. **婚姻状况** 全球范围内的总体趋势为未婚和离婚者的自杀死亡率高于已婚者，未婚者、鳏夫、寡妇、离异者自杀率较高。

4. **收入水平** 收入水平与自杀之间的关系较为复杂，还受其他一些因素的影响，一般而言，收入水平低者自杀率偏高。中低收入水平国家的自杀总人数占全球自杀总人数的 75.5%（图 10-2），且青壮年及老年女性的自杀率更高；高收入水平国家的中年男性自杀率更高。有数据显示我国农村的自杀率高于城市。

5. **受教育水平** 受教育水平与自杀率呈负相关，即文化教育水平低者自杀率高。

6. **职业** 不同职业者自杀率不同，其中失业者自杀率较高，从事某些职业者自杀率高，如诗人、作家等。

7. **自杀地点** 自杀地点的选择与采用的自杀方式有关。吸入煤气、自缢、服毒和枪击一般在室内，溺水、跳楼、卧轨等多在室外。一些风景旅游区常是自杀者选择结束生命的地方，如美国金门大桥、法国巴黎埃菲尔铁塔、日本富士山下的密林等是常发生自杀的场所。

笔记

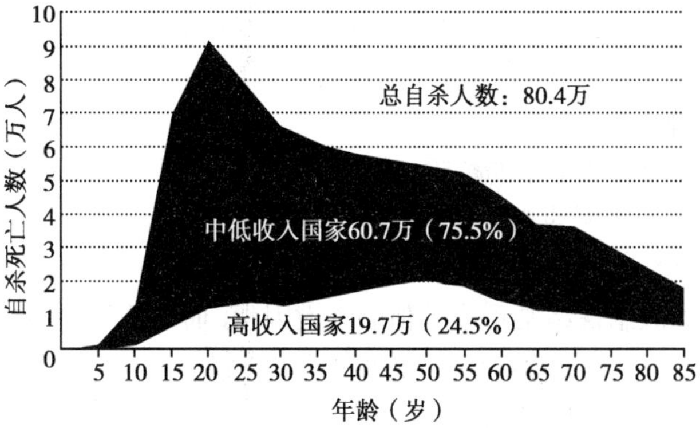

图 10-2 全球不同年龄、不同收入水平国家的自杀死亡人数（WHO，2012）

8. **季节** 季节与自杀率有一定的关系，多数国家春季和夏季自杀率高，也有部分国家存在春季、秋季两个自杀率高峰，冬季的自杀率最低。

9. **方式** 在 ICD-10 在外部死因编码部分包括有自杀方式的内容。2005—2011 年，WHO 的 194 个成员国中仅有 76 个报告了自杀方式的数据。一般来说，个体多采用容易得到的工具或方式自杀，且自杀方式的选择与社会文化习俗和环境有关。男性多采用一些暴力性质的自杀方式，如开枪、跳楼、撞车等；女性则倾向于选择非暴力性的自杀方式，如服毒、煤气中毒等。从现有数据来看，在发达国家排首位的自杀方式为自缢，占 50%；其次是使用枪支，占 18%。在经济欠发达国家，尤其是农业人口占比较大的国家，服用农药是最为常见的自杀方式。而在自伤方面，常用的方式为切割、烧伤、服药等。

三、影响自杀的因素

（一）生物学因素

1. **遗传** 遗传学研究认为人类存在自杀基因，这些基因既是一种具危险性、破坏性的基因，又是一种适应性、保护性的基因，当个体受到特殊而强大的刺激时，自杀就变成了一种特定（殊）的行为。人类具有相似的自杀基因型。由于不同的人具有不同的基因表观，从而导致了相同的环境中只有少数人自杀的现象。家系研究发现，自杀者一级亲属自杀危险性比一般人群高 10～15 倍。双生子研究发现，同卵双生子的自杀一致率高于异卵双生子和非双生子。

2. **神经递质** 现有的研究集中于 5-HT 有关的基因如色氨酸羟化酶基因、5-HT 转运体基因以及其他 5-HT 受体基因。研究发现自杀者尸解后，前额叶皮层及视丘下部、枕部皮层等 5-HT 系统存在异常。自杀者脑脊液的 5-HT 代谢产物 5- 羟吲哚乙酸（5-hydroxyindole acetic acid，5-HIAA）的含量偏低，其浓度与自杀未遂行为的致死性呈负相关。有研究显示去甲肾上腺素激活系统和多巴胺系统的异常也会影响自杀的发生。

3. **精神障碍** 从自杀的风险因素来讲，贫困、经济状况差、与社会隔离、得不到有效的人际支持等因素与自杀有一定的关系。精神障碍患者具有上述的特点，会有较高的自杀率。尽管大多数精神障碍患者并非死于自杀，但许多自杀者身上可直接或间接找到精神障碍的线索。从精神科医生收集的自杀死亡案例来看，精神障碍者所占比例高达 94% 以上，这一比例在心理学家研究的案例中占 20%～30%，在综合性医院的急诊室占 10%～20%。除抑郁发作、精神分裂症、物质依赖外，其他和自杀关系较为密切的精神障碍包括焦虑症、人格障碍（边缘型人格障碍、冲动型人格障碍和表演型人格障碍）、脑器质性精神障碍等。

4. **躯体疾病** 躯体疾病是一种应激，发病后患者往往对疾病的原因、诊断、治疗和预后等产生较多的关注和忧虑，特别是疼痛性疾病、恶性疾病（癌症、获得性免疫缺陷综合征）、

笔记

慢性躯体疾病终末期，对患者所带来的躯体和心理压力非常大，出现自杀的风险较高。随着年龄增大，躯体疾病相关的自杀所占比例增高。

（二）心理学因素

心理因素是连接应激和自杀的桥梁，自杀的心理学解释包括精神分析、心理社会学、行为主义、人本主义、认知学派的相关理论。

1. **精神分析** 弗洛伊德认为所有的心理和行为都是由早期经验决定，潜意识冲突和童年时期形成的愤怒和敌意情绪是形成抑郁的关键因素，而自杀往往与抑郁相关。人的本能包括生本能和死本能，二者是组成生命的两大基本力量，个体在一定的时间内可利用的心理能量有限，生本能越多则死本能会越少，反之亦然。一旦死本能超过了生本能，自杀就会发生。总之，自杀是一种失败的应对，起因于精神冲突、人格失调和自我防御机制的崩溃。

2. **心理社会学** 埃里克森是心理社会学自杀理论的代表性人物，他认为人的各个发展阶段都有其独特的方式，人生每一个发展阶段都是一次“危机和转机”的相互转化。在个体生命发展的各阶段中，如果消极属性明显多于积极属性，各阶段的危机不能适时化解，问题积累的增加，会阻碍甚至丧失个人的适应能力，可能导致自杀的发生。

3. **行为主义** 社会学习理论观点认为个体在榜样、示范、模仿等观察学习因素的影响下，特别易于模仿那些对个体有影响、有吸引力、同性别的人的行为，这为自杀的父母往往有自杀的孩子这一现象提供了理论解释，也解释从集性自杀现象的产生原因。习得性无助（learned helplessness）理论是行为主义理论的重要内容之一，认为当人们无法控制重复出现的消极事件，最终对痛苦刺激被动接受时，习得性无助便产生。长期处于习得性无助情绪下的人群为自杀的高危人群。

4. **人本主义** 人本主义观点认为人具有创造和成长的先天倾向，该特性指引个体克服环境及自身条件的制约并逐渐走向自我实现。按照马斯洛的需要层次理论，如果各级需要在人生的相应阶段没有得到满足就极可能产生不满、愤怒、痛苦、自卑、绝望等消极情绪，并可导致自杀。罗杰斯的自我发展理论关注自我实现的困难，认为个体把自身的感觉和知觉这些直接经验汇总形成个人的自我概念，而外界对个人的评价为评价经验。当直接经验和评价经验不一致时，自我概念的形成遭遇阻碍，从而导致情绪的失控，可能产生自杀。自我概念不良、低自尊等是自杀的危险因素。

5. **认知学派** 该观点认为认知对人的行为具有重要的影响。皮亚杰认为个体的认知结构是由个体过去的知识积累、个体对人及事物的基本看法组成。当个体面临环境中的问题刺激时，如果该刺激和既往的认知结构相似，则运用既往的知识解决问题，这一过程为同化（assimilation）；当既往的认知无法解决当前所产生的问题，形成心理上的失衡时，则需扩大原有认知结构，以适应新的环境刺激及变化，这一过程为顺应（accommodation）。人们适应环境时，必须同时具备同化和顺应的功能，如果同化和顺应失衡，会导致适应困难，使自杀的危险性增加。如果长期无法摆脱失衡状态，则极可能导致抑郁及自杀。

认知水平的局限性也可能导致自杀的发生，如具有认知偏差的人往往采取过度概括（根据一些无关紧要的小事对整个事件甚至无关的事件下结论）、选择性提取（只看重生活中的消极因素）、乱贴标签（毫无根据地做出结论）的态度，从而使得自杀的风险进一步增加。具有“悲观的归因方式”者常认为失败的原因是由个人内部产生的，这样的归因方式会使得自杀的风险增加。

（三）社会学因素

自杀虽然是个人行为，但也与个体生活的社会环境息息相关的。Durkheim 是研究社会因素对自杀影响的先驱，他认为，社会现实决定自杀率，社会性质决定该社会的自杀倾向和自杀类型。自杀是社会的组成部分，没有自杀的社会是不存在的。影响自杀的社会学因素

笔记

是多方面的，其中最重要的是家庭因素，包括婚姻状态、是否孕育、家庭和谐度及家庭社会支持等；其次是生活事件，如失业、人际关系、亲人去世或离婚、受虐待、受侮辱等；其他的社会因素包括宗教、文化、社会时代的变化、新闻媒体的不当报道、致死方法的可获得性等。

1. **社会文化** 社会文化对自杀的影响主要不是通过个人角度体现的，多体现在集体水平。研究发现，青年人的自杀与个人主义的标准（包括个人的自由与控制）具有正相关，青年男性的自杀风险或自杀率与社会安全的变化之间具有负相关。人群的自杀风险与社会对自杀的容忍度、精神信仰、民族自豪感、幸福感、生活满意度、生活质量、个体对于社会未来的期望等因素均存在统计学相关性。

2. **负性生活事件** 急性强烈或缓慢持续的负性生活事件可以成为自杀的直接原因。这些生活事件通常具有“丧失”的性质，如婚姻破裂、家庭矛盾、失恋、亲人去世、财产损失、失业、受处分、犯罪或作为犯罪被害人等。

3. **社会隔离** 离婚、丧偶、独居、监禁等社会隔离状态下，也可出现自杀的风险增高。

4. **媒体报道** 新闻媒体对自杀事件的不当报道，尤其是渲染自杀的神秘离奇性、刊登生动的自杀现场照片、对自杀细节的描述，都可诱发一些个体出现盲目模仿性自杀。

5. **致死方法的可获得性** 致死方法的可获得性受多种社会因素的影响，与自杀者的自杀方式关系密切。如美国枪支相关的自杀发生率高与其可以合法拥有枪支有关，我国农村地区前些年服用农药自杀高发可能与农药的管控不当及易获得性有关。

自杀的出现是生物、心理、社会等多方面因素的综合作用（图 10-3），其中既有促发因素也有保护因素，在各种因素的综合影响下，一旦达到了个体自杀的阈限，就可导致自杀的发生。

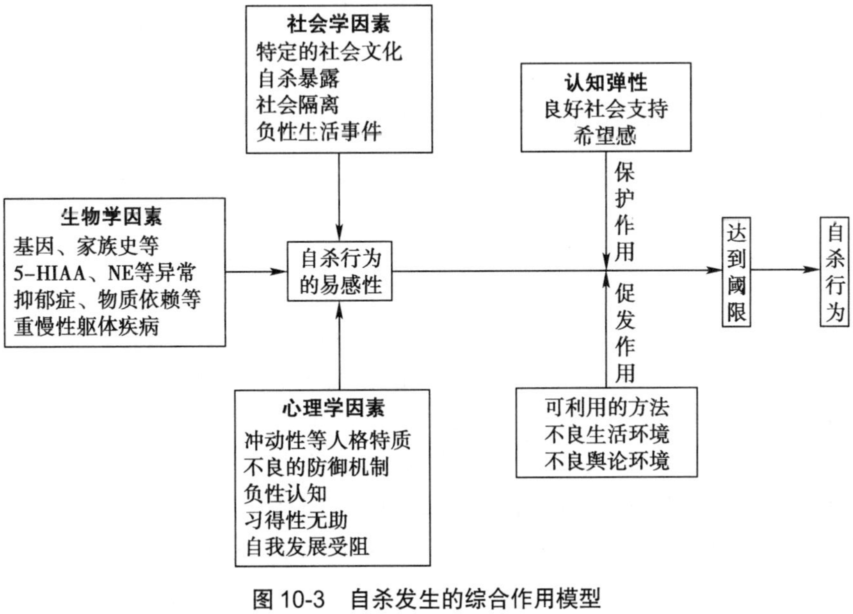

图 10-3　自杀发生的综合作用模型

四、自杀风险评估

（一）评估方法

自杀风险评估（suicide risk assessment）是指在自杀发生之前，对自杀发生的可能性及其给人们的生命、生活、财产等各个方面造成的影响和损失的可能性进行评估的过程。自杀风险评估是自杀识别、预防和干预的基础。具体的评估方法主要包括两种。

1. **临床评估** 临床评估主要是通过临床访谈的方法进行评估，是针对可能有自杀倾向

笔记

的个体采用访谈、行为观察等方法评估其自杀风险的大小。访谈的内容包括个体当前存在的主要问题、既往史、个人成长经历、性格体征、教育工作经历、家庭及婚恋情况、人际社会支持、有无重大生活事件、家族中有无自杀史等，对怀疑有精神障碍者还要进行一般情况、知、情、意、行、自知力相关的精神检查。

2. **量表评估** 常见的自杀风险评估量表包括贝克绝望量表（Beck hopelessness scale，BHS）、贝克抑郁问卷（Beck depression inventory，BDI）、汉密尔顿抑郁量表（Hamilton depression scale，HAMD）、自杀态度问卷（questionnaire of suicide attitude，QSA）、Beck自杀意念量表（Beck scale for suicide ideation，BSS）等十多种临床常用量表。

（二）评估内容

自杀风险评估的内容应全面、详尽，尽可能全面收集被评估对象的各种资料。同时，自杀的风险评估不应只做一次，因为随着时间的推移，评估的准确性也随之降低。对高危者应当保持高度警觉，间断进行评估。

1. **主要评估内容** 影响自杀的各种因素都属于评估的内容之列，美国心理学 Joiner T 提出了评估自杀风险的7条项目，分别为：①是否有自杀经历；②目前的自杀症状；③新近的压力；④冲动性和自我控制能力；⑤是否存在精神症状以及精神症状的严重程度；⑥躯体病史或者不正常的性行为等易感因素；⑦婚姻状况、子女、职业情况、解决问题的能力和自我控制能力等保护性因素。在这7项中前2项尤为重要。

除上述内容外，还需评估个体当前与自杀有关的各种线索，包括：①评估自杀观念，了解个体的自杀观念的内容及其背景情况。需要注意，自杀观念并非自杀风险的有效预测因素。②评估自杀计划，包括计划的即时性和致死性，时间、方法及方法的可获得性等。③自杀企图或行为的严重程度，除了一般性高危因素的评估外，对个体是否存在自杀线索进行评估，例如有无流露自杀企图或计划的谈话或留有遗嘱，拒绝与干预人员讨论自杀观念，常独处，收集自杀相关资料或准备自杀用品等。

2. **人生不同阶段的自杀风险评估** 人生的每个阶段因所处的社会环境、担当的角色、生理状况、心理状态等不同，自杀率亦各有差异，了解各阶段的情况有助于更好地识别自杀危险因素。

（1）儿童期（出生～14岁）：婴儿期发生自杀的概率几乎为零。幼儿期的个体生长发育快速，认知的发展也很迅速，由于认知及情感的不完整性，该阶段的自杀往往是因认知缺陷带来的意外伤害所致。儿童期的自杀率虽然较低，但是存有自杀意念的儿童不占少数。当环境中的负性刺激过多时，儿童易产生的痛苦感受常为自杀的触发事件或者直接原因。心理社会学的理论认为儿童时期是发展自信感觉和积极自我概念的时期，如果存在不良的自我概念和低自尊时，儿童可能会因为种种问题如学习、人际关系等引发自杀。

儿童期智力尚未完全成熟，往往存在缺乏逻辑，自我为中心和对死亡的认识不足，有的孩子认为死亡只是睡着了，是可逆的。认知的不完整是该阶段重要的危险因素，如再遭遇父母缺失、家庭关系紧张、虐待与忽视、学习压力等情况则会增加自杀的风险。儿童出现的逃学、学校表现差、焦虑与睡眠紊乱、攻击行为、冲动、挫折承受能力低等情形常提示为危险预警信号。

（2）青少年期（15～24岁）：青少年因为身体的剧烈变化经常伴随着情绪的起伏不定、喜怒无常和忧郁，增加了自杀的危险。心理社会理论认为青少年在“同一性”和“同一扩散性”（如“我是谁？我希望自己成为什么样的人？”）上遇到问题时易产生悲观情绪，可由小事引发自杀。该阶段的个体学习能力强，非常容易通过强化、示范和模仿等产生自杀。认知上存在的自我中心、解决问题能力不足和自我认识不足易导致自杀。当青少年遇到父母关系不亲密、性虐待、社会隔离、不良的同伴关系、生活以及学习等方面的压力时，自杀的风险会

笔记

增加。逃学、学习成绩下降、同伴矛盾、兴趣减退等是个体危险预警信号。

(3) 成年早期(25～34 岁): 成年早期是个体集中精力于工作、爱情、婚姻、家庭和社会生活的关键时期，生理发育达到了顶峰。个体面临着社会角色的改变、缺少亲密的人际关系、缺乏解决问题的技巧等问题，女性面临经前期综合征、产后抑郁等问题，当这些问题处理不善时容易导致自杀。

(4) 成年中期(35～64 岁): 为时间跨度最长的时期，该时期的个体具有更大的责任，面临选择时更难、更沉重，这些都会带来压力和焦虑。躯体方面，个体面临着体内激素急剧变化带来的影响。当个体觉得所剩的时间不多和不再有旺盛的精力时，产生的紧迫感可能使得意志消沉。当生理、心理上的损失和认知的危险因素相伴时，如再遇社会隔离、亲人的死亡、父母角色的消失等应激事件，需警惕自杀的风险。健康、工作、家庭上的问题外加消极的生活事件，是该阶段个体自杀的预警。

(5) 老年期(65 岁～死亡): 因处于生理机能的衰退期，许多老人患有各种疾病，身体机能衰退、疾病引起的严重社会脱离是其自杀的危险因素。

(三) 自杀高危人群的预测

青少年、老年、单身人群、受教育水平较低者、严重躯体疾病患者、精神障碍患者以及家族中有自杀史者是几类自杀的高危人群，在这些人群中，常见的预示自杀的征兆有: ①近期内有过自伤或自杀未遂的行为，这是预测自杀的最高危因子; ②向周围人表达自杀的想法; ③近期遭受重大的负性生活事件，如失业、离异、丧偶、遭受性侵害等; ④明显的情绪、性格和行为的改变，如明显的焦虑、抑郁，情绪的突然好转，向亲友交代以后的安排，重症患者拒绝医学治疗等; ⑤独处，回避与人接触; ⑥明显的生理变化，如睡眠障碍、食欲、性欲的减退等(表 10-1)。

表 10-1　自杀的 Suicidal 模型

字母	对应含义	提示信息
S	sex significant others stressful life events	男性自杀成功率更高 重要的相关人的离世 压力性生活事件
U	unsuccessful attempts unemployment	过去有过失败的自杀尝试 失业或退休
I	identification	认同家庭中其他成员的自杀
CI	chronic illness	慢性躯体疾病或精神障碍
D	depression decision	抑郁、绝望、失败和敌意 自杀的计划与决定
A	age alcohol availability	年龄越大，自杀风险越大 酒精、药物滥用 自杀工具的可得性
L	lethality	既往自杀企图与行为的致死性

五、自杀的预防和干预

(一) 自杀的预防

自杀是可以预防的，在 WHO“2013—2020 心理健康行动”计划中，各成员国承诺，到 2020 年，要使各国的自杀率下降 10%。自杀预防可分为三级。

1. **一级预防**　主要针对普通社会人群，目的是预防个体自杀的发展。该级预防包括加

笔记

强生命教育，普及、培训心理健康知识和应激处理技巧，提高民众心理健康水平；建立预防自杀的专门机构，加强具有自杀高危人群精神障碍的治疗；减少自杀工具的可获得性，加强新闻媒体对自杀的负面报道的管理等。

2. **二级预防** 指危机干预，主要针对的是自杀边缘的人群，以帮助个体度过自杀危机，干预方式可采取热线（电话）服务和面谈等方式，干预的重点是帮助个体应对当前的危机，包括增强其解决问题的能力、合理利用社会支持、治疗其精神障碍或躯体疾病等。这些措施能够最大限度地帮助个体度过自杀危机，恢复正常生活。

3. **三级预防** 其对象为自杀未遂者，主要是提供社会心理支持，帮助这一类人群发现并解决导致自杀的危险因素，防止再次自杀的出现。

（二）自杀的干预

自杀干预（suicide intervention）是一种心理危机干预，是指从心理上解决自杀者迫在眉睫的危机，使心理冲突得到缓解，心理功能恢复到危机前水平，并获得新的应对技能，以预防将来自杀危机的再次发生。其基本步骤分为 4 步。①自杀评估：评估当事人自杀风险的高低及可能的危险、保护因素。需要尽快与当事人建立良好的信任关系。②制定干预目标：根据当事人的具体情况制定明确可行的目标，目标制定过程中需要与当事人共同商量，根据其实际需要，解决其痛苦。③实施干预：根据当事人的情况选择针对性的干预方法与手段，干预过程要循序渐进，为当事人提供充分的心理支持，挖掘其可以利用的社会支持资源。④终止与随访：当达到了干预目标时，可终止干预并进行总结回顾，促进当事人成长；终止并非意味着结束，在一定时段内还应进行随访，以预防自杀危机的再次出现。在上述干预的过程中，首要的原则是确保当事人安全。

1. **自杀的干预技术** 包括生物、心理、社会三方面的技术。生物学方法包括药物及电休克等相关的治疗，如抑郁症患者。自杀者当中有精神障碍者不占少数，对于患有精神障碍的自杀者，应根据症状的差异，适当的选择抗精神病药物、抗抑郁药、抗焦虑药、心境稳定剂等药物以及电休克治疗、光照疗法、运动疗法等。

2. **行为和心理干预方面** 常用的干预方法包括精神分析疗法、行为主义疗法、人本主义治疗、认知疗法、森田疗法、问题解决疗法等。

3. **社会干预方面** 一是调动当事人的社会支持系统，首先应充分调动家庭支持，宣传健康家庭的观念及其重要性，对存在纠纷或不利当事人成长的家庭，要给予积极干预或家庭治疗，以缓解家庭矛盾，改进家庭的功能；其次要建立良好的人际关系，改善社会支持网络。二是社会层面的干预，包括制定针对性的制度，建立心理卫生保健网络，设立专门的心理危机干预机构及社区服务部门，加强专业人员培训，加强环境控制与管理，引导媒体科学报道自杀案例等。

第二节 暴力行为

据 WHO（2012）的数据，全球每年约 140 多万人因暴力失去生命。暴力给社会、经济和家庭（或个人）带来很大负担，许多国家每年为此在社会安全、经济发展、卫生保健和执法领域花费大量精力、物力和财力，并因生产力丧失而蒙受巨大资金损失，暴力行为已成为一个重要的公共卫生、人权和人类发展问题。

一、概述

（一）攻击行为与暴力行为

笔记

攻击行为和暴力行为普遍见于低等动物到人类的整个动物界，是相伴而生的两个概念。对于攻击行为，较为公认的是 Baron RA（1977 年）所提出的，攻击行为（aggressive behavior）是任何形式的有目的地伤害另一生物体，而为该生物体所不愿接受的行为。按行为的目的不同，攻击行为可分为两类：敌意性攻击行为（hostile aggression）和工具性攻击行为（instrumental aggression）。前者是源于愤怒，意在造成伤害的行为，也被称作情绪性攻击行为；后者则把攻击行为作为实现其他目标的手段，如对种族保存、维持良好社会秩序有积极意义的防御性或惩戒性攻击行为。

暴力行为中的“暴力”是指强暴的力量、武力。传统认为暴力行为是指以暴力的方式实施的攻击行为，是攻击行为的一种极端形式。WHO（2002 年）则将暴力行为（violence）定义为“蓄意地运用躯体的力量或权力，对自身、他人、群体或社会进行威胁或伤害，造成或极有可能造成损伤、死亡、精神伤害、发育障碍或权益的剥夺的行为。”这一定义扩展了暴力行为的本质，延伸了其传统的观念，同时还指出了行为侵犯的客体和结果，有助于人们更好地了解暴力行为的复杂表现形式。

攻击行为和暴力行为之间存在如下关系：从表层来看，暴力是攻击行为最通常的表现形式，是攻击最重要的手段和极端形式。从深层来看，攻击是暴力行为所具有的本质属性，攻击是暴力的目的。暴力行为与攻击行为是相伴而生的，在外在的暴力行为之后，隐藏着攻击的动力和用途。

（二）暴力行为的分类

根据侵害客体、危害程度、施暴者的心理准备性等不同，暴力行为可有不同的分类方法。从行为医学的角度来说，较为系统的分类是 Krug EG（2002 年）提出的分类方法。暴力行为分为自身暴力、人际暴力和群体暴力三大类（图 10-4），每一大类又进一步细分以反映暴力的特定类型、施暴者与受害者的关系及暴力行为的性质。

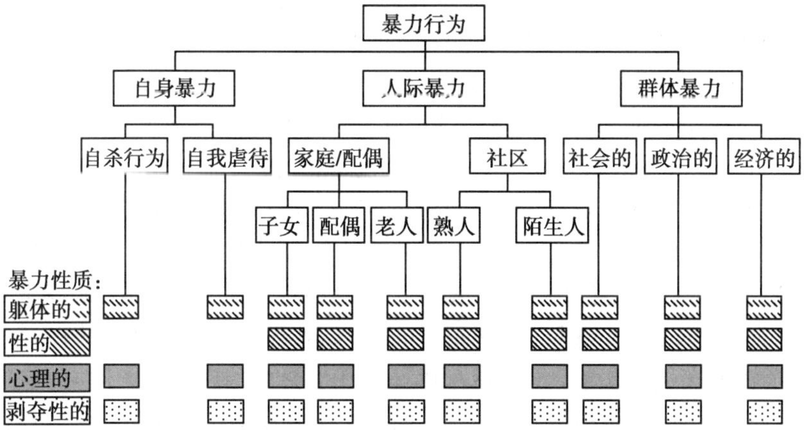

图 10-4　暴力行为分类

尽管对某一具体类型的暴力行为的分析具有重要的意义，但不同类型之间的关联也不容忽视。Wisdom CS（1989 年）研究发现，儿童期虐待的受害者在青少年期和成年期发生暴力攻击行为的概率较高。Krug（2002 年）认为在大多数类型的暴力行为中，酒精滥用、易获得枪支、社会经济地位低下等都是共同的高危因素。不同类型暴力行为之间的这种关联具有重要的作用，它为通过对关键高危因素进行干预而预防暴力行为的发生提供了可能性。这种关联性也要求在预防暴力行为时，需要不同相关部门之间进行紧密合作。

（三）几种特殊的暴力行为

1. **暴力犯罪**　暴力犯罪（violent crime）是暴力行为的一种常见形式，指行为人以暴力

笔记

或者以暴力胁迫的手段，侵害国家、集体或他人生命、财产安全，造成严重后果，应当受到刑罚处罚的犯罪行为。暴力犯罪是发生率较高的一类犯罪，可表现为杀人、故意伤害、抢劫、强奸、恐怖主义等形式。据 WHO 估计，2012 年共有 47.5 万人死于凶杀，其中近 60% 死者是 15～44 岁男性，凶杀是该年龄组男性第三大死因。国内法院刑事案件统计结果显示，2004—2006 年期间，抢劫、强奸、伤害、杀人等暴力犯罪总和占总犯罪的比例为 11.21%～11.69%。从 2015 年全国法院审判执行情况来看，暴力犯罪的发生率呈显著下降趋势。

实施暴力犯罪的行为人被称为暴力犯罪人，其在行为上具有以下特征：①残忍性：大多手段残忍，对被害人缺少同情怜悯之心；②预谋性与情境性并重：暴力犯罪有预谋型与情境性型两种，预谋型指有计划、有准备，并可能实施各种反侦察手段；情境型是指犯罪前无明显犯意，多是由情境中的某些因素引起，具有突发性；③疯狂性：部分犯罪行为是在反社会动机的驱使下疯狂地实施的，常伤及无辜；④冒险性：某些暴力犯罪，特别是青少年暴力犯罪，犯罪过程中常不计后果，甚至以此为寻求刺激的手段。

2. **家庭暴力** 家庭暴力（family violence）是指在以婚姻、血缘和法律关系为基础而构成的家庭中，家庭成员以暴力、胁迫、摧残、折磨或其他手段侵害家庭成员身体、精神和性等人身权利的行为。资料表明，美国家庭暴力受害妇女超过了强奸、抢劫及车祸受害妇女的总和，家庭暴力是妇女遭受严重损伤的最常见的原因，约占妇女他杀死因的 40% 以上。中国社会科学院发布的《中国性别平等与妇女发展报告（1995—2005）》表明，国内 2.67 亿个家庭中有 8000 万个家庭存在着不同程度的家庭暴力，因家庭暴力而离婚的占离婚总数的 50%～60%。

家庭暴力的产生受传统文化、家庭成员社会经济地位、社会压力、立法欠缺等多方面的影响。在行为上具有以下特征：①家庭性：行为发生在家庭成员之间；②隐蔽性：行为常被掩盖起来；③多样性：家庭暴力的形式是多样的，既可表现为肉体上、也可以体现为精神上的伤害；④连续性：多数家庭暴力不是偶发的，一般持续的时间较长，甚至伴随家庭生活的全过程；⑤严重性：家庭暴力可对被害人的躯体、心理等方面造成严重的损害，甚至致使被害人死亡。部分受害人可能以暴制暴，被动走上犯罪的道路。

3. **校园暴力** 校园暴力（campus violence）存在“以校园为中心”（行为发生的地点）和“以师生为中心”（行为的实施者、受害者）两种界定模式。其中比较有代表性的是美国预防校园暴力中心提出的“以校园为中心”的概念：“任何破坏了教育的使命、教学的气氛以及危害到校方的预防人身、财产、毒品、枪械犯罪的努力，破坏学校治安秩序的行为。”概念中对于“暴力”作了较为宽泛的理解，不仅指身体暴力或性暴力，还包括由于强行控制导致的情绪和心理痛苦，种族、性别歧视导致的人际关系伤害，以及集权引起的冲突。校园暴力在西方社会极为普遍，美国多次发生的校园枪击事件更是让人触目惊心。近年来，校园暴力的发生呈上升趋势。

除暴力行为的施暴者与受害对象的特殊性之外，校园暴力具有暴力行为的一切特征。从施暴者及受害对象的角度来看，校园暴力大致可分为：①自我暴力：针对自身实施的暴力行为，如自杀、自伤；②学校外部人员在校内制造暴力事件；③师生之间的暴力行为；④学生之间的施暴行为：是校园暴力行为中最常见的一种形式；⑤教师之间的暴力行为。

4. **网络暴力** 网络暴力（cyber-bullying）是伴随互联网技术的突飞猛进而产生的一个新概念，国内姜方炳（2011 年）将其定义为：“网络技术风险与网下社会风险经由网络行为主体的交互行动而发生交叠，继而可能致使当事人的名誉权、隐私权等人格权益受损的一系列网络失范行为。”在形式上可以表现为言语攻击、恶搞、隐私披露等。网络暴力具有以下

笔记

特征：①主体的不确定性：基于网络的开放性、匿名性等特性，行为主体较难确定；②过程的易操作性：任何掌握网络技术的行为主体都可以通过文字、图像、声音、视频等数字化形式实施网络暴力；③后果的实在性和难控性：网络暴力以人格权益为行为客体，其后果具有一定的人身依附性，往往导致非虚拟性的后果，并具有较强的扩散性。

究其原因，网民的年轻化、个性化、情绪化与盲目性，网络的虚拟化与匿名性，网络法律、道德和责任意识弱化，个别运营商的唯利是图，相关法律的不健全可能是导致网络暴力的根源。

二、暴力行为的成因

（一）生物学因素

1. **遗传学因素** 动物行为学家 Lorenz KZ 认为攻击行为是人类和动物与生俱来的本能，对自身生存和种族保存有积极意义。近几十年来，遗传学研究显示暴力行为存在家族聚集现象，且符合多基因遗传方式，并发现单胺氧化酶 A 基因（MAOA）、5-HT 转运（5-HTT）基因、色氨酸羟化酶（TPH）基因的多态性与暴力行为具有相关性。

2. **神经生物化学因素** 研究已发现 ACh、DA、NE、5-HT 等物质与暴力行为的产生与抑制有关。脑脊液低水平的 5-HIAA 与带有明显冲动性的暴力犯罪相关。近年来，国内外许多研究均证实中枢 5-HT 功能低下与暴力行为的相关性，并认为这是导致个体自我控制能力减弱的重要原因。

3. **内分泌因素** 目前认为雄性激素尤其是睾酮与暴力行为的发生有关。研究发现，暴力行为组的脑脊液中睾酮水平高于正常组。甲状腺激素水平增高、促肾上腺皮质激素（ACTH）分泌减少、葡萄糖代谢失调（低血糖）等也可能与暴力行为有关。

4. **脑损害** 暴力行为的发生与边缘系统，尤其是杏仁核具有相关性，杏仁核被破坏或部分破坏可导致暴力行为的发生。同时，暴力行为者多存在脑电波异常，尤其以颞叶的慢波改变为主；出现暴力行为的个体存在额叶和颞叶功能异常的比率要高于正常人，特别是左侧中颞叶的功能异常与暴力行为具有较强的相关性。

（二）心理学因素

1. **个性特征** 暴力罪犯者的性格缺陷比较突出，多具有典型的负向性格，如固执、敏感多疑，暗示性强、易激惹，情绪不稳定、喜欢寻求刺激，虚荣心强、自我中心，缺乏同情心与责任感，低自信与自尊，应付现实能力与人际交往能力差等。

2. **精神分析的观点** 代表性的是弗洛伊德的本能论。弗洛伊德认为，如果个体的死本能占优势，就需要通过攻击行为得到宣泄，行为指向内部可出现自伤、自杀，指向外部则出现暴力犯罪等行为。阿德勒（Adler A）则认为暴力行为的内部动力主要来自于人自身“追求卓越”的动机，而非“本能”。

3. **挫折 - 攻击理论** 由美国心理学家多拉德（Dollard J）和米勒（Miller NE）提出，该理论认为：攻击以挫折为前提，挫折必导致某种形式的攻击。攻击行为因挫折的强度、范围、以前受挫折的频度、可能受到的惩罚的程度而不同。进一步的研究证实，挫折不一定都引起攻击行为。面对挫折，人们可以表现出多种行为方式，攻击行为只是其中的一种表现。

4. **社会学习理论** 代表人物是班杜拉，他认为暴力行为不是与生俱来的，而是通过后天学习获得的，通过各种形式得到强化，尤其会因社会强化而巩固。他对暴力行为发生的原因和行为机制做了比较具体的分析，认为这一过程中要伴有暴力行为模式的获得、暴力行为的唤起、暴力行为的保持和调节等一系列的过程。

笔记

（三）社会学因素

1. **社会环境**　社会环境中诱发暴力行为的刺激无所不在，在探讨环境因素的作用时，一种普遍的理论认为暴力行为是周围环境因素通过某种途径引起的，而不仅仅是基础病态的自发表现。Durivage A 发现过度拥挤、缺少独处和闲散无事的环境可能导致暴力行为发生。在“男尊女卑”的文化背景中，当男性在家庭和社会形象受到挑战时，倾向于使用暴力行为。社会风气坠落、暴力工具的泛滥和暴力亚文化也与暴力行为的发生具有相关性，如美国允许私人拥有枪支是导致与枪支有关的暴力犯罪频发的主要原因。研究发现，国外媒体暴力宣传与暴力行为间的关系也不容忽视，包含暴力内容的电视节目、网络暴力与暴力游戏是导致青少年暴力行为的重要影响因素。

2. **家庭环境**　家庭是个体最早接受社会化的场所，个体的心理、行为直接或间接受到早年家庭环境的影响。Caspi A（2002 年）等在一项为期 30 年的跟踪研究中发现，童年期受虐待的个体以后更容易产生反社会的暴力行为。家庭结构缺陷（如单亲家庭、留守家庭）、父母角色错位、教养方式不当等会导致子女出现暴力行为的风险增高。家庭关系紧张、家庭冲突、成员间缺乏感情交流、情感破裂、财产纠纷等可直接导致暴力行为，特别是家庭暴力的出现。

3. **其他**　社会地位、受教育水平、职业、宗教信仰、负性生活事件（如失恋、失业等）、社会变迁等因素均可成为暴力行为的影响因素或促发因素。

三、暴力行为的风险预测

暴力行为的风险预测是综合运用心理学、社会学、行为学等理论和方法，对暴力行为发生的可能性及各种相关因素做出的评估和推断，是进行暴力行为的预防与干预的基础。

（一）暴力行为的高危因素

了解暴力行为人的一些客观外在的特征，有利于发现暴力行为的高危因素，以助于判断和预测暴力行为的发生风险。

1. **暴力行为史**　既往暴力行为既能反映个体既往的行为模式，又能间接反映个体冲动控制能力下降，是暴力行为的最有效预测因子。

2. **性别与年龄**　男性的暴力行为发生率明显高于女性。WHO 的报告显示，全球范围内 15～29 岁年龄组中凶杀发生率高居各年龄段首位。30 岁以后攻击行为发生率下降，40 岁以后明显下降。而家庭暴力高发年龄为 30～39 岁。

3. **早年家庭环境不良**　早年的父母离异、分居或单亲家庭，父母虐待等可能使个体社会化不良而增加暴力行为发生的可能性。

4. **社会经济状况**　低收入、社会底层、失业或职业不稳定的群体暴力行为发生率明显增加。

5. **个人资源匮乏**　包括内部资源匮乏与外部资源匮乏，前者包括认知偏差、能力不足、情绪不稳、冲动控制能力下降等；后者包括人际关系不良、人际隔离等。

6. **酒精和药物滥用**　酒精和部分药物可通过脱抑制而促发暴力行为，长期慢性有害使用可引起精神病性症状而导致暴力行为发生。

7. **罹患某种精神障碍**　某些精神障碍，如偏执性精神分裂症、冲动性人格障碍等可使暴力行为的发生风险增高，特别是患者出现被害妄想、嫉妒妄想等症状时，更应引起注意。

8. **其他**　其他与暴力行为有关的因素还有低智商、单身或离异、文化程度低、与有暴力倾向的群体联系密切等。

（二）心理学预测

笔记

在暴力行为的风险预测的发展历程中，产生了临床评估、引导式或结构式临床访谈、动静态预测因子相结合、减点 - 攻击反应测定等不同的预测方法，也产生了不同的心理学预测工具。常用工具有：明尼苏达多项人格调查表（Minnesota multiphasic personality inventory，MMPI），外显攻击行为量表修订版（modified overt aggression scale，MOAS），暴力风险性评估指南（violence risk appraisal uide，VRAG），暴力危险性分类（classification of violence risk，COVR），历史、临床、风险 20 项清单（historical，clinical，and risk management factor-20，HCR-20），暴力危险量表（violence risk scale，VRS）等。上述预测工具可分别针对普通人群、刑事犯罪人群、精神障碍患者、青少年等不同群体进行暴力风险预测。

四、暴力行为的干预

暴力行为与个体的生物、心理、社会等多方面密切相关，因此针对暴力的干预也应从多个方面展开。

1. **行为干预与心理干预** 行为与心理干预是改变个体暴力行为模式较好的手段。常用方法有系统脱敏法、认知行为矫正法与行为训练法等。系统脱敏法是通过让施暴者逐步想象触发暴力的情景与进行放松训练相结合，以达到系统脱敏的目的。认知行为矫正是通过帮助施暴者识别其暴力行为背后消极思维，进而帮助其重建立理性思维而改变其暴力行为模式。行为训练主要是通过一定的奖惩方法，对施暴者进行意志行为的磨砺和良好行为习惯的培养，以矫正其暴力行为模式。

2. **道德内化** 班杜拉认为，个体的行为不应该完全由外在的奖励与惩罚决定，因为多数人的行为在很大部分上取决于个体的信念、价值观与道德准则系统。个体会建立对自己行为进行自我奖惩的道德规范，这一内化机制应是控制行为的最有效手段。因此，要改变个体的暴力倾向，需要通过道德内化来重建个体的价值观念和人生信念。

3. **社会干预** 社会干预包括刑事惩罚与广义的社会制裁，仍然是控制普通人群暴力行为最有效的手段。刑事惩罚主要是通过对触犯国家刑法的暴力行为予以惩罚，以减少重复犯罪的可能性，并通过惩罚的威慑作用而控制暴力行为的发生。学者认为，刑事惩罚的强度一定要超过暴力行为的所得，而且要尽量让受惩者意识到惩罚的公平性与意义。

4. **家庭干预** 家庭干预在暴力行为的干预过程中具有重要作用，特别是针对家庭环境不良的暴力行为者。通过家庭干预及家庭行为和心理治疗，帮助暴力行为个体与家庭成员之间真正的交流，使其认识到暴力行为给家庭带的影响和伤害，同时使家庭做出适应性改变，创造良好的家庭氛围，消除不良家庭环境对暴力行为的影响。

5. **医学干预** 主要适用于精神障碍患者或有严重暴力行为倾向者。对急性患者应及时地给予隔离与约束，必要时可选用苯二氮䓬类药物（如地西泮、氯硝西泮等）或抗精神病药（如氟哌啶醇）肌内注射处理。对精神分裂症、脑器质性精神障碍等重性精神障碍伴发有暴力行为者，应及时封闭式住院治疗，并且要以治疗原发疾病为主，尽可能选择镇静作用强、抗攻击作用好的药物。对于一些严重的冲动暴力行为者，也有采用电休克治疗的报道。针对传统药物无法控制的暴力行为和长期反复发作暴力行为，可应用雌激素或雄激素抑制剂进行治疗。

6. **暴力行为的预防** 遏制暴力犯罪行为，是一项非常艰巨持久的任务，需要全社会的共同努力，在加强教育和宣传的基础上，创建一个良好的社会和法律环境，以达到预防的目的。

（张东军）

笔记

思考题

1. 自伤与自杀未遂有何异同，如何进行二者的鉴别？

2. 你认为近年来中国自杀率下降及男女两性的自杀率之比出现变化的可能原因有哪些？

3. 面对一位恋爱问题要跳楼自杀的青年女性，应该如何进行自杀干预？

4. 试分析暴力行为的危害有哪些？

5. 试从生物进化的角度分析人类的攻击行为。

笔记

第十一章　性行为障碍

性是人类生存和繁衍的需要，也是人类生活的重要组成部分。性行为障碍不仅会对个体的心身健康带来消极影响，也会对个体的社会功能产生严重损害。本章将从生理与心理两方面对性功能障碍、性心理障碍以及性传播疾病进行详细介绍。

第一节　性功能障碍

一般而言，性功能障碍主要表现在性欲、性唤起以及性高潮等方面，并且无器质性病变基础。

一、性功能障碍的分类

（一）性欲障碍

性欲障碍（sexual desire disorder）是指个体在性兴趣或性欲望方面存在的功能障碍，包含性欲减退障碍与性欲亢进障碍两种类型。

性欲减退（hypoactive sexual desire disorder，HSDD）是指个体持续性或周期性地缺乏性幻想以及对于性活动的欲望。在诊断过程中，除了考虑性幻想与性欲望的缺乏之外，还需要对这种性幻想或性欲望的缺乏是否给个体带来较强的心理压力或者对其亲密关系产生影响进行判断。另外还要考虑导致个体性欲减退是否是其他的性功能障碍、精神障碍或是药物使用的原因，一般要求持续时间在3个月以上。

性欲亢进（hypersexual disorder，HD）是指个体非倒错性质的重复专注于性幻想、性冲动以及性行为，并且在个体生活、职业以及其他重要领域上产生了严重不良后果。通常性欲亢进的个体因为症状造成的不良后果存在较强的心理痛苦，并希望症状得到解决。

（二）勃起功能障碍

勃起功能障碍（erectile dysfunction，ED）是指男性阴茎无法勃起或者维持勃起完成性交过程。勃起功能障碍是一种常见的男性性功能障碍，主要影响40岁以上的男性，并且随着年龄的增长，其发生率呈逐渐增高趋势。

男性勃起功能涉及体内复杂的神经与内分泌系统，同时也会受到个体心理、社会因素的影响。相关研究表明，男性勃起功能障碍与糖尿病、高血压、高血脂、代谢综合征、抑郁症以及下尿路症状存在关联；另有研究认为，男性勃起功能障碍是心血管疾病的标志物。此外，男性勃起功能障碍的产生与发展也会受环境因素与个体生活方式的影响，比如，吸烟、肥胖以及缺乏锻炼。

（三）早泄

早泄（premature ejaculation，PE）是一种男性常见的性功能障碍。《精神疾病诊断和统计手册 - 第四版》中制定的早泄标准为：①在考虑影响性兴奋持续性的多种因素，比如年龄、

笔记

新的性伴侣、新环境以及近期性交频率的前提下，持续性的或反复在很小的刺激下，比本人的愿望提前，在阴茎插入阴道前、插入时或插入后较短时间内射精；②表现出明显的苦恼与性伴侣间关系的紧张；③排除酒精、类罂粟碱类和其他药物的影响。2007 年国际性功能障碍医学会对于早泄的时间作了明确规定，即：指总是或几乎总是发生在阴茎插入阴道以前或插入以后 1 分钟内射精，并引发苦恼、忧虑、挫折和（或）回避性亲热等不良后果。

目前，临床上一般使用国际性医学会（International Society of Sexual Medicine，ISSM）从循证医学的角度对早泄下的定义，即：①总是或者几乎总是在阴茎插入阴道 1 分钟以内射精；②不能全部或几乎全部进入阴道后延迟射精；③消极的个人精神心理因素，比如苦恼、忧虑、挫折感和（或）逃避性活动等。

在对早泄的诊断中，需要依据其病史与性生活史，判断早泄是情境性还是一贯性。需要注意阴道内射精潜伏期、性刺激程度、对于性生活和伴侣生活质量的影响以及药物使用或滥用情况。

（四）延迟射精

延迟射精（delayed ejaculation，DE）属于性高潮障碍的一种，其定义目前还不明确。美国精神病学会于 2000 年将延迟射精定义为“在正常的性兴奋之后，男性性高潮持续性或者反复的延迟或缺失。”延迟射精的患者阴茎勃起正常，但是无法在性交或手淫过程中射精。有研究将男性延迟射精分为三个水平。轻度水平指个体通过努力以及持续的性交可以达到射精；中度水平下，个体在性交过程中，即使性伴侣在场也只能通过手淫达到射精；重度水平下，个体只有在性伴侣不在场的情况下通过手淫达到射精或在任何情况下都不会射精。

（五）逆行射精

逆行射精（retrograde ejaculation，RE）是精液确实排出的一种情况，但不是通过尿道的阴茎部分，而是在射精期间通过开放的内部囊泡括约肌（膀胱颈部）进入膀胱。逆行射精可能是部分也可能是完全的；在后一种情况下，个体表现为无精症，显然会造成不育。然而，由于逆行射精是不常见的不育原因，在进行诊断时可能会被临床医生忽略。造成逆行射精的原因包括：先天性因素，如男性先天性的宽膀胱颈、先天性脊柱裂等；医源性因素，如膀胱颈部和前列腺等手术不慎损伤神经影响了膀胱颈部的关闭；疾病因素，如糖尿病、脊髓损伤等；药物因素，如药物如果对平滑肌的收缩造成影响，可能会引起逆行射精。

（六）女性性唤起障碍

女性性唤起障碍（female sexual arousal disorder，FSAD）指持续或反复无法达到或维持充分的性兴奋，并由此产生显著的心理痛苦及伴侣关系方面的问题。性兴奋的缺乏一般表现在主客观两个方面。主观上，个体缺乏性愉悦、性兴奋；客观上，个体外阴缺乏肿胀、润滑或者其他的躯体反应。根据主客观症状的不同，女性性唤起障碍可以分为四种类型：主观性唤起障碍、生殖器性唤起障碍、混合型性唤起障碍以及持续性性唤起障碍。需要注意的是，主观性性唤起障碍患者仍有明显的生殖器充血，只是主观上缺乏性愉悦。

（七）女性性高潮障碍

女性性高潮障碍（female orgasmic disorder，FOD）是指在充分的性刺激和性唤起之后，在一般的性兴奋阶段，女性持续或反复高潮延迟或根本不存在性高潮，从而导致个体心理压力以及伴侣人际关系紧张。女性性高潮障碍有时会与女性所在社会的性文化以及所受性教育有关。如有的女性认为女性应该是被动的、依附于男性的，出现性高潮是不雅的行为，不应该有非分之想，导致在性交时压抑自己的感受，从而终身未出现性高潮。

（八）性交疼痛障碍

性交疼痛障碍（sexual pain disorders）包括三种类型，分别为性交疼痛（dyspareunia）、非性交疼痛（non coital sexual pain disorder）以及阴道痉挛（vaginismus）。性交疼痛是指持续性

笔记

或反复出现的与性交相关的生殖器疼痛；非性交疼痛是指非插入性刺激下引发的，持续性或反复的生殖器疼痛；阴道痉挛则是持续性或反复出现的阴道外1/3肌肉结构不自主性痉挛收缩。通常情况下，女性性交疼痛障碍与生殖道疾病有关。比如性交疼痛与盆腔子宫内膜异位症、生殖道的各种炎症、盆腔淤血综合征等有关，而阴道痉挛与非性交疼痛则可能与先天生殖道发育异常或早年的不良刺激有关。

二、性功能障碍的干预

（一）心理行为治疗

大多数性功能障碍常合并精神心理因素。临床的实践表明，行为心理治疗在性功能障碍的干预中具有明显效果。主要的行为心理治疗手段包含以下几种。

1. **认知疗法** 认知疗法以患者自身对于性的不合理观念为切入点，通过提问，转换思维角度等方法，纠正其歪曲的不合理信念，诸如“性是肮脏的”“手淫可耻”等错误观念，让患者认识到性是生活的一部分，并且对于心身健康具有积极作用。对于性的不正确观念还可能导致焦虑、自责、内疚等的情绪反应，这些情绪反应都有可能导致性生活失败，进行产生更多的不良情绪反应，形成恶性循环。恢复正常性功能，首先要矫正各种不良的性观念，使患者树立治愈性功能障碍的信心。

2. **认知领悟疗法** 一些性功能障碍只是个体原有心理问题或人格障碍的症状表现，是以往生活造成的挫折体验在性功能上的表现，个体可能通过性功能障碍的症状使自己摆脱或者减轻心理上的烦恼与痛苦，即从性功能障碍症状中获益。在此类情况下，可以采用认知领悟疗法。通过认知领悟疗法，让患者理解性功能障碍在其心理防御机制中所起的作用，认识到其病症的幼稚性、荒谬性以及不合逻辑的特点，通过领悟而使其症状消失。

3. **行为疗法** 行为疗法主要用来消除患者对于性行为的焦虑情绪，通过缓解焦虑达到治疗性功能障碍的目的。性行为焦虑是性功能障碍的常见原因，它会使个体不去注意自己的快感与满意，而将注意集中在自己的行为表现以及对方的满意程度上。在行为疗法中，可以采用肌肉松弛以及系统脱敏等技术，训练患者进行放松状态，摆脱焦虑，重新受自发性的性欲支配，从而顺利完成性行为，获得性满足。

4. **性感集中训练法** 性感集中训练法（erogenous focus exercise）是一个性活动的再教育过程，目的是在短期内消除性交焦虑，使性行为恢复自然。在该过程中，患者需要伴侣配合，共同重新学习正确性行为模式，从接触、抚摸、拥抱开始，循序渐进，按规定时间完成作业，在每一步过程中感觉集中地去体会双方互相给予的快感，从而增加信心与乐趣，消除焦虑。一般而言，性感集中训练包含四个过程，即非生殖器性感集中训练、生殖器性感集中训练、阴道容纳以及阴道容纳并活动。性感集中训练疗法的适应证包括男子勃起功能障碍、早泄和延迟射精，也适应于女子的性欲减退、性交疼痛及性高潮缺乏等症状。

5. **森田疗法** 森田疗法的核心内容是“顺其自然”。性功能障碍患者往往因为性生活的问题而感到焦虑，焦虑会进一步促使其性交失败，而性交失败更进一步诱发焦虑情绪，从而形成恶性循环。通过森田疗法，让患者接受自身症状，消除对于性交失败的恐惧，认识到夫妻性生活并不总是每次成功，并意识到性生活是一种乐趣而非负担，顺其自然，从而改善性功能。

6. **生活方式调整和体育锻炼** 在性功能障碍的形成过程中，不良的生活方式与缺乏体育锻炼是很重要的原因。例如吸烟、酗酒、滥用药物、肥胖、高血压、高血脂、糖尿病等。研究表明，通过改变患者的不良生活方式，增加体育锻炼可有效改善其性功能水平。

7. **其他心理治疗** 除上述心理治疗方法外，在性功能障碍的治疗中还可以采用包括系统或家庭治疗在内的多种心理治疗方法。虽然不同的治疗方法各有区别，但是在心理咨询

笔记

与治疗中均有一定的疗效。咨询实践中表明，针对不同的病情，将不同的理论方法合理整合运用，其治疗效果会更显著。

（二）其他治疗

1. 药物治疗 在男性性功能障碍中，药物治疗通常用于功能性勃起障碍、早泄以及逆行射精。

对于功能性勃起障碍目前主要采用5型磷酸二酯酶抑制剂，主要方式为口服，是功能性勃起障碍的一线治疗。5磷酸二酯酶主要作用于阴茎海绵体平滑肌内的环磷酸鸟苷，通过使其降解减少，降低细胞内钙浓度，从而维持海绵体平滑肌的舒张，促进阴茎勃起。

治疗早泄的药物较多，主要为选择性5-羟色胺（5-HT）再摄取抑制剂、三环抗抑郁药类、5磷酸二酯酶，以及西地那非、曲马多、肾上腺能α受体阻滞剂以及一些中药制剂；在治疗早泄时还可以采用局部药物治疗，其原理为通过在龟头涂抹表面麻醉药以达到抑制射精的目的，通常为喷雾剂或软膏。

逆行射精是由于射精时膀胱颈无法关闭，精液射向膀胱导致的，患者存在快感但是无精液射出。因此，其首选药物为α受体激动剂，通过刺激膀胱颈上的α_2肾上腺素能受体，引起膀胱颈收缩与关闭，从而达到治疗的目的。目前可选择的药物主要包含：去甲肾上腺素再摄取抑制剂、三环类抗抑郁药以及肾上腺素能药物。

在女性性功能障碍中，通常采用的药物可以分为激素类药物、作用于一氧化氮-环磷酸鸟苷（NO-cGMP）通路性药物、α_1-受体阻滞剂、中草药，以及前列腺素E_1等。激素类药物的治疗中目前主要采用雌激素替代治疗，该治疗方法适用于绝经期女性，在用药过程中可以与黄体酮联用。雌激素替代治疗具有增加阴蒂的敏感性，提高性欲的作用，同时也会减轻或者消除性交疼痛。

局部使用激素替代治疗可使阴道的润滑作用得到恢复，并消除性交时尿频、尿急以及局部灼热症状。作用于NO-cGMP通路性药物主要包括选择性5型磷酸二酯酶抑制剂和左旋精氨酸。其中选择性5型磷酸二酯酶抑制剂可以与其他血管活性药物一起使用，可以提升年轻女性的性唤起程度，增加其阴蒂的敏感性与阴道的润滑；左旋精氨酸则可介导血管和非血管平滑肌的松弛反应；α_1-受体阻滞剂（如酚妥拉明）可以增加阴道的血流量，提升患者的性兴奋程度；中草药，如含银杏树叶的草药合剂、西红花等对于女性的性欲具有改善提升的作用；前列腺素E_1为局部使用药物，其作用是扩张血管，可以改善女性的主观和生理性唤起。

2. 机械治疗 机械治疗主要是通过机械仪器来改善个体性功能状况。常用的治疗机械包含Eros-阴蒂治疗仪器以及真空缩窄装置（vacuum constrictive devices）。Eros-阴蒂治疗仪器可以通过增加阴蒂、阴道和骨盆血流量、提升性唤起障碍者的性唤起、性高潮以及全面的满意度；真空缩窄装置则利用负压使阴茎充血，并使用阴茎根部的弹性带限制血液回流，从而达到治疗阴茎勃起功能障碍的作用。

3. 外科治疗 外科治疗性功能障碍，除去因阴道发育问题需要进行手术治疗之外，通常见于治疗男性勃起功能障碍。主要有两种技术，即阴茎海绵体药物注射疗法与手术疗法。

（1）阴茎海绵体药物注射疗法：通常简称化学假体法，通过在阴茎海绵体内注射如罂粟碱、酚妥拉明、前列腺素E_1等血管扩张剂，从而使阴茎硬度更强，维持较长的性交时间，甚至在射精后也不会很快疲软。不过，该方法可能会诱发异常阴茎勃起并且存在阴茎海绵体纤维化的风险，使用时需要特别注意。

（2）手术治疗：包括阴茎系带内羊肠线植入术、阴茎头填充增粗术和阴茎背神经切断术以及包皮成形术等，这些方法虽然可以改善男性勃起功能障碍，但属于有创疗法，应用较少，并且目前尚缺乏进一步的临床对照研究。

笔记

第二节 性心理障碍

性心理障碍(psychosexual disorders)旧称性倒错，又称性变态，是指性行为的心理与行为偏离正常，并且以这种异常的行为作为其性满足的主要或唯一方式的一种心理障碍。这类患者的共同特征是对常人不会产生性兴奋的刺激有着强烈的性兴奋，并且这种性兴奋干扰了其正常的性行为方式。值得注意的是性心理障碍患者并不包含心理生理障碍时的性功能障碍，也不包含境遇性的替代性生活行为。

性心理障碍患者除了其特异性的性满足方式之外，还具有如下特征：患者通常没有突出人格障碍；患者大多数并非性欲亢进，恰恰相反，他们大多性欲较低，甚至不能完成正常性生活；患者并非都存在道德问题，大部分患者社会生活适应良好，具有正常的道德观念，并且因为自己的异常性行为触犯社会道德规范而有羞愧之心；患者对自己的异常性满足方式有足够的辨认能力，但是其控制力较弱，事后多感愧疚，但无力改变。

一、性心理障碍分类与诊断

（一）露阴障碍

露阴障碍(exhibitionistic disorder)是指以在陌生异性面前露出生殖器为获得性满足的方式，同时可伴有或不伴有性自慰，但无进一步的性活动要求，一般至少持续半年以上。从国际上看，在诊断露阴障碍时除了考虑持续半年以上的时间标准外，还要考虑患者这种性冲动或性幻想是不是给患者自身带来痛苦，或损害了其自身的社会、职业以及其他重要领域的功能。

露阴障碍患者往往具有如下特点：①以男性居多，有研究指出男女患者比例为 14∶1；②发病年龄在 17～54 岁，易发年龄为 25～35 岁；③在异性面前暴露阴部，但并无强奸意图；④预谋性强，多出没于夜间隐蔽之处，待目标出现便出动；⑤意识清醒，并了解自己行为的违法性，会因过早暴露而收敛或逃跑。

露阴障碍的发病机制目前尚不清楚，一般认为露阴障碍主要有以下两种原因：①从种族与个性发育角度来看，露阴障碍可能涉及原始性行为的解放；②露阴障碍的形成可能与其幼年经历有关。有研究发现，许多露阴障碍患者在幼年时都有与异性或同性伙伴互摸生殖器，或在成人面前炫耀生殖器，或看异性成人裸浴或大小便并以此为乐的经历。这种早期的性经历在其成年后遇到性压抑或精神创伤之后可能会不自觉的唤起，从而导致露阴行为。

（二）窥阴障碍

窥阴障碍(voyeuristic disorder)是指以窥视异性裸体或性行为作为满足其性冲动的方式，同时伴有现场或事后自慰，一般始于青春期，成年后确诊，男性居多。其窥视的方式多样，可藏身于粪窟内，或在女厕所墙上挖洞窥视异性的生殖器；有的则在浴室或女性寝室窥视女性脱衣、洗浴。随着科技的发展，利用高科技手段进行窥视成为现在窥阴障碍患者采用的新方式。通过采用隐蔽性的摄像设备，如针孔摄像头在厕所、浴室进行偷拍，或采用手机的拍摄功能于公共场合偷拍女性裙底等。一般情况下，患者窥视时伴有性兴奋，并常有手淫行为。从国际上看，在诊断窥阴障碍时，需要考虑患者是否满 18 岁，其冲动或性幻想产生的时间是否持续了半年以上，并且这种冲动或者性幻想是否给患者带来了痛苦，或者损害了其社会、职业或者其他重要领域的功能。

窥阴是违法性行为中最为常见的行为。然而窥阴障碍的病因并未完全确定。从临床实践以及心理学分析来看，窥阴障碍的产生原因有如下几种：①幼年时受到性诱惑，从而使性心理发育受阻。典型的情况是幼年时看到母亲的裸体或在青春期见到异性裸体或黄色照

笔记

片。②偶然看到异性生殖器并发生手淫现象，以后通过反复手淫将窥阴的行为固定下来。③性压抑或智力缺陷也可能导致窥阴障碍。

（三）恋物障碍

恋物障碍（fetishistic disorder）指性欲对象指向与异性相关的物品，而非异性本身，通过抚摸嗅闻此类物质并伴随手淫，或在性交时让性伴侣穿戴或持有此类物品获得性满足。恋物障碍几乎仅见于男性，所恋物品多数为与异性身体相接触的东西，比如乳罩、内裤、丝袜、鞋等等。这类物品相对于异性本身对于患者具有更强烈的性吸引。在得不到的情况下，有些患者会采用偷窃手段得到这些物品。从国际上看，在诊断恋物障碍时，应考虑恋物障碍物品并不只局限于穿着的衣物（如异装障碍）或专为刺激生殖器专门设计的器械（例如振动器）的恋物障碍，并且同样需要考虑时间因素，即需要持续半年以上，且这种冲动或性幻想给患者自身带来痛苦，或者影响了社会、职业或者其他重要领域的功能。

恋物障碍患者通常是因为童年期性心理发育受阻，导致性对象泛化或以象征物替代性对象。一般是在青春发育期，习得性地以某种物品或人体特定部位为性对象并获得性满足，从而形成条件反射机制，发展为恋物障碍。此外，一些顽固性恋物障碍或多或少伴有某种遗传或先天方面的缺陷。

（四）异装障碍

异装障碍（transvestic disorder）是指表现为对异性衣着的喜爱，并反复出现通过穿戴异性衣着引起性兴奋和达到性满足的行为。从国际上看，异装障碍的诊断需要考虑两点：①通过穿戴异性服装的性幻想、冲动以及行为而获得强烈的性唤起的症状是否持续半年以上；②这种性幻想、冲动以及行为是否给患者带来痛苦，或者损害了患者社会、职业或者其他重要领域的功能。

异装障碍一般始于童年后期，在初期与性唤起的产生有关。需要注意的是，虽然有人可能会在身着异性服装时与其他男性有性接触，但绝大多数有异装障碍的男性是异性恋者，并且异装障碍个体的性别认同没有问题，而异性装扮只是其获得性满足的手段。

（五）性受虐障碍和性施虐障碍

性受虐障碍（sexual masochism disorder）是指通过在身体上或精神上接受他人虐待，从而获得性快感。根据 DSM-5，性受虐障碍诊断标准包括：①持续半年以上，经常出现通过被别人侮辱、殴打、捆绑或者其他折磨自己的方式，而获得强烈性唤起的幻想、冲动或者行为；②这种性幻想、冲动或行为在临床中给患者带来痛苦，或者损害了患者社会、职业或者其他重要领域的功能。

性施虐障碍（sexual sadism disorder）是指通过在身体上或精神上对他人进行虐待，从而获得性快感。从国际上看，在诊断性施虐障碍时需要考虑这种症状是否持续半年以上，以及患者是否实施了这种性虐待行为，或者这种冲动或性幻想给其带来了痛苦，或者损害了其自身的社会、职业或者其他重要领域的功能。

（六）其他性心理障碍

1. **恋童障碍** 指以未成年人（青春期以前的儿童）为性满足对象的病理性性偏好。从国际上看，恋童障碍的诊断中需要被评估人满 16 岁，并且让其产生性冲动的儿童至少要比其小 5 岁，同时这种症状持续半年以上，并且患者或将这种性冲动付诸实践，或这种性冲动或性幻想虽未付诸实践，但是给患者带来了痛苦及人际困扰。

2. **摩擦障碍（frotteuristic disorder）** 指患者故意摩擦他人，甚至用生殖器去碰触他人的身体，可伴有射精或手淫达到性满足。

3. **恋兽障碍** 指个体与动物发生性行为，并且主要以动物作为满足其性欲望的对象，并不包括只是因为环境中缺少人类从而用动物暂时满足性欲的行为。

笔记

从恋兽障碍形成的原因来看，主要有如下几种：①社会环境因素作用的结果：恋兽障碍人群常与动物居于一室，其与动物的行为比人更为亲近，如果发生性接触获得性快感，很可能就此行为条件反射固定下来，出现恋兽障碍。如美国性学家金赛（Alfred Charles Kinsey）在性行为调研资料中显示，农场中长大的男孩恋兽行为的发生率要高于一般人群，其中27%的男孩在青春期后有过兽交行为，并有1次以上获得性快感。②社会、法律与习俗的影响：如果社会、法律与习俗对于恋兽行为持宽容态度则可能发生恋兽行为，如果严厉，则恋兽行为则会较少一些。③人类性对象缺失的环境中往往也可见到兽交行为，但如果回归正常环境中，如果个体以人类为性满足的主要对象，则不能称之为恋兽障碍。④恋兽障碍者有些恐惧与人类发生性关系，担心发生性关系的后果从而在动物身上获得性欲的宣泄；⑤智力缺陷或意识障碍者可能在获得人类性伙伴方面存在困难，再加上智力或意识方面的障碍，将把自己等同于某种动物，从而产生恋兽障碍。⑥儿童和青少年阶段受到环境诱惑引发的性心理异常，比如在网络上观看人兽性交的视频、图片等。

4. **恋尸障碍** 指个体对于人类尸体产生性冲动，并通过假想中或真实的与尸体进行性接触或让活人扮演尸体从而进行性活动并从中获得性满足。恋尸障碍根据其行为可以分为不杀人型恋尸障碍、杀人型恋尸障碍、假性恋尸障碍、幻想型恋尸障碍、迷恋型恋尸障碍等几种类型。

5. **易性障碍**（transsexualism） 是指个体对于其解剖生理上的性别并不认同，持续存在认同另一性别，并想转换为另一性别的强烈愿望。易性障碍在诊断时应排除其他精神疾病所导致的类似表现，并且无生殖器解剖生理畸变与内分泌异常。转换性别的认同至少已持续两年。不是其他精神障碍（如精神分裂症）的症状或与染色体异常有关的症状。

6. **性窒息**（sexual asphyxia） 也称自淫性窒息（autoerotic asphyxia）或自淫性死亡（autoerotic death），是指个体独自一人采用缢、勒颈项等控制呼吸的方式，造成大脑的缺氧状态，刺激增强其性欲以达到性高潮。

二、性心理障碍干预

（一）厌恶疗法

厌恶疗法的基本原理是让患者想象异常性行为，然后给以惩罚性刺激，如电击或用橡皮圈刺激手腕、皮肤甚至生殖器官，或采用肌内注射催吐剂使其呕吐，建立性变态行为与消极生理、心理反应的条件反射，从而达到消除性变态行为的目的。厌恶疗法适用于露阴障碍、窥阴障碍、恋物障碍、恋兽障碍、恋童障碍等。

（二）认知领悟疗法

认知领悟疗法的基本原理在于引导患者回忆幼年的相关生活经历，寻找异常行为的根源，引导患者了解异常性行为产生的原理，使患者认识到此种行为的不成熟性，一旦患者对自己的症状有了明确的认知，大多数患者可以在接纳自己症状的基础上使自己的性心理逐渐成熟起来，从而矫正其性变态行为。认知领悟疗法适用于露阴障碍、窥阴障碍、恋物障碍、摩擦障碍等。

（三）精神分析疗法

精神分析疗法运用心理动力学的原理，探讨患者无意识因素，及这些因素对于人际关系、行为症状的影响。精神分析方法可以帮助解除患者对于正常性关系的忧虑或敌意，使其建立正常人际关系，尤其是正常的异性关系，从而解决因正常人际关系，尤其是亲密关系建立困难而导致的性变态行为，如恋兽障碍、摩擦障碍等。

（四）其他方法

性心理障碍的治疗还包括系统脱敏疗法、药物疗法以及变性手术等。其中系统脱敏

笔记

法主要用于帮助性格内向无法与他人建立正常两性关系的患者。主要适用于害羞型恋童障碍、摩擦障碍患者；药物疗法适用于有强迫冲动的患者，可采用氯丙咪嗪，在医生的指导下应用，对于强迫冲动有明显效果，此外，如果强迫念头强烈，也可加用奋乃静；变性手术可用于治疗易性障碍，通过变性手术，患者可以获得生物学上的性别与其心理性别的协调一致。

（五）预防

性心理障碍往往存在童年或青少年时期的诱因，儿童青少年的性行为方式尚未定型，因此，在儿童青少年时期对性心理障碍进行预防不仅完全可行，而且比后期的干预要更为有效。

1. **科学的性教育** 对儿童青少年进行科学的性教育，是预防其不成熟性行为方式的重要手段。通过掌握科学的性知识，了解同性或异性心理，消除对性的神秘感，减少色情信息的不良影响，对于性的好奇与早恋行为进行合理的引导。

2. **培养孩子良好的人格** 父母是儿童无形的榜样，父母关系不和，以及体罚或者虐待儿童可能会造成儿童人格上的缺陷，从而增加儿童罹患性心理障碍的风险。要高度重视家庭环境对于儿童人格的影响。接纳、鼓励儿童努力学习、积极参加集体活动，接纳儿童性心理发展的一般表现。

3. **关注儿童心理健康** 家长除了关心儿童身体健康之外，家长也要关注儿童的心理健康，培养良好的亲子关系，避免过大的心理压力造成孩子人格上的发展缺陷；要树立警惕意识，注意一些性变态行为的早期信号，一旦发现，及时干预，避免孩子形成固定的性条件反射。比如在儿童与动物过分亲近时要注意向儿童解释人与动物的区别，并有意识地引导儿童发展出与同龄人的友谊；儿童喜欢玩卡对方脖子的游戏，或有过亲身目睹性虐待的经历，一定要及时干预，避免其不良的条件反射固化，从而发展出性心理异常。

第三节　性传播疾病

一、概述

性传播疾病（sexually transmitted diseases，STD）是各种通过性接触、类似性行为及间接接触传播的疾病。目的已知的性传播疾病除了传统观念中认为的淋病、梅毒、软下疳、性病性淋巴肉芽肿和腹股沟肉芽肿等疾病之外，还包含 50 余种致病微生物感染性疾病，如尖锐湿疣、非淋菌性尿道炎、生殖器疱疹、艾滋病、外阴阴道念珠菌病、细菌性阴道病、阴道毛滴虫病、疥疮、阴虱和乙型肝炎等。我国目前重点防治的性传播疾病是梅毒、淋病、生殖道沙眼衣原体感染、尖锐湿疣、生殖器疱疹及艾滋病。

从目前来看，对于社会产生严重不良后果的性传播疾病主要是艾滋病、梅毒、淋病等。一般情况下，性传播疾病的传播途径有直接性接触传播、间接接触传播、胎盘产道感染、医源性传播以及日常生活接触传播。以艾滋病为例，艾滋病传播主要通过 3 种途径，即性交、母婴以及血液传播（图 11-1）。普及安全性行为的理念、采取安全性行为对于性传播疾病具有很好的预防效果。

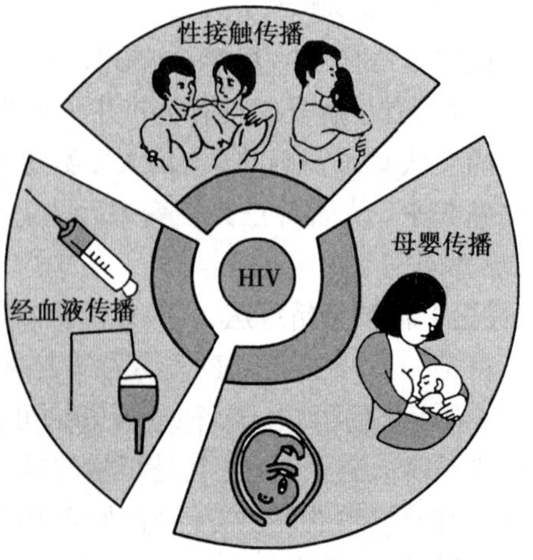

图 11-1　艾滋病传播途径

笔记

二、性传播疾病相关心理障碍

性传播疾病患者由于其疾病的隐私性与传染性，患者的病耻感较强，常会感受到较强的社会歧视，往往会造成家庭矛盾。一般情况下，患者有着较重的心理负担，其心理健康状态明显低于常人。通常与性传播疾病相关的心理症状包括：否认、孤独、焦虑、抑郁、疑病、恐怖、睡眠障碍等。

三、性传播疾病相关心理障碍干预

（一）疾病教育

性传播疾病患者的一部分心理问题来源于对于疾病认识不清，或拒绝了解疾病，导致对疾病本身有一些错误观念，从而产生否认、疑病、焦虑、抑郁等多种心理症状。通过对患者进行疾病教育，树立科学的疾病观，了解治疗手段对于疾病本身的重要性，同时，对患者进行健康教育，了解今后生活中的注意事项，可以在一定程度上缓解疾病本身所造成的心理问题。

（二）治疗及护理

性传播疾病患者本身的心理问题与其疾病密切相关，随着疾病症状的改善，患者的心理健康水平也会随之提高。因此，在性传播疾病心理障碍的治疗中，从疾病本身入手，获得患者的配合，增加患者对于治疗与护理的依从性，同时在治疗与护理过程中，给患者以充分的尊重与支持，可以有效地改善患者自身的心理问题，提升其心理健康水平。

（三）心理咨询与治疗

性传播疾病患者可以通过心理咨询与治疗改善其心理健康状态。在心理咨询和行为治疗过程中，心理咨询师需要注意，要尊重性传播疾病患者的人格，平等对待；合理运用倾听、宣泄、认知领悟疗法、行为疗法改善患者的心理健康状态。

（吕少博）

思考题

1. 如何预防性功能障碍？
2. 如何理解性心理障碍？
3. 如何预防性传播疾病？

笔记

第十二章　儿童行为障碍

儿童时期是人一生中身体生长发育旺盛，心理发展易感性和可变性最大的一段时期。儿童行为发育与身体发育，都是生长发育的重要组成部分，儿童时期的行为发育将为其成年后的行为模式打下不可磨灭的烙印。行为问题在儿童的生长发育中普遍存在，关注儿童行为问题，早期发现、矫正各种行为问题，自觉克服各种不良行为，帮助儿童养成良好行为习惯，对于塑造良好的行为心理模式至关重要。

第一节　儿童行为概述

一、儿童行为与儿童行为异常

（一）概述

伴随个体身心的生长发育，儿童的行为随年龄的变化而不断发展。儿童行为在自身生理分化成熟的基础上，接受外来刺激不断习得、发展。相较于成年人而言，儿童的行为具有一些比较特殊的特征，主要表现为：

1. **儿童行为的发展具有连续性**　儿童时期生长发育迅速，语言技能、社会技能以及情绪调节或控制能力都会在特定的年龄段有较为突出的表现，不同年龄段儿童的行为特点既有联系又有区别，是一个连续渐进的过程，并逐渐固化，形成一定的行为模式。

2. **儿童行为的发展具有阶段性**　儿童行为的发展具有一定的年龄特征，不同的行为表现往往出现在相对特定的年龄阶段，但是个体之间发展速度因人而异。例如，4～5 岁的儿童大多数都已发展了社会化言语，能解释、辩护和讲道理等，但有些儿童会出现说话紧张、不连续，甚至不能完整表达句子。那么这种情况需要分析研判究竟是发展缓慢，还是因为某些原因造成的行为障碍。

3. **儿童行为的发生具有依赖性**　儿童相较于成年人而言，由于身心发育的不成熟，行为对情境和环境有一定的依赖性，行为障碍有时会针对特定的情境而表现出特异性。比如，有些儿童在家里会表现出非常顽皮，而在学校里却不一样。所以，对于儿童行为问题的评估和诊断需要考虑儿童当时所处的周围情境。

（二）儿童行为异常

1. **概念**　广义的儿童行为异常包括一切与正常儿童行为不相符的行为表现。狭义的儿童行为异常指儿童不良行为，是儿童出现的与相应年龄阶段儿童行为不相符的、超出一定范围的异常行为，其表现形式多种多样，往往具有社会适应不良、情绪情感不稳定、自律性差和紧张焦虑等特征。儿童行为异常是相对于大多数正常儿童的正常行为而言，是一种“偏离”，对于儿童行为异常的判断，我们可以参照以下几点判断依据。

（1）年龄相符依据：处于生长发育过程中的儿童，其行为特征有年龄阶段的特点，在评

笔记

估儿童行为正常与否时，必须考虑儿童所处的年龄阶段，也就是说儿童行为特征与其年龄、发展阶段相符。如1岁以内的儿童出现尿床的行为，可以视为正常现象；若是6岁的儿童还出现持续的尿床行为就可能不正常。

（2）社会适应依据：行为是适应环境所做出的反应。儿童的行为主要是在社会环境适应中，通过学习逐渐学会控制、学会适应规则，适应不断变化的环境。儿童正常行为往往与环境相一致，是社会适应的要求，儿童对社会环境的适应随着年龄增加而逐渐成熟。需要指出的是，在考量儿童行为社会适应的时候需要兼顾到儿童的年龄特征。如1岁内的儿童就无法按照情境要求来控制自己的情绪和行为。需要考虑到有无特定的突发性生活事件的影响，如丧失亲人、家庭暴力等，都会使得儿童行为偏离正常。

（3）统计学依据：通过统计学方法对行为特征进行描述，不同年龄段的儿童行为发育有统计学标准的正常值，主要是考虑儿童异常行为出现的频率和存在时间的长短。儿童行为异常是行为的“偏离”，是一种量变，从统计学角度来看就是其行为超出了统计学标准的“正常值”范围。但是也要认识到，统计学意义上的“正常值”是相对的，在实际生活中还要结合专业要求去评定儿童行为。

（4）功能损害依据：儿童行为异常所造成的问题是否影响了儿童其他行为功能，影响社会生活。比较严重的异常行为，会使得儿童感到痛苦。如果这种痛苦影响到了其他行为功能，提示儿童的行为问题比较严重。

2. 儿童行为异常的表现 随着现代生活的进步以及生活方式的改变，儿童的行为模式发生了巨大的变化。有研究表明，过去的30年中，英国出现行为问题的年轻人增加了1倍，而情绪障碍的发生率增加了70%。据世界卫生组织估计，到2020年，全球儿童情绪障碍和行为问题的比率将增加到50%左右。近年来，儿童行为问题检出率有增加的趋势。据国外相关统计显示，大概有20%的儿童有行为问题；国内儿童行为问题的研究显示，其检出率约为6%～26%。

儿童行为异常的表现多种多样，根据行为表现的不同，可以归纳为以下几个方面：①反社会行为或品行问题：儿童经常出现攻击行为、说谎、偷窃等行为问题，一般表现反复持续出现，往往造成儿童适应困难。②非反社会行为：儿童表现出孤僻、懦弱、害怕与人接触等问题。主要源自自尊心和自信心受挫，失败感和内疚感增加，导致紧张不安并伴有恐惧的情绪状态。③自我评价、兴趣和意志方面的行为问题：表现为自卑、缺乏自制、依赖性强等，儿童往往比较敏感、缺乏自信、害怕失败。④退缩行为：如执拗、好哭闹、回避等。儿童在某种情境中或参与某项活动时，出现过分强烈的或持续的恐惧和回避反应，从而产生恐惧、回避等退缩行为。⑤神经质、神经症样表现：这类行为问题的出现多是由于情绪因素所诱发，常出现在学校的教室、学生集体宿舍或医院病房等情境中，主要表现出抽搐、呼吸过度或晕厥等症状。⑥学习能力问题：主要是儿童在学习过程中所表现出来的异常行为问题，常见的有厌学、不能集中精力、学业不良或用功过度等。⑦顽固性的不良习惯：指儿童在某些情境下或精神及躯体不适时在饮食、睡眠和生活态度等方面出现的刻板、不良的习惯性行为表现，常见的有习惯性抽动、吸吮手指、咬指甲、遗尿和口吃等。

（三）儿童行为障碍的分类与诊断

儿童行为障碍是指儿童发生的与其所处社会情境及社会评价不相符的、显著违反同龄儿童常态的行为异常，并且影响到其正常社会生活的一类心理障碍。需要说明的是，这类行为问题不是由于智力低下或精神障碍所引起的。

儿童精神与行为障碍最初并没有独立分类，而是分散在成人精神障碍的诊断与分类之中。根据美国精神学会（APA）制定的《精神疾病诊断与统计手册》（diagnostic and statistical manual of mental disorders，DSM），自DSM-Ⅲ-R开始，至DSM-Ⅴ的诊断分类方案中，将

笔记

通常在婴儿、儿童或青少年时期首次诊断的精神障碍单独定位第一大类，在 DSM-V 中将其称之为神经发育障碍。中国精神障碍分类与诊断标准第 3 版（chinese classification and diagnostic criteria of mental disorders-3，CCMD-3）和国际疾病分类（international classification of diseases-10，ICD-10）中的诊断分类方案，则是将儿童精神障碍集中单独分类，如果某类精神障碍既见于儿童，又见于成人，则置于成年人有关的项目之下。具体的诊断分类见表 12-1。

表 12-1　儿童精神与行为障碍的诊断分类一览

CCMD-3	ICD-10	DSM-V
8 通常起病于童年与少年期的行为与情绪障碍	F90-F98 通常起病于童年与少年期的行为与情绪障碍	I 神经发育障碍
80 多动障碍	F90 多动性障碍	1. 智力发展障碍
81 品行障碍	F91 品行障碍	2. 交流性障碍
82 品行与情绪混合障碍	F92 品行与情绪混合性障碍	3. 自闭症谱系障碍
83 特发于童年的情绪障碍	F93 特发于童年的情绪障碍	4. 注意缺陷 / 多动障碍
84 儿童社会功能障碍	F94 特发于童年与少年期的社会功能障碍	5. 特殊学习障碍
85 抽动障碍		
89 其他或待分类的童年和少年期精神障碍	F95 抽动障碍	6. 运动障碍
	F98 通常起病于童年与少年期的其他行为与情绪障碍	7. 其他神经发育障碍

二、儿童行为障碍的影响因素

儿童行为障碍的发生是多种因素综合作用的结果。人的行为一般是在先天遗传因素的基础上通过后天社会化过程中学习获得。在儿童行为发育过程中，各种生理因素、社会环境、家庭环境以及心理因素等，都可能导致儿童行为障碍的发生。

1. **生理性因素**　某些先天或后天因素造成的脑损伤，会导致儿童行为障碍的发生。Thomas 等于 1986 年指出婴儿在出生之初就表现出气质差异，约有 70% 的困难气质儿童会发生行为问题。一些慢性病或身体上的缺陷，也会使得儿童行为出现问题。研究表明，残疾儿童行为问题的发生率明显高于正常儿童，并且还会伴发其他特殊的心理行为障碍。

2. **社会环境**　儿童不良行为的发生与社会经济环境有关。与一般儿童相比，留守儿童更容易表现出情绪、人格、行为等方面问题。社会文化因素与儿童行为有着密切的关系。儿童的学习环境会影响儿童的行为，良好的学习环境、和谐的同伴关系等有利于儿童健康行为的发展。反之，会导致行为障碍。有研究提示，有语言或学习困难的儿童，更易发生行为障碍，其表现在学校学习中会更突出。

3. **家庭环境**　家庭是儿童接触最早、最熟悉的生活环境，包括了家庭结构、家庭教养方式、亲子关系、家庭氛围、家庭收入等，对儿童行为的成长发展有着非常重要的影响。一方面，父母决定了儿童行为的生物学基础，个体的遗传特征决定其适应、应对外界环境的方式方法，某些行为障碍的发生有一定遗传倾向。另一方面，家庭环境中各个环节是塑造儿童心理行为最重要的因素。父母对子女的态度、父母的榜样作用以及父母与子女的矛盾冲突等，都会对儿童行为产生影响。“母爱缺失”的儿童，在婴儿早期会出现神经性呕吐、厌食、慢性腹泻、阵发性绞痛、反复感染和不明原因的消瘦等。儿童期还会表现出胆小、呆板、迟

笔记

钝、敌对、攻击等行为。家庭关系紧张对立，容易使儿童缺乏安全感，产生焦虑、紧张或出现一些情绪行为问题。父母教养方式对儿童行为影响很大，一般认为民主式家庭教养方式培养儿童的独立性强、性格果断、社交能力强，而专制式家庭培养的儿童则依赖性强、自信不足、人际交往困难等。

4. **心理创伤** 儿童早期的心理创伤体验与儿童的社会心理发展有着密切的关系，甚至延续到成年期，许多成年时期的精神和行为问题都与儿童早期的心理创伤有关。被忽视或虐待的儿童，其语言能力和认知能力可能会受到损害。有研究显示，创伤后应激障碍的儿童或青少年常出现记忆问题。

三、儿童行为障碍治疗的基本策略

相对于成年人而言，儿童行为障碍患者症状的特点、转归、预防与治疗有着明显的特殊之处，需要考虑到儿童、家庭、学校以及社会文化环境的影响。在具体的预防和治疗干预过程中需要家长和老师的参与支持，最大化地促进康复，减少行为功能的损伤，促进人格的不断发展完善。

1. 儿童行为障碍治疗的目的应以改变消极因素、利用保护因素，缓解和消除儿童的心理症状，提高心理社会功能、促进成长发展为目的。儿童时期处于生长发育的重要阶段，在治疗的过程中除了关注于对症状的处理外，要认真考虑行为问题发生的具体原因和影响因素，并着眼于儿童成长发展规律，服务儿童的健康成长。

2. 需要对儿童和其主要照顾者（家长或老师）进行相应的心理健康教育。对家庭进行必要的评估，帮助他们正确认识儿童的问题，尽可能多地得到他们的理解与支持，同时为制订治疗方案提供参考依据，增加合理治疗的期望和治疗的依从性。

3. 儿童行为障碍治疗过程中，要综合分析评估。治疗中，除了关注儿童本身的信息之外，需要收集家庭、学校以及儿童所处社会环境的相关信息。设定儿童行为障碍的假设框架，如患儿存在的主要问题是什么？诱发、维持或加重症状的因素有哪些？区分出消极因素和保护因素。治疗中除了针对儿童治疗外，往往需要家庭、学校的参与，实施联合治疗。儿童往往无法准确描述其问题或者是描述不恰当，需要家长和老师对儿童行为的分析理解。

儿童行为障碍的治疗要考虑其所处年龄阶段的心理发育特点。儿童在不同的年龄段，其认知、情绪、行为发育水平也不同。针对儿童行为表现出来的问题，需要仔细分析甄别问题到底是发育发展滞后还是心理行为偏差。在选择具体的心理治疗方法时要参考循证研究的数据。

第二节　注意缺陷多动障碍

注意缺陷多动障碍（attention deficit hyperactivity disorder，ADHD）又被称之为儿童多动症（hyperkinetic syndrome），多发于儿童时期，与同龄儿童相比，患有注意缺陷多动障碍的儿童表现为注意力集中困难、注意广度缩小、不分场合的活动过度和行为冲动等特点，常伴有认知障碍和学习困难，往往其智力基本正常。

一、注意缺陷多动障碍的临床表现与诊断

一般认为，儿童多动症是一种由于大脑功能轻微失调而导致行为异常的心理障碍。1854年，Hoffmann发现有些儿童经常出现无端的躁动不安、注意力难以集中，他认为这类儿童的表现是一种病态，并将此类表现称为“多动综合征”。综合对注意缺陷多动障碍临床表现的描述，其核心症状特征主要有：活动过度、注意困难和行为冲动。

笔记

（一）临床表现

注意缺陷多动障碍一般起病早（通常在5岁以前），但多数在学龄期被发现诊断，有70%的患儿症状会持续到青春期，大约有30%的患儿症状可能持续到成年，成人的患病率约为2%左右，是一种慢性疾病，甚至会影响终生。注意缺陷多动障碍是一类颇为常见的儿童行为问题，对患儿的学习、职业以及社会生活等方面产生广泛而深远的影响。儿童多动障碍的患病率有明显的性别差异，男性明显高于女性，有研究提示全球儿童青少年的患病率约为5.29%；我国儿童的多动障碍发生率有逐年提高的趋势，童连等（2013年）对我国1983—2011年注意缺陷多动障碍的流行病学调查显示总患病率约为5.7%，男童总发病率为7.5%，女童总发病率为3.4%。有研究表明，随着年龄的增长，患病率下降；城市儿童患病率高于农村儿童。

1. **活动过度** 儿童活动明显过多是注意缺陷多动障碍的显著特点，往往也是家长或老师最容易关注到的表现，也是许多患儿就医的原因。患儿的活动过度大多开始于婴幼儿早期，表现出与年龄不相称的活动水平过高，进入小学后受到各种情境的限制，表现得更加明显。

患儿从小活动量就比较大，典型表现有：在安静或者活动中，肢体的不必要活动比一般的孩子频繁，如表现乱翻乱动，打翻东西，好闹腾等，严重时家长会觉得儿童身上就像是装了一个“小马达”似的，不得停歇；多动行为常不分场合，与其年龄以及所处的环境极不协调，与一般儿童的顽皮也不同，活动是杂乱的，缺乏目的性和计划性。上学后常常坐立不安，摇头晃脑，小动作不断，影响别人，课间乱跑，喜欢参加带有冒险性的活动等。年龄越大，多动行为越多，越轨行为也越来越重。7～14岁常常是多动等行为问题最严重的时期，绝大多数患儿到青年期以后多动症状会减轻或消失。有些患儿还可表现出不分场合说话或多话，出现不良的习惯性动作，如眨眼、歪头、抽吸鼻涕、咬指甲、耸肩等。

2. **注意困难** 注意障碍为本症重要症状，有的患儿可能没有明显的多动不安的症状，而主要表现出注意上的困难。主要表现是：①注意力持续时间短：患儿注意力很难集中，注意力集中时间短暂，即使是令人感兴趣的事物，也无法长久地维持注意力，很容易受到环境的影响而分散注意力，导致活动中断，有头无尾；②注意转换能力差：表现为不能集中注意力于一定的场合或事物，缺乏选择性集中注意，对于任何已开始的工作或学习，常常半途而废，不能坚持始终；③被动注意往往增强：患者容易被周围无关紧要的事情所吸引，导致注意力分散。患儿上学后，上课难以集中精力，总是东张西望，时常分神。完成作业或考试时，心不在焉，粗心大意，造成学习困难。

3. **冲动任性** 患儿行为常常缺乏计划性，做事没有条理，做事情凭兴趣，想到什么做什么，感情用事，情绪波动大，做事不考虑后果；缺乏克制能力，不能遵守或者顾及周围环境或他人的要求。在与同伴交往中，他们不讲礼貌，干扰别人。不愿受别人的制约或排斥小伙伴，抢话、插话或干扰他人活动，做游戏不遵守规则，情绪不稳，比较冲动任性。常常对一些不愉快的刺激做出过分反应，甚至冲动之下伤人或破坏东西；缺乏自我控制，患儿容易兴奋，不能有效控制自身的兴奋体验，会无缘无故大喊大叫，不能耐心等待，难以引导或调节控制其活动，变化无常；这类患儿喜欢冒险、不避危险、不计后果，尤其是在情绪激动时，会做出说谎、偷窃、逃学、斗殴等不良行为。

4. **其他临床表现** 有相当一部分注意缺陷多动障碍的儿童会出现感知觉活动障碍或综合分析障碍，表现为视运动障碍、空间位置障碍、左右分辨不能、听觉综合困难及视听转换困难等；也会出现轻微神经系统功能障碍，主要是轻度的共济协调运动不良，表现为精细动作笨拙、翻掌、手指活动不灵、系鞋带不灵活等。

注意缺陷多动障碍的患儿由于注意力障碍、过度活动以及情绪行为的冲动，往往会表现出学习困难、自信心降低，以及儿童品行方面的问题等继发性表现。

笔记

（二）诊断与评估

对于注意缺陷多动障碍的诊断主要是依据患儿的家长或老师提供的病史、患儿临床表现特征、体格检查以及精神检查的临床资料。在DSM-Ⅴ中，将注意缺陷多动障碍作为一个独立疾病单元归入神经发育障碍，而将对立违抗障碍和品行障碍等归入破坏性、冲动控制及品行障碍，具体的诊断标准与DSM-Ⅳ基本相同，即要求患儿具有注意障碍或多动/冲动症状，且持续6个月以上，达到了与发育水平不相符的程度，并直接负性地影响其社会和学业/职业活动；症状出现在12周岁以前；注意障碍或多动/冲动的症状存在于2个或更多的场合（例如，在家里、学校或工作中；与朋友或亲属互动中；在其他活动中）；有明确的证据显示这些症状干扰或降低了社交、学业或职业功能的质量；需排除精神分裂症或其他精神病性障碍，也不能用其他精神障碍来更好地解释。

ICD-10在诊断条目上与DSM-Ⅴ的要求是一样的，不同之处是：ICD-10要求注意缺陷、多动/冲动症状都要同时明显存在，而DSM-Ⅴ对于上述两大主症只要求一组明显存在即可诊断。ICD-10提倡一元诊断，若患儿存在心境障碍、焦虑障碍和广泛发育障碍，则优先诊断上述障碍；DSM-Ⅴ实行平级诊断，运动注意缺陷多动障碍与上述障碍共病。

通过标准化测量工具来客观全面地评定障碍的严重程度，常见的标准化评估工具有Conners儿童行为问卷、注意缺陷多动障碍自评量表和儿童多动障碍行为量表等。这些测量工作可以作为诊断与鉴别诊断的客观依据，也可以作为医生了解治疗进展情况的重要参考。

对于注意缺陷多动障碍患儿治疗前的评估需要从患儿、家长处获得，对于学龄期儿童，还需要从老师处收集其在学校的表现。评估的内容可以从横向和纵向两个方面来考虑。横向的评估主要是参照同年龄段儿童的行为表现，观察其是否存在不符合其年龄段的行为表现，排除行为问题是由发育过程迟缓所造成的影响；纵向的评估包括对患儿总体发育状况、可能的病因、发病及病情发展过程的分析，评估其临床表现及程度。另外，评估过程中需要考虑有无共病、情绪问题及学习困难等。

在诊断注意缺陷多动障碍时，需要排除不是由于发育障碍、精神分裂症或其他精神病性障碍所引发的，也不能用其他精神障碍，如心境障碍、焦虑障碍等来解释，尤其是要注意与正常儿童的顽皮好动进行鉴别。有些儿童（主要是男孩）活泼好动，十分顽皮，这往往是孩子成长过程中的特性。正常儿童一般对于自己感兴趣的事物或活动，往往比较投入，能够集中并维持注意力；行为活动有目的性，能够按照家长和老师的要求，有计划、有目的完成游戏、学习等活动；对所处的情境能够适应，有自我控制能力，对于不同的场合能够控制自己行为，在需要安静的场所中能保持安静。总之，可以从儿童行为活动是否与年龄相符、行为性质、行为与所处环境是否相符以及社会适应功能是否受损等方面来区别注意缺陷多动障碍与正常儿童的顽皮行为（表12-2）。

表12-2　注意缺陷多动障碍与正常儿童顽皮行为的区别一览

主要内容	注意缺陷多动障碍儿童	正常的顽皮儿童
注意力	任何场合下，注意力难以集中；即使对特别感兴趣的活动也难以维持注意力	对感兴趣的或需要集中注意力的事情上能够很集中
行动目的性	杂乱、冲动，有始无终；活动过度，与发育水平不相称	行动有目的、有计划和安排；活动多与发育水平相符
自控力	缺乏控制力，往往被指责为“不识相”	在特定的情境中能控制
社会功能	学习、人际关系及适应环境的能力受到影响	无损害
服用中枢兴奋剂	有效，注意力集中，行为冲动减少	兴奋、活动增多

笔记

二、注意缺陷多动障碍的临床治疗与行为干预

注意缺陷多动障碍被普遍认为是一种终身性疾病，应当及早进行治疗，治疗应以达到临床治愈为目的，通过治疗实现患儿在情感、行为、学习和社会适应等方面的最大康复，从而促进儿童的健康成长。治疗方法包括药物、行为和心理疗法。

（一）行为和心理治疗的原则和分类

治疗注意缺陷多动障碍的常用行为和心理疗法有：支持性心理治疗、精神分析治疗、行为治疗、集体治疗、家庭治疗等。单一采用某种方法，治疗效果往往不佳，因此需要多种治疗同时并用，加上教育、药物治疗，可取得良好效果。行为疗法治疗注意缺陷多动障碍已经得到广泛应用，经循证医学研究显示与使用中枢兴奋剂同属一线治疗措施。

行为疗法是运用学习理论来消除或矫正儿童不良行为的方法，治疗的重点是可观察到的外在行为，应用“学习的原则”，主要是促进建立期望或者适应的行为，以减少或者替代非期待行为，改善非功能性或非适应性行为。行为疗法要采用适合儿童认知特点的活动来提高患儿的注意力。治疗之前须了解病情和有关影响因素，观察患儿行为的主要问题，确定病情的基本情况，选定治疗靶行为，选用适当的行为矫正方法，增加期望行为，减少不健康行为。

行为治疗的第一步是进行行为分析评价，获得信息，进行评估；第二步是确定治疗目标，制订和实施行为方案；第三步是实施行为矫正方案，并及时反馈目标行为结果。在治疗的过程中，除了关注儿童自身状况外，还需考虑家庭功能，帮助父母正确看待患儿的行为及期待行为。治疗目标的设定需要评估儿童和父母的目标，达成一致，且治疗目标要具体可行。根据对期待行为的作用可将行为治疗的基本技术分为两大类：①旨在增加目标或期待行为，如正强化或负强化、示范、解释问题行为的形成以及去除不利影响因素等；②减少非期待行为，如惩罚、消退、脱敏、控制预期刺激因素等方法。

（二）行为和心理治疗的常用方法

目前用得最多的行为治疗方法有正性强化法、消退法、示范法和暂时隔离法等。

1. **正性强化法** Skinner 通过操作性条件反射实验，表明学习行为是随着强化作用的刺激而发生的，强调行为的改变是由行为后果所决定。对于注意缺陷多动障碍的治疗主要是矫正不良行为，建立期待行为。患儿出现适宜行为或是所期望的行为时，给予及时奖励，以鼓励其持续改进，增强期望行为出现的频率，并不断固化。

2. **消退法** 消退法主要是指通过停止对患儿不良行为的强化，实现不良行为逐渐消退的一种行为疗法。在治疗过程中，治疗师应当综合分析确定诱发不良行为长期存在的强化物，通过去除该行为之后的强化物来消退患儿的不良行为。需要说明的是，消退不等于忽略，治疗中强调的是消退维持不良行为的功能或者是强化物，要给予患儿积极关注，尤其是要注意强化患儿日常的良好行为，从而获得长期疗效。

3. **示范法** 示范法指的是为帮助患儿呈现行为榜样，以促使患儿模仿行为榜样，建立良好行为的行为治疗技术。模仿和强化相似，都是学习的一种基本形式，常用的示范法包括 3 种类型：①现场示范：如让注意缺陷多动障碍的患儿观察正常儿童的课堂学习状态，学会如何遵守课堂纪律；②参加模仿：在治疗中让注意缺陷多动障碍的患儿在观察某种正常儿童的游戏活动后，可以指导其参加此类游戏活动；③媒体示范：主要是运用电视、网络等媒介技术，尤其儿童喜欢观看的动漫节目等，加强宣传教育，模仿良好的行为。示范法可以和强化法综合运用，在模仿行为产生后，及时给予强化，使良好行为保持下来，从而更好地实现治疗效果。

笔记

4. **感觉统合与注意力训练** 1972 年，美国心理学家 Jean·Ayres 提出感觉统合理论，并

以此理论为基础进行感觉统合治疗。该方法对多种儿童脑功能失调具有辅助治疗作用，尤其是对于治疗注意缺陷多动障碍有一定疗效。感觉统合治疗主要是针对儿童感觉综合功能的训练，通过一系列的器具游戏，使儿童在游戏中培养感觉功能、运动的协调性、时空的认知、机体的平衡、触觉的灵敏性等，实现大脑与身体各种机能的联系与协调。在治疗过程中，可以通过教导培训家长，帮助家长配合医院的治疗，并积极开展院外的治疗训练，提高治疗效果。

5. **教育干预** 运用教育干预技术治疗儿童注意缺陷多动障碍较为普遍，且具有较好的疗效。注意缺陷多动障碍患儿的行为问题往往是破坏性的，必须及早进行行为干预，加强教育支持，才能更好地实现治疗效果。儿童行为障碍除了与年龄、心理发育阶段和相应的生活内容有关系外，还与其所处的环境，尤其是家庭环境密不可分。在进行行为干预时需要重点做好家长的工作，通过对父母的教育培训来促进患儿不良行为的纠正。

家长培训是治疗注意缺陷多动障碍患儿的一种重要的非药物治疗方法，对家长的教育培训包括一般性培训和系统性培训，内容主要是增加家长对注意缺陷多动障碍病因、表现和治疗的科学认识、促进家长对患儿行为的理解、学习行为管理的原则及适用技巧、学会增进亲子关系以及家长学习成为儿童的社交训练等。Russell Barkley 在 Constance Hanf 基础上制定的父母培训手册（儿童行为管理八步法）具有较强的可操作性和实用性。

另外，可以通过对患儿进行社交技能训练，促进其获取人际沟通的信息，改善人际关系困难，从而获得更多的社会支持，帮助患儿建立积极态度，提高治疗效果。

（三）药物治疗

一般来讲，对学龄前儿童主要是教育及行为治疗，很少需要服药，但当问题十分严重或对家庭造成严重干扰时，可考虑配合小剂量药物治疗。对于学龄期儿童而言，由于需要尽快地帮助他们在课堂上集中注意力，因此除教育引导外，常常还需要配合药物治疗。

（四）预后

注意缺陷多动障碍患儿一部分可以自愈，但是多数患儿随着年龄增长，多动行为程度有所减退，但不安静、易激怒、易冲动、易分心、注意力难以集中、学习成绩差、自尊水平低、抑郁等症状可持续至青春期，甚至持续至成年。

临床治疗中，应尽早给予综合治疗，即进行针对性的药物治疗、行为和心理治疗等综合治疗，改善患儿的主要症状，获得最大限度的临床治愈。如注意缺陷多动障碍患儿存在一种或多种共病（如品行障碍、心境障碍和焦虑障碍等），可能会导致患儿社会功能严重受损，影响临床疗效，预后不良。

第三节 品 行 障 碍

品行障碍（conduct disorder，CD）是指儿童或青少年（18 周岁以下）反复出现持久的、违反其年龄段相应行为规范的侵犯他人或公共利益的行为（包括反社会性、攻击性或对抗性行为）。品行障碍主要包括反社会品行障碍和对立违抗性障碍。这类异常行为与正常儿童的顽皮或青少年的逆反心态伴随的行为有着本质的区别，明显违背其年龄段相应的社会道德准则和社会规范，损害他人或社会公共利益，影响儿童的学习和社会适应，品行障碍的患儿经常被视为“问题儿童”或“不良少年”。

一、儿童品行障碍的临床表现与诊断

儿童或青少年的反社会行为是复杂的社会行为，受到个人生理素质、成长经验、社会文化、道德教育及家庭社会环境等多方面因素的影响。儿童品行障碍流行病学的调查研究显

笔记

示，男孩发病率明显高于女孩。英国的相关调查显示在10～11岁儿童中品行障碍患病率约为4%；美国的相关报道在儿童青少年中品行障碍患病率约为10%。我国的相关研究中，关于品行障碍患病率的报道并不一致，如黄广文（2012年）对3～6岁的儿童的情绪和行为问题进行调查，品行问题检出率为7.1%；朱锦烨（2016年）对6～12岁儿童青少年精神心理障碍进行调查，品行障碍患病率为0.33%。在诊断儿童品行障碍时还需要区分其发病年龄，儿童发病年龄在10岁以前的被称之为儿童期起始型品行障碍，在10岁之后发生的则被诊断为青春期起始型品行障碍。

（一）临床表现

儿童品行障碍的临床表现主要是违反其年龄段相应行为规范的侵犯他人或公共利益的行为，这与正常的“品德问题”或因逆反心态伴发的问题行为有着本质的区别。

品行障碍患儿的异常行为往往比正常儿童的顽皮或青少年的逆反行为更为严重，其核心症状是反社会行为和攻击性行为，具体的表现主要有下列几方面的内容。

1. **反社会行为** 品行障碍的患儿出现的反社会行为主要指患儿在生活中表现出的不符合道德规范及社会准则的行为。例如，在家中或在外面偷窃、勒索或抢劫财物；强迫他人与自己发生性关系或有猥亵行为；虐待或欺凌他人（如捆绑、针刺、刀割或烧烫等）；经常撒谎、逃学，擅自离家出走或外出不归，不顾父母或学校的禁令时常在外过夜，参与犯罪团伙，从事犯罪行为等。

2. **攻击性行为** 患儿的攻击性行为主要表现为患儿对他人人身或财产的攻击、破坏。例如，欺负他人、打架斗殴、虐待动物、故意破坏公共财物等。患儿心情不好时常以攻击性行为来发泄内心痛苦和解决矛盾。男孩以躯体性攻击为主，如打架；女孩以语言性攻击为多，如骂人。学龄前儿童攻击性行为多表现为暴怒发作、吵闹、推搡或动手打架；学龄期儿童攻击性行为多表现为言语伤人、打架斗殴、恃强凌弱、性攻击、抢劫，甚至结成团伙械斗等。

3. **对立违抗性行为** 是指患儿对成人，尤其是对家长或老师所采取的明显的不服从、执拗、违抗或挑衅的行为。表现为容易暴怒、怨恨他人或心存报复，不理睬、不服从或拒绝集体或社会的要求或管理规定；不能正确认识自己的过失或不当行为，还常责怪他人，故意干扰他人；违反集体纪律或校规，不愿接受批评教育等。

4. **共病表现** 品行障碍的患儿常合并注意缺陷多动障碍、情绪障碍，也可伴发育障碍，如出现语言表达和接受能力差、阅读困难、运动不协调、遗尿等。有些患儿会伴发社会退缩行为，在人际交往中表现犹豫、害羞、内向、退缩，学习和社会适应活动减少。

5. **其他表现** 患儿常常以自我为中心，好激惹，我行我素，好表现自己，好指责或支配他人；发生错误时，不认错、不承担，为自己的错误辩护，惹是生非，自私自利，缺乏应有的同情心。

（二）诊断与评估

对于儿童品行障碍的诊断应当十分慎重和严谨。品行障碍的诊断主要依据可靠详实的病史和对儿童临床异常情绪行为症状的观察，进行综合分析，综合判断。儿童如反复出现反社会行为、攻击性行为等，且症状持续半年以上，明显影响其社会活动、亲子关系或学习生活，在排除行为问题是由神经系统疾病、心理发育障碍或其他精神障碍所导致的之后，可诊断品行障碍。在CCMD-3、ICD-10、DSM-Ⅴ中对于品行障碍的诊断主要是以临床症状、功能损害和持续时间为标准。

1. **标准化评估** 通过标准化测量工具客观全面地评定患儿障碍的严重程度，为诊断和鉴别诊断提供依据。评估的主要内容包括：①症状评估，主要评估患儿的社交能力和行为问题等；②评估家庭环境和教养方式，主要是评估家庭环境、亲子关系和家庭教养方式对患

笔记

儿行为的影响等。常见的工具有 Achenbach 儿童行为量表、Rutter 儿童行为问卷、家庭教养方式问卷等。

2. **症状评估** 儿童由于所处的发育水平特点，往往不善于表达，在不同的社会情境中，行为表现大不相同。对于品行障碍儿童行为的评估需要充分考虑其发育水平和所处的社会情境。品行障碍患儿的伙伴关系紧张、常破坏校园纪律和社会规范，学习成绩不良，往往被家长或老师视为“问题儿童”。患儿敌视、抵触或怀疑周围的人（事），产生不信任情绪，发生对立违抗行为。在对患儿进行诊断性评估时，首先要建立信任，采取儿童容易接受的方式和方法，获得病史资料；要注意从家长或老师处收集患儿的行为表现，尤其是异常行为出现的最初年龄、出现的频率和情境等。

3. **诊断与鉴别诊断** 儿童品行障碍主要包括反社会性品行障碍和对立违抗性障碍，两者均起病于儿童期，病程时间至少持续半年以上，须排除躁狂发作、抑郁发作、注意缺陷多动障碍等。两者不同之处在于反社会性品行障碍的行为异常以反社会性行为、攻击性行为为主要表现；对立违抗性障碍的行为往往无严重的违法或冒犯他人权利的反社会行为，主要以对立违抗执拗为主要表现。需要注意品行障碍患儿常合并注意缺陷多动障碍、抑郁障碍、情绪障碍、物质滥用或学习困难等，也可能伴发育迟滞，如智力低下、表达能力差、阅读困难等。

二、儿童品行障碍的临床治疗与行为干预

儿童品行障碍的发生是多因素、复杂的，尚无明确病因。轻度的品行障碍的异常行为可以随着成长自行消失；严重者必须予以治疗，但到目前为止，还缺乏单一有效的治疗方法，治疗比较困难，目前的治疗主要是强调针对患儿受损的社会功能，改善患儿的社会适应，促进发展。治疗方法主要是采取一般系统治疗结合心理治疗、药物治疗以及社会支持干预的综合疗法，治疗方案要结合患儿的年龄、主要症状和期待目标等制定个体化的治疗方案。

（一）行为疗法

行为疗法是治疗品行障碍的基本治疗方法，以改善外显行为作为治疗目标，解决认知与情绪问题，应当遵守两个原则：①利用正强化原则，强化恰当的行为；②运用负强化原则，削弱不当行为。对于品行障碍患儿的攻击性行为和反社会行为，运用行为疗法主要是逐渐消除其不良行为，建立正常的行为模式，促进社会适应行为的发展，一般常见的具体方法有阳性强化法（正性强化法）、消退法和游戏疗法等。

1. **隔离** 是通过负性强化来改变行为的一种方法，主要是要求患儿停止当前行为活动，使其暂时失去与他人交互作用的机会，惩罚其不当行为，减少暴力与攻击行为，达到行为改变的目的。在治疗过程中，为了有效地实现各种隔离的负强化作用，需要注意考虑儿童的特质、隔离实施的时机、实施时限、实施评估以及隔离场所等影响因素，实现终止行为的目的。

2. **过度矫正** 是以惩罚为干预手段来矫正异常行为的方法之一，主要通过逐步塑造的方法消除问题行为，增加正确行为。具体实施过程中一般有两种基本的策略：①偿还性的过度矫正，即当异常行为发生后，要求患儿将受到破坏的场景或事物恢复收到破坏之前，并练习正确的行为；②正面练习，当患儿发生异常行为时，即要求其练习正确行为，以矫正问题行为。

（二）家庭疗法

家庭治疗主要是以家庭为对象实施的心理治疗方法，积极协调家庭成员之间，特别是亲子间的关系，是治疗品行障碍最有希望的疗法，尤其是治疗有攻击行为的患者效果最好。

笔记

对于患儿的异常行为，既不能熟视无睹，亦不能苛刻责罚。帮助父母学会用适当、积极的方法与子女进行交流，用积极健康行为强化，辅以适当的惩罚教训来对子女进行教育。尽量减少家庭内不良生活事件及父母不良行为。家庭治疗必须取得家庭成员尤其是父母的积极参与和合作才能取得疗效。

近年来国外提倡一种以家庭系统治疗为主导、多种治疗形式共同参与的治疗方式，称之为多系统治疗，该治疗的特点就是将学校、家庭、社区以及社会公共服务管理机构整合为一个社会系统网络的功能，吸收各种治疗方法，兼顾适当应用某些特殊治疗方式，如提供法律服务、特殊教育等。

（三）心理教育技术

通过关注个体自我认识，改变个体对自己情绪和行为的认知，学习自我控制，实现对问题行为的干预。常见干预方法有自我指导训练、愤怒控制训练、社会技能训练和社会认知训练等，通过这些训练来培养患儿的自我控制能力，从而促进患儿能够自我引导、自我增强、自我监控，实现控制情绪和行为的目标。

（四）药物治疗

药物治疗主要是对症处理，可视患儿的情绪行为表现分别给予对症治疗，减少患儿异常行为，起到暂时控制症状的作用。

（五）预后

品行障碍的治疗比较困难，多数患者预后不良，部分患儿的行为会持续到成年。10 周岁前发病的儿童会有更多的对抗权威的行为，病程也较青春期起病者更长，预后更差。患儿的伙伴关系对其行为有重要影响，如伙伴关系紧张，容易促使有不良行为的小伙伴联合起来，形成“小团伙”，不良行为相互影响，使患儿行为愈加偏离正常，症状迁延。对于品行障碍的防治，重要的是加强预防，预防越早效果越好。需要家长营造良好的教育成长环境，尤其是父母应当为儿童的行为发展树立良好的榜样，加强与儿童的交流沟通，发展正常的依附关系。对于有品行障碍倾向的儿童要注意区别对待，尽可能地提高儿童的学习兴趣，抑制其问题行为的发展。尽早地对儿童的问题行为进行干预治疗，帮助其建立正常人际关系，促进儿童健康成长发展。

第四节　儿童孤独症

儿童孤独症（childhood autism，CA）又称孤独障碍（autistic disorder，AD）、自闭症等，被认为是一种广泛性发育障碍，主要表现为不同程度的社会交往障碍、言语发育障碍、兴趣狭窄和行为方式刻板等，是起病于婴幼儿期的一种严重精神障碍。在 DSM-Ⅴ中用自闭症谱系障碍替代广泛性发育障碍，取消了原有对广泛性发育障碍的分组，不设亚分类，将孤独障碍、Asperger 综合征和其他待分类的广泛性发育障碍统一称为“自闭症谱系障碍”（autism pectrum disorder，ASD）。

一、儿童孤独症的临床表现与诊断

Leo Kanner 最早报道了孤独症患儿的病例，称之为“早发性婴儿孤独症”。早期将儿童孤独症患者视为儿童精神分裂症的一个亚型而未受重视，直到 1980 年出版的 DSM-Ⅲ才首次将孤独症视为一种广泛性发育障碍，逐渐认识到该障碍对儿童的严重影响。孤独症患病率存在明显的性别差异，男性明显多于女性。各地报道的患病率不一致，患儿间的个体差异较大，多数孤独症患儿会伴有智力障碍，部分患儿会在某一方面表现出高于正常儿童的能力，如在音乐、绘画、数字记忆等方面表现出超常的能力；有些患儿伴发异常行为较少，

笔记

有的则相对问题较多。

（一）临床表现

孤独症是广泛性发育障碍，患儿常常沉浸在自己的世界，伴有精神发育迟滞，有的患儿开始会被认为智力障碍或性格内向，但是其外表如常，不像精神发育迟滞患儿那样有独特的外表特征（图 12-1）。临床表现主要包括社交功能受损、言语沟通障碍、兴趣狭窄及刻板行为，还会出现感知觉异常和智能障碍等，其中社交功能受损、沟通困难、兴趣狭窄和行为刻板为核心症状，也被称之为Kanner三联征。

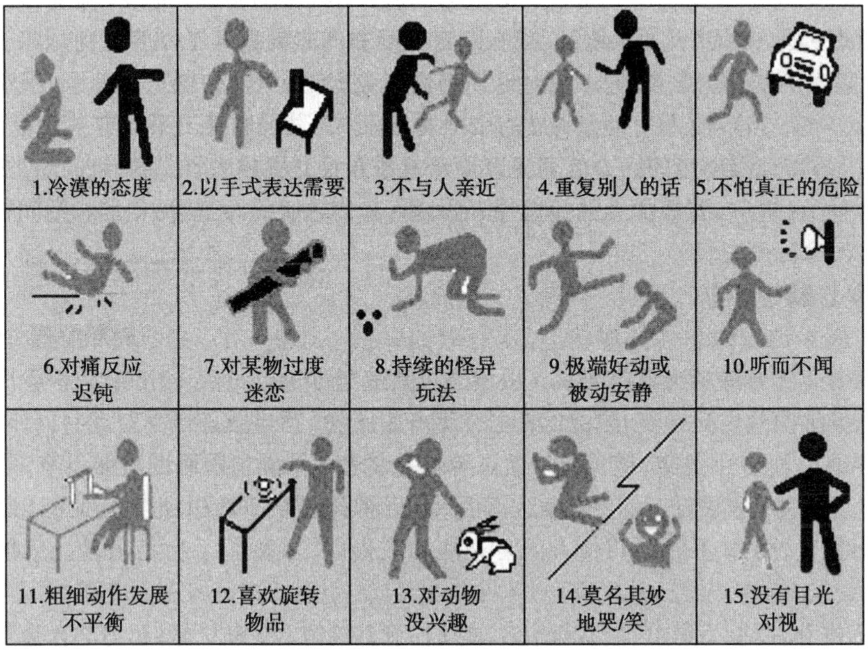

图 12-1　孤独症临床表现模式图

1. **社交功能受损**　社交功能受损造成的社交功能障碍是孤独症的核心症状，主要表现为：缺乏交往意愿，患儿不愿与外界接触，对周围环境或其他外在事物缺少必要的兴趣，似乎只生活在自己的世界里。不愿与人交往，从不主动与人交流，即使是对亲人也表现得冷漠、回避甚至愤怒，缺乏情感联系，极度孤独；缺乏社会交往的兴趣、技巧或基本技能，缺乏应对社交情境和事件调整自己行为的能力，患儿在与人接触时缺乏眼神的交流，不能与人对视，目光往往不能集中在他人脸上，目光涣散，回避眼神接触，常常低头或望着别处；缺乏对游戏、集体活动的兴趣，难以理解游戏规则，无法融入游戏，不能建立同伴关系。

2. **言语沟通障碍**　大多数患儿都存在严重的沟通问题，通常缄默或是说话呈模仿言语。表现为：①言语发展极其缓慢，甚至缺如，说话较晚，即使有了语言能力后进步也很慢；②语言表达能力低下，词汇量非常少，不会运用代词，不会主动与人交谈，说话平淡、单调，缺乏语气的变化，也没有表情的配合，不会理解或运用面部表情、动作、姿态及语气等与人交往；③对言语的理解存在困难，轻者可以借助一定途径明白一些简单指令，无法理解稍微复杂点的语句。严重者根本无法理解他人的讲话，言语刻板重复，缺乏想象力和社会性模拟，可能说出他人无法理解的言语。

3. **兴趣狭窄和行为刻板**　患儿的兴趣狭窄表现为相对于一般儿童的游戏和玩具不感兴趣，即使是对玩具感兴趣，也和正常儿童的关注点不一样，他们关注的是玩具的非主要特征。患儿时常会对一个杯子、一个瓶盖等某些无生命的物体表现出特殊的兴趣，甚至是迷

笔记

恋。患儿缺乏想象力，常常坚持重复刻板行为，内心要求周围生活环境和方式维持原样，即使是细微的变动也会引起患儿内心极大的痛苦，行为被打断或阻止，会出现明显的烦躁不安，甚至大发脾气。如患儿要求穿同样的衣服、吃同样的饭菜、走同一条路线，物品摆放位置坚持固定不变等。生活中，患儿常常表现出重复动作、刻板行为或怪异行为，比如反复给玩具排队，玩弄自己的手指，不停地晃动身体等，最常见的是将手放在胸前并凝视，这一行为主要在1～2岁时常见，随着成长会逐渐消失。

4. **其他症状** 除以上核心症状外，孤独症患儿还常存在自笑、情绪不稳定、冲动攻击、自伤等行为。部分孤独症患儿可能出现感知觉反应异常，对声音、光线、温度和疼痛等感觉过敏或迟钝。有的患儿对周围环境的外部声音（如汽车喇叭声音、动物的叫声等）特别敏感，显得紧张不安、焦躁；有的患儿对疼痛刺激感觉迟钝。另外，部分患儿存在认知障碍，研究显示，约有75%的患儿伴有明显的精神发育迟滞，约25%患儿属于轻度、中度智力低下，有的是重度或极重度的智力低下。患儿智力各方面发展不平衡，抽象思维能力较差，在对事物的抽象、理解、形成概念的能力等方面发育障碍较明显，在机械记忆和空间视觉能力等方面的发育障碍较轻。

（二）诊断与评估

如何更早地发现患儿的症状，做出有效的评估与诊断，对于孤独症的防治有着非常重要的意义。有研究显示，有75%～88%的孤独症患儿在其出生的2年后就会出现孤独症的信号，有31%～55%在出生1年内出现相关征兆。早期的临床征兆主要表现为患儿在婴儿期缺乏社交性微笑，避免与母亲或养育者的眼神接触；早期依附形成障碍，对人没有亲疏之分；言语发展滞后、言语表达落后，社会注意损害，即他人很难用声音、动作或表情等吸引患儿注意，不能跟随他人的目光注视或指向，不会用手指指出自己感兴趣的东西等。

1. **标准化评估** 通过应用标准化工具评估患儿语言、行为发育、智力与社会适应等方面的症状，常用的工具包括筛查量表、诊断量表、发育评估量表、智力测验量表和适应能力量表。实际工作中要根据患儿的实际情况和需求去选择量表，以求全面了解症状，避免遗漏临床资料。评估时要注意考虑患儿合作状况，对于患儿合作且言语发育较好的，可采用面谈方式；对于不合作或者语言功能较差或沟通能力低下的患儿，则可采用直接观察的方式，了解其心理发育水平、语言能力、社会交往能力、运动水平、兴趣和注意力等。

2. **诊断性评估** 诊断性评估主要是通过了解患儿存在的症状、病程、生活环境以及症状对社会功能和日常生活的影响，收集与孤独症诊断和鉴别诊断的依据，进行评估诊断。社交功能方面，了解患儿依附的形成，观察患儿与养育者、与同伴的交往情况，参与游戏活动的情况等；言语沟通方面，着重了解患儿言语发展水平，评估其有无言语发展迟滞、言语表达障碍等；行为方面，主要是评估患儿是否存在重复刻板行为，是否有固定、刻板的生活方式和习惯，了解患儿的兴趣爱好等；还要评估患儿智力水平、对周围环境的适应状况以及患儿的生活自理能力等。

3. **诊断与鉴别诊断** 对于儿童孤独症的评估与诊断主要是根据患儿的病史、临床表现、精神状况评估以及相关检查结果等，结合诊断标准可进行诊断。儿童孤独症需要与广泛性发育障碍的其他亚型以及其他儿童常见精神、神经疾病进行鉴别。如与Asperger综合征相鉴别，Asperger综合征以社会交往障碍，兴趣与活动局限、刻板和重复为主要临床表现，言语和智能发育正常或基本正常。与儿童孤独症患儿相比，Asperger综合征患儿社会交往能力较好，与父母有情感交流，能与他人分享快乐等；Asperger综合征起病于3岁以后，一般到7岁左右症状明显。患儿动作笨拙，运动技能发育落后，孤独症患儿则动作灵活。

笔记

二、儿童孤独症的临床治疗与行为干预

儿童孤独症是一种严重的发展障碍，一般在3岁以前是可以被察觉的。孤独症由于病因不明，治疗上一直缺乏确切有效的疗法，只有早发现、早干预、早治疗，尤其是采取心理治疗、教育训练和药物治疗的综合治疗措施，才能帮助患儿改善症状，帮助他们尽快地融入、适应社会生活。对于孤独症患儿的治疗要注意以个别训练为主，不能一概而论。教育和行为疗法的应用尤为重要，目的是促进对患儿进行正常行为的教育，特别是社会性行为的矫正和建立，消除情绪、行为等方面的伴随症状等；同时教育影响家庭成员要最大限度地给予患儿理解、关心和支持。

（一）行为和心理治疗

对于孤独症的行为和心理治疗方法主要是采用行为治疗的方法，进行行为训练与矫正，治疗的主要目的是矫正或减少患儿出现的异常行为，如攻击行为、自伤、刻板行为等，强化正常的社会化行为。

（二）教育训练

教育训练治疗孤独症以行为干预为主，是治疗孤独症最重要、最有效的方法，治疗的目标是在于改善核心症状，同时促进智力发展，培养生活自理和独立生活能力，减轻残疾程度，改善生活质量，力争使部分患儿在成年后具有独立学习、工作和生活的能力。一般可以对患儿进行言语沟通训练、认知训练、肢体训练等，帮助患儿逐渐适应正常生活，常用的干预治疗方法有应用行为分析疗法、孤独症患儿治疗教育课程和人际关系发展干预等。

1. 应用行为分析疗法 应用行为分析疗法（applied behavior analysis，ABA）采用行为主义原理，以正性强化、负性强化、区分强化、消退、分化训练、泛化训练、惩罚等技术为主，矫正孤独症患儿的各类异常行为，同时促进患儿各项能力的发展。该疗法最基本的原理就是使用行为科学的刺激 - 反应 - 强化原理改善患儿的核心障碍（社交和沟通障碍）。经典ABA的核心是行为回合训练法（discrete trial teaching，DTT），其特点是具体和实用，主要步骤包括训练者发出指令、患儿反应、训练者对反应做出应答和停顿。现代ABA在经典ABA的基础上融合其他技术，更强调情感与人际发展，根据不同的目标采取不同的步骤和方法。

ABA的应用非常强调个体化，即对于不同的患儿采取不同的刺激和强化策略，同时强调高强度和系统化。在用于促进儿童孤独症患儿能力发展、帮助患儿学习新技能时主要采取以下步骤：①对患儿行为和能力进行评估，对目标行为进行分析；②分解任务并逐步强化训练，在一定的时间内只进行某项分解任务的训练；③患儿每完成一个分解任务都必须给予奖励（正性强化），奖励随着患儿的进步逐渐隐退；④运用提示和渐隐技术，根据患儿的能力给予不同程度的提示或帮助，随着患儿对所学内容的熟练再逐渐减少提示和帮助；⑤两个任务训练间需要短暂的休息。

2. 孤独症及相关障碍儿童治疗教育课程 孤独症及相关障碍儿童治疗教育课程（treatment and education of autistic and related communication handicapped children，TEACCH）是一种结构化教育，主要干预策略是将患儿课堂教学中的个别化教育方案与家庭生活中随时随地的交际能力训练结合起来，借助“环境结构化”的方法，增进患儿的契机式学习，增进患儿对环境、教育和训练内容的理解、服从，以全面改善患儿在语言、交流、感知觉及运动等方面存在的缺陷。该疗法的实施需要结合患儿能力和行为特点设计个体化的训练内容，需要注意的是，该疗法忽视了社交技能的训练，高度化的结构教育可能会增加患儿的刻板行为，减弱患儿的社会兴趣。

3. 人际关系发展干预 人际关系发展干预疗法（relationship development intervention，RDI）是由美国临床心理学家Steven Gutstein针对孤独症儿童的核心缺陷提出的训练方法。

笔记

该疗法着眼于纠正孤独症患儿的交流障碍，通过社交游戏和活动等人际关系训练，改善患儿注意能力，加深患儿对他人心理的理解，提高患儿的人际交往能力。

（三）药物治疗

对于孤独症的药物治疗主要是针对患儿伴随的某些精神症状进行治疗，如改善情绪问题、减少攻击行为、改善注意力缺陷等，缺乏治疗孤独症核心症状的药物。药物治疗可以帮助减轻某些临床症状，有利于教育训练及心理治疗的开展，常用的药物有抗精神病药、心境稳定剂、抗抑郁药和中枢兴奋剂等。

（四）预后

儿童孤独症是慢性病程，预后大多不良，往往残留行为障碍，有适应困难。约 60%～70% 的患儿不能独立生活，需终身监护；17%～25% 的患儿能独立生活，交往和行为方面仍有缺陷，难以胜任工作；17%～25% 患儿预后良好。预后情况与障碍程度、智力状况、共病情况、有无言语发展障碍以及是否进行早期教育训练等密切相关。智力发展水平好的患儿比发展滞后的患儿预后好。

对孤独症患儿的治疗和训练是一个长期的过程，不同的儿童之间往往还存在个体差异性，在治疗的过程中不仅要有专业的理论和技能，还需要有足够的耐心和爱心，尤其是父母要改变教育教养方式，克服焦虑、急躁、自责情绪，多包容、多接近、多关心患儿，给患儿以温暖和爱，帮助患儿逐步实现改善，适应正常的生活。

（吴金庭）

思考题

1. 谈谈你对儿童异常行为和行为障碍的认识。
2. 你认为如何促进儿童健康行为？
3. 如何帮助孤独症患儿打开心灵之窗？

笔记

第十三章 医患行为

医患行为是行为医学重要的研究内容。对医患行为的研究，既要重视医疗活动中医者、患者角色与行为的研究，又要重视医患关系与医患沟通的研究，有针对性地加强临床诊治中对医疗行为的规范、对患者行为的指导。

第一节 医者角色和医护行为

医者是指医疗卫生工作人员的总称。在医者和患者之间的特定关系中，医者占有“信息”“技术”“主场”的天然优势，一般情况下属于“强势”的一方。在占有“天时”和“地利”的优势条件下，对于处理好医患关系医者显然负有更大的责任、更多的义务。我们要以“白衣天使”信仰规范医者角色，用德才兼备标准做好医者行为。

一、医德高尚

医学作为一种特殊职业，面对是有思想、有感情的人。医者担负着维护和促进人类健康的使命，关系到人的健康和生命。医师在职业活动中，首先要有优秀的职业素养、职业道德。要爱护患者，敬畏生命，有一份大爱情怀。养成高度的责任感和高尚的道德情操。

1. **履行医学道德规范，提高人文素质** 救死扶伤，实行社会主义的人道主义，时刻为患者着想，为患者服务。千方百计为患者解除病痛，维护健康；不以医者本人的价值取向评判患者的价值观和生活态度，尊重患者的人格、信仰和文化，尊重患者的人格和权利，对待患者，不分民族、不分性别、不分职业、不分地位、不分财产状况，一视同仁；提供文明礼貌医疗和健康服务。举止端庄，语言文明，态度和蔼，同情、关心、关爱、体贴患者；廉洁奉公，自觉遵纪守法，决不以医谋私；为患者保守医密，实行保护性医疗；不泄露患者隐私与秘密；互学互尊，团结协作。正确处理同行同事间的关系；严谨求实，奋发进取。

2. **强化医患沟通技巧，提高沟通能力** “有时是治愈，常常是安慰，总是去帮助”。在诊断和治疗过程中，从生理 - 心理 - 社会的医学模式出发，充分理解患者的疾病行为和情绪反应，以人文关怀的态度给患者切实的医疗帮助。在日常的医护工作当中，多给患者一分钟专注地倾听，多给患者一个友善的微笑，多个患者一份温馨的体贴，多给患者一次及时地搀扶，多给患者一句亲切的安慰，多给患者一份应有的尊重。

3. **强化医德医风，树立服务理念** 进一步确立“以患者为中心”和“以质量为核心”的思想与原则。①以患者为中心，医者应端正想认识，树立崇高的职业道德，增强为人民健康服务的意识，把以患者为中心的思想贯穿到医院的各项工作之中，落实到医疗服务的每一个环节上。健全以患者为中心的服务体系，建立起全过程的、全面的、多层次的医院服务体系。②“以质量为核心”是以“患者为核心”的基础。为患者服务的最终效果体现在医疗质量上，医疗质量是以患者为中心的基础。改善就医环境，减轻患者负担，建立健全沟通与监

笔记

督机制，全面提高医疗质量和服务质量。

总之，对患者多一份关爱，对生命多一份敬畏。要“竭尽全力，除人类之病痛，助健康之完美”，以一颗大爱之心“维护医术的圣洁和荣誉”。

二、医术精湛

著名医学家裘法祖先生曾指出“德不近佛者不可为医，才不近仙者不可为医。”医疗技术是医疗质量的核心，医者既要有高尚的医德，也要有精深的医术。钻研医术，精益求精。不断更新知识，提高医护技术水平。要学好技术，做好学问，一方面要勤于思考，打牢基础，提高临床思维、分析与综合决策能力；另一方面要善意探索，精益求精，提高科学研究能力和人文素质。对于每一位患者、患者的每一个临床症状，都要规范严格的操作、科学准确的诊断、及时有效的救治（医护）。把患者当亲人，感同身受，视为己出，“博极医源，精勤不倦。”

三、心身健康

医者由于其工作的特殊性，有工作压力大、工作强度大、技术要求强的特点。医者既是医疗服务的提供者，同时也应是受益者、被服务者，也是心身健康问题的高危人群。医者的心身健康如果出现问题，可能会导致医疗服务质量等方面的严重问题。做一个合格的“白衣天使”，救死扶伤，为人类的健康奋斗终生，医者本身必须有健康的体魄，良好的心态，才能不辞艰辛，执着追求，做到孜孜不倦，精益求精。

医者有救死扶伤的责任和义务，也有被尊重、被保护的权利和要求。后者是对社会、对医疗单位的要求，也是对患者、对大众的期盼。无论在任何国家，医生都是一个神圣的职业。人们之所以尊重医生，是因为生命至高无上。没有医生，就没有生命的延续；尊重医生，就是尊重生命。建立完善法律体系，规范医疗秩序，形成良好的医患互相尊重的社会氛围。完善社会支持系统，为促进医生心身健康提供社会保障。

第二节　患者角色与患者行为

一、患者角色

人在社会中的一切行为都与各自特定的角色相联系，当一个人被社会视为患者而获得了患者身份时，我们说他取得了患者角色（patient role）。患者角色是多数人一生中的某一阶段不可避免的特殊社会角色。

患者角色最初由美国社会学家帕森斯（Parsons T）于 1951 年提出。他认为患者角色的概念应该包括以下 4 个方面：①患者可以从常态的社会角色中解脱出来，免除其原有的社会责任和义务。②患者对陷入疾病状态是没有责任的。疾病是超出个体自控能力的一种状态，也不符合患者的意愿，患者本身就是疾病的受害者，他无需对此负责。③患者应该努力使自己痊愈，有接受治疗和努力康复的义务。④患者应该寻求可靠的治疗技术的帮助，必须与医护人员合作，共同战胜疾病。

帕森斯通过阐述患者享有的权利和义务，较为清晰地揭示了“患者角色”的内涵。在医疗卫生工作中，这一见解对确立“以患者为中心”的思想，优化医患关系具有积极的作用。我国学者汪勇对患者角色深入研究，给予更严格的界定：①有生理或心理的异常或出现有医学意义的阳性体征；②应该得到社会的承认，主要是医生以有关医学标准确认其疾病状态；③处于患者角色的个体有其特殊权利、义务和行为模式。

笔记

(一) 患者的权利

权利是指人们在法规和道德允许的范围内应该享受的利益。患者作为特殊的社会弱势群体，其权利更应该得到充分的保护。“以患者为中心”，其核心就是要尊重患者的权利。患者的权利主要有以下几方面：

1. **平等的医疗权** 任何患者都有权利得到医护人员对他安全有效的诊治和护理，这是患者最基本的权利。当患者的医疗权利受到侵犯，如生命受到威胁却被拒绝治疗，或遭遇其他不负责任的医疗行为时，患者有权提出批评和疑问，以维护其正当的医疗权。

2. **疾病的认知权** 患者有权利向医护人员了解自己的病情、治疗措施、疗程和预后等情况，有权查询和了解与疾病有关的各项治疗费用。对于某些从医疗角度不宜相告的疾病信息，医生应向患者家属解释清楚。

3. **知情同意权** 患者不仅有权知晓各种诊治手段的作用、成功率、可能引起的并发症及危险，而且有权利在法律允许的范围内(精神病、传染病患者的某些情况属不允许范围)决定是否采取该诊治手段。尤其对于手术等危险性较大的特殊诊治手段，需要征得患者及家属的理解和同意。

4. **隐私保护权** 患者在医疗过程中，对由于医疗需要而提供的个人隐私，有权要求医务人员保密。患者有权对接受检查的环境要求具有声、像方面的隐蔽性。由异性医务人员进行某些部位的体检或治疗时，患者有权要求第三者在场。患者的病历及各项检查报告、资料未经本人同意不能随意公开或使用。

5. **免除一定社会责任权** 患者生病、住院而获得医疗机构的证明后，有权根据疾病的性质和严重程度免除或部分免除其健康时的社会责任和角色行为。例如学生可以请假、休学，工人可以休班或调工种等。

6. **诉讼权和赔偿权** 患者及其家属有权对医生的诊断结果和治疗措施提出质疑，有权向卫生行政部门和法律部门提出诉讼。对因医务人员过失行为导致的医疗差错、事故，患者及其家属有权提出经济赔偿的要求。

(二) 患者的义务

患者在享有权利的同时，要担负一定的社会义务。患者的义务主要有：

1. **及时就医的义务** 患者患病后应及时就医，这不仅是对自己的健康负责，也是对社会应尽的义务。例如传染病患者不能隐瞒自己的病情，讳疾忌医，否则可能会害己害人。对于某些拒不接受治疗的传染病患者，必要时可强制其接受治疗。

2. **配合诊治的义务** 患者有义务实事求是地提供病史，配合医生的检查，遵从医嘱接受各项诊疗手段与措施，并有义务通过改变不良生活方式和行为习惯来配合治疗。治疗过程中病情发生变化时患者还有义务及时地向医生报告。这些义务一方面是社会对患者的客观要求，另一方面对提高疗效，帮助患者尽早康复具有重要意义。

3. **遵守规章制度的义务** 患者应遵守国家和医院的各项法规和制度，如保持病房的清洁安静、不吸烟、减少探亲来访人员等。有义务按照医院规定的标准及时缴纳各项医疗费用。同时，患者有尊重和配合医护人员工作的义务。

4. **病愈后及时出院的义务** 医院的床位和医疗资源有限，只有及时周转床位才能保证更多患者对医疗服务的需求，因而患者病愈后有及时出院的义务。

(三) 患者角色适应不良

正常情况下，个体能根据角色不同而改变行为。当角色向患者角色转变，或由患者角色向健康人角色转变时，可能会发生困难和障碍，从而导致角色适应不良。患者的角色适应不良表现为以下几种情况：

1. **角色行为缺如** 指患者患病后未能进入患者角色。表现为患者未能意识到自己患

笔记

病，或者意识到自己患病但却拒绝进入患者角色。造成患者角色行为缺如的原因很多，如个体经济状况；患者可能怀疑医生的诊断；忽视自己患病的严重程度；或认为患病意味着社会功能下降，与求学、求职和婚姻等涉及个人利益的问题有冲突；也可能是患者利用心理防御机制，以减轻心理压力等。角色行为缺如患者不易与医护人员合作。

2. **角色行为冲突** 患病后的个体应以患者角色为主，原有的其他社会角色变为从属地位。如果个体存在某种强烈动机超过就医治病的动机时，患者不能或不愿进行这种角色转换，就会产生角色冲突。常表现为较多地顾及工作和家庭等社会责任而不能安心治疗，甚至延误治疗。角色行为冲突不利于疾病的康复和其他角色的社会功能。

3. **角色行为减退** 指已经进入患者角色的个体，疾病还未痊愈时，不顾自己的病情而从事不应承担的活动，即过早地从患者角色中退出转入常态角色去承担其正常时角色的责任和义务。

4. **角色行为强化** 随着病情的好转，患者角色行为也应向常态角色行为转化，这样才能在疾病痊愈的同时，恢复健康人的角色行为。有些患者不愿承认病情好转或痊愈，行为上表现出较强的退缩性和依赖性，安于患者的角色，或自觉病情严重程度超过实际情况，或小病大养。对自我健康状况的过度关注和对疾病不良后果的过分忧虑与恐惧可导致患者角色强化。有些患者角色强化则是由于继发性获益，如患病后可以从原来的各种生活、工作的压力中解脱，并可以得到来自亲友和医护人员的关心与照顾等。

5. **角色行为异常** 患者因受病痛折磨而悲观、失望，导致行为异常。如出现攻击行为，或者病态固执等，甚至拒绝有效的治疗方案，发生角色应激，严重者可因抑郁和悲观导致自杀。

二、患者行为

患者行为主要包括疾病行为、就医遵医行为（见第三节）以及疾病状态下患者的心理行为反应。

（一）患者的疾病行为

疾病行为（illness behavior）是指一个人从他第一次体验到症状一直到他的疾病过程结束为止的指向健康的活动。这些活动发生于两个时间阶段：①与卫生保健系统接触前的时间阶段：患者要决定何时到何处寻求帮助、是否寻求正规的医疗。求医过晚可能延误治疗时机，到不恰当的地方寻求帮助常常导致严重的后果。②医疗阶段：医疗是医患双方的行为，医师的诊断和治疗措施再正确，也离不开患者的合作。

（二）患者的心理与行为反应

患者的疾病行为与心理活动密不可分。通常情况下，患者容易出现以下心理行为反应。

1. **认知功能的变化** 良好的心理状态是人们准确感知、记忆和思维的前提条件，而疾病所引起的心理与生理应激反应会直接或间接地影响人的认知功能，甚至造成认知功能障碍。

（1）感知觉障碍：患者可能会出现主观感觉异常，主要表现为：①对自身躯体状况的感觉异常：部分患者感觉过于敏感，其感受的程度常与躯体改变的程度不相符合。有的患者甚至能感受到心跳、胃肠蠕动等平时不能感知的正常内脏活动；也有出现感受性降低的现象，如长期卧床的患者因感觉麻木而易生褥疮。②对周围环境中的刺激感受性异常：患者中既有感受性提高，如对正常的声音、光线、温度等刺激十分敏感，并伴有烦躁不安的情绪反应；也有感受性降低，如对食物的味道不敏感。③幻觉和错觉：如截肢后患者出现的“幻肢痛”，感到已经不复存在的肢体有蚁行感、牵拉痛、疼痛等异常感觉。④定向障碍：一些患者出现对时间和空间位置的感知障碍。

笔记

（2）记忆障碍：患者的记忆力常受到疾病应激的影响，产生不同程度的异常。有些患者不能准确回忆病史，不能记住医嘱，甚至刚刚说过的话、刚放在身边的东西，患者也难以记起。

（3）思维障碍：患者的思维判断能力下降。表现为一些患者在医疗问题的抉择上犹豫不决，即使是一些不太重要的事情，患者也不能果断地做出选择，而是请医生、家属替其做决定。

2. **情绪的变化** 面对疾病所带来的各种痛苦及威胁，患者常常会产生情绪反应，主要有焦虑、恐惧、愤怒、抑郁和孤独。

（1）焦虑：焦虑是人们对环境中一些即将来临的危险或重要事件感到紧张不安的情绪状态。焦虑不仅是各类精神疾病患者最常见的一种精神症状，也是躯体疾病患者常见的情绪反应。患者的焦虑情绪在以下情况最容易发生：排队挂号、就诊、等待检查和诊断结果、等待了解治疗效果、预想疾病影响等。

（2）恐惧：恐惧是由自认为对自己有威胁或危险的刺激所引起的紧张情绪。儿童患者的恐惧多与陌生、疼痛、黑暗相联系。成年患者的恐惧多与住院、损伤性检查、手术疼痛和后果、将来的生活能力有关。患者的恐惧还常伴随着疑虑，如对诊断、治疗方法及效果的怀疑，担心误诊误治，担心药物的副作用和手术的后遗症等。个体在恐惧时常会伴有血压升高、心悸、呼吸加快、尿急、尿频及厌食等生理性反应。

（3）抑郁：抑郁是一组以情绪低落为主要特征的情绪状态，其强度可从轻微的失落感到极度悲哀、绝望，同时伴有消极的自我意识。在行为方面表现为个体的活动水平下降、言语减少、兴趣减退及回避他人的特点。

患者的抑郁情绪常与可能丧失和实际丧失有关。因为患病意味着失去健康，意味着可能失去身体器官的完好性，还可能会造成工作、学习、经济、前途等多方面的损失。患病过程中，抑郁可使患者重新分配能量，具有保护意义。但是长期的严重抑郁对患者是很不利的。抑郁的心身症状会增加医生的诊断难度，也会降低患者的免疫功能，从而会增加对患者原有疾病的治疗难度或增加引发新的疾病的可能性。严重时抑郁可能会造成对患者生命的威胁，如极度厌食、自杀等。

（4）孤独感：患者在医院这个特定的环境里，人员生疏、环境不适应，行为受到限制，与外界的联系减少，更加感到孤单。需要隔离的患者、儿童患者和老年患者的孤独感更明显一些，常要求有人陪伴和照顾。

（5）愤怒：愤怒是个体在追求某一目标的道路上遇到障碍，受到挫折时产生的一种紧张情绪。令人愤怒的事通常和个人的愿望相违背，愿望不能实现并一再受到阻碍时便产生愤怒情绪。愤怒情绪反应多见于治疗受挫的患者，如未达到患者期望的治疗效果、与医生承诺的治疗效果不符、社会对某些疾病的偏见、医患关系紧张等，是造成许多患者愤怒的主要原因。

3. **意志行为的变化** 疾病本身和对疾病的诊治过程都会引起一些患者的意志行为的变化。在临床中常见的患者意志行为的变化有以下几方面：

（1）意志行为的主动性降低，被动依赖：依赖是患者进入患者角色后产生的一种退化或幼稚化的心理和行为模式。患者变得缺乏主动性，顺从被动，遇事无主见，优柔寡断，对他人的依赖性增强。

（2）自我控制能力下降：有些患者表现的敏感多疑，耐受力较差，常因一些躯体不适而大喊大叫，或因亲友照顾不周、病情反复等因素大发脾气。

（3）意志坚韧性下降：如有的患者不能坚持按医嘱服药、在治疗过程中稍遇困难就动摇、妥协，失去治疗信心等。

笔记

4. **人格的变化** 人格具有稳定性的特点，然而在某些特殊情况下，也可能发生改变。患病就是一种可能引起人格改变的情形之一。对于一般患者表现出的情绪不稳定、依赖性增强、敏感多疑、自我价值感降低等，会随着疾病痊愈而逐渐消失，不会引起人格的改变。对于有些患者或有些重大疾病，如慢性迁延性疾病、截肢、毁容、致命疾病等，由于对患者的影响深远或重大，可能会引起患者的人格改变，甚至出现病态人格。

第三节 就医行为与遵医行为

患病后人的心理就会发生变化，产生一系列与诊治疾病相关的行为，其中就医行为和遵医行为是最主要的两个方面。

一、就医行为

（一）就医行为的概念

就医行为（behavior of seeking medical help）通常是指当人们觉察到自己身体不适或出现某些症状之后，寻求医疗帮助的行为。

多数情况下，当人们有病感，即出现被视为“有意义的”症状时，才会产生就医行为。这种就医行为可以由躯体方面的症状所致，如发热、外伤等；也可能是心理方面的不适引起，如焦虑、抑郁等。但有时就医行为并不完全和病感同时存在。根据病感和就医行为的关系，可区分出以下四种情况：①无病感，无就医行为；②无病感，有就医行为；③有病感，无就医行为；④有病感，有就医行为。

（二）就医行为的类型

就医行为可能源于患者本身的决定，也可能是由他人或社会决定的，一般可将就医行为分为以下两种类型：

1. **主动就医** 主动就医是指个体自主决定而产生的就医行为，是最常见的就医行为。多数主动就医者都是有了病症或病感才去就医的，其目的在于治疗疾病、维护健康。也有少数人出于和治病无关的目的主动就医。例如为了取得工伤待遇、工休证明，或者想调换劳动工种，逃避某种社会职责，因而伪造病症、夸大病情，以取得患者的身份，从而达到个人的某种愿望或目的。

2. **被动就医** 被动就医是指在他人的要求或强迫下产生的，即就医行为由他人决定。产生被动就医行为的原因有两种：①个体有病感，但对疾病的影响和严重程度认识不足，或因社会、经济方面的原因讳疾忌医，如某些传染病患者不愿就医，这不仅不利于自身的疾病康复，而且也可能对其他人构成危害，此时团体或社会应强制其就医，给予治疗；②不能自主就医或对疾病缺乏自知力的患者，如儿童、昏迷状态、严重精神疾病等需由患者的家长、家属或他人做出就医的决定而产生的就医行为。

（三）影响就医行为的因素

影响有病感的人产生就医或不就医行为的因素如下：

1. **对症状的认知** 每个人在一生中都会体验到这种或那种症状，出现症状后个体是否会就医与其对症状的认知密切相关。影响患者对症状认知的因素包括症状方面的因素和患者的心理社会特征两方面。

（1）症状方面的因素包括：①症状的强度与持久性；②疾病的预后状况；③症状对个体社会活动的影响。如果症状的表现轻微，持续时间短，预后良好，并且没有对个体的工作、学习和生活造成较多的不良影响，则个体可能会延迟就医或不发生就医行为。诸如伤风感冒、一般性消化不良导致的轻微腹泻等，可能不会采取就医行为。但如果是严重的腹泻、腹

笔记

部的包块等，由于症状严重，有可能对生命有较大威胁，也严重影响人们的社会活动，大都会采取就医行为。当疾病症状非常严重，甚至是"不治之症"时，患者也可能会对治疗丧失信心，不再就医。

（2）患者的心理社会特征：①个性：内向性格的人对自己身体方面的变化一般比较敏感，有疑病倾向的人易对症状做出过分的估价，而A型行为者容易忽略症状。②心理状态：高度专注于工作、学习或某些娱乐时容易忽视症状，处于激情状态的人对症状也不敏感，焦虑状态下对症状的感受和担心则会增强。③社会文化背景：不同的社会环境和文化背景中，人们对疾病的看法不同，因而造成就医行为上的差异。例如同样是精神病患者，在一些原始文化部落的人群中并不认为是病，而是将这种患者当作先知并可以被选为祭司；同样是肥胖，有的社会认为是病态，需要就医，而在非洲的一些地区被认为是一种美，当然不需要就医。④关于疾病的知识和经验：缺乏医学常识的人可能会忽视有明显预警意义的症状，也可将正常的生理现象视为疾病的表现。具有较高文化水平的人通常具有更多的医学知识，更能认识到疾病带来的危害，意识到早防早治的重要性，当他们出现病感时的就医率较文化程度低的人高。

2. 医疗服务状况

（1）医疗费用：医疗费用负担形式会影响就医行为。患者是否参与医疗保险，工伤保险，或者意外伤害能否得到保险支付，会影响患者就医行为。高额的自费医疗费用可能会使有就医欲望的患者对医疗服务望而却步。

（2）医疗服务的方便程度：如果患者距离医疗机构路途遥远、交通不畅，或者患者身体活动不便，到医院就医有困难，可能导致有病不就医或延迟就医。就医所需要花费的时间往往是患者行为决策需要考虑的问题。

（3）医疗服务的可接受性：这在很大程度上取决于医疗服务能否满足患者的特殊需要。患者不仅需要尽快明确诊断，解除病痛，还渴望得到医务人员的理解、尊重和关心，需要良好的就医环境。繁琐的检查、冷漠的医生、糟糕的医术、脏乱的诊室、长时间的候诊等都会抑制患者的就医行为。

3. 经济状况　就医必然要耗费一定的财力和时间，一些经济条件差、工作繁忙、家务重的患者经常会选择不就医或仅当病情严重时再就医，因此很容易错过治疗的最佳时机，导致病情加重。

除了上述常见因素外，年龄和性别等也会影响就医行为。调查显示，儿童和老人就医次数较多，女性比男性的就医次数多。

二、遵医行为

（一）遵医行为的概念

遵医行为（compliance behavior）是指人们为了健康的目的，按照医务人员的指导而发生的行为。患者良好的遵医行为对疾病的诊治和预后有重要意义。

（二）不遵医行为的原因

患者的不遵医行为主要有以下几个原因：

1. 疾病因素　疾病的种类、严重程度及患者的就医方式影响患者的遵医行为。一般情况下，急症、重症、住院患者遵医率较高，而慢性病、轻症、门诊患者不遵从医嘱的情况相对较多。治疗效果不好、治疗疗程长、医疗费用太高等也容易使一些患者对治疗失去耐心和信心，导致回避、失约、甚至放弃治疗等不遵医行为。

2. 患者的心理社会特征　患者的年龄、性别、职业、受教育程度、信念、社会经济地位、患者的心理特征等影响患者的遵医行为。例如，老年人可能因为不理解医嘱中的专业术语

笔记

或者记忆力下降记不住或记不全医嘱，导致其遵医行为也发生偏差；受教育程度低的患者对疾病缺乏正确的认识，治疗时存在一定的盲目性，不遵医行为的发生率较高；经济状况不佳的患者可能想通过减少药物用量等来减轻经济负担，不遵医行为的发生率也较高。

3. **患者对医生的满意程度** 医生的医术越高明、医德越高尚，患者对医生的信任和尊重程度就越高，遵医率也就越高。反之，如果医生对患者及其家属缺乏同情心，不能理解和尊重他们的感受，或者医治态度不认真、医治水平有限，就必然会影响医患关系，使患者对医生缺乏信任，从而影响其对医嘱的遵从。

4. **患者的主观意识及行为自控性** 有些患者常根据自己既往的经验或主观见解来决定是否或在多大程度上遵从医嘱，如患者认为“是药三分毒”，则可能会有选择性地接受药物治疗。有些患者虽然认同医生的合理规劝，但在戒烟、戒酒、控制饮食、增加体育锻炼等生活方式的调整上难以自控，也会对疾病的防治产生不利影响。

（三）提高遵医率的措施

提高患者的遵医率，需要患者、社会和医务人员多方面共同努力。从社会的角度而言，应该进一步建立健全医疗保障体系和制度，降低医疗费用。作为患者，应该学习了解一些医疗保健常识，并及时与医务人员交流思想，消除顾虑或偏见。作为影响遵医率的重要因素，医务人员则应从以下几个方面努力：

1. **提高医护质量，建立良好的医患关系** 医务人员应以高度的责任感对待患者，处处以患者利益为先，通过精湛的医术、和蔼的态度、真诚的沟通与患者建立良好的关系，真正赢得患者的信任，这是提高遵医率的关键因素之一。

2. **增强患者对医嘱的理解、记忆和执行** 医嘱应尽量简明扼要、通俗易懂，同时字迹要工整、易于辨认。医生对医嘱内容，尤其是药物名称、用量、服法及服药前后的注意事项要详细说明。必要时，要请患者复述一遍，以了解患者是否真正清楚。对于一些难懂的专业术语及患者容易误解的内容应耐心地向患者解释明白。某些年龄大、记忆力差的患者应重复说明，以加深患者对医嘱的记忆，可通过护士或家属督促患者按时按量服药。要求患者改变某些不良生活方式时，应循循善诱，使患者充分认识到其对防治疾病的重要意义，患者才能自觉地执行医嘱。

3. **调动患者的主观能动性** 在病情允许的情况下，医生应尽可能按照“共同参与型”和“指导合作型”的医患关系模式，调动患者的主观能动性，积极鼓励患者参与确定诊治方案。患者自己认同的诊治措施更容易被认真执行。

第四节 医患沟通与医患关系

1989年3月世界医学教育联合会在《福冈宣言》中指出“所有的医生必须学会交流和人际关系的技能。缺少共鸣应该看作与技术不够一样，是无能的表现。”

一、医患沟通

（一）医患沟通的概念

一般认为，医患沟通（doctor-patient communication）就是医患双方为了治疗患者的疾病，满足患者的健康需求，在诊治疾病过程中进行的一种交流。

（二）医患沟通的意义

1. **医患沟通是疾病诊断的需要** 疾病诊断的最初是通过采集病史了解患者疾病的起因与发展。采集病史与体格检查的过程就是与患者沟通和交流的过程，这一过程的质量决定了病史采集的可靠程度和体格检查的可信度，在一定意义上影响了疾病的诊断。

笔记

2. **医患沟通是临床治疗的需要** 医疗活动必须由医患双方共同参与完成，良好的沟通有利于医生对患者病情的把握，确定最佳的治疗方案，也有利于患者对病情及相关知识的了解，提高对治疗的依从性。

3. **医患沟通是减少纠纷的需要** 医患沟通不畅，患者对医疗服务内容和方式的理解有偏差，有时会导致误解而产生纠纷。建立良好的医患沟通机制是缓解这一矛盾的有效手段之一。

4. **医患沟通是现代医学教育与发展的需要** 生物 - 心理 - 社会医学模式的建立与发展，其重要特征之一是医学人文精神的回归。新的医学模式使医患沟通比以往任何时候都显得更加重要。在现代医学教育中开展医患沟通相关课程，是适应现代高等医学教育发展的需要。

（三）医患沟通的语言技巧

医疗实践中，良好的医患交流有助于疾病治疗和患者的康复。

1. 医患沟通语言的特征

（1）语言的规范性：医务人员在交流时要使用普通话语系，尽量不使用方言。另一方面，医务人员也应了解与学习工作所在地区的方言、俚语，以便减少交谈中的困难。

（2）语言的情感性：医生对患者的言语要富有情感，这取决于医务人员的情感控制与调节。医生进入工作状态，爱护患者，信任患者，充分尊重患者的情感与情绪，切不可把个人生活或家庭中的争执、纠纷带来的不良心境，延续到工作情境中来，向患者迁怒发泄。

（3）语言的道德性：语言的表达要符合伦理学的道德原则和规范的要求。语言的道德性表现在以下三方面：

1）语言的严肃性：要使人感觉到说话医生的正直自信、端庄、大方和高雅；语态温和并保持肃穆和庄重。

2）语言的高尚性：医生同患者谈话的内容，应只限于医疗护理工作方面，或围绕患者的疾病治愈与康复。

3）语言的保密性：医师在同患者交谈中，谈话的内容范围要严格注意保护隐私，符合伦理规范。

2. **语言在治疗中的应用** 医师在临床实践的全过程中，与患者的言语交流，有的具有安抚和引导甚至治疗作用。因此，医生要学习掌握语言艺术。

（1）言语的内容：①针对性：要根据不同的对象、不同情境、不同问题来选择谈话内容与方法。②科学性：谈到患者所患疾病的诊断、治疗及预后时，要严谨，要有科学依据，切不可主观臆断。更不可以用封建迷信或其他歪理邪说来解释患者的病情。③通俗性：说话要通俗易懂，深入浅出，即使是非常专业的语言，也要用通俗的言语给患者解释清楚。

（2）开场语的表达：医务人员可根据患者的身份、年龄、职业及文化层次的不同因人而异。

与患者交谈时，应掌握好开场白，理清思路。首先问候患者，从饮食、睡眠等日常生活中谈起，以创造温馨和谐的气氛。然后针对要了解的问题进行直接或间接提问，对性格开朗的患者，可给他们多一点的讲话机会，让其说出自己的意见、观点和感觉，以得到更完整、全面的资料；对沉默寡言与不愿谈及疾病和有关的真实情况时，医务人员应用引导的方法，主动讲解有关疾病的知识，用讨论方式进行引导或重点询问。

（3）与患者谈话时的注意事项：对患者交谈时，要时常注视对方的眼睛或面部，以表示在真诚地倾听。始终不注视对方，是冷淡的表现；从头到脚巡视一遍，是审察的表现；伴随患者一起微笑，是会意的表现。医务人员用期待的目光注视患者，不卑不亢，注意倾听，有益于交流。

笔记

（4）谈话的结束：要想结束谈话，应在患者的话题告一段落，说一些安慰体贴的话之后结束，或者把话题引向较短的内容，作简短交谈后，再结束谈话。

（四）医患沟通应注意的问题

按《医疗事故处理条例》中规定的告知义务，要实现真正的沟通，就要让患者在沟通中感受到医生的真诚，医生也必须认识到沟通是自身的需要，而不是消极性的防卫措施。

1. 注意提高医患沟通质量 患者对医生满意不满意，除了技术水平和服务态度外，医生"能不能说"和"会不会说"是相当重要的。与患者和家属共同讨论诊治与康复方案，可提高医患沟通效果。医院可分期分批对医护人员进行"医患沟通"培训。

2. 注意沟通中的道德和法律问题 在医患沟通中，医务人员不能说有违自己职业道德的话，不能对其他医务人员诊断、治疗、操作及个人品德妄加评价。在和患者的沟通中，还要注意沟通的规范和合法性。

3. 换位思考促进医患沟通 医务人员采用换位思考方式，从患者的病痛、经济能力、社会地位等各方面多角度出发考虑，从而选择不同的方案及方法，才能更好地体现出将患者利益置于首位的根本原则。

患者也要站在医务工作者的角度上思考和判断问题，生命本身的多样性与复杂性决定了疾病的多样性与复杂性，医生肩负着维护人类健康的职责，多一些理解与尊重。医生体谅患者的不易，患者体谅医生的辛苦，只有用心换心，医患关系才能走向和谐。

二、医患关系

医患关系是医疗卫生领域中最重要、最具特点的人际关系，在医疗过程中占有十分突出的位置。和谐的医患关系是一切医疗活动的基础，掌握和处理好医患关系，是每一个医务人员的重要任务。

（一）医患关系概述

1. 医患关系的定义 医患关系有狭义和广义之分。狭义的医患关系特指医生和患者之间的关系。广义的医患关系泛指医务人员与患者之间的关系，其中"医"不仅仅是医生，还包括护士、医技人员以及医务管理人员；"患"不仅仅指患者，还包括与患者有关联的亲属、监护人、单位等群体。即广义的医患关系（doctor-patient relationship）是指以医生为主体的人群与以患者为中心的人群之间的关系。本章所说医患关系特指医生和患者之间的特定关系。

2. 医患关系的类型

（1）主动 - 被动型：这是一种典型的医患关系类型，有称其为"家长 - 子女型"医患关系。医生是完全主动的，患者则是完全被动的；医生的权威性不会受到任何怀疑，患者不对医生提出任何异议。医生是做出诊断、制订治疗方案的主导者，患者则处于接受诊断和治疗的被动、从属地位。重危、休克、失去知觉的患者及婴儿等某些难以表达主观意识的患者，均是这种类型。

（2）指导 - 合作型：这是一种现代医疗实践中最常见的医患关系，称其为"主人 - 保姆型"医患关系。医生与患者存在着相互配合，相互作用。患者因某些症状而痛苦，于是主动寻求医生帮助，患者有一定主动性，但是以配合、执行医生的意志为条件。医生的意见仍是权威的，但患者可以提出疑问，可以寻求解释。此种医患关系多适用于急性患者。当患者病情较为严重时，大脑虽很清楚，但对此疾病了解甚少，要依靠医生的诊断和治疗。

（3）共同参与型：在这种类型的医患关系中，医生与患者具有同等的主动性和权利，两者相互依存，共同参与医疗的决策和实施。有人称此类医患关系为"朋友 - 朋友型"。患者和医生一起商讨采取何种治疗措施，共同做出决定。慢性病的防治常常要牵扯到行为习惯、

笔记

生活方式、人际关系的改变和调整，这些都有赖于患者自己去完成。

（二）影响医患关系的因素

在医疗服务过程中，建立和发展良好的医患关系是适应医学模式转变的需要。影响医患关系的因素是多方面的，有来源于社会、医院的，也有来源于个人的；有道德、法律的原因，也有文化、心理的因素。

1. **专业知识因素** 在医学诊疗过程中，由于医学知识特殊的专业性，使医患双方存在着医疗信息分布和掌握的不对称，信息不对称直接影响医患之间沟通效果，患者由于缺乏医疗知识，在选择就诊医生和方案的时候，更倾向于选择表面上态度好的医生、选择自己能理解的治疗方案。医生在治疗方案的选择上，更倾向于选择很少发生纠纷、患者易接受和理解的治疗方案。患者自愿选择的治疗方案和医生，只是符合他自己的主观意愿和感觉，可能不是治疗其病情的最佳方案和人选，一些可能对患者更有利但是有较大风险的方案不被采纳。这种信息不对称可能通过“逆向选择”作用带来不利影响。“逆向选择”不利于医学发展，甚至可能阻碍医学的发展。

2. **患者因素**

（1）患者及其家属对医疗效果的期望过高：大部分患者对医学工作特殊性不了解，对医疗效果期望过高，当他们期望达不到时，往往导致医患纠纷的产生。其次是

（2）对医生不信任：患者患病后会有焦虑、恐惧等情绪，需要权威性意见，总担心年轻的医务人员因经验不足而影响疾病诊治，容易产生不信任感。受外界信息、文化和观念的影响，部分患者对医生有防范心理，不如实向医务人员陈述病情或有意隐瞒，容易造成误诊、漏诊，从而加深了患者对医生的不信任。

（3）来自疾病的压力：癌症、慢性病长期不愈，患者产生不满、绝望心理，不良心理外向投射，常常将会迁怒于医务人员，一些患者出现角色障碍，要及时加以处理。

3. **医务人员因素** 在医患关交流过程中，医务人员的态度是非常关键的。对医学知识和实践标准了解不多的人们通常会根据医务人员的态度来判断诊疗的技术含量。一个热情、自信、友善的医务工作者通常被视为高尚且有能力的，而一个漠然、不友好的医务工作者则不受患者及其家属的欢迎。因此医务人员既要努力掌握先进的医学科技，又要加强职业道德修养，改善服务态度，充分尊重患者的知情权、选择权，促进医患和谐。

现代医学模式要求医师既要医好患者的病，更要了解患者的心理，满足患者的合理需求，使患者在就诊过程中有一个良好的心境，体会到温暖，增强对医务人员的信任。医护人员也要对患者进行相关的宣传教育活动，如与疾病相关的知识、医院的规章制度、医务人员的权利和义务、患者的权利和义务等等，让患者了解医疗工作的特殊性，了解患者不仅享受权利还要履行义务，医患双方共同努力，维护健康。

4. **医学的特殊性** 医学具有高科技、高风险性，且其发展也有阶段局限性，有许多未知的领域需要通过临床实践不断探索、总结。因此，医务人员很难全面认识每个患者与疾病相关的所有状况，也不可能预知患者可能会出现的还未被认识的病症。医学的特殊性影响了医患沟通中的信息交流，一旦出现不可预见的问题，患者及其家属就难以理解，就可能导致医患关系恶化，引发医疗纠纷。

5. **其他因素** 社会文化中，一直强调医务人员无私奉献精神，把医务人员比作“白衣天使”，在处理医患纠纷及医疗事故时，一方面社会和“单位”有可能忽视医务人员和医疗单位的安全或经济利益，另一方面过去一段时间内极个别媒体的报道“失误”或炒作，可能起到推波助澜的作用。

（三）医患关系对患者就医的影响

医患关系带来的问题并不比医疗技术本身引起的问题少。良好的医患关系将会提高诊

笔记

疗质量，促进患者康复。

1. **影响患者的遵医行为** 医患关系的好坏直接影响患者的遵医行为。如果患者与医生之间具有良好的关系，沟通效果好，患者从医务人员那里了解自己的病情，对治疗计划与执行方案感到满意，患者会接受和采纳医护者的建议，按医生的要求去做，从而大大提高遵医行为。

2. **影响患者心身康复** 疾病的发生、发展和转归有其自然的过程，战胜疾病也需要一个过程，特别需要医务人员的专业指导和精心照料，更需要家属的积极配合。良好的医患关系将发挥和协调医患双方的力量组合，在诊疗全程中尽可能消除影响心身康复的因素，树立患者康复的信心。融洽的医患关系会造就良好的心理气氛和情绪反应。对于患者来说，不仅可消除疾病所造成的心理应激，而且可以从良好的情绪反应所致的躯体效应中获益。

3. **有利于患者获得医学知识，增强自我保健** 通常患者和家属普遍希望从医务人员那里得到有用的医学知识和保健常识。良好的医患关系会增进沟通效果，当医护人员对疾病的病因、诊断、治疗以及相关的健康维护知识向患者及其家属做出清楚、通俗易懂的解释时，患者及其家属也能更好地理解并获取相应的知识，进而转变为维护健康的行为。

4. **影响医患纠纷解决** 由于医疗过程中的风险和种种不确定因素的存在，古今中外医患纠纷的问题是无法避免的。问题在于发生纠纷之后采取何种方法来化解。构建良好的医患关系，通过良好医患沟通的途径妥善解决纠纷，能够有效地避免矛盾激化。

（四）医患关系对医务人员行医的影响

1. **良好的医患关系有利于医务人员了解和诊断疾病** 医疗过程中，良好的医患关系可以促进患者对医生的信任，提高自觉接受和参与治疗的主动性，医务人员就会从患者处了解到更多的对诊断疾病有意义、有价值的相关信息，为进一步的检查及最终明确诊断打下良好的基础。

2. **良好的医患关系有利于医务人员积累丰富的临床知识和技能** 医学面对的是生命和健康，是一个充满未知、充满探险的高风险行业，在诊疗中医护人员面临很多“不确定”因素，许多疾病还无法根治或难以明确病因，只有充分尊重和保障患者的各种权益，建立良好的医患关系，才能使患者积极支持、配合诊疗工作，有力推动医学事业的发展。在良好的医患关系下，患者积极配合诊疗工作，会使得一些风险较大的治疗方法和技术得以探索实施，可以为医务人员积累丰富的临床知识和技能，综合提升医务人员的执业素养，也为医学的进步积累经验。

3. **良好的医患关系有利于提升医务人员的社会声誉及价值感** 医务人员的社会声誉和地位是患者的口碑和社会的广泛影响决定的。良好的医患关系可以从多方面提升医疗质量，也会增强医务人员的价值感，使医务人员能真正以白衣天使的形象感受人民群众的尊重。

4. **良好的医患关系可以减少不当医疗行为的发生** 医生尊重理解患者，诚心实意地为患者服务，赢得患者的尊重和认同。患者信任医生，理解医生职业的辛苦与奉献，理解医疗工作的风险与复杂性，会积极主动配合医生的诊疗工作，提供个人与疾病相关的所有信息，医生在进行病史采集的过程会获取全面准确的资料，做出适合患者的治疗方案。

5. **良好的医患关系有利于医务人员的自我实现，减少职业倦怠的出现** 医务人员作为一种特殊行业的从业人员，其医疗工作本身就是一种压力环境。医务人员要面对的是个体差异越来越大的患者，复杂程度越来越高的疾病，患者的过度要求以及社会的过高期望，加之医疗风险的存在，患者的不信任态度，使得医务人员承受着巨大的心理压力。一旦这些压力得不到有效缓解，医务人员将很容易出现职业倦怠，具体表现为：退缩行为，工作不投

笔记

入，失去信心，想离职等。更严重者还可以表现为：生理上疲乏；认知上注意力不集中；思维效率低；情绪上烦躁；自我评价下降等。良好的医患关系有利于缓解医患紧张，患者尊重与理解了医生职业的崇高与伟大，医务人员的自我实现需要就在诊疗患者过程中得以实现。医生为患者提供患者所需的医疗服务，并为成功救治患者而感到自豪与优越，感到自己存在的价值，增强了为医学事业奋斗的信心，为更好的保障自己与人民群众的心身健康做出更大的贡献。

三、医患关系的调适

医患双方是同一战壕的战友，应该构建起一座双向交流的桥梁。正确面对医疗行为中碰到的医患矛盾，是对每一位医务人员和患者的基本要求。

（一）构建良好的就医环境和氛围

健全卫生相关法规，创建良好社会氛围，使医患之间有明确的责任和义务，做到有法可依。

正确的舆论引导，呼吁全社会要正视医疗行为的风险性，增加对医务人员的理解、尊重。理性地对待医疗风险，强化人们通过法制化和规范化的途径解决医疗事故的观点。

作为有社会责任的媒体，应该准确、全面、客观地报道事实。多传递温暖和希望，少传递冷漠和绝望。媒体应成为社会和谐的稳压器，成为沟通医患的桥梁和纽带。

医院应深化内部改革，提高服务质量，增强医院工作人员的人道主义精神和人文关怀意识，切实改善服务人员工作效率和工作态度，构建良好医患关系。随着生活水平和文化素质的提高，人们对医疗行业的期望值也在提高，更加看重治疗效果以及医务人员的服务态度。医务人员应该转变态度，理解这种变化，从我做起，构建良好的医患关系。

（二）造就一支“医德高尚，医术精湛、心身健康”的医疗卫生技术队伍

医务人员要在医患关系的调节中做出更大的努力。主要应做到如下几方面：

1. **增强人文修养，具备良好的医德医风**　树立“以患者为中心”的理念。树立“救死扶伤、忠于职守、爱岗敬业、满腔热忱、开拓进取、精益求精、乐于奉献、文明行医”的行业新风尚，它是对医务人员思想素质和业务素质的基本要求，也是卫生职业道德的核心内容。

2. **承担和履行自己的义务**　作为医务人员应无条件地忠实患者的利益，以精湛的医术为患者服务，“竭尽全力除人类之病痛，助健康之完美，维护医术的圣洁与荣誉，救死扶伤，不辞艰辛，执着追求，为祖国医药卫生事业的发展和人类心身健康奋斗终生。”

3. **加强沟通意识，掌握沟通技巧**　医务人员在和患者交谈时，要善于运用语言艺术。医务人员恰到好处的语言，拉近医患之间的距离，和谐医患之间的关系。医务人员应学会使用安慰性、解释性、鼓励性和规范性的语言。

4. **自我调控心身健康**　医疗工作是高责任、高风险、高压力的复杂工作，医护人员要调控好心态，以健康的身心投入到医疗卫生工作中。

（曲海英　白慧君）

思考题

1. 患者具有哪些权利和义务？
2. 患者常见的心理与行为反应主要表现在哪些方面？
3. 医患关系对医护人员行医的影响表现在哪几方面？

笔记

第十四章　保 健 行 为

保健行为是行为医学研究的重要内容之一。世界卫生组织曾提出"21世纪人人享有卫生保健"的全球卫生战略，战略总目标之一是使全体人民增加期望寿命和提高生活质量；在我国十九大报告中也提出要实现健康中国战略，坚持预防为主，倡导健康文明生活方式，预防控制重大疾病，这些都要求我们必须在日常生活中积极主动采取一些科学的、行之有效的保健行为，预防疾病发生。

第一节　保健行为的概述

保健是保护人体健康之意。保健的实质在于寻找和消除破坏人体与环境之间平衡状态的各种因素，维护、修复或重建被破坏的健康平衡，增加健康潜能。随着医学模式的转变和社会的不断发展，人们的思想发生了巨大的变化，越来越多的人意识到了保健的重要性。

一、保健行为的基本概念

保健行为（health behavior）是指正确、合理地利用卫生保健服务，维护自身心身健康的行为。也可理解为应用行为医学的理论与技术，为提高人们对生理、心理、社会等致病因素的抵抗力，对个人或群体所采取的医疗预防与卫生防疫相结合的综合性措施。

需要指出的是，保健行为和保健行为服务并不是同一概念，前者是个体如何在现实生活中采取积极有效的健康促进的行为，而后者则是指对有保健行为知识和方法需求的个体或人群提供专业的帮助。

在人的整个生命历程中，会面临大量的保健行为问题。保健行为的任务是应用行为医学的有关知识，使人们养成良好的卫生习惯和行为生活方式，防治常见病、多发病、高危病，减少致残率、死亡率，从而促进全社会的心身健康。不同的年龄阶段，由于生理、心理发展的特殊性，所面临的生理、心理问题不同，不同年龄期的保健行为需要根据其生理、心理特点，采取各种科学的、行之有效的行为措施，以促进健康。如儿童、青少年，处于生长发育时期，也是良好的生活方式和行为习惯的塑造期，良好的保健行为不仅可以减少疾病，预防意外伤害，而且受益终身；中年期应妥善处理来自各方面的压力和矛盾，避免以抽烟、酗酒等不良行为习惯减压，养成良好的生活方式，扩大兴趣、劳逸结合、陶冶性情；老年期面对身体开始衰老，除了以积极乐观的态度面对，还应学习和了解科学的保健知识，保持与外界的联系，根据自己的生理状况合理膳食，开展健身活动要量力而行，避免随意服用药物和"保健品"等。

二、保健行为的分类

个体是否采取或采取何种保健行为，完全由当事人自己选择和决定，虽然医务工作者

笔记

或其他专业人员可以提供参考意见，但无权干涉，除非其行为影响到他人或公共利益，如公共场所吸烟等。保健行为因人而异，不是每种方法都适合所有的人，应根据自身的特点，选择有效的保健行为。保健行为需要遵循科学规律。一般来说，学术界推荐的保健行为大多有其科学的理论依据，有些民间流传的或某一时期出现的所谓"保健行为"或"保健措施"其效果并不可靠，甚至可能适得其反。保健行为有不同的分类方法。

1. 根据进行保健行为的主体对保健行为的态度分类 可将保健行为分为主动保健行为和被动保健行为。

（1）主动保健行为（initiative health behavior）：是指进行保健行为的主体积极发挥自己的主观能动性，主动地接受社会、心理、行为刺激或创造各种条件，主动提高自己健康水平而进行的保健行为。如每天坚持锻炼身体。

（2）被动保健行为（passive health behavior）：是指进行保健行为的主体在强大的社会、心理、道德伦理或团体内的行为压力下而进行的保健行为。如通过法律、新闻媒体等形式的社会压力，戒烟、戒毒、戒赌等不健康行为。

2. 根据预防医学中三级预防的思想，按患病过程的层次分类 可将保健行为分为病前保健行为、病中保健行为和病后保健行为。

（1）病前保健行为：是指在疾病发生前所采取的，旨在预防疾病的保健行为。病前保健行为是保健行为的主要内容，在行为医学中有重要地位。①病前保健的各种行为训练，不受心理、躯体的限制，只需接受保健者积极参与，具有广泛性和实用性特点。②病前保健具有巨大的经济价值。研究表明：心理、社会、行为因素与疾病有密切的关系，良好的心态和采取行之有效的保健行为，可以减少疾病的产生或减轻疾病的症状，促进疾病的康复。将保健行为与生物医学的预防保健技术恰当地结合起来，会取得更为理想的效果。③各种科学的病前保健行为措施，为疾病预防提供了新的途径。

（2）病中保健行为：是指发现疾病后到疾病治疗的过程中所采取的保健行为。当个体觉察到有疾病的症状或感到躯体不适时，应及时到正规医疗部门寻医就诊。切忌讳疾忌医，或自认为一贯身体健康，轻视疾病的症状。也要避免在没有诊断清楚前随意自行服药的行为，或过分紧张、"病急乱投医"。在疾病的治疗期间，应根据疾病治疗的特点和要求，以积极的心态采取良好的遵医行为。

（3）病后保健行为：是指在疾病康复期采取的行为，旨在促进机体康复、巩固疗效、预防复发或慢性化所采取的保健行为。积极的病后保健行为不仅促进机体的康复，而且有助于预防疾病的复发，减少慢性化或并发症。科学的病后保健行为应根据疾病的特点，循序渐进逐步恢复机体的功能，既不操之过急，也不过于强化患者角色。根据所患疾病的特点调整有利于疾病防治的生活方式和行为习惯。

三、保健行为的原理

积极的行为因素可以提高人对疾病的抵抗力，促进个体的健康，保健行为不仅有防病作用，而且也具有疾病的辅助治疗和保健作用。

（一）知 - 信 - 行学说

知 - 信 - 行（knowledge-attitude，belief-practice，KABP 或 KAP）是知识、信念、态度、行为的简称。知识是建立正确的信念与态度进而改变健康相关行为的基础，信念和态度则是行为改变的动力，而行为是最终的目标。只有当人们了解了有关的健康知识，建立起积极的、正确的信念与态度，才有可能主动地形成有益于健康的行为习惯，改变危害健康的生活方式。

（二）社会支持学说

人的保健行为与社会因素紧密相关。其中，社会支持是保健行为中不可忽视的因素。

笔记

社会支持（social support）是指来自于家庭、亲友和社会各方面（同事、组织、团体和社区等）的精神上和（或）物质上的支持与帮助。当个体面对应激或疾病的时候，社会支持会对个体的行为和健康起到积极作用。

1. 缓冲作用假说 该假说认为社会支持本身对健康无直接影响，而是通过提高个体对日常生活中不良生活事件的应对能力，减缓应激反应，起到缓冲生活事件对个体影响的作用。Nuckolls等研究妊娠期妇女生活事件、社会支持水平与妊娠并发症的关系，结果表明社会支持、生活事件与妊娠并发症之间没有独立的相关性；但是如果将社会支持与生活事件综合起来分析，显示生活事件分高、社会支持水平也高的妇女并发症的发生概率仅为社会支持分低、生活事件分高的妇女的1/3。因此，认为社会支持缓冲了生活事件对健康的有害作用。Cohen S也认为社会支持具有“干预应激”的作用，即只有在个体面对应激时，社会支持才能发挥缓冲应激的作用。

2. 独立作用假说 该假说认为社会支持不一定要在心理应激存在下才发挥作用，而是通过社会支持本身的作用以维持个体良好的情绪，进而促进个体健康。许宗涛等通过对中学教师心理健康影响因素的分析，探讨社会支持、人格特点在生活事件和心理健康关系中的作用，发现社会支持与艾森克的三个人格维度和生活事件均无相关性，说明社会支持是独立于人格因素和生活事件的。提示，拥有较少社会支持的个体可导致个体产生不良情绪，如孤独感、无助感，从而降低心理健康水平。

（三）健康信念模式

健康信念理论模型（health belief model，HBM）是以神经生理学和心理学为基础，由操作性条件反射理论和认知理论综合而成。该模式强调个体的主观心理过程，即期望、思维、推理、信念等对行为的主导作用，认为健康信念是人们接受劝导，改变不良行为，采纳健康促进行为的关键。健康信念的形成主要涉及以下几方面因素：

1. 认识到疾病的易感性和危害性 包括疾病的临床后果（死亡、痛苦等）和社会后果（失业、影响家庭生活等），人们只有意识到疾病的严重后果，才能采取行动来维护自身的健康。

2. 对自己患病可能性的估计 即个人对某些行为影响健康和疾病的主观知觉，如对疾病的诊断、身体状况的估计等。人们往往对遥远的、可能性不大的、绝少发生的危害不予关注，年轻人不会理会吸烟得肺癌，主要原因在于他们认为那是几十年后才可能发生的事。同样，如果觉得自己日后可能会患有某些疾病，则可能尽早采取一些保健行为。如父母患有糖尿病，子女患糖尿病的风险就会增加，那子女如果意识到了这个问题，为了防止自己未来患病，则可能提前进行体育锻炼和三餐饮食的控制，这将会延缓或防止疾病的发生。

3. 权衡疾病保健行为的利弊 包括认识到采取保健行为所带来的益处。只有认识到保健行为改变的明显效益，人们才会主动去改变已经定型的行为。当然也会认识到采取保健行为所付出的代价。如一个网络依赖的青少年是否有决心改变自己的行为，既会考虑“我改变了行为可能有什么益处？如得到父母的关爱，得到老师的肯定等”；也会思考“我改变了行为可能失去什么？如失去网友，失去玩游戏的快乐等等”。

4. 自我效能的评价 正确评价和判断自己的能力，相信自己有能力克服各种困难，将保健行为持之以恒。

应用健康信念模式促进保健行为、摒弃危害健康行为的要点是：首先，充分让人们对目前的不良行为方式感到害怕；其次，让人坚信一旦他们改变不良行为会得到非常有价值的后果，同时清醒地认识到行为改变中可能出现的困难；使人们感到有信心、有能力通过长期努力改变不良行为。

笔记

（四）心身统一学说

心身统一学说认为：心理行为活动通过心身中介机制影响生理功能，生理性功能同样也影响个体的心理活动，也就是说人的生理与心理之间是相互影响、相互制约的。来自外界或自身的各种刺激，都能激发大脑的信号活动，个体将依据自己生活的文化背景、知识、经验和需要等，评价信号的意义，并由此激发一系列的情绪活动，那些符合个体自身生理与心理需要的刺激，会引起满足、愉快等积极情绪反应，具有增进健康的作用，相反，不符合自身生理与心理需要的刺激，将导致烦恼、沮丧、愤怒、挫折等消极情绪反应，有害健康。如果不良情绪反应过于持久或强烈，个体生理心理的应对资源不能缓解刺激所导致的紧张时，就会通过一系列与情绪反应相联系的生理过程，如自主神经系统、内分泌系统、免疫系统等中介机制，引起某些组织、器官功能的损害，导致生理心理疾病。各种有效的保健行为之所以能够促进个体向有利于健康方向发展，心身统一协调作用是其重要作用机制之一。

第二节　保健行为的内容

按照预防医学三级预防的思想，依据病前、病中和病后三个层次，保健行为主要包括三个基本内容。

一、病因保健行为

病因保健行为是针对某些疾病的发病特点、易罹患因素所采取的行为保健措施。病因保健行为是为了增进健康，抵抗各种致病危险因素，开展健康行为教育，培养良好的生活方式和行为习惯。抵抗危险因素的病因保健行为内容广泛，包括从全球性预防战略和国家政府政策出发，涉及社会、经济、文化等方面所建立或颁布的法律、法规、措施。例如，为了不受毒品侵害，保障人民健康，国家制定了关于禁止吸毒的法律规定；为了防止环境污染对健康的影响，国家制定了一系列保护环境的法律、法规。出于保障人民群众的健康，对如何有效抵抗致病的危险因素都有比较明确的规定，也是病前病因保健行为的有力措施。

病因保健行为还包括针对机体和环境两个方面的措施。机体病因保健行为的内容，既有针对整体或部分人群的，也有针对个人的。为了预防某些疾病的高致病危险因素，作为保健行为的主要内容建议人们采取各种有利于健康的生活方式。如肥胖是冠心病、糖尿病的危险因素，采取的保健行为主要是建议人们在饮食方面根据个人的具体情况注意各种营养素的均衡，控制碳水化合物、钠盐、脂肪的摄取，养成良好的饮食习惯，进行适当的体育锻炼，掌握合理的运动量，不吸烟、少饮酒，保持乐观情绪等。

针对环境的病因保健行为内容，主要是根据社会医学、环境医学、性医学、职业医学等原理，为维护健康提出的保护社会、自然、经济、文化各方面环境的各种措施。如与食品、大气、水源、土壤等有关的方面，对良好的生活方式的建议也属于这个范畴。

二、临床前期保健行为

临床前期保健行为是指已经出现临床疾病的症状或体征（不以当事人是否察觉或感知为依据），尚未进行临床疾病治疗阶段所采取的保健行为措施。各种危险致病因素会对健康产生不良的影响，导致疾病的发生。除了早发现、早诊断、早治疗外，采取相应的抵抗疾病的临床前期保健行为，提高对心理、社会、行为等因素导致的疾病的抵抗力，控制疾病发展，防止复发或转为慢性尤为重要。

社会生活中人的行为与各自特定的角色相联系，但常常与疾病的角色行为不协调，处于临床前期的患者应尽快进入患者角色，只有与疾病的角色行为一致，才能以积极的心理

笔记

状态和行为方式配合治疗。临床前期保健行为主要应纠正角色行为异常，如因患病的挫折感、患者角色缺如而产生心理冲突，影响疾病的治疗。

临床前期个体的情绪会对疾病产生显著影响。乐观、舒畅、开朗等心理品质有助于机体的免疫力，有保健作用，反之，抑郁、焦虑、悲伤等负性情绪能损害人的正常生理功能，产生不良的心理反应。因此，调动人的各种内在的行为活动力量，保持良好的情绪状态，缓解或终止不利健康的生理和心理反应，最大限度地降低危险因素的致病作用，是这一阶段保健行为的重要内容。

三、临床保健行为

临床保健行为是在临床疾病治疗阶段所常采取的保健行为措施。临床保健行为具有抵抗不良转归的作用。建立良好的求医行为和遵医行为，充分利用社会支持的资源，及时或尽可能的获取关于疾病的相关知识，以消除对疾病恐惧的不良心理和行为等。这些对促进疾病良好转归，防止病情恶化具有积极意义。

第三节　个体保健行为

洛克菲勒基金会主席曾指出："我们中 99% 的人生来是健康的，但会由于个人的不良行为和环境条件而产生疾病。在现代美国社会，解决不健康这一问题的方法，首先应该是由个人担负起责任，其次才是社会……"也就是说，个体行为对自身健康负有不可推卸的责任。想要提高自身健康水平，首要应该从改变自身的行为开始。研究表明：合理和有规律的饮食习惯、适度的体育锻炼、足够的睡眠、不吸烟、保持合理的体重和适量的饮酒等行为对于增进健康和延长寿命是重要的。

一、塑造良好的人格

人格（personality）是指一个人整个的精神面貌，是具有一定倾向性和稳定性的心理特征的总和。个体是否采取或者采取哪种保健行为与人格有很大的关系。大量的研究证实：在人格的三个成分中，气质和性格与健康和疾病的关系最为密切，它们影响了人的行为。气质与个体的身体条件、遗传等因素有较大的联系，不易改变。而性格则主要与后天条件有关，性格虽然稳定，但是通过努力是可以改变的。由于个性与健康和疾病之间有密切的关系，通过良好的个体保健行为，预防疾病提高健康水平是切实可行的。

个体的保健行为应当在认识自己人格的基础上，尽量减少人格中不利于健康的危险因素，塑造良好的人格，培养健康的行为生活方式，降低个体对疾病的易感性。

二、采用积极的应对方式

应对（coping）是指个体在面对压力或挫折时所采用的认知和行为模式。应对方式对缓解压力、保持个体心身健康有着非常重要的影响。个体不同的应对方式不仅影响保健行为的方式、类型，而且效果差异很大。应对方式作为心理应激过程中的一个重要中介因素受到广泛的重视，并成为应激心理病因学研究中的重要领域。

应对方式有积极应对和消极应对之分。积极应对（positive coping）是指个体对应激采取的有助于问题解决的积极反应，是现实生活中培养起来的一种能力。积极的应对方式包括改变或消除应激源、改变对事件的认知评价、寻求社会支持、学会放松、给自己积极的暗示等。消极应对（negative coping）是指个体对应激采取的不利于问题解决的消极反应。积极的应对方式对个体的心身健康具有保健作用，消极的应对方式有损害健康的作用。

笔记

对于已经患了严重疾病的个体，如癌症，积极的应对就是接受患病事实、多了解关于疾病的信息、寻求亲人朋友的帮助、学会积极乐观的面对一切、积极配合医护人员的治疗等，患病个体如果采用积极的应对方式往往有利于疾病康复，至少延缓疾病的发展，又可以体会到家人对自己的关爱，乐观的应对疾病。相反，消极的应对就是不接受患病事实、怀疑诊断失误、拒绝治疗、对亲戚朋友抱怨指责等，病情往往进一步恶化。为了更好地维护个体健康，提倡积极应对生活中遇到的一切困难，保持乐观心态，改变不良行为。

三、改变不良的生活方式

长期形成的生活方式和行为习惯不仅影响人们对保健行为的认识，而且影响所采取的保健行为措施，如吸烟、酗酒、睡眠不规律等等。

对机体的健康而言，可分为促进健康的行为和危害健康的行为两种。

1. **促进健康的行为** 促进健康的行为是指个体表现出的在客观上促进或有利于健康的行为。根据人的心理、生理特点，普遍认为充足的休息与睡眠、合理营养和平衡膳食、适当的体育锻炼等生活方式有利于健康。

2. **危害健康的行为** 危害健康的行为是指个体表现出的不利于健康的行为。危害健康的行为特点有：①危害性：行为对个体或他人，乃至社会的健康有直接或间接的危害；②稳定性：行为非偶然发生，而是保持相当长的时间；③习得性：危害健康的行为都是在个体后天的生活经历中习得的。

日常生活、职业活动中危害健康的行为习惯，如缺乏体育锻炼、吸烟、酗酒、成瘾行为、自杀行为等称为日常危害健康行为。个体从感知到自身患病到疾病康复过程中所表现出来的不利于健康、疾病康复的行为，如隐瞒病情、讳疾忌医、不遵医嘱等称为不良疾病行为。个体应该改变不良的生活方式，多做一些促进健康的行为，避免危害健康的行为。

四、培养个体保健行为能力

近半个世纪以来，人类的疾病谱和死亡谱发生很大的变化，威胁人类生命与消耗医药资源最大的几种疾病，已经不是生物源所致的传染病，而是与心理因素、社会因素、生活方式、个人行为习惯等密切相关的疾病。因此，加强个人保健行为能力的培养尤为重要。宣传科学的保健行为知识和方法，培养和提高大众的保健行为能力也是医学、心理学工作者的任务。

1. **保持良好的心态** 心理学认为：每一种行为的产生，都有其内在的心理动机，病态的心理容易产生不健康的行为，良好的心态是行为健康的基础。要保持良好的心态，首先要有自知之明，对于自己的生理、心理特点以及在社会中的位置等有一个客观的、正确的评价；其次是正确认识他人，多看别人的长处，为人际关系的发展打下良好的基础；最后在认知过程中不断提高自己，学会管理自己的情绪，当出现负性情绪时，可以适当宣泄，也可以采取转移注意力的方法，如做一些自己感兴趣的事情、参加一些娱乐活动等等。

2. **建立和谐的人际关系** 人际关系是否和谐，是心理健康的基本内容。人际交往是人类社会发展和人类生存不可缺少的社会环境。和谐的人际关系不仅可以获得情感上的支持，而且是获得社会支持的基础。现代人应该乐于交际，与人交往时应持积极的态度，理解和接受别人的思想感情，善于表达自己的思想感情。既有广泛的朋友，又有知己。国外研究人员曾分别对4000多名健康状况良好的男女进行了长达12年的调查研究。调查发现：“社群疏离”的男性患严重疾病或在这段时间内死亡的人数比“社群活动活跃”男性高2～3倍；缺乏社群活动组女性患严重疾病或死亡人数比社群活动活跃组多1.5～2倍，与社会疏离程度越大，患病和死亡率越高。个体一定要学会与人建立和谐的人际关系，对维护个体

笔记

健康非常有帮助。

3. **学会应对工作压力** 工作既能表现出个人的价值，获得心理上的满足，也可提高个人的社会地位。现代社会生活节奏加快，工作压力大，导致很多人出现各种心理和行为问题，影响健康。面对工作，需要保持一个良好的心态、培养良好的敬业精神、合理安排工作时间、尽量做到劳逸结合、不断提高自己、培养各方面能力等。

4. **主动学习保健行为知识** 维护健康需要讲究科学的方法，个体可以通过书刊、电视、各种健康宣传等加强健康卫生知识，学习保健行为，掌握识别危害健康行为的本领，根据环境调整自己的行为，起到维护身体健康的保健作用。同时，也要以科学的态度去理解保健行为知识，保健行为只是对健康有促进作用，并不能起到治疗疾病的效果。

第四节 群体保健行为

保健行为不仅针对个人，还针对一些特定的群体，特定的群体会有一些共同的行为，而且群体和个体之间还会相互影响，相互制约，群体保健行为会对个体行为具有积极促进作用。

一、群体和群体的行为特征

（一）群体的概念

群体（group）是由两个以上个体组成的，为实现特定目标而相互依赖、相互影响，并遵守其成员行为规范的人群结合体。群体是构成人类社会活动的基本单位。每个人从出生到死亡，都从属于家庭、幼儿园、学校、企事业单位、养老院等群体之中。而且一个人同时可能会是几个群体的成员，如一个人可能是家庭成员、学校成员、社会团体成员等等。

作为一个群体，不仅是许多人的“聚集”，而且这些聚集在一起的人具有一定的、共同的心理特征，如群体的目标、价值、规范、舆论、气氛和行为等。群体的心理特征是在群体的共同活动中形成和发展的，群体会在相互影响下发生相同行为。生活在这些群体当中的个体的心理和行为都会受到群体的影响。

（二）群体的行为特征

1. **群体规范（group norm）** 是指由群体所确定的，对其成员起约束作用的行为准则。群体规范的形成要受到群体成员相互模仿、暗示和顺从等心理因素的影响。群体规范往往是一种无形的，难以用语言来表达的力量。群体期待每个成员做出符合身份的行为，属于某个群体的人往往尽力做到符合其所在群体的规范，如果不符合群体规范，就要受到群体成员的嘲弄或排斥。利用群体规范可以对不遵守这些规范的成员实施制裁或惩罚，群体规范是控制人们行为的有效方法。这也为在群体或组织内部有效地开展保健行为教育和促进奠定了基础。

2. **群体凝聚力（group cohesiveness）** 是指为了使群体成员留在群体内而对他们施加影响的全部力量的总和，也称为群体内聚力。群体的凝聚力包括成员对群体的向心力、群体对成员的吸引力、成员之间的交往力、群体成员的士气、共同的目标、明确的动机等。群体成员之间的相互作用和感情，对于在群体中开展保健行为发挥重要促进作用。

3. **暗示与模仿** 暗示（suggestion）是指用含蓄的、间接的方式，对别人的心理和行为产生影响。在暗示作用下，往往会使受暗示者不自觉地按照一定的方式行动，或者无意识地、不加批判地接受一定的意见或信念。暗示者可以是个人，也可以是群体。暗示可以通过言语、手势、表情或是一定的物理环境等方式进行。模仿（imitation）是指对别人的言论、行动的复制，即重复或仿效别人的行为。模仿是社会学习的重要形式。人类模仿对于人们掌握

笔记

社会行为，对于人们之间彼此相互影响具有重要意义。模仿是人类实现个体行为社会化的基本历程之一。暗示与模仿是在群体中开展健康教育，促进保健行为的形成必须考虑的群体心理行为因素。

（三）群体对个体的影响

1. **社会促进与社会抑制** 所谓社会促进（social facilitation）是指许多人一起工作，可以促进个人活动的效率；相反，若有许多人在一起工作，降低个人活动效率，则是社会抑制（social inhibition）。如果大家一起进行活动或一起比赛，其效果比单独活动要好得多，如赛跑、歌咏比赛比个人跑步和歌唱会更好些；这称之为“共同行为者效果”。很多群体保健行为活动就是应用这个道理进行的。

2. **群体压力（group pressure）** 是指个体在群体生活或工作过程中与群体规范出现不一致或分歧时产生的紧张和焦虑的心理状态。群体压力与权威命令不同，群体压力不是由上而下明文规定，强制改变个体的行为反应。虽然群体压力不一定具有强制执行的性质，但使个体在心理上很难违抗。开展群体性的保健行为活动有时并不一定要强制规定，只要巧妙地在群体中形成一种无形的压力，使群体成员感觉到难以违反，就可以收到比较好的效果。

3. **从众行为（conformity behavior）** 是指在群体情境下个人受到群体压力，在知觉、判断、行为上和群体中多数人趋于一致的倾向的行为称为从众行为，又称为相符、相符行为。如果在群体中，大多数人都积极参与并且按照要求进行保健行为活动，那么少数人可能就会“随大流”产生从众行为。

4. **服从** 群体压力和从众行为都是寄希望于个体被动地发生行为上的改变，但个体保健行为的养成，还需要结合群体规范，让当事人产生服从行为。服从（compliance）是指群体中的个人按照群体的规范要求或群体领导的旨意而行动。这种行为是在他人、权威的命令、要求之下完成的，自己本不愿意的甚至是自己认为不应该做的行为，但是又不得不遵守。

5. **群体决策对个体的影响** 在面对同样一个问题时，个人在群体场合和个别场合下，往往会做出不同的反应。群体做出的决定，往往代表着群体大多数成员的意愿，对个体的行为会产生一种无形的压力，违反了则可能会受到大多数成员的反对，迫使其按照群体的决定行事。即使不赞成群体的决策，在群体压力的作用下，一般也会采取从众行为。群体决策有利于在群体中采取比较一致的行为。

二、群体行为的干预

在群体中开展行为保健，要遵循群体动力学规律，发挥群体效应。

1. **发挥领导者的作用** 领导的作用不仅表现在榜样方面，更重要的是具有决策作用，可决定工作方向，并给予物质、精神、组织上的倾斜与支持，号召和组织成员进行统一的行为。开发领导层，转变领导的思想观念，使其认识和理解保健行为的必要性、重要性、可行性和有效性，对开展保健行为工作、改变群体行为至关重要。

2. **动员全员参与** 群体行为的改变依赖于群体中每个成员行为的改变，没有群体成员的参与，群体保健行为工作难以取得成功。通过各种舆论和宣传手段，发动群体中每一个成员参与，当每个成员自觉地实施符合健康要求的行为，群体的良好行为才有可能得到巩固。

3. **培养骨干成员** 选择在群体中有一定的威望、与群体其他成员关系密切的骨干成员，既可发挥其示范与带头作用，又能协助对群体成员的行为进行监督与评价。

4. **利用群体舆论与规范的力量** 群体的舆论与规范可以约束群体内成员的行为，使全体成员目标、行为一致，达到共同的利益。社会的舆论与规范，给群体一种外来压力，使群

笔记

体利益符合社会整体利益。保健行为工作应充分利用舆论与规范的力量，对危害社会、他人健康的行为加以制止、纠正或予以惩罚，并以此教育他人，防止再次发生。通过社会舆论与规范的作用，提倡并树立保健行为意识具有较好的效果。

5. **建立合理竞争机制** 由于群体成员具有群体的归属感和集体荣誉感，因此在群体间开展竞争可使群体成员感到一种来自群体外部的威胁与压力，增强群体目标的一致性和凝聚力，增进群体成员的主人翁意识，激发群体的强大力量，增进内部驱动力，有利于群体促进健康行为的形成与巩固。

三、几种特定群体的保健行为

（一）学校保健行为

学校保健行为最主要的是开展多种保健行为的指导，在学校政策、安全、营养、环境、控烟、个人卫生习惯、心理健康、卫生设施和社区参与等进行全方位的保健行为教育。

学校保健行为的目的是帮助学生把学到的卫生保健知识应用到日常生活中。通过卫生保健信念的改变和形成正确的信念，培养学生正确判断和评价行为的能力，逐步形成良好的健康行为和习惯。个体行为习惯的好坏对个人、家庭和社会都有影响。学校培养良好行为习惯有以下优势：良好习惯的培养年龄越小效果越好，年龄越小可塑性也越大；学校既是有计划的教育机构，也是培养健康公民的场所，教师的言传身教对学生具有权威性，学校培养健康的行为习惯是最适当也是最有效的。

学校保健行为可分为集体指导和个别指导。集体指导的形式包括成立课外兴趣小组，开展第二课堂，也可把保健行为内容穿插在班级、学校等集体活动中，寓教于乐，让学生通过活动不仅掌握相关的心身健康知识，了解自己的健康状况及存在的问题，而且形成环境卫生、疾病预防等方面正确的态度，养成良好的卫生习惯。个别指导可以通过咨询的方式，由学校心理咨询老师、班主任对学生进行更全面和更深入的了解与观察，帮助解决个案问题。

（二）职业群体的保健行为

目前世界职业人群约占全球人口的50%。职业人群是人类社会最富生命力、创造力和生产力的宝贵资源，他们的文化素养、技术水平、心身健康和社会适应状态，都将直接影响国民经济发展和进步，影响企业生存发展和社会稳定。

职业群体的健康不仅受职业因素的影响，同时也受非职业因素如人的生物学特征、生活环境、行为习惯和生活方式，以及卫生保健系统的影响。不少旨在纠正不良行为和生活方式的健康指导，如“戒烟”“合理膳食”和“提倡体育活动”的保健行为项目，都有助于增进员工的健康和降低缺勤率。完整的职业人群健康教育必须包括纠正能导致疾病的“病态行为”（illness behavior），如吸烟、吸毒等。

1. **戒烟指导** 职业人群吸烟不仅使事故率增加和因病缺勤率增高，且与某些职业危害因素有协同作用。

2. **合理营养** 合理营养对职业人群的健康及劳动生产力起着十分重要的作用。在发达国家，某些肿瘤、心脏病、血管硬化及糖尿病等都与膳食结构不合理及过量饮食有密切关系。体重减轻，控制肥胖症，可使血压及血脂水平降低，从而减少发生上述疾病的危险度。

3. **节制饮酒** 过量饮酒常导致工作及其他意外事故。据统计在某些工业化国家，50%车祸、55%谋杀、28%婚姻暴力、40%自杀、18%烧伤及23%跌伤事故均与酗酒有关。在工业化国家由于过量饮酒所致缺勤、劳动生产力降低以及医疗费开支的增加亦十分明显。过量饮酒还与某些工业毒物如卤代烃类有协同作用，可加剧此类毒物对肝脏的损伤，促使诱发中毒性肝病、肝硬化以至肝癌。因此，从事接触此类工业毒物的职业人群，应视为“高危

笔记

人群”，作为进行戒酒或节制饮酒“健康教育”的重点对象。

4. **职业病的防治与保健** 除了从事有害工种者可能会罹患职业性疾病外，其实不同的行业都有可能罹患相应的职业病。如教师常易患腰背痛、咽炎、颈椎病、痔疮、胃炎或溃疡等疾病。而在办公室工作的人群，由于工作压力大，久坐不动等，容易引起头痛、颈椎病、慢性胃肠炎、腰痛等职业病。职业病的防治与保健，就用人单位而言，应建立有效、结构合理、功能完善的基层职业病防治体系，加强对职业人群的健康教育和建立良好的行为规范，有效地保护劳动者的身体健康。而对劳动者而言，加强自我保护和疾病防范也非常重要。要了解该行业职业病的特点，了解防范的措施，养成良好的操作行为规范，采取科学的、合理的保健措施。

（三）家庭的保健行为

世界卫生组织《2000年人人享有健康全球策略》中明确指出：“健康首先从家庭、学校和工厂开始。”把家庭列为第一要素，充分说明了家庭与人群的健康和疾病息息相关。要保证个体健康和预防疾病的发生，要从家庭做起，以家庭为单位，在人们生活的场所开展各种卫生保健活动。

家庭是社会的细胞，每一个人都生活于自己的家庭中，家庭不仅对社会的完整和稳定具有重要意义，而且对家庭成员的生理与心理健康有很大的作用。家庭对健康和疾病的影响包括遗传和先天的影响、家庭对儿童发育及社会化的影响、家庭对疾病传播的影响、家庭对成年人发病率和死亡率的影响、家庭对疾病恢复的影响、家庭对求医行为、生活方式和行为习惯的影响和家庭环境对健康的影响等。

1. **家庭环境卫生教育** 人的一生有一半以上时间生活在家里，家庭环境的好坏，对家庭成员的健康有十分重要的影响，创造一个美好、卫生的家庭环境，是家庭保健行为的重要内容。

2. **生活方式教育** 广义的生活方式包括人们物质生活活动、政治生活活动、精神文化生活活动、社会交往活动、日常家庭经济活动等，即除了物质生产以外的一切行为方式；狭义的生活方式指衣、食、住、行、娱乐等人们的日常行为习惯和活动方式。生活方式对人们的健康产生着极其重要的影响。如高钠盐饮食是引起高血压的危险因素、膳食不合理会导致营养不良或者肥胖、食品不卫生引起中毒或肠道传染病等。生活方式的养成与家庭成员，尤其是父母的言传身教密不可分，比其他形式的健康教育，更有利于建立良好的保健行为和健康的生活方式。家庭保健行为首先从父母做起，要为孩子树立良好的榜样。

3. **心理卫生** 心理健康是家庭保健行为的重要内容。首先，在家庭中应当有一个良好的气氛，使每一个家庭成员在愉快、积极的情绪中生活。其次是家庭成员之间相互关心，相互帮助，营造一个和睦融洽的氛围。无论夫妻之间还是父母与孩子之间的矛盾冲突，都应及时得到解决，保持家庭的正常生活不受破坏。防止猜疑敌视、情感冷漠、经常争吵、暴力、出走、遗弃或自杀行为的发生。

4. **预防疾病** 这是家庭行为保健的另一个重要内容。预防疾病，保障健康是家庭生活的基线，不断地学习和掌握防病知识，在生活方式方面严格要求每个家庭成员，自觉地预防疾病，养成良好卫生习惯，以实现健康保证。如饭前洗手、勤洗澡等。

5. **安全保健** 现代社会生活中有很多不安全因素，都可能给人的健康带来不利的影响。从行为上进行安全保健，是十分必要的。如遵守交通规则、防火防盗等，避免事故和灾害。

6. **生殖与性保健** 这是家庭中不可回避的问题，为了实现优生优育，必须学习和了解科学的生育知识，要避免非计划性生育造成的对身体的伤害。同时，为了保障健康，家庭成员必须从行为上杜绝不道德性行为的发生。

笔记

第五节　社区卫生服务与保健

社区（community）是指若干社会群体（家庭、氏族）或社会组织（机关、团体）聚集在某一个局部区域或地域里所形成的一个生活上相互关联的集体。社区是人们生产和日常生活的基本环境，社区具有管理和制约作用，具有促进社区成员间的协作和支持的凝聚作用，社区是社会的缩影，社区承载了管理功能、服务功能、保障功能、教育功能和安全稳定功能。

随着社会、经济、文化的发展，卫生保健事业已进入综合保健时代。综合保健是指从全人类多维度的健康着眼，对人的生命全程发展采取从促进健康、预防疾病、合理治疗到康复的全面保健措施，组织动员全社会支持与参与，以达到延长寿命，提高人的生活质量的目标。要想实现这一目标，满足人民群众日益增长的卫生服务需求，就必须改革卫生服务体系，积极发展社区卫生服务，逐步形成功能合理、方便群众的卫生服务网络。

一、社区卫生服务

社区卫生服务（community health service，CHS）是社区建设的重要组成部分，在政府领导、社区参与、上级卫生机构指导下，以基层卫生机构为主体，以全科医生为骨干，合理使用社区资源和适宜技术，以人的健康为中心、家庭为单位、社区为范围、需求为导向，以妇女、儿童、老年人、慢性病患者、残疾人等为重点，以解决社区主要卫生问题、满足基本卫生服务需求为目的。社区卫生服务融健康教育、预防、保健、康复、计划生育技术服务和一般常见病、多发病的诊疗服务等为一体的，有效、经济、方便、综合、连续的基层服务。社区卫生服务的对象主要是健康人群、高危人群（如单亲家庭、吸毒酗酒者等）、重点保护人群（如儿童、妇女、老年人等）和患者等。社区卫生服务的基本工作内容概括起来就是“六位一体”。“六位”是指：①健康教育和健康促进；②社区预防；③社区保健；④社区康复；⑤计划生育指导；⑥常见病和慢性病治疗。“一体”是指在社区卫生服务中心（站）提供上述综合、连续的优质服务。社区卫生服务的开展有利于贯彻预防为主，防治结合的卫生工作方针；有利于将预防保健落实到社区、家庭和个人，提高人民群众的健康水平；有利于调整卫生系统的结构、功能、布局，提高医疗卫生服务的质量和效率。

二、社区保健行为

社区保健行为（community health behavior）是指在社会基层开展一系列有利于健康的保健行为活动，它不但包括增加社区中有利健康的行为因素，并以此提高人的抵抗刺激的能力，还包括为患者提供有益的社会支持等内容。

社区保健行为要在分析确定整个社区健康问题的基础上，确定社区内各场所要解决的问题，明确所要干预的危险因素，培训社区骨干。社区保健行为需要社区保健行为人员与社区服务人员和居民代表一起来设计和发动一系列干预活动，建立保健行为领导组织和干预网络，制订干预活动计划，针对不同对象和不同层次人员进行培训，分阶段开展干预活动。

社区要大力传播健康信息，宣传社区文化和准则，提高社区居民健康意识，促进社区成员行为习惯和生活方式的改变，建立社区保健行为的组织管理体系，有目的地进行工作的组织和管理，在政策支持下创建健康的支持性环境。提供适宜的文体活动用品、设施和活动场地；加强健康教育宣传活动，倡导“心理平衡，戒烟限酒，合理膳食，适量运动”等健康生活方式。

笔记

三、社区保健行为干预策略

（一）社区行为干预基本方法

社区是现代社会生活的主要平台，人们学习工作之余的大部分日常生活都是在社区进行的，社区环境和社区氛围的好坏对一个人的心理行为发展有着重要影响。社区卫生服务的主要内容之一就是对社区、家庭和个人不良行为进行干预，指导社区居民健康的行为，以提高社区居民的健康水平。社区应该建立专业的社区心理保健服务机构，配备专业的心理健康咨询师，负责社区的心理健康和行为指导工作。通过各种形式的宣传和教育让社区居民普及心理卫生知识，提高社区居民的心理素质，逐渐树立健康信念和健康意识，认识和改变存在的不良生活方式，逐步养成良好的行为习惯，增强自我照顾能力，提高生活和生命质量。

宣教活动的形式可以多种多样，社区卫生服务机构可以充分利用高校、医院、学术机构或团体等现有的人力资源和信息资源，开展相关知识的专题讲座和培训。利用网络、电台、电视台、报纸等各种媒介，传播相关的心理卫生知识；采取派发宣传资料和在社区多处设立宣传专栏进行健康教育的宣传，在社区街道建立老年活动室、文化活动站等开展健康教育活动。可以通过政府行为，制定主题宣传日，组织大型专题活动等，采取多种形式，向社区居民普及健康相关知识，营造良好的氛围，做到人人知晓，不断提高他们对健康知识的知晓率。

（二）不同社区人群的行为干预策略

社区可以进行行为干预的主要群体有儿童、青少年、妇女、老年人和残疾人等。

1. 儿童的行为干预 儿童从出生开始，由于自己没有独立的行动能力，多数都是依靠父母或长辈的照顾，社区工作人员可以向儿童的家长普及一些育儿知识，多询问一下儿童的发育状况，定期为儿童进行体检，指导家长对儿童进行各方面的训练，以促进儿童整体的发育。

2. 青少年的行为干预 青少年的主要行为活动是学习，青少年时期成长快、可塑性很大、处于不稳定时期。青少年道德观念不成熟，缺乏对历史和现实社会的经验与教训，容易受外界环境的影响。城市中很多学校都是建立在社区当中，社区环境和社区氛围会对青少年的成长发挥潜移默化的影响。我们要在社区营造一个良好的文化氛围，多提供一些健康多样的青少年活动的场所，如球馆、游泳馆、体育场等，让青少年多进行一些有益身心的文体活动。

3. 妇女的行为干预 对未婚妇女的行为干预主要是提供婚前指导和婚前咨询，使她们对最佳结婚年龄、男女性生理知识、性卫生指导、新婚避孕指导、最佳生育年龄以及受孕日期的选择等进行指导。对已婚妇女的行为干预主要是孕前、孕期、分娩期、产褥期、哺乳期等进行指导和监督，提倡优生优育，定期进行产检，加强营养指导，保持愉快心情，顺利迎接分娩，产后做好各项护理工作，消除不良情绪，提倡母乳喂养，增进母子感情，培养孩子健康心理等等。

4. 老年人的行为干预 我国已逐步进入老龄化社会，社区老年人是一组特殊的群体，老年人由于各器官功能逐渐衰退，常出现感知能力退化、记忆力衰退、兴趣缺失、情绪低落等心理行为问题，尤其是单身的老年人，比其他年龄段的人有着更强烈的孤独无助感，导致各种心理和行为问题的出现。老年人由于生理功能的退化，免疫力低下，还容易受各种致病因素的侵害，躯体疾病增多，生活起居不便，不良的生活方式，对健康自我保健知识知之甚少，对自身健康状况缺乏自我评价能力，需要社区更多的关注。社区要对60岁以上的老年人建立健康档案，全面详细地记录其健康行为资料、临床资料，家庭情况和健康状况。为

笔记

老年人开展丰富多彩的活动，使老有所为、老有所乐，保持一个乐观愉快的心情，逐渐帮助老年人接受衰老患病的事实。对行动不便的老年人，其家属需要进行老年健康教育，让他们学会照顾老年人的衣食起居，学会基本的测量血压、体温和血糖的方法；学会对病情的观察和必要的急救方法；学习对老年人进行心理调适的技巧；掌握卧床老人的护理方法等等。跟老年人沟通要掌握好技巧，要做到语言亲切、诚恳、热情、友善、富有同情心，在任何时候都要学会控制自己的情绪。此外，要帮助老年人建立良好的社会支持系统。

5. **残疾人的行为干预**　残疾人是社区的特殊群体，残疾人由于生理上或心理上存在某种缺陷，会出现不同程度的心理和行为问题。残疾人普遍存在孤独、自卑、敏感多疑、自尊心强等心理特点，由于情绪不稳定，自我调节和自我控制能力差，行为受情绪的影响也很大。社区对残疾人的干预主要是针对他们的心理特点，在社区成立康复中心，建立残疾人组织，组织残疾人进行康复训练并辅以心理辅导，通过康复训练使残疾人的疾病好转或痊愈，生理功能得到恢复，提高他们的生活自理能力，使残疾人能更多地获得生活和劳动能力，感觉到受尊重，有尊严、平等地享受社会权利和义务，提高生活质量，恢复社会功能。

社区行为干预是新型的社区保健服务模式，通过针对不同人群进行不同的行为干预可以实现对社区居民健康的全面管理，使社区居民得到更方便和更连续的健康服务，这对提高居民的生活质量，提高社区居民整体健康水平非常有帮助。

第六节　保健行为咨询

当个体或者群体不能识别自己的行为对健康有益还是有害，或者出现不良行为不知如何矫正时可以寻求保健行为咨询的支持与帮助。

一、保健行为咨询的概念

保健行为咨询是专业人员运用医学、心理学、健康学以及相关学科的专业知识与技术，在平等、尊重、信任关系的基础上，协助来访者提高认识、发掘自身资源，促进科学保健行为养成，纠正不良行为，使来访者更好地适应环境，保持身心的健康和谐。

保健行为咨询是保健行为促进的重要内容之一。在保健行为咨询中，提供咨询者（如行为医学工作者等）需要掌握科学的、专业的知识；来访者（包括患者）存在对相关知识的需求和具有行为改变的主动性、自我控制性；双方的关系是平等和谐的。通过保健行为咨询，行为医学工作者针对来访者提出问题做出认真的分析和解答，指导来访者选择合乎健康要求的行为方案。通过有关保健行为知识的教育和帮助，解决其存在的行为问题。保健行为咨询是公众了解专业的、科学的保健知识的有效途径，兼有预防、治疗和健康教育作用。

二、保健行为咨询的内容

保健行为咨询主要针对不同人群的行为问题，通过咨询门诊、通讯和访视等来实现。

1. **不同年龄的保健行为咨询**　儿童多动症、退缩行为、口吃、学习困难等行为问题咨询；青少年适应不良、学习不能症，青少年吸烟、吸毒等行为问题咨询；青春期恋爱问题、早期性行为等行为问题咨询；中年期常见病、高发病科普问题和不良行为问题咨询；老年人丧偶、独居、空巢现象等行为问题咨询。

2. **家庭行为问题咨询**　家庭教养方式不当、独生子女问题等行为问题咨询。

3. **学校行为问题咨询**　学生逃学、厌学、出走、师生对立问题等行为问题咨询。

4. **职业行为问题咨询**　职业健康、职业倦怠、劳动保护、作业安全等行为问题咨询。

5. **致病行为问题咨询**　与心理行为因素密切相关疾病的行为学预防、治疗、康复和保

笔记

健等行为问题咨询。心身疾病的防治行为问题咨询，非感染性疾病行为问题咨询。

6. **高危行为问题咨询** 吸毒、自杀、迷信等行为问题咨询。

三、保健行为咨询的形式

保健行为咨询的形式与心理咨询的形式基本一致。可采用以下几种形式。

1. **门诊咨询** 在综合性医院、社区医院、专科医院以及防疫部门设立行为咨询门诊，由有经验的医学专家和医疗卫生保健人员对各类患者面临的行为健康问题进行的咨询。门诊保健行为咨询着重解决的是与疾病的发生、发展、转归等有关的保健行为问题。由于咨询双方直接面对面的交流，信息及时反馈，可以较详尽和深入地了解来访者的情况，可以进行相关的测验和行为治疗，是较有效的咨询方式。

2. **专栏咨询** 通过报刊、电视等媒体宣传工具，对读者、听众或观众提出的典型保健行为问题进行解答的一种形式。特点是信息量大、接触面广、传播速度快。

3. **现场咨询** 保健行为指导者深入到学校、家庭、机关、工厂、社区等地方，对来访者提出的各种健康问题进行分析和解答。现场保健行为咨询能对发生的行为问题作较深入的了解，同时这些行为问题往往有一定的代表性，所以对解决一些相对集中的问题有较好的效果。

4. **网络咨询** 借助互联网，在相关网站、微博上开展保健行为咨询已深受大众的欢迎。目前已有大量的医疗或相关的网站开展了保健行为咨询工作，对网站的访问者进行指导和干预，收到一定的效果。

5. **电话咨询** 通过电话就相关的行为保健问题寻求专业人员的帮助，这是一种比较方便、快捷的保健行为咨询的方式。对于暂时不愿意面对面进行咨询的一些行为问题不失为一种比较好的方法。

6. **书信咨询** 因无法与咨询者见面或不愿意暴露身份，或路途遥远、交通不便等原因，通过书信往来进行保健行为咨询。方法简便易行，不受时空限制，可以畅所欲言。但双方不能面对面地交流，受文字表达能力、信息反馈速度等因素的影响，使用范围受到限制。

（宋雪佳）

思考题

1. 大学生保健行为的内容包括哪些？
2. 什么是社区健康？社区健康的影响因素有哪些？
3. 试述行为医学在社区卫生服务中的地位和作用。

笔记

第十五章　行为心理评估

人类行为、心理现象及其一般规律的研究，其内容非常丰富。在基础研究领域，涉及行为和心理活动的基本规律及调控机制；在应用研究方面，利用行为与心理活动的规律，解决科学实践中的应用问题。对行为心理现象和规律的研究，有以下四个目标：描述行为、解释行为、预测行为、确定行为的起因和行为控制。上述目标，需要通过观察、实验、测验、调查等不同方法来实现，行为心理评估，是最基本的方法之一。本章重点介绍行为心理评估的基本知识及行为医学常用的评定量表。

第一节　行为心理评估概述

一、行为心理评估的基本概念

（一）测量

1. 测量的定义　测量（measurement）就是依据一定的法则，使用量具对事物的特征进行定量描述的过程。史蒂文斯（Stevens SS）对“测量”作如下描述：“从广义而言，测量就是根据一定的法则给事物分派数字。”测量是依据一定的法则用数字对事物加以定性和定量，包含了三个主要的元素：法则、事物、数字。

（1）法则：是测量的标准，或称测量的依据和准则，即根据什么来进行测量。

（2）事物：是指测量的对象或目标，也就是对什么进行测量。不同的事物属性是不同的，所测量的事物是否具有一致性，影响测量结果精确性和准确性。

（3）数字：是测量结果的表现形式。测量的结果是以数字的形式表现出来的，也是测量与定性评价区别的一个标志。

2. 测量的基本要素　测量必须具备测量参照点、测量单位和量表三个要素。

（1）测量的参照点：参照点是计算的起点。参照点一般有两种：绝对零点和相对零点。绝对零点，“0”表示“没有”的意思，如测量物体的轻重、质量都是以绝对零点为参照点；相对零点中，“0”不一定表示没有，如温度的“0”摄氏度并不是表示没有温度，而是表示零上和零下的交界点。

（2）测量的单位：单位是用于计算的标准，它是测量的基础，没有单位无法进行测量。

（3）量表（scale）：使事物特征数量化的数字的连续体就是量表，也称为测量工具。标准科学的测量必须通过测量工具实现。

（二）心理行为测量

1. 心理计量学（psychometrics）　是心理学、统计学和测量学互相交叉、相互渗透形成的一门边缘学科。心理计量学利用心理学、脑科学、数学、统计学的方法，试图精确地分析复杂的人类行为和心理现象，是心理测量的统计方法学。心理计量学也称为心理统计学，

笔记

其重点内容是心理实验或调查中如何收集、整理、分析数据资料并根据统计的资料作出科学推论。心理计量学不等于心理测量学。心理计量学、行为计量学可归属于统计学的范畴，也可归属于测量学的应用分支。

2. **心理测量**(psychological measurement) 依据一定的心理学理论，使用一定的操作程序给人的心理行为确定出一种数量化的价值称为心理测量。广义的心理测量不仅包括以心理测验为工具的测量，也包括用观察法、访谈法、问卷法、实验法、心理物理法等方法进行的测量。心理测量学源于心理计量学，与心理计量学同时产生、一起发展，研究如何以科学、系统的方法度量和评估各种不同的心理行为和个体特质，试图对人与人之间的个体差异做出客观的分析，以理解这些差异的大小、程度、性质、根源和相互之间的关系。研究重点是测量理论的构建和测量工具的编制和应用。

3. **心理测验**(psychological tests) 心理特质具有内隐性，只能通过人的外显行为来推断。心理测验是以客观的标准化的程序来测量个体的某种心理与行为特征为手段，以做出数量化描述、推论、分析、判断为目的。心理测验是在标准情境下，对个人行为样本进行量化分析和描述的一种方法。心理测量和心理测验均用于对心理与行为评定过程的表述。心理测验是心理测量的内容或方法之一，心理测量包含了心理测验。心理测验多用于表述具体的测验内容或测验项目，如学绩测验、能力测验、智力测验等。

4. **行为测验**(behavior tests)**和行为测量**(behavior measurement) 行为测验常用于描述标准情境下，对行为状况进行数量的分析、评判过程，多用于表述行为测验的类别或具体的行为测验方法，如最高行为测验、FIRO-B 人际基本关系导向行为测验；行为测量比“行为测验”的含义更广，包括指导行为测验的各种行为学理论，也包含具体的行为测验方法，多用于心理行为测量的学科表述，如行为测量学、心理与行为测量等。

(三)行为心理评估

评估(assessment)是对某一事物的质和量的评定与估测。评估是得出结论，依据所测量、测验的资料进行判定。

心理评估(psychological assessment)泛指应用心理学的理论和多种心理测量方法所获得的信息，对个体心理现象作全面、系统、客观的描述、评价、鉴定、诊断的过程。与心理评估的概念相似，行为评估(behavior assessment)泛指应用行为学理论和多种行为测量方法所获得的信息，对个体行为现象作全面、系统、客观的描述、评价、鉴定、诊断的过程。

心理与行为是不可分割的，行为心理评估，亦称为心理行为评估(psychological behavior assessment)是心理评估与行为评估的概括，是应用心理与行为学的最新理论和多种心理与行为学的测量方法所获得的信息，对个体心理与行为现象作全面、系统、客观的描述、评价、鉴定、诊断的过程。

二、行为心理评估的基本方法

(一)行为心理评估的基本程序

1. **建立评估关系** 进行行为心理评估，评估者与被评估者建立关系是第一步，也是进行科学行为心理评估的首要条件。评估者与被评估者建立相互信任、融洽、和谐的关系，是实现客观、科学评估的基础。理想评估关系的建立和维持，需要评估环境，评估者的形象礼仪、职业道德、专业知识及技能，行为心理评估行业规范，保障评估者和被评估者的权利与义务的制度、法律等措施的完善。

2. **获取评估资料** 行为心理信息的获取可以通过被评估者的自我报告等方法收集，依据被评估者、评估目的和评估问题的不同情况，需要确定评估的目标行为，然后采取一定的方法、技术、评定工具观察记录行为的变化，以此作为行为心理评估、诊断的基本资料。基

笔记

本资料包括以下内容：①收集被评估者的基本资料，包括人口学基本信息、背景资料；②除一般健康评估外，需要了解被评估者的主要问题，确定目标行为，根据目标行为，选用适宜的行为评估方法；③应用科学、标准化的评估工具收集资料。

3. **资料分析和评估诊断** 资料分析是在获取大量行为信息后，按照一定的理论模式和要求，对信息进行系统归类、统计分析，并对获取的信息作出科学、可信、准确的客观评价。评估诊断是采取不同的方法、技术、诊断工具，对行为心理健康状况、行为心理问题严重程度做出结论性评估或临床诊断，是科学决断的过程。

4. **评估结果的解释和应用** 根据评估结论为被评估者提供评估报告。如认知评估、智力评估、行为能力评估以及健康状况评估等。评估结论可以为被评估者和第三方所使用；对行为心理问题的评估、诊断可以应用于行为干预、治疗以及疗效的评价等。科学、合理解释评估结果，才能完成过程和实现评估目的。

（二）行为心理评估的基本方法

心理行为信息资料要真实、客观、标准、规范，才能实现科学的评估，得出科学、有价值的结论。概括行为心理评估的基本方法有以下几种（图15-1）。

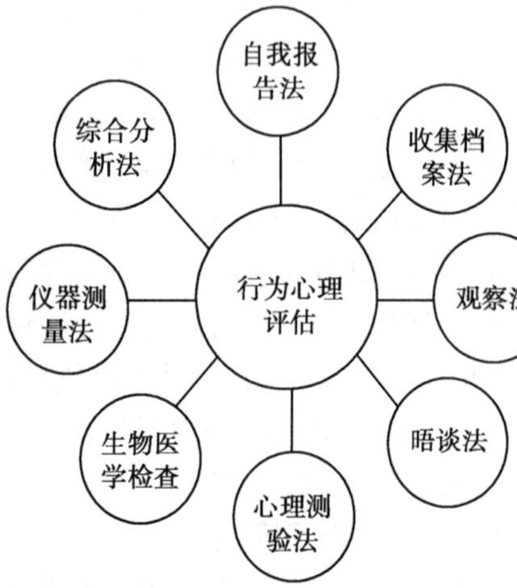

图 15-1 行为心理评估的基本方法

1. **自我报告法** 又称为自述法，即被评估者通过口述、书面形式报告既往健康状况、生活经历和心理行为发展情况、社会功能情况等。学生行为心理评估中应用的日记、周记、作文、自传、内心独白也是自述法的具体形式。自我报告可以区分为结构式自我报告和非结构式自我报告。结构式自我报告的内容框架事先已设计好，被评估者填写规定的内容。非结构式自我报告为开放式的表述，可搜集不能预知的有重大价值的资料。结构式自我报告与非结构式自我报告可以结合使用，许多自陈量表、问卷调查中的资料收集等均采用自我报告方法。

2. **收集档案法** 对某些特定个体（如抑郁症患者等）既往医疗、工作及生活中的记录进行收集、整理和分析，以便发现与疾病、健康有关联的资料。如学生日记、学生档案、工作日志、工作档案、司法记录等均属于获取资料的范围。资料收集者应严格遵守其职业道德，注意资料真实性的判断，注意保护被评估者的个人隐私。

3. **观察法** 评估者根据一定的评估目的、评估提纲或观察表，用感官和辅助工具直接观察被评估者心理行为表现而获得资料。科学的观察法应体现评估的目的性、计划性、系统性和可重复性。按是否对被评估者进行情景干预，分为自然观察和标准情境观察。自然观察是在日常生活环境中对被评估者进行观察，可观察到的行为范围较广，但需要更多的时间与被评估者接触，且观察者要有深刻的洞悉力；标准情境观察是在特定干预情景下观察被评估者的反应情况，是预先精心设计的；按一定程序进行，每个被评估者都接受同样的刺激材料，观察到的结果具有较高的可比性。自然观察和标准情境观察常常结合在一起应用。

4. **晤谈法** 是有目的的会话，是面谈者和受谈者之间通过词语交谈沟通和非词语的交流沟通，以获取受谈者心理行为有关信息的方法。词语沟通的关键是晤谈思想的明晰性和词语沟通的有效性。根据晤谈是否按照固定的方式或定向的标准程序进行，区分为结构式晤谈和非结构式晤谈，介于以上两者之间为半结构式晤谈。不同称谓并无实质性的区别。晤谈有以下作用：①建立彼此信任、合作的关系，向被评估者传授心理行为健康知识，提供心理支持和心理行为问题的解决办法等；②获取个体健康、生活经历、社会关系、心理应激

笔记

等相关资料；③对被评估者的心理行为发展现况、障碍状况作精确的描述；④根据晤谈的目的，实现评估、干预、治疗等作用。

5. **心理测验法** 指应用已标准化的测验工具（如量表），通过一定的方法描绘、质化和量化被测验者的心理现象或心理品质的方法，是行为心理评估中最常用的方法。

6. **生物医学检查** 包括体格检查和实验室检测。

7. **仪器测量法** 行为心理评估不断吸取认知神经科学、心理测量学的最新研究新技术，采用特殊仪器对内隐行为以及反映心理行为功能的生理指标进行测量，以评估心理状态或外显行为特征。

8. **综合分析法** 实际评估工作中，必须综合应用多种方法，力求更全面获取被评估者的心理行为信息，尽可能应用科学分析方法，才能得出更可靠的结论。

（三）行为心理评估方法的种类

依据评估的功能、目的、对象及评估的情境等分成不同的类别，其分类是相对的。从不同的角度进行分类，同一个测验可以归为不同的类别。

1. **按测验功能分类** ①智力测验：测量人的一般智力水平。如比奈 - 西蒙智力量表、斯坦福 - 比奈智力量表、韦氏成人智力量表等；②能力测验：测量实际能力与潜在能力。能力测验又分为普通能力测验与特殊能力测验；③成就测验：测量个人（或团体）经过某种正式教育或训练之后对知识和技能掌握的程度。常见的成就测验是学校中的学科测验；④人格测验：用于性格、气质、兴趣、态度、品德、情绪、动机、信念、价值观等方面的个性心理特征的测验。

2. **按测验对象分类** ①个别测验：每次以一位被试为测验对象，通常是由一位主试与一位被试在面对面的情形下进行。优点在于主试对被试的行为反应有较多的观察或控制，缺点是不能在短时间内收集大量的资料，并且测验手续复杂，需要对评估者进行严格的训练；②团体测验：在同一时间内有一位主试，必要时可配几名助手，同时对多数人施测。优点在于可以在短时间内收集到大量资料，缺点是被试的行为不易控制，容易产生测量误差。

3. **按测验方式分类** ①纸笔测验：用文字或图形材料进行测验，实施方便，多用于团体测验；②操作测验：通过图片、实物、工具、模型的辨认和操作进行测验。优点是不需使用文字作答，不受文化因素的限制。缺点是不宜团体实施，要花费大量的时间；③口头测验：测验项目使用言语材料，采用主试口头提问，被试口头作答方式；④电脑测验：测验项目可为文字或图形，在电脑上显示，被试按键作答。

4. **按测验目的分类** ①描述性测验：目的在于对个人或团体的能力、性格、兴趣、知识水平等进行描述、分析，进行某种评价；②诊断性测验：目的在于对人的某种心理功能、行为特征及功能障碍进行评估和判断，以确定其性质或程度；③预示性测验：目的在于依据测验的结果预示被测验者未来可能出现的心理倾向或能力水平。

5. **按测验难度分类** ①速度测验：测验题目难度低或没有难度，一般都不超出被试的能力水平，但数量多、时限短，几乎每个被试都不能做完所有题目，测试成绩高低取决于被试的反应速度；②难度测验：测验题目为不同难度的题目，其中有一些极难的题目，几乎所有被试都难以解答，但测试时间较为充裕，每个被试都有机会做所有的题目，并可在规定时间内完成会做的题目，反映解答难题的最高能力。

6. **按测验要求分类** ①最高作为测验：要求被试尽可能做出最好的回答，主要与认知过程有关，有正确答案。能力测验、成就测验均属最高作为测验；②典型作为测验：要求被试按通常的习惯方式做出反应，没有正确答案。人格测验属典型作为测验。

7. **按测验刺激分类** ①构造性测验：所呈现的刺激和被试的任务是明确的，只需受试者直接理解，无需发挥想象；②投射性测验：测验所呈现的刺激没有明确意义，问题模糊，

笔记

对被试的反应也没有明确规定。因测验的刺激材料和任务无严谨的结构，或结构不严，又称无结构测验。如罗夏墨迹测验、主题统觉测验、自由联想测验和填句测验。

8. **按测验解释分类** ①常模参照测验：将一个人的测验分数与其他人比较，看其在某一团体中所处的位置。一般是以团体测验平均成绩作为参照标准，说明被试在团体中的相对位置，属于相对测验；②标准参照测验：在施测前已有标准，施测后根据预订标准来核对测得的分数，从而判定是否达到预定标准，即将被试的分数与某种标准进行比较来解释测验结果。

9. **按测验应用领域分类** ①教育测验：主要应用于教育部门，如成就测验；②职业测验：主要用于人员选拔和职业指导，如能力测验、成就测验、人格测验；③临床测验：主要用于医疗服务部门。许多能力和人格测验可用于检查智力障碍或精神疾病的诊断、评估。

三、行为心理评估的样本、标准情景和量化描述

标准化的行为心理评估方法（工具）包含行为样本、标准情景和量化描述三个基本特征。

（一）行为样本

编制标准心理测验，样本必须是标准行为样本，是“取部分代表全体”，取样的有效与否，关键在于样本是否具有代表性。要获得有代表性的行为样本，关键在于控制所测量行为的影响因素。通常把从总体行为中抽取出来的、能够反映个人特定心理特质的一组行为，作为直接的测量对象，要求构成样本的行为应当是系统的、有理论根据的。行为样本不可能包括所有可用来测量的全部行为，只能代表某些心理功能。因此行为样本的代表性决定了测验质量的高低和测验的信度。

（二）标准情境

标准情景的要求是多方面的，包括对行为样本、测验方法、测验程序、实施测评者等均应有标准化设计。从测验方法所引起的情景来看，要求对所有受试者均用同样的刺激方法引起的反应；从受试者的心理状态来看，要求被试处于最能表现所要观察分析的心理现象的最佳时期。标准化的内容包括收集测验的行为样本信息的条件和程序应有统一的标准，保证采用同一个参照框架，用同样的方法收集材料。测评工具标准化，应注意测验材料、测验环境、测验程序、测验时间、主试条件、被试条件六种因素的控制。测验材料是测量的尺度，主试根据被试的反应，得出对被试某个方面特征的测量结果。无论是问卷、仪器、调查表都要统一制式，保证使被试接受同样的刺激做出相应的反应。测验程序控制应按标准测验指导手册的规定执行，不能随意处理。主试要与被试建立良好的合作关系，要让被试了解测验的目的，如何正确地做出反应，减少被试的顾虑。在整个测验的过程中，主试要观察被试的反应，及时解答被试提出的问题，但不能给被试以暗示或协助他们作答。心理测验方法编制、施测、评分和解释也应有系统的标准程序。按照严格的科学程序去编制和使用，具有统一尺度并对误差作了严格控制的测验称之为标准化测验（standardized test）。标准化测验的优点：①可以减少无关因素对测验目的的影响，使测量准确、客观；②有统一的标准，便于对不同人的测验成绩进行比较和交流；③同一份测验可反复使用，经济方便。

（三）量化描述

对心理测验的结果进行描述，才能使人们理解，才有意义。描述方法，大体上分为两类：数量化和划分范畴。例如，以智力商数为单位对智力行为进行数量化，用记忆商数、损伤指数分别对记忆能力和神经心理行为损伤的程度进行数量化描述。有的心理品质不便数量化，就划分范畴。当然，可数量化的也可以划分范畴。例如，个性测验结果以内向或外向表示；智力划分为正常、超常和低下等均属划分范畴。测验标准化贯穿于测量对象、工具、结果的三个要素中。心理测验标准化，包括了测量结果描述、解释、应用的标准化。测验要

笔记

求有符合测验目的的题目、严格的实施程序、计分方法、测验的信度、效度以及如何解释分数的说明。量化描述是实现心理测验应用目的基础。

四、行为心理评估的常模、信度和效度

行为心理评估的数据类型不同于其他学科数据，测量结果只有在与其他测量比较时才显示出其意义。用于测验描述的分数的可靠性和有效性决定了测验的应用价值。常模、信度和效度是标准行为心理评估的3个最重要技术指标。

（一）常模（norm）

常模指某种心理测验在某一人群中测查结果的标准量数。标准化的测验都要提供一组常模数据，作为比较的基准，便于解释测量结果的意义。由于测量尺度的单位并未达到统一和缺少互相换算的标准，因而采用常模化的方式表征测量的标准。常模数据应包括：①常模样本构成应具有代表性：应该尽可能分组表现样本整体在自然、社会、经济各方面的特征，如性别、年龄、受教育程度、收入、地域等，并给出各个分组的数据；②适用范围：样本越具有代表性其适用范围越大；③常模分数：常模分数有均数、标准分、百分位、划界分等多种形式。根据常模的分数分布形态，可将原始分转换为标准分，不同的常模有不同的分数转换法。

（二）信度（reliability）

信度是指测验的可靠程度。反映测量结果的一致性、再现性和稳定性。信度的大小用信度系数衡量，反映在多大的程度上可以保证测量工具本身的精确性。常用信度系数有以下几种：

1. **分半信度** 将测验的项目分为相等的两半，分别计算这两部分的分数，两部分分数的相关系数称为分半信度系数。测验项目进行折半时，可以按奇数项目、偶数项目折半，也可以按其他的标准折半。

2. **正副本相关信度** 又称复本信度，等值信度。研究人员同时编制两份在内容、形式、难度等方面等同的量表，被试接受两份量表的测验，两次测验得分的相关系数称为复本信度系数。由于编制两份等同的量表非常困难，因此复本信度系数在应用中受到一定的限制。

3. **重测信度** 用一个量表对同一个样本施测两次，两次分数的相关系数称为重测信度系数。重测信度法容易引起被试的反感，一般要求两次测量之间有一定时期的间隔。

4. **同质信度** 也称内部一致性系数，指测验内部所有题目间的一致性程度。题目间的一致性有两层含义：①所有题目都测的为同一种心理特质；②所有题目得分之间都具有较高的正相关。标准化的测验，每个量表的不同层次都应该指向构念，不同的测量项目应该涵盖所欲测量构念的一部分，为测量做出各自的贡献。如果一个量表中的所有项目都是高度内部一致性的话，那么整个量表仅能测量构念的某个部分，而不是其全部。用这种方法不仅可以衡量整个量表的信度系数，而且可以从项目的水平分析其做出的贡献。

5. **评分者信度** 指多个评分者给同一被试评分的一致性程度，用于测量不同评分者之间产生的误差。

（三）效度（validity）

表示测量工具能够测量出所欲测量构念的程度，解释经验水平指标与理论构念的联系。大体分为两大类：①经验效度：表征一些可观测变量间的关联程度，分析两个或两个以上变量间的关系，可用一些观测变量预测另外一些观测变量；②理论效度：表征观测变量与理论构念之间的关系。理论构念是潜在变量，不可直接观测。常用的效度有如下：

1. **内容效度** 指测量工具的内容在多大程度上符合欲测量的构念，亦即测量项目反映测量内容的程度。

笔记

2. **效标关联效度** 是以一个或一组测量指标与其他有效测量指标的关联程度表示测量工具的效度。从时间上分析，效标关联效度有两种：①同时效度：可以用测量的结果与同时存在的一些指标的关联系数作为效度系数；②预测效度：是用测量结果与未来的一些指标的关联系数作为效度系数。

3. **构念效度** 用于衡量某个特定的测度与其他测度之间的关系是否与理论假设的关系一致。建立构念效度需要从两方面提出证据：①要确定该测量和所有理论上认为应与之相关的其他测量都存在着较高的关联程度；②要确定该测量和所有理论上认为与之无关的其他测量的关联程度都很低。

五、行为心理评估的目的和应用评价

行为心理评估是心理行为测量学研究的结晶，是一种科学的方法，应以科学严谨的态度看待行为心理评估技术，既要充分重视行为心理评估的发展与应用，也要对其局限性有所认识。

（一）行为心理评估是心理学与行为科学研究的重要方法

心理行为测验是研究心理学与行为科学的重要方法，在医学、教育、人力资源、军事、司法、工商管理等领域有广泛用途。心理行为测验的编制十分严谨，是一种量化程度很高的测量技术，一般需经过标准化和科学鉴定，因此测验的结果准确可靠。实践证明，心理行为测验法较自我报告法、观察法、晤谈法等方法更准确、更客观，能在较短的时间内搜集到大量的量化资料，在社会生活、教育心理、医疗服务和理论研究中有着重要的作用。行为心理评估在医学教育、公众健康服务、临床心理咨询、精神卫生与精神病学、法医学、康复心理学、护理心理学等领域均有涉及，发挥越来越重要的作用。

（二）行为心理评估的局限性

受心理行为测量学自身学科发展局限性的影响，行为心理评估不是万能的方法。心理行为测验还存在以下几个方面的局限性：①不同的心理测验所依据的理论基础不尽相同，所测特质的定义、观点及概念系统也不同，因此同样性质的测验，测量的可能是不完全相同的心理特质；②心理行为测验是对人的心理行为特质的间接测量，存在测量目标自身间接性、相对性的不足；③测量的理论有一定的局限性，部分测验还建立在假说基础上，客观依据可能尚不充分；④在测验过程中还有一些无关因素的干扰难以完全排除，影响测验结果的稳定性和准确性。

总之，行为心理评估在理论、方法上都有不完善的地方。既要相信心理行为测验能提供有价值的资料，又不能完全依赖心理行为测验。行为心理评估结果的应用，必须与其他信息相互结合，全面的分析，才能得出科学的结论。

六、行为心理评估者的条件及职业道德

（一）评估者的条件

由于心理现象相对复杂，受主观因素影响较大，要做好心理评估，对心理评估者的技术和心理素质要求比较高。

在专业知识与技术方面，要求对心理学、生理学、病理心理学及其与健康和疾病关系的知识有系统的了解，对心理评估理论和操作有较好的掌握，要有与各种年龄、教育水平、职业性质、社会地位及各种疾病的人交往的经验。

依据被评估对象、评估项目、评估结果的解释和应用等，评估者还应遵守“评估者资质”的特定要求。

在心理素质方面，要求评估者具备健康的人格，乐于并善于与人交往，愿意助人，尊重

笔记

人，有接纳性和通情（empathy）。要和被试者建立良好的和睦关系（rapport）。

良好的协调关系在心理治疗和心理评估中同样重要。在心理评估中，评估者有各自建立良好的协调关系的经验和方法。通情、接受和尊重被试者是最为重要的，和被评估者建立起相互信任、尊重、合作的关系，才能保证评估结果的可靠性。

（二）心理评估者的职业道德

心理评估者必须有良好的职业素养和职业道德。

1. **严肃对待**　心理评估工作既涉及人民切身利益，又涉及执法问题和司法鉴定、临床治疗等，要严肃、慎重地进行。

2. **保护被试者利益**　心理评估工作会接触被试者的个人隐私，要尊重他们的人格，保守他们的秘密，以免增加他们的痛苦和损失。

3. **管理好心理评估工具**　心理评估尤其是心理测验从某种意义上相当于一种测验或考试题，内容不得公开。标准化心理测验如智商测验是受管制的测量工具，只有具有资格者才能独立使用和保存，不允许向无关人员泄露检验内容。

第二节　心理评估与常用心理评估量表

一、心理评估概述

心理测量、测验的数据，是进行心理评估的依据，心理评估得到的科学结论，是心理行为测量、测验的最终目的。心理评估比心理测验、测量的范围大，不仅用于个体心理变量的数量化，而且还采用其他方法（如交谈，调查或实验等）对过去、现在、将来发展做更全面系统的评估。

（一）中国古代的心理评估发展

我国古代在心理测量实践方面居于世界前列。西周时期就有选士制度，用“礼、乐、射、御、书”五个内容来挑选武士和文士。对每一项考核内容都规定了评分标准。在2500多年前的春秋时期，孔子就提出了“上智”和“下愚”的观点，认为个体的智力或心理品质可以分为不同的水平和等级。汉代太学用“射策”即抽签回答问题来选拔学生，考核内容为文化知识、记忆能力和思维能力。隋末出现了科举考试，并在中国延续了一千多年的时间。科举考试通过文字测验的方式来选拔人才，试题的类型多样化且评分方法规范，被认为是世界上最早的心理测验，西方很多心理学著作都把科举考试看作心理测验发展史中最重要的事件之一。

（二）近代科学心理评估的诞生和发展

美国心理学家卡特尔致力于用心理测验来研究个体差异，对心理测验的发展做出了巨大贡献。法国心理学家比奈编制了世界上第一个智力测验比奈 - 西蒙量表（Binet-Simon scale），这一量表的出现标志着科学的标准化心理测验的诞生。比奈 - 西蒙量表发表以后，迅速引起了世界各国心理学家的广泛关注，并被翻译成多种语言，出现了各种修订版本。除了智力测验之外，人格测量也有迅速发展。心理学家伍德沃斯于1920年编制了第一个正式的人格调查表，是标准化人格测验的雏形。20世纪20年代出现了投射测验，罗夏（H.Rorschach）编制了罗夏墨迹测验（Rorschach Inkblot Test，RT）；30年代出现了主题统觉测验。

二、认知测验

（一）认知测验的基本概念

认知测验严格上应称为认知能力测验，是指从认知的角度对部分能力进行测验。因此

笔记

认知能力测验是能力测验的一个子集。认知测验主要包括智力测验、能力倾向测验、成就测验等。

（二）智力测验

智力测验（intelligence test）是对人们的感觉与思维各种认识能力的测验，是有关人的普通心智功能的各种测验的总称。智力是各种认识能力的综合表现，是观察、记忆、注意、想象、思维等能力的综合，抽象思维能力和创造性解决问题的能力是智力的核心。

1. **智力分数** 智力测验中，被试对智力测验项目做出反应，可以得出被试正确回答项目的多少或者得分的多少，这种原始分数并不能表示被试的智力水平的高低，需将原始分数转换为智力分数。智力分数（intelligence score，IS）是智力测验的结果，它表示智力水平的高低。

智力分数有项目数、智力年龄、比率智商、离差智商、百分等级分数几种常用表示方法，其中比率智商和离差智商最为常用。比率智商，表示一个人智力发展的相对水平，即智力相对于实足年龄的水平，计算公式为：比率智商（IQR）= 智力年龄（MA）/ 实足年龄（CA）×100。离差智商（IQD）则是以年龄组为样本计算而得来的标准分数，它表示个体智力在年龄组中所处的位置，是一种理想的智力分数。计算方法是把一个人的测验分数与同龄组正常人的智力的平均数和标准差进行比较，用它与平均数之间的“离差”来表示。

人的智力分数呈钟形的常态曲线（正态分布），与理论的常态分布非常吻合。许多心理学家按照智力分数的分布对智力的水平加以划分并进行分类，划分的标准不同，其分类也不相同。国际上常用的分级方法是 IQ 分级法，以韦氏智力量表中的标准最常用：>130 为非常优秀，120～129 为优秀，110～119 为中上，90～109 为中等，80～89 为中下，70～79 为临界，<70 为智力低下。

2. **常用智力测验量表**

（1）比奈 - 西蒙量表（Binet-Simon Scale，S-B）：由法国心理学家比奈（Binet A）与西蒙（Simon T）首创。1905 年出版的第一个比奈 - 西蒙量表，1908 年在原量表的基础上增加、修改了测验的项目，全部项目按年龄水平分组，是第一个年龄智力量表。1911 年再次修订，并将量表延伸到成人阶段。

（2）韦克斯勒量表（Wechsler Scale，WS）：韦克斯勒于 1939 年编制 W-B（Wechsler-Bellevue）量表，用于儿童与成人。在我国，先后由龚耀先、林传鼎、张厚粲和戴晓阳等编制了韦克斯勒量表中国修订本，在形式和年龄范围均与原本相同的情况下，分测验中的某些项目按我国文化背景进行了修改。

韦克斯勒量表的优点：①便于测量各种智力因素；②测量的年龄覆盖范围大；③测量的智力范围广；④应用范围大。韦克斯勒量表的不足：①量表难度的衔接不好，如追踪测量，先作儿童量表测量后再做成人量表测量时，后者的智商往往高于前者很多（排除了学习效应因素）；②分测验中有些起点偏高，不便于测量低智力的受试者。

（3）考夫曼儿童能力成套测验（Kaufman Assessment Battery for Children，K-ABC）：K-ABC 是考夫曼根据 Luria 信息处理能力和 Sperry“左右脑分工理论”于 1983 年编制而成，用于 2～12. 5 岁儿童，是目前国外比较常用的儿童智力、一般能力、成就水平量表。

（4）丹佛发展筛查测验（Denver Development Screen Test，DDST）：是目前国际上公认的对儿童心理智能进行筛查测试的一种评价方法，能反映 2 个月～6 岁儿童的智力发育情况是否合乎正常发育规律、有无发育迟缓或异常障碍，以便及早发现、追查原因及干预处理。近年来的修订版（DDST-R），已被世界各地广泛采用。

（5）Gesell 发育量表（Gesell Development Schedules，GDS）：适用于 4 周至 3 岁的婴幼儿。从大运动、精细动作、应物能、言语能及应人能（个人社会行为）5 个方面进行检查，并

笔记

把4周、16周、28周、40周、52周、18个月、24个月、36个月作为关键年龄(key-age)，即在这些阶段显示出飞跃进展，测得结果以发育商(DQ)表示。

(6) 瑞文测验(Raven' s Standard Progress Matrice，SPM)：英国心理学家瑞文(J.C.Raven)于1938年编制的一种非文字智力测验，适用于5岁半以上智力发展正常的人。此后，又编制出瑞文彩色推理能力测验，适用于5～11岁儿童和心理有障碍的成人；瑞文高级推理能力测验，适用于智力高于平均水平的人。瑞文测验的优点在于测验对象不受文化、种族与语言等条件的限制，适用范围广，测验可个别进行，也可团体实施，使用方便，省时省力。

(三) 能力倾向测验

能力倾向测验指测量能力倾向的测验，是测量被试目前的能力倾向性，并据此来推测其潜在能力及预测将来经过进一步训练和实践锻炼后可能取得的成就。能力倾向是包含知识、技能和一定行为模式等个人特质状态的组合，可概括为两个方面：①具有预见性或潜在的可能性；②具有稳定性或恒定性。能力倾向测验一般可以分为：职业能力倾向测验、普通能力倾向测验、辨别能力倾向测验、管理监督能力倾向测验及音乐、艺术能力倾向测验等。常用能力倾向测验有以下几种：

1. **一般能力倾向成套测验**(General Aptitude Test Battery，GATB) 适用于多职业群体同时进行能力倾向测验检查。

2. **分辨能力倾向测验**(Differential Aptitude Test，DAT) 主要用于8～12年级学生的教育和职业咨询。

3. **学业能力倾向测验**(Scholastic Aptitude Test，SAT) 主要用于评估和预测高中生是否具备了大学学习的能力以及倾向于在那些专业领域更具优势。

(四) 成就测验

成就测验(achievement test)，测量通过学习和训练获得知识和技能的效果。按其内容和功能分可为两大类：①对各种科目知识和技能的“学习程度”的测量，也称为普通成就测验或综合成就测验。②特殊成就测验，也称单科成就测验。后者按其功能又分两种：第一种只用于评定某一成就的高低，类似于学期末或入学的考卷，如TOEFL考试；第二种是诊断测验，主要是测量出个人在某学科方面的优点和弱点，如关键数学算术诊断测验、Woodcock阅读掌握测验。常用成就测验：

1. **斯坦福成就测验**(Standford Achievement Test) 为综合成就测验，是一种团体应用的常模参照性测验。该测验纵向可分成6个不同的级别水平，适用于1～9年级学生；横向包括11个方面的科目内容，分别为词汇、阅读理解、拼字、听力理解、词汇学习、语言、数学概念、数学计算、数学应用、社会科学常识和自然科学常识。

2. **Wechsler 个人成就测验**(Wechsler Individual Achievement Test，WIAT) 适用于幼儿园到12年级儿童。内容分为8个分测验，分属于阅读、数学、语言和写作4部分。Wechsler个人成就测验是1992年新编制的，内容和常模都较为全面的成就测验，并且测验结果可与Wechsler的智力量表进行比较。

三、人格测验

人格指一个人在不同情形下持续出现的思维、情感和行为的特有模式。简单地说，人格是个性心理特征，包括能力、气质、性格等。人格测验是心理测验中的一个大门类，也是开展行为医学研究的重要评估方法，主要用于测量性格、气质、兴趣、态度、品德、情绪、动机、信念、价值观等方面的个性心理特征。

人格测验分为投射性测验和客观性测验。投射性测验没有明确结构和固定意义，易于引发多种反应，鼓励被试暴露出隐藏在潜意识之中的思想、情感、欲望、动机等。著名的投

笔记

射测验有罗夏墨迹测验、主题统觉测验、句子完成测验和绘画测验。客观性测验通常是用经过精心编制的一系列问题调查表，让被试按照一定的要求选择符合实际情况的答案，结果可以参照常模做出解释，如明尼苏达多相人格调查表、16种人格因素问卷、艾森克人格问卷。

（一）明尼苏达多相个性测查表

明尼苏达多相个性测查表（Minnesota Multiphasic Personality Inventory，MMPI）既可以用于描述一个人长期稳定的人格特征，也可以用于判断当前时间内的心理状态以及处于应激状态下的心理变化。MMPI能对每个受试者的个性特点提供的客观评价，因此是临床医师与心理学工作者最常用的人格测验工具。

1. MMPI基本结构 MMPI有566个自我报告形式的条目，其中16个为重复条目（用于检验被试反映的一致性，判断回答是否认真）。MMPI-2是MMPI的修订版，共有567个条目，其中与MMPI有394个条目（占83. 6%）完全相同，新增加了107个条目。保留的MMPI条目有66个因为包含与性有关的内容、用词过时等而被重新编写，但改动前后条目的内容仍然相同。

2. MMPI测查规则与分析 施测者必须十分熟悉MMPI的编制原理、目的及各种标准化资料，严格按照操作手册进行。MMPI按计分标准每一项计1分，先计算出各量表的粗分，再将各量表粗分换算成T分，进行分量表分析，可按分量表得分做出MMPI剖析图分析和进行两点编码（two point codes）解释。现行MMPI分析方法和原则已被编成计算机软件进行自动分析。

（二）卡特尔16项人格因素问卷

卡特尔16项人格因素问卷（16 Personality Factor Questionnaire，16PF）美国伊利诺州立大学人格与能力测验研究所卡特尔（Cattell RB）编制。北京师范大学心理研究所对16PF做了大幅度修订，称为MDPF-2004。16PF以人群总体的平均心理水平为参照点，分析一个人的心理水平在总体中处于什么位置，并且对正常人16种人格因素及其各种次级人格因素水平有良好的区分能力，被广泛应用于教育、医学、心理咨询、职业咨询与人才选拔工作领域。

卡特尔人格分析划分为16项基本人格因素和4种次级人格因素。16种人格因素高低分人格特征见表15-1。

表15-1 卡特尔人格因素及高低分人格特征

因素	名称	低分特征	高分特征
A	乐群性	缄默，孤独，冷漠	外向，热情，乐群
B	聪慧性	知识面较窄，抽象思考能力较弱	聪明，富有才识，善于抽象思维
C	稳定性	情绪激动，易生烦恼	情绪稳定而成熟，能面对现实
E	恃强性	谦逊，顺从，通融，恭顺	好强固执，独立，积极
F	兴奋性	严肃，审慎，冷静，寡言	轻松兴奋，随遇而安
G	有恒性	苟且敷衍，缺乏奉公守法的精神	做事尽职，有恒负责
H	敢为性	畏怯退缩，缺乏自信心	冒险敢为，少有顾忌
I	敏感性	理智，着重现实，自恃其力	敏感，易感情用事
L	怀疑性	依赖随和，易与人相处	怀疑，刚愎，固执己见
M	幻想性	现实，合乎成规，力求妥善合理	幻想，狂放不羁
N	世故性	坦白，直率，天真	精明能干，世故

笔记

续表

因素	名称	低分特征	高分特征
O	忧虑性	安详，沉着，有自信心	忧虑抑郁，烦恼自扰
Q1	实验性	保守的，尊重传统观念与行为标准	自由的，批评激进，不拘泥于现实
Q2	独立性	依赖，随群附众	自立自强，当机立断
Q3	自律性	矛盾冲突，不顾大体	知己知彼，自律严谨
Q4	紧张性	心平气和，闲散宁静	紧张困扰，激动挣扎

4 种次级人格因素包括：适应与焦虑（X1），内向与外向（X2），感情用事与安详机警（X3），怯懦与果断（X4）。还可描述 4 项社会预测因素：心理健康因素（Y1），专业成就因素（Y2），创造能力因素（Y3），环境适应因素（Y4）。次级人格因素是由基本因素标准分，经过数量均衡，连同指定常数，相加而成的。次级人格因素分数的高低并不等同于心理健康状态的好坏以及成就、创造力、成长能力的水平。只是表明人格因素对这些方面的影响程度。事实上，除了人格因素，成就大小、创造力水平、心理健康状况等还受到其他因素的影响。

（三）艾森克人格问卷

艾森克人格问卷（Eysenck Personality Questionnaire，EPQ）最早由英国伦敦大学心理系和精神病学研究所艾森克（Eysenck HJ）及其夫人于 1952 年编制。后经多次修订，并完成艾森克人格问卷简式量表中国版（EPQ-RSC，1998）的修订工作。EPQ 有较好的信度和效度，是国际上最具影响力的人格测验量表，广泛应用于医学、司法、教育和心理咨询等领域。

艾森克人格因素包括 E、N、P、L 四个量表，各量表高低分人格特征如下：① E 分特高（典型外向）：表现为外向人格特征。如爱交际，朋友多，渴望兴奋的事，喜欢冒险，热情，冲动，行动受一时冲动影响，喜欢实际的工作，回答问题迅速，漫不经心，随和，乐观，喜欢谈笑，好动不喜静，倾向进攻。E 分特低（典型内向）：表现为内向人格特征。如好安静，离群，内省，不喜言谈，不喜交际，保守。倾向于事前有计划，做事瞻前顾后，不喜欢兴奋的事，生活有规律，严谨，很少进攻行为。② N 分特高（典型情绪不稳定）：表现为较强的情绪不稳，如焦虑、紧张、易激动。常有抑郁、睡眠差或患有各种心身障碍病症；对情绪刺激的反应过于强烈，情绪激发后难以平复；由于强烈的情绪反应，容易激动或进攻他人。是一个情绪紧张的人。N 分特低（典型情绪稳定）：倾向于情绪反应缓慢，即使情绪激动也会很快平复下来；即便生气也是有节制的，是一个情绪平静的人。③ P 分高的成人：常表现为独处，不关心人，难以适应外部环境；可能具有残忍、不人道、缺乏同情心、感觉迟钝、敌意等人格特征。P 分高的儿童：常表现为古怪、孤僻的儿童；对同伴和动物缺乏人类感情，进攻，仇视他人，缺乏是非感，不考虑安危，无社会化概念，无同情心，无罪恶感。④ L 分：反映受试者掩饰、假托或自身隐蔽等情况，或者测定其社会性朴实水平。

四、常用症状自评类量表

（一）症状自评量表（SCL-90）

90 项症状自评量表（Symptom Checklist 90，SCL-90）是应用最为广泛的精神障碍和心理疾病自查量表，由 90 个项目组成（表 15-2），检查 10 个心理症状因子：躯体化、强迫症状、人际关系敏感、抑郁、焦虑、敌对、恐怖、偏执、精神病性及附加项。

笔记

表 15-2　90 项症状自评量表

条目序号和条目内容	条目序号和条目内容
1. 头痛	41. 感到比不上他人
2. 神经过敏，心中不踏实	42. 肌肉酸痛
3. 头脑中有不必要的想法或字句盘旋	43. 感到有人在监视您、谈论您
4. 头晕或晕倒	44. 难以入睡
5. 对异性的兴趣减退	45. 做事必须反复检查
6. 对旁人责备求全	46. 难以做出决定
7. 感到别人能控制您的思想	47. 怕乘电车、公共汽车、地铁或火车
8. 责怪别人制造麻烦	48. 呼吸有困难
9. 忘性大	49. 一阵阵发冷或发热
10. 担心自己的衣饰整齐及仪态的端正	50. 因为感到害怕而避开某些东西、场合或活动
11. 容易烦恼和激动	51. 脑子变空了
12. 胸痛	52. 身体发麻或刺痛
13. 害怕空旷的场所或街道	53. 喉咙有梗塞感
14. 感到自己的精力下降，活动减慢	54. 感到前途没有希望
15. 想结束自己的生命	55. 不能集中注意力
16. 听到旁人听不到的声音	56. 感到身体的某一部分软弱无力
17. 发抖	57. 感到紧张或容易紧张
18. 感到大多数人都不可信任	58. 感到手或脚发重
19. 胃口不好	59. 想到死亡的事
20. 容易哭泣	60. 吃得太多
21. 同异性相处时感到害羞不自在	61. 当别人看着您或谈论您时感到不自在
22. 感到受骗，中了圈套或有人想抓住您	62. 有一些不属于您自己的想法
23. 无缘无故地突然感到害怕	63. 有想打人或伤害他人的冲动
24. 自己不能控制地大发脾气	64. 醒得太早
25. 怕单独出门	65. 必须反复洗手、点数
26. 经常责怪自己	66. 睡得不稳不深
27. 腰痛	67. 有想摔坏或破坏东西的想法
28. 感到难以完成任务	68. 有一些别人没有的想法
29. 感到孤独	69. 感到对别人神经过敏
30. 感到苦闷	70. 在商店或电影院等人多的地方感到不自在
31. 过分担忧	71. 感到任何事情都很困难
32. 对事物不感兴趣	72. 一阵阵恐惧或惊恐
33. 感到害怕	73. 感到公共场合吃东西很不舒服
34. 您的感情容易受到伤害	74. 经常与人争论
35. 旁人能知道您的私下想法	75. 单独一人时神经很紧张
36. 感到别人不理解您、不同情您	76. 别人对您的成绩没有做出恰当的评价
37. 感到人们对您不友好，不喜欢您	77. 即使和别人在一起也感到孤单
38. 做事必须做得很慢以保证做得正确	78. 感到坐立不安心神不定
39. 心跳得很厉害	79. 感到自己没有什么价值
40. 恶心或胃部不舒服	80. 感到熟悉的东西变成陌生或不像是真的

笔记

续表

条目序号和条目内容	条目序号和条目内容
81. 大叫或摔东西	86. 感到要很快把事情做完
82. 害怕会在公共场合晕倒	87. 感到自己的身体有严重问题
83. 感到别人想占您的便宜	88. 从未感到和其他人很亲近
84. 为一些有关性的想法而很苦恼	89. 感到自己有罪
85. 您认为应该因为自己的过错而受到惩罚	90.感到自己的脑子有毛病

SCL-90 采用 5 级（1～5 级）评分制，被试根据自己最近的情况和感受，按照“没有、很轻、中等、偏重、严重”5 级对各项目进行恰当选择评分。因子分反映有无各种心理症状及其严重程度。

10 个心理症状因子的定义、项目数及含义如下：

1. **躯体化**　主要反映身体不适感，包括心血管、胃肠道、呼吸和其他系统的不适，头痛、背痛、肌肉酸痛以及焦虑等躯体不适表现。

该因子包括 1、4、12、27、40、42、48、49、52、53、56、58 共 12 个项目。分量表的得分在 12～60 分。得分在 36 分以上，表明个体在身体上有较明显的不适感，并常伴有头痛、肌肉酸痛等症状。得分在 24 分以下，躯体症状表现不明显。

2. **强迫症状**　主要指那些明知没有必要，但又无法摆脱的无意义的思想、冲动和行为，其他一般的认知障碍的行为征象也在这一因子中反映。

该因子包括 3、9、10、28、38、45、46、51、55、65 共 10 个项目。分量表得分在 10～50 分。得分在 30 分以上，强迫症状较明显。得分在 20 分以下，强迫症状不明显。

3. **人际关系敏感**　主要是指某些人际的不自在与自卑感，特别是与其他人相比较时更加突出。在人际交往中的自卑感，心神不安，明显的不自在，以及人际交流中的不良自我暗示，消极的期待等是这方面症状的典型原因。

该因子包括 6、21、34、36、37、41、61、69、73 共 9 项。分量表得分在 9～45 分。得分在 27 分以上，表明个体人际关系较为敏感，人际交往中自卑感较强，并伴有行为症状（如坐立不安，退缩等）。得分在 18 分以下，表明个体在人际关系上较为正常。

4. **抑郁**　苦闷的情感与心境为代表性症状，以生活兴趣的减退，动力缺乏，活力丧失等为特征。表现出失望、悲观以及与抑郁相联系的认知和躯体方面的感受，还包括有关死亡的思想和自杀观念。

该因子包括 5、14、15、20、22、26、29、30、31、32、54、71、79 共 13 个项目。分量表的得分在 13～65 分。得分在 39 分以上，表明个体的抑郁程度较强，生活缺乏足够的兴趣，缺乏运动活力，极端情况下，可能会有想死亡的思想和自杀的观念。得分在 26 分以下，表明个体抑郁程度较弱，生活态度乐观积极，充满活力，心境愉快。

5. **焦虑**　指那些烦躁，坐立不安，神经过敏，紧张以及由此产生的躯体征象，如震颤等。该因子包括 2、17、23、33、39、57、72、78、80、86 共 10 个项目。分量表的得分在 10～50 分。得分在 30 分以上，表明个体较易焦虑，易表现出烦躁、不安静和神经过敏，极端时可能导致惊恐发作。得分在 20 分以下，表明个体不易焦虑，易表现出安定的状态。

6. **敌对**　主要从三方面来反映敌对的表现：思想、感情及行为。其项目包括厌烦的感觉，摔物，争论直到不可控制的脾气暴发等各方面。该因子包括 11、24、63、67、74、81 共 6 个项目。分量表的得分在 6～30 分。得分在 18 分以上，表明个体易表现出敌对的思想、情感和行为。得分在 12 分以下表明个体容易表现出友好的思想、情感和行为。

笔记

7. **恐怖** 恐惧的对象包括出门旅行，空旷场地，人群或公共场所和交通工具。以及社交恐怖。该因子包括13、25、47、50、70、75、82共7个项目。分量表的得分在7～35分。得分在21分以上，表明个体恐怖症状较为明显，常表现出社交、广场和人群恐惧，得分在14分以下，表明个体的恐怖症状不明显。

8. **偏执** 主要指投射性思维，敌对，猜疑，妄想，被动体验和夸大等。该因子包括8、18、43、68、76、83共6个项目。分量表的得分在6～30分。得分在18分以上，表明个体的偏执症状明显，较易猜疑和敌对，得分在12分以下，表明个体的偏执症状不明显。

9. **精神病性** 反映各式各样的急性症状和行为，即限定不严的精神病性过程的症状表现。该因子包括7、16、35、62、77、84、85、87、88、90共10个项目。分量表的得分在10～50分之间。得分在30分以上，表明个体的精神病性症状较为明显；得分在20分以下，表明个体的精神病性症状不明显。

10. **附加项** 该因子包括19、44、59、60、64、66和89共7个项目，反映睡眠和饮食情况。作为附加项目或其他，用第10个因子来处理，以便使各因子分之和等于总分。

（二）焦虑自评量表

焦虑自评量表（Self-Rating Anxiety Scale，SAS）由抑郁自评量表的编者Zung WK在1971年编制而成。焦虑自评量表由20个与焦虑症状相关的条目组成（表15-3），用于反映有无焦虑症状及其严重程度，适用于有焦虑症状的成年人，也可用于流行病学调查。

1. **评分** 每一条目按1～4四级评分。1分：从无或偶尔有该症状；2分：有时有该项症状；3分：大部分时间有该项症状；4分：绝大部分时间有该项症状。单项目5、9、13、17、19为反向评分题，即按4～1反向计分。

2. **总分** 将所有项目得分相加，即为总分。若总分超过40分可考虑筛查阳性，极可能有抑郁存在，需要进一步检查。分数越高，焦虑程度越严重。需要注意的是，焦虑自评量表与抑郁自评量表一样，都只能用于疗效评估，不能用于诊断。

表15-3 焦虑自评量表

条目序号和条目内容	条目序号和条目内容
1. 我觉得比平常容易紧张和着急（焦虑）	11. 我因为一阵阵头晕而苦恼（头昏）
2. 我无缘无故地感到害怕（害怕）	12. 我有晕倒发作或觉得要晕倒似的（晕厥感）
3. 我容易心里烦乱或觉得惊恐（惊恐）	13. 我呼气吸气都感到很容易（呼吸困难）
4. 我觉得我可能将要发疯（发疯感）	14. 我手脚麻木和刺痛（手足刺痛）
5. 我觉得一切都很好，也不会发生什么不幸（不幸预感）	15. 我因为胃痛和消化不良而苦恼（胃痛或消化不良）
6. 我手脚发抖打颤（手足颤抖）	16. 我常常要小便（尿意频数）
7. 我因为头痛，颈痛和背痛而苦恼（躯体疼痛）	17. 我的手常常是干燥温暖的（多汗）
8. 我感觉容易衰弱和疲乏（乏力）	18. 我脸红发热（面部潮红）
9. 我觉得心平气和，并且容易安静坐着（静坐不能）	19. 我容易入睡并且一夜睡得很好（睡眠障碍）
10. 我觉得心跳很快（心慌）	20. 我做噩梦

（三）抑郁自评量表

抑郁自评量表（Self-Rating Depression Scale，SDS）由美国杜克大学的Zung WK在1965

笔记

年编制而成。抑郁自评量表由20个与抑郁症状有关的条目组成(表15-4),能够直观的反映被评估者抑郁的主观感受及严重程度,量表使用简便,采用四级评分方式,使用者不需要特殊训练,目前多用于门诊患者粗筛、流行病学调查、科研等。

表15-4 抑郁自评量表

条目序号和条目内容	条目序号和条目内容
1. 我感到情绪沮丧,郁闷	11. 我的头脑像往常一样清楚
2. 我感到早晨心情最好	12. 我做事情像平时一样不感到困难
3. 我要哭或想哭	13. 我坐卧不安,难以保持平静
4. 我夜间睡眠不好	14. 我对未来感到有希望
5. 我吃饭像平时一样多	15. 我比平时更容易激怒
6. 我的性功能正常	16. 我觉得决定什么事很容易
7. 我感到体重减轻	17. 我感到自己是有用的和不可缺少的人
8. 我为便秘烦恼	18. 我的生活很有意义
9. 我的心跳比平时快	19. 若我死了别人会过得更好
10. 我无故感到疲劳	20. 我仍旧喜爱自己平时喜爱的东西

1. **评分** 每一条目按1～4四级评分。1分:从无或偶尔有该症状;2分:有时有该项症状;3分:大部分时间有该项症状;4分:绝大部分时间有该项症状。单项目2、5、6、11、12、14、16、17、18、20为反向评分题,按4～1反向计分。

2. **统计指标** 包括总分和抑郁严重指数。总分:所有项目得分相加,即为总分。若总分超过41分可考虑筛查阳性,极可能有抑郁存在,需要进一步检查。抑郁严重指数:抑郁严重指数=总分/80。指数范围为0.25～1. 0,指数越高,反映抑郁程度越严重。

五、常用生活事件与应对方式量表

(一)生活事件量表

生活事件量表(Life Events Scale,LES)是在社会再适应量表(Social Readjustment Rating Scale,SRRS)的基础上根据我国的实际情况修订而成的。生活事件量表适用于16岁以上的正常个体,患有神经症、心身疾病、躯体疾病的患者,以及自知力恢复的精神病患者。

生活事件量表共含有48个项目(表15-5),分为三个方面:①家庭生活方面(28项);②工作学习方面(13项);③社交及其他方面(7项)。另设有2条空白项目,可供当事者填写已经经历而表中并未列出但实际生活中经历过的事件。

表15-5 生活事件量表

条目序号和条目内容	条目序号和条目内容
家庭生活方面的问题	7. 与爱人父母不和
1. 恋爱或订婚	8. 夫妻感情不好
2. 恋爱失败、破裂	9. 夫妻分居(因不和)
3. 结婚	10. 性生活不满意或独身
4. 自己(爱人)怀孕	11. 夫妻两地分居(工作需要)
5. 自己(爱人)流产	12. 配偶一方有外遇
6. 家庭增添新成员	13. 夫妻重归于好

笔记

续表

条目序号和条目内容	条目序号和条目内容
14. 超指标生育	22. 家庭经济困难
15. 本人(爱人)做绝育手术	23. 欠债500元以上
16. 配偶死亡	24. 经济情况显著改善
17. 离婚	25. 家庭成员重病或重伤
18. 子女升学(就业)失败	26. 家庭成员死亡
19. 子女管教困难	27. 本人重病或重伤
20. 子女长期离家	28. 住房紧张
21. 父母不和	
工作学习中的问题	39. 第一次远走他乡
29. 待业、无业	40. 生活规律重大变动(饮食睡眠规律改变)
30. 开始就业	41. 本人退休离休或未安排具体工作
31. 高考失败	社交与其他问题
32. 扣发奖金或罚款	42. 好友重病或重伤
33. 突出的个人成就	43. 好友死亡
34. 晋升、提级	44. 被人误会、错怪、诬告、议论
35. 对现职工作不满意	45. 介入民事法律纠纷
36. 工作学习中压力大(如成绩不好)	46. 被拘留、受审
37. 与上级关系紧张	47. 失窃、财产损失
38. 与同事邻居不和	48. 意外惊吓、发生事故、自然灾害
如果你还经历过其他的生活事件,请依次填写	
49.	
50.	

生活事件量表调查的是个体在一段时间内(通常为一年内)经历的事件及其影响。事件的影响程度分为5个等级,分别是无影响、轻度、中度、重度和影响极重。计分时一次赋值为0、1、2、3、4分。事件的持续时间分为4个等级,分别为3个月内、半年内、1年内、1年以上共4个等级,分别赋值为1、2、3、4分。

生活事件量表的统计指标为生活事件刺激量,具体的计算方法如下:

1. 某事件刺激量=该事件影响程度分×该事件持续时间分×该事件发生次数。
2. 正性事件刺激量=全部正性事件刺激量之和
3. 负性事件刺激量=全部负性事件刺激量之和
4. 生活事件总刺激量=正性事件刺激量+负性事件刺激量。

生活事件量表的总分高低反映个体承受的心理压力大小,总分越高则表示个体承受的心理压力越大。

(二)特质应对方式问卷

特质应对方式问卷(Trait Coping Style Questionnaire,TCSQ)是调查个体应对方式的自评量表。该量表共包括20个项目(表15-6),分为积极应对和消极应对两个方面,每个方面各包含10个项目。该量表的内容反映被试面对困难和挫折情境时的积极和消极的态度与行为表现。项目采用五级评分,从"肯定是"到"肯定不是"按照等级不同,赋值为5、4、3、2、1分。

笔记

表 15-6　特质应对方式问卷

1. 能尽快地将不愉快忘掉	11. 旁人很容易使你重新高兴起来
2. 陷入对事件的回忆和幻想之中而不能摆脱	12. 如果与人发生冲突，宁可长期不理对方
3. 当作事情根本未发生过	13. 对重大困难往往举棋不定，想不出办法
4. 易迁怒于别人而经常发脾气	14. 对困难和痛苦能很快适应
5. 通常向好的方面想，想开些	15. 相信困难和挫折可以锻炼人
6. 不愉快的事很容易引起情绪波动	16. 在很长的时间里回忆所遇到的不愉快事
7. 将情绪压在心底里不表现出来，但又忘不掉	17. 遇到难题往往责怪自己无能而怨恨自己
8. 通常与类似的人比较，就觉得算不了什么	18. 认为天底下没有什么大不了的事
9. 将消极因素化为积极因素，如参加活动	19. 遇苦恼事喜欢一人独处
10. 遇烦恼的事很容易想悄悄地哭一场	20. 通常以幽默的方式化解尴尬局面

特质应对方式问卷的计分方式是将积极应对和消极应对的项目分别计分，最后可以得到两个分数即积极应对分（所以积极应对项目的总分）和消极应对分（所有消极应对项目的总分）。通常人均积极应对平均分为 30.22±8.72，消极应对的平均分为 23.58±8.41。如果个体的得分高于全体平均分，则说明积极或消极应对特征明显。

第三节　行为评估与常用的行为评估量表

一、行为评估概述

经典心理学认为，心理是生物个体对客观物质世界的主观反映，是内在的心理现象和心理过程，行为则是心理外在的表现。

（一）行为与行为评估

最初的“行为”一词的含义是“一切可观察的动作或活动”，随着观察技术的进步，某些“内隐行为”也具备了可观察性。因此生物学中的“行为”概念得到了延伸，泛指有机体个体与环境的交互作用而成的、可观察到的行为表现。广义的人类行为泛指脑功能活动的外部表现。包括由内在生理和心理需要与外部环境（自然环境和社会环境）相互作用产生的指向外部的活动以及为了维持个体生存和种族延续、适应不断变化环境所作出的全部反应。

广义的行为评估，指评估广义的“行为”，包括外显行为和内隐行为。狭义的行为评估注重行为干预前后外显行为改变，主要用于评估行为干预的程度或作用；是对个体行为问题的客观、全面的观察与评估，为选择行为干预策略、制订干预计划提供必要的依据。

行为评估技术应用于行为管理、健康教育及临床行为治疗领域时也被称为“行为学诊断”或“行为诊断”（behavior diagnosis）。行为评估不仅注重行为本身，强调对因果关系的鉴定，重视行为发生或维持条件的过程。行为评估非常重视行为功能的评估，因此行为评估又称为行为功能分析、功能性行为评估（functional behavioral assessment，FBA）。

（二）行为评估技术的应用

行为评估广泛应用于医学、神经生物学、教育学、心理学及与行为科学密切相关的其他

笔记

应用学科的科学研究和实践工作中。脑科学对学习、记忆、认知的研究，已普遍采用了认知行为学评估技术。在医学领域，行为评估可以描述个体健康状况和疾病的有关特征；作为科研方法选择不同行为特征的标准病人，研究或寻找各类疾病的行为特征性表现；从疾病的行为表现和精神病理学水平协助临床诊断和治疗；评估心理行为发育水平及不良行为、病理性行为的特征，为行为干预、行为治疗措施制定提供依据。

行为评估的主要目的和作用：①对行为进行质和量的描述、确定控制行为的环境变量；②制订行为干预策略和方法；③评定行为健康状况、评定功能水平、鉴定行为能力；④诊断行为障碍、评价行为干预效果等。

二、功能性行为评估的步骤

功能性行为评估需要经过行为信息收集、建立假设和验证假设3个基本环节。行为评估对行为信息的收集，重视引发行为的前因和行为反应的后果。为便于行为观察、分析，要求使用反映情景（antecedent，A）、行为（behavior，B）、结果（consequence，C）的ABC行为观察表，这种行为分析方法，又称ABC行为分析法。

功能性的行为评估，还包括与行为干预有关的行为评估内容：取代问题行为的替代行为评估；问题行为和替代行为的动机变量，如强化物、惩罚物的有效性；具有强化物功能的潜在强化物，如环境因素；既往干预行为对"问题行为"的效果。罗伯特·卡谱兰（Robert Kaplan）《心理测验》（第5版）对基于操作性条件反射的行为评估进行了概括（表15-7）。

表15-7　功能性行为评估的基本步骤

步骤	关键内容
1	识别关键行为
2	确定关键行为属于过度还是行为缺失
3	评估关键行为的频率、强度和持续时间（获得行为的基线水平）
4	如果是行为过度，尝试减少行为的频率、强度和持续时间；如果是行为缺失，就试图增加行为的频率、强度和持续时间

三、功能性行为评估的方法

近年来，功能性行为评估取得了很大的进展，传统行为心理评估的一般方法已成熟应用于功能性行为评估。本节主要介绍行为访谈、自我报告、自我监控、行为核对表、行为模拟和直接观察法在功能性行为评估中的应用方法（图15-2）。

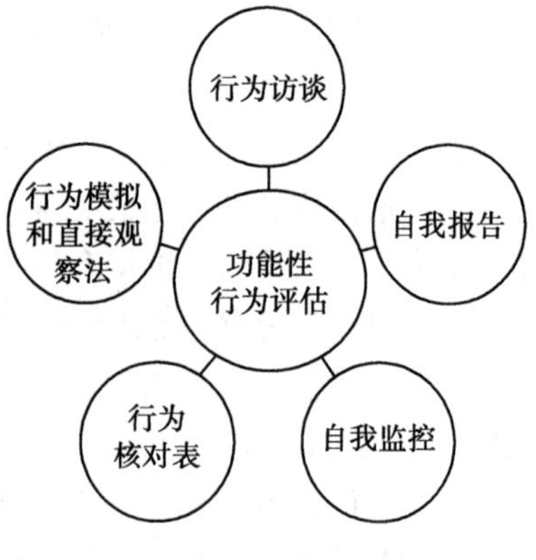

图15-2　功能性行为评估的基本方法

（一）行为访谈

通过访谈的方法收集行为问题有关的资料，了解目前的行为及其发生前后的条件，了解过去的行为表现及控制情况等。优点是可以收集患者许多方面的行为问题，得到与行为相关的一般性信息和特殊信息，考察患者的言语与非言语的变化及其与治疗的关系。

在行为干预中，访谈是必不可少的一步，任何行为干预都是以访谈为开端的。访谈可以起到沟通访谈者与被访者的作用，是直接观察法所不可取替的。行为访谈可以按结构化访谈、非结构化访谈、半结构化访谈进行，使用较多的是半结构化访谈或完全结构化访谈，

笔记

有时也将行为访谈与行为观察结合应用，目的是构建一个对行为进行直接观察的评估情境，在事前和事后对回答内容进行做同步的记录和评估（参阅数字融合教材中“功能性行为评估观察表”）。

（二）行为自我报告

被评估个体自我报告行为状况的方法。早期行为主义学派一般不强调自我报告技术，认为它是一种主观色彩很浓的测评方法。现代功能性行为评估吸取了认知心理学研究的理论成果，接受了行为自我报告的应用技术。行为自我报告能起到两种作用：①收集被观察者的生理、行为反应材料；②收集被观察者关于行为反应的经验或体验。

（三）行为核对表

利用行为核对表，对需要观察的行为进行检查核对。行为核对表是一种比自我报告更系统、更规范的行为信息收集方法。事先建立行为问题的有关假设，根据假设编制相应的问题核对表，让被评估者或与被评估者密切相关人员做出回答，评估者紧紧围绕可能出现的行为问题，如对某种具体的行为不足或行为过度进行有效的测评。行为核对表目的明确，比行为访谈法更能节省调查时间。行为核对表便于量化、统计，有利于将所考察的问题进行分类。行为干预的前后应用行为核对表测评，可以对疗效的显著性做出很好的评估。不足之处在于它仍是一种间接的评估方法，与真实环境中发生的行为事件有一定的距离；行为核对表反映的是消极行为，不能反映积极行为。

（四）行为自我监控

个体对自己出现的某些行为反应予以记录，进行直接观察和控制。在自我监控的评估中，被监控者应当及时向评估者报告自己的行为反应资料。自我监控技术有两种作用：①了解被评估者基线反应水平、最初阶段的监控水平，有助于证明问题的存在；②用自我监控来收集干预计划成功与否的信息。自我监控的方法，结合了人为控制和自然观察的优点，不仅能测量外在的行为表现，而且能测量内隐事件（如个人的想法），不受评估者（观察者）的干扰和影响。

（五）行为情景模拟法

行为情景模拟法是一种模拟、控制特定情景评估行为反应的方法。在自然的环境中，许多不确定变量因素干扰评估的效果，而在模拟环境中，这些干扰可以在一定程度上得到控制。行为模拟评估可以评价某些在自然环境中无法监控的行为，将复杂的问题简化，控制额外的影响，分离和操纵特殊变量，更准确地评估行为反应。

（六）行为直接观察

行为直接观察是对行为进行直接的记录、监控、描述和分类。它能记录自然环境中行为事件的发生，使观察者的主观偏见减至最少。直接观察评估法可在角色扮演中进行，也可在自然环境中进行。直接观察是根据经验，通过直接观察获得行为评估的资料。一般要求观察记录行为出现的频率、持续时间、行为的严重性或等级水平（行为质量）、行为的发生条件（刺激控制）等，具体施行中也可以与问卷、访谈表、客观性测验等结合应用。

四、神经行为功能综合评定

（一）霍尔斯泰德-瑞坦神经心理成套测验（Halstead-Reitan Neuropsychological Battery，HRB）

Halstead WC 于 1935 年编制，后与 Reitan RM 合作发展为现在的 HRB，包括成人、少年、幼儿用三套。我国龚耀先等主持 HRB 全国协作，于 1985 年、1986 年、1989 年分别完成了成人（15 岁以上）、幼儿（5～8 岁年龄组）、少儿（9～14 岁年龄组）的修订工作。成人 HRB 包括 6 个重要的分测验：范畴测验（category test），触觉操作测验，音乐节律测验，词语声

笔记

音知觉测验，手指敲击测验，连线测验（trail making test）。HRB 有 4 项检查：握力检查，感知觉检查，失语检查（测验），侧性优势检查。每一个分测验有不同年龄、性别的常模（划界分），作为划分正常与异常的临界分。

（二）鲁利亚 - 内布拉斯加神经心理成套测验（Luria-Nebraska Neuropsy-Chological Battery，LNNB）

LNNB 由 Golden 及 Nebraska 大学的同事们根据鲁利亚（Luria）编制的一套神经心理测验修订而成。国内由徐云和龚耀先等于 1986 年对 LNNB 第 1 版进行修订，并制定了一套地方性常模。LNNB 第 1 版 11 个分测验，共 269 个条目。269 个条目派生出三个附加量表，即疾病特有的病征量表、大脑左半球定侧量表和右半球定侧量表。根据临界水平和剖析图判定有无脑损伤，并进行大脑左、右半球损伤定侧。

（三）世界卫生组织神经行为核心测试组合（WHO Neurobehavioral Core Test Battery，WHO-NCTB）

1985 年世界卫生组织和美国国立职业卫生安全研究所共同编制了 WHO-NCTB，由 7 个分测验组成：

1. **情绪状态问卷（Profile of Mood States，POMS）** 由紧张 - 焦虑（T）、抑郁 - 沮丧（D）、愤怒 - 敌意（A）、有力 - 好动（V）、疲惫 - 惰性（F）、困惑 - 迷茫（C）6 个分量表组成，用于测定被试者最近 1 周的心情和情感。

2. **简单反应时间测试** 包括感觉和运动两个方面，测试视觉感知及手部运动反应时间。

3. **数字跨度测试** 测试即时听觉记忆及注意力集中程度。

4. **手敏捷度测试** 测试手部操作的敏捷度及眼 - 手快速协调的能力。

5. **数字译码测试** 测试视觉感知、记忆、模拟学习及手部反应的能力。

6. **视觉保留记忆测试** 测试几何图形组织及即时视觉记忆能力。

7. **目标追踪测试** 测试手部运动的速度及准确性。

WHO-NCTB 为最基本的神经行为功能组合，具有耗费少、方法简单、易于接受、文化背景影响小、实现了行为测试方法的标准化和规范化等特点。该组合的 POMS 问卷部分，作为情绪状态问卷可以单独使用，广泛应用于临床诊疗和心理学研究中的情绪测量。

五、行为类型评定

（一）A 型行为类型问卷（Type A Behavior Pattern Scale，TABP）

A 型行为和 B 型行为是美国著名心脏病专家弗里德曼（Friedman M）和罗森曼（Roseman RH）20 世纪 90 年代首次提出的概念。认为 A 型行为人的特点是：争强好胜，追求成就，总想超过别人；做事匆忙，性急，行动较快；常有时间紧迫感；容易紧张，爱生气，常有敌意情绪。B 型行为人的特点是：不爱竞争，一般不紧张，很少有时间紧迫感，对人随和，很少生气，喜欢生活得自在、舒服。弗里德曼和罗森曼开发了第 1 个 TABP 的测查工具，称为“A 型行为结构式会谈”。中文版 A 型行为类型问卷编制，由张伯源教授主持修订。该问卷包含 60 个题目，分成 3 个部分。“TH”25 个项目，测定时间匆忙感（time hurry）、时间紧迫感（time urgency）和做事节奏快（do something rapidly）等。“CH”25 个项目，测试竞争性（competitive）、缺乏耐性（impatience）和敌意情绪（hostility）等特征。“L”10 个项目，作为测谎题，用以考查被试回答问题是否诚实、认真。

判定 A 型行为是根据 TH 和 CH 两部分的分数相加（即 TH+CH）来确定的，最高分为 50 分。50～37 分属于典型的 A 型；36～29 分属于中间偏 A 型（简称 A⁻ 型）；28～27 分属于中间型（简称 M 型）；26～19 分属于中间偏 B 型（简称 B⁻ 型）；18～1 分属于典型的 B 型；L ≥ 7

笔记

分者可认为是无效答卷。“A”型行为的评估必须结合临床观察和会谈，在会谈中观察其表情体征。

（二）C型行为量表（Cancer Behaviors，CB）

Baltrusch1988年首先提出C型行为，主要特征包含：①童年形成压抑、内心痛苦不向外表达及克制的性格。②行为特征：过分合作、协调；姑息，谦虚，不自信，过分忍耐；回避矛盾，调和行为，愤怒不向外发泄而压抑；屈服于外界权势，压抑自己的情绪；焦虑应激反应较强。③伴有生理、免疫方面的某些改变。其基本特征为：压抑、愤怒不能发泄、抑郁、焦虑、克制等。C型行为降低机体免疫力、减少内脏器官血流量导致代谢障碍和影响DNA自然修复过程。C型行为量表是特默索克（Temoshok）设计，由张瑶等将C型行为量表引入我国。中文版C型行为量表共97题，统计焦虑（A）、抑郁（D）、愤怒（Ang）、愤怒内向（Exin）、愤怒外向（Exout）、理智（Rat）、控制（Cont）、乐观（Opt）、社会支持（Sup）各分量表的分数。

（三）D型人格量表（Type D Personality Scale）

1996年荷兰学者Denollet提出D型人格（Distressed personality）概念，又称为忧伤的人格，概括经常体验忧虑、烦躁、易怒、悲观等负性情绪人格，包含2个维度的特质：负性情感（negative affectivity，NA）和社交抑制（social inhibition，SI）。Denollet相继构建出16个题目（DS16）、24个题目（DS24）、14个题目（DS14）的D型人格量表。DS14版本：7个条目评定负性情感，7个条目评定社交抑制。中国科学院心理研究所于肖楠和张建新2005年报告DS14中文版，由荷兰蒂尔堡大学、香港中文大学与中国科学院心理研究所合作完成。D型人格与心理健康及其他躯体疾病的关系需要进一步研究证实。

六、儿童行为评定

（一）美国智力落后学会适应行为量表（AAMR-ABS）

美国智力落后学会（American Association on Mental Retardation，AAMR；旧称American Association on Mental Deficiency，AAMD）1969年主持编制了适应行为量表（Adaptive Behavior Scale，ABS），分两式，一式适用于13岁以下年龄儿童，一式适用于13岁以上年龄的人，1981年修订成为现在流行的AAMD适应性行为量表（学校版），包括两大部分21个领域，每1个领域又包括了若干项目，共有95条项目。第一部分评定正常适应行为，包括第1至第9领域，第二部分评定适应不良行为，包括第10至第21领域。21个领域的主题为：①独立能力；②躯体发育；③花钱；④语言发育；⑤计数和计时；⑥就业前的活动；⑦自我导向；⑧责任性；⑨社会化；⑩攻击性；⑪社会行为与反社会行为；⑫对抗行为；⑬可信任度方面；⑭参与或退缩；⑮装相方面；⑯社交表现；⑰发音习惯；⑱习惯表现；⑲活动度；⑳症状性行为；㉑药物使用。

不同的领域和项目又组合成五个因子：一因子为“个人的自我满足”；二因子为“社区的自我满足”；三因子为“个人和社会的责任性”；四因子为“社会调节”；五因子为“个人调节”。一至三因子由第一领域至第九领域组成，测验正常适应行为；四至五因子由第十领域至第二十一领域组成，测验适应不良行为。我国AAMD适应行为量表全国协作研究组报告了中文版的应用数据，制定了我国儿童的适应能力常模。

（二）维兰德适应行为量表（Vineland Adaptive Behavior Scale，VABS）

VABS由《维兰德社会成熟量表》修订而来，适用18岁以下的青少年和儿童。有3个版本，学校版本由教师作答，另外两个访谈版本由家长或养育人回答。主要评定以下四个方面的适应行为能力：

1. **沟通领域**　包括接受性语言，表达性语言与书写能力。
2. **日常生活技巧领域**　包括个人的生活技巧、家庭的生活技巧、社区的生活技巧。

笔记

3. **社会化领域** 包括人际关系、游戏和休闲、应对技巧。

4. **动作技巧领域** 包括粗大动作、精细动作。VABS是目前普遍使用的适应行为评定工具。

（三）Achenbach行为量表

Achenbach儿童行为量表（Child Behavior Checklist，CBCL）是目前国际上评定儿童行为或情绪问题最常用的测评工具。CBCL有家长报告、教师报告、青少年自评和直接观察者用表，主要用于筛查儿童的社交能力和行为问题。我国20世纪80年代由上海主持修订了CBCL的家长用表（称CBCL4～16岁中文版）。CBCL在众多的儿童行为量表中包涵面较广，被广泛应用。20世纪90年代原西安交通大学第二附属医院行为发育儿科研究室引进修订了2～3岁CBCL，称为2～3岁儿童行为检查表（Child Behavior Checklist，CBCL/2～3），用于筛查婴幼儿的行为问题。

（四）Rutter儿童行为问卷

由英国儿童精神病学专家Rutter编制，20世纪80年代初引入我国，包含家长用和教师用两种。Rutter儿童行为问卷把行为问题分为两大类：第一类称为“A行为”，指违纪行为或反社会行为，包括的项目有：经常破坏自己和别人的东西；经常不听管教；经常说谎；欺负别的儿童；偷东西。第二类称为“N行为”，指神经症行为，包括的项目有：腹痛、呕吐；经常烦恼；害怕新事物和新环境；到学校就哭或拒绝上学；睡眠障碍。总分高于或等于临界分时，该儿童被视为有“问题”。当所有标有A行为项目评分的总分大于标有N行为项目评分的总分时，即可认为该儿童是违纪行为型；反之，是神经症行为型；假如A行为与N行为总分相等则为“M”行为（混合型）。该问卷用于学龄儿童行为问题的流行病学调查，能较好地区别儿童的情绪障碍和违纪行为，也适用于区别儿童有无精神障碍。

（张作记　孙　琳）

思考题

1. 行为和心理为什么能够用“量表”进行测量？
2. 为什么不能用身高评价智力？
3. 自评测验的内部一致性信度达到了完美的1.0，如何理解？

笔记

第十六章　行为医学的治疗技术

行为医学的治疗技术广泛应用于健康教育与临床实践，对人类行为的塑造和矫正产生着深远的影响，为临床医生和心理保健工作者提供了基于行为的干预理论基础和干预策略。其应用范围不断扩展，治疗对象已不仅仅局限于患者，而扩展至家庭及社会；治疗的着眼点也从只关注外显不良行为的矫正扩展至关注患者的内心体验和认知等内隐行为的变化。

行为治疗的技术不断发展，方法不断丰富，可以概括为三大类：①作为行为治疗工具包中的方法，独立或联合应用于某种行为的改变。比如，行为激活技术、阳性强化法、塑造法、代币法、差别强化法、模仿法、放松训练、自我控制法、自信训练、思维阻断法、发泄疗法、行为契约、作业疗法、饮食疗法（含饥饿疗法）、系统脱敏法、冲击疗法、暴露和反应预防法、生物反馈疗法等。②作为具体方法被整合到其他的系统治疗模式中应用。比如，融入到认知行为治疗、理性情绪行为疗法、人际与社会节律治疗等治疗方案中。③作为一种独立的整合治疗技术存在。如行为激活治疗、抑郁症简短行为激活治疗、生活分析法、辩证行为治疗、正念治疗、接受与实现治疗等。

第一节　行为治疗概述

一、行为治疗的基本概念

行为治疗（behavioral therapy）是以行为医学基本理论为基础，遵循行为改变的原理，运用一定的程序和方法，减少或消除病态或不利于健康的行为，增强或塑造适应性或利于健康的行为，从而达到治疗目标的一系列技术。

行为治疗是在经典条件反射、操作性条件反射、学习理论以及关系框架理论等行为医学基本理论基础上，进行靶行为的聚焦、观察与分析，多维度考量靶行为的取样代表性、行为功能、行为量化、行为发生与消失的背景或条件、行为改变的可操作性等要素之后，在临床医学范畴内有计划的行为矫正与行为塑造。

二、行为治疗的基本原理

行为治疗的主要理论基础（见第二章），包括由巴甫洛夫首创条件反射理论，桑代克、赫尔及斯金纳创立的操作或工具条件反射的学习理论，以及由班杜拉提出的社会学习理论（观摩、示范及模仿学习），这些理论的核心均强调“学习”。根据行为学习理论，人类的许多疾病（包括心理的和躯体的）症状的形成与发展，与行为医学机制中的环境刺激、正强化、负强化、泛化、消退、惩罚、塑造等有关（表 16-1）。

笔记

表 16-1　行为矫正治疗的基本技术

名称	释义	刺激条件及对行为的作用
正强化	期望的良好行为发生后（或出现时）得到一个喜爱的正强化物，以后在类似的情景下，该良好行为的发生率增加	给予愉快刺激，增加良好行为
负强化	正在受惩罚的行为个体出现所期望建立的良好行为时，立即减少或撤除厌恶刺激或情境，并使之日后在同样情境下，提高该替代性良好行为的出现率	摆脱厌恶的刺激，增加良好行为
惩罚	不良行为发生后，立即给予厌恶刺激（惩罚物），或减少、撤除正在享用的正强化物	给予厌恶的刺激；或减少愉快正强化物。如体罚、谴责，可减少不良行为
消退	出现以前曾被强化过的行为反应时，如果在这一反应之后不再有强化物相伴，那么，此类反应在将来发生的概率更低	对某些行为“少加注意”或“不予理睬”，使之自行消退，也称为“故意忽视法。可减少不良行为的发生频率
塑造	通过强化近似成功的反应逐步建立新的行为。即通过连续不断地逐步强化，修正个体的行为，使其行为逐渐接近设定的目标	行为学习采用小步子渐进法：如，教穿珠这个项目，就从用粗硬的绳穿大木珠开始，进而到用很细的线穿小珠
链锁	将一个目标行为依进行时的先后顺序分成一连串的步骤教授的过程	通过特定顺序增强个别的反应，把复杂的目标行为分解成一连串的简单的行为步骤。每一个行为步骤都有不同的相关联
隔离	行为个体表现出某种不良行为时，暂时去除所有的强化物并将其置于一个单调乏味的地方	与原不良行为环境、条件隔离。减少不良行为的发生
泛化	当某一反应与某种刺激形成条件联系后，这一反应也会与其他类似的刺激形成某种程度的条件联系，这一过程称为泛化	如对孩子在某一行为上的表扬可以泛化到生活的各个方面：遵守纪律、按时起床、良好的卫生习惯等
分化	通过选择性强化和消退使有机体学会对某种刺激和与这种刺激相类似的刺激做出不同反应的过程，称为刺激分化	如某社交焦虑的患者，治疗师由开始对其所有社交接触的尝试都予以鼓励，逐渐过渡到只对恰当的社交接触予以鼓励

行为治疗能够产生行为改变，行为治疗是基于以下基本理论依据（假设）：

1. **行为的改变是以行为及其存在的背景条件协同变化为前提**　在个人与环境权变（相互作用）的过程中，辨识出不适应或病态情绪、无效应对行为或病态行为产生和维持的环境触发及维持因素。

行为医学家将持续的逃避并远离问题解决，以及无效的应对行为，称为非适应行为。而适应行为是不仅包括利于躯体健康的行为，更广泛地包括了利于心理健康、利于人际关系发展、利于家庭和谐、利于社会文化适应等的行为。非适应行为的增加是行为在环境中权变（contingency）的结果，权变减少了文化或场景适应行为在个人行为清单中的比例，增加了回避“有害”刺激的逃避行为。行为治疗包括制定一系列策略去创造能够支撑改变的行为环境，促进患者接触能协同改变的环境，更多地表达建设性行为、健康行为或非病态行为，同时提高患者触及或主动调动具有强化作用的正性事件及活动，从而导致特定环境中的病态行为或非健康行为消退或发生转变。

2. **患者并不缺乏从事非病态行为或健康行为的能力**　每个人的行为清单中都存在健康行为，只是患者的某些健康行为要么没有表现出来，要么发生的频率很低或出现的时间

笔记

很短，这是由于此前的“健康行为”的逐渐消除或缺乏强化的结果。

3. **行为改变之后认知与情绪会发生改变**　行为改变过程既需要也必然要求某些观念和情绪发生变化，行为治疗更强调行为改变在整个心理过程变化中的重要性。认知、情绪和行为同为机体的重要构成，机体（包括生理和心理）走向新的稳定状态必然涉及三者的协同改变。只有表现出改变后的稳定行为，才能表明认知和情绪确实已经改变。

4. **行为改变遵循匹配法则**　匹配法则（matching law）是指分配给非健康行为与健康行为的时间、精力比值正比于非健康行为相对于健康行为获得的强化。例如，环境的改变（遇到适合抽烟的场所、场景或关系），抽烟行为出现，非健康行为得以强化（表现为抽烟者预期结果的可及性、及时性、持续性），而欲戒烟者，在遇到类似情景，抽烟的替代行为（某种健康行为）就需要更多的时间和精力投入，替代抽烟的健康行为才能被强化，以保障戒烟预期结果的可及性、及时性、持续性。该模式假设：在治疗过程中，增加接触健康行为的强化刺激，或者减少与非健康行为强化刺激的接触，将达到增加健康行为，减少病态行为的效果。

行为治疗的基本假设还包括：①异常行为是后天习得的；②个体可以通过学习来消除那些后天所习得的异常行为；③无论是正常还是异常行为，很大程度上是被它们所带来的结果或环境条件所维持的。

三、行为治疗的基本原则

行为治疗策略基本上建立在强化和惩罚原则的简单和更复杂的应用上。从强化与惩罚基本原则中衍生出的治疗原则包括消除、消退、塑形等。

（一）强化

强化（reinforcement）是指通过呈现一个兴奋刺激或消除一个厌恶刺激使行为增加的过程（图 16-1）。强化包括正强化（positive reinforcement）和负强化（negative reinforcement）。当在环境中增加某种刺激，个体的某种行为出现的概率增加，这种刺激过程就是正强化。当某种刺激在环境中消失时，个体的某种行为出现的概率增加，这种刺激过程便是负强化。因此，强化只是由行为增加这一事实决定的。比如，一个学生习惯听放松音乐提升学习效率，另一个人习惯听放松音乐来减轻疼痛。学习效率提升就是学习时听音乐（行为）的正强化，疼痛的减轻就是听音乐（行为）的负强化。值得强调的是，行为强化的目标是最终能在自然的强化程序下或得到自然的强化物时，能够轻松或习惯化地完成任务或采取适当的行为。

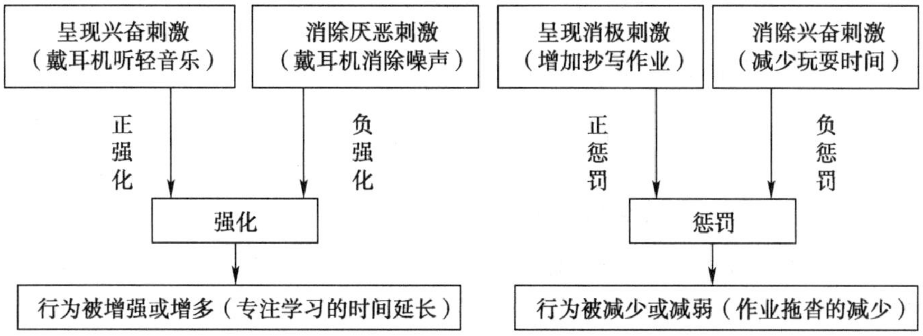

图 16-1　行为正强化与负强化图解（儿童学习行为为例）

（二）惩罚

惩罚（punishment）是指通过呈现一个厌恶刺激或消除一个兴奋刺激而使行为减少的过程，包括正惩罚（positive punishment）和负惩罚（negative punishment）。当在环境中增加某种刺激，个体的某种行为反应概率减少，这个过程就是正惩罚。当某种刺激在环境中消失

笔记

时，个体的某种行为反应概率减少，这个过程便是负惩罚。惩罚只是由行为减少这一事实决定的。例如，增加抄写错题达到减少错题的行为干预，就是一个积极惩罚的例子。而让一个作业拖沓的学生失去玩的机会从而减少拖沓，就是负惩罚的例子。值得注意的是：惩罚行为背后，也可能存在正强化的作用。前面的例子中，作业效率的增加与玩的时间增加也是同步的。因此，强化与惩罚，是以观察的焦点行为来界定的。

（三）消除

经过强化作用而建立起来的行为（反应），当不再给予强化时，该行为就停止发生，称为消除（extinction），即消除是指停止对某种行为的强化或非条件刺激后，建立起来的条件反射消失的过程。比如，对儿童表现出的不良行为不予关注，包括不予理睬、不予过多的注意。消除法就是利用消除原则改变行为的方法。开始使用消除法时，在短时间内不良行为出现的次数可能更多，情绪反应可能会更激烈。

（四）消退

在正常人的生活中，某些异常行为存在的频率和强度相对较低，通常被忽略。当有人刻意想消除它或减少它的时候，花费了精力和时间反而有可能增加其频率或强度，比如骂脏话、重复洗手、思想杂念等。消退（fading）是目标行为已经存在和成为习惯的时候，有计划地逐步撤销提示或强化的过程。消退原则常常应用于以下两种场景，一种情况是在治疗过程中选择性忽略对异常行为的关注，将时间和精力分配到正常行为或健康行为或积极行为的强化中，随着积极行为的时间或频率增加，异常行为逐渐减少的过程。另一种情况是有计划地对具有强化作用的操作行为进行消退，即逐渐减少或停止强化物，或削弱或停止强化过程，让目标行为（增加健康行为，减少病态行为）越来越能够在自然环境下被执行。最常见的就是治疗师的逐渐退出，患者在自己的生活中能够保持正常行为或健康状态。

（五）塑形

塑形（shaping）直接将健康行为作为治疗的焦点，是发展或促进健康行为的过程。不同于消除将非健康行为作为治疗的焦点，行为塑形应用于健康行为或积极行为的达成。该过程常常需要较多的分阶段的行为目标，它们是连续逼近长期目标的组成部分。治疗的初期，强调比较基础的短期或中间目标及相应行为，给患者较小的压力，目标行为容易被强化。实施过程中，先观察患者的日常行为，分析哪些是预期增加或增强的积极行为，哪些是需要消除的不适宜行为。然后，有目的地奖赏那些需要保留和巩固的积极行为，忽视或惩罚那些想要消除的不良行为，经过长期努力便塑造出期望的行为模式。

四、行为治疗的基本步骤

行为治疗过程中，从治疗开始的结构化指导到治疗结束时的自我管理，通常需要完成以下步骤。

（一）提出和确定需要治疗的靶行为

行为治疗中，靶行为的提出与明确需要一个观察和评估的过程。明确的靶行为可能来自患者主动提出、家属反映或治疗师的直接观察与评估。最终锁定为靶行为的清单，一定是治疗师与患者或与监护人讨论后达成一致的结果。

靶行为需要满足几个条件：①在患者的众多行为库中可以清晰界定、观察或评估；②靶行为可以通过强度、频率等进行量化；③靶行为具有通过行为策略而改变的可能，即具有可改变性；④改变将让患者受益；⑤靶行为改变具备相应的条件。

（二）靶行为的分析与呈现

笔记

患者或家属或观察者，可以借助评估工具，对初步确定的靶行为和（或）日常生活行为进行1～2天或1～2周的靶行为或日常活动监测，提供靶行为或日常活动的基线水平，治疗师与患者或家属对靶行为或日常活动的质和量有定性的认识。

观察过程中，需要探索或明确靶行为的触发因素或发生背景（比如时间、地点、人物或情景）。系统的靶行为评估，需要分析靶行为相关的事件、行为链、行为过程与行为后果，以及与行为背景或关系人的相互作用过程。最终达成靶行为的量化与具体呈现。治疗过程中可以对靶行为进行先后或重要性的调整。

（三）选择并执行个体化的治疗策略

患者的靶行为或行为模式确定后，需要调动行为改变的治疗动机，根据不同的问题行为，选用适合的行为治疗方案，可选用系统脱敏疗法、放松疗法、冲击疗法、生物反馈疗法、催眠疗法、强化疗法、模仿学习疗法、贝克认知疗法等。

聚焦患者病态行为或者非健康行为矫治的同时，需要关注其生活中的重要领域（包括人际关系、教育、就业、爱好、娱乐活动、身体健康、精神信仰、责任），识别出患者价值取向的靶行为，采用一定策略和方法来促进、稳定和维持健康或积极的生活方式。

（四）行为治疗过程中治疗策略的调整

促进患者在选择和发展新的应对策略，重新投入到健康行动过程中，可能会遇到一定的困难或障碍。治疗过程中，治疗师需要通过过程观察或治疗后的任务、家庭作业与行为监测工具等多种反馈手段，识别改变过程中的困难与障碍。

治疗师审议和分析每一次治疗后患者的反应与任务执行情况，根据任务是否完成或难易程度来决定下一次的行为治疗目标。整个治疗结束之前，治疗师的行为指导或训练需要有计划地逐渐消退，让患者进入自我行为管理的正常生活状态。

五、行为治疗的适应范围

人们对躯体健康、心理健康与行为健康越来越重视。非健康行为或健康不利行为，如熬夜、缺少运动、高脂饮食、吸烟、饮酒、网络成瘾、新型毒品滥用、赌博等行为对健康的影响正在受到越来越多的关注。矫正问题行为，促进健康行为，防病治病，促进健康，不只是需要健康教育，更重要的是需要有效的健康行动。

（一）行为治疗的适应范围

行为治疗主要包括5个领域，分别为：①健康人群的行为矫正与行为促进；②在疾病预防保健中的应用；③内外科疾病康复相关的行为干预与治疗；④发育障碍、衰老与残疾人群中的行为矫正或行为训练；⑤病态行为或精神疾病人群中的干预。

临床工作中行为治疗适用的不良行为表现包括以下4个方面，分别为：①心理生理障碍，如睡眠障碍、大小便控制障碍、进食相关障碍、性心理或行为障碍等；②物质依赖与滥用，如药物依赖、酒依赖、烟草成瘾、网络依赖等；③神经与智能发育缺陷与损害相关障碍，如孤独症、抽动症等；④神经症，如恐怖症、强迫障碍等。

（二）行为治疗的主要适应证

1. 特殊恐怖症、强迫障碍、口吃、咬指甲症、拔毛癖等神经症。
2. 烟草、酒精、毒品、药物等物质依赖及滥用。
3. 精神发育迟滞或孤独症等。
4. 抽动症、肌痉挛和遗尿症等神经功能调控问题。
5. 贪食、厌食、呕吐、肥胖等进食控制问题行为。
6. 阳痿、早泄、阴道痉挛、性感或性乐缺乏等性功能障碍。
7. 恋物障碍、异性服装障碍、露阴障碍等性心理障碍。
8. 抑郁症、恶劣心境、适应障碍与创伤后应激障碍等。

笔记

第二节 行为治疗的共同特征与实施程序

一、行为治疗技术的共同特征

(一) 注重解决问题行为

行为治疗所要解决的焦点是个体的不良行为或病态行为，而非个体一般的特质或特征，并不着重于探讨行为背后的动力，包括潜意识、态度、渴望、人格等难以直接观察的变量。

(二) 强调学习的作用

行为治疗认为一切行为和知识都是经验的产物，人及其行为具有无限可塑性。美国行为主义学者华生曾说:“给我一打孩子，不管它们出身、遗传、个性、种族、能力等特征，只要它们足够健康，给予合适的条件，我将可以把它们培养为律师、医生、艺术家、乞丐、强盗等等。”华生认为个体差异源于不同的教育背景和教育方式。行为治疗的问题行为通常具有习得性特点，患者可能在与他人的互动过程中，为自己的安全与利益需求等，通过选择性观察学习而获得。治疗过程中，治疗师的言行就是患者的重要学习对象。

(三) 强调此时此地

行为治疗强调关注当前现实世界和客观环境。认为通过特定的学习和训练，可以重塑患者的行为。重视外界客观现实环境，行为治疗关注与患者有密切接触的父母、老师、同学、朋友、同事等的影响。在治疗中关注“此时此地”，聚焦目前困扰患者的现实问题，从此时此地寻找资源和改变的力量。

(四) 医患双方共同努力

治疗的成功需要患者有求治动机，希望改变自己症状，愿意付诸行动与努力。要求患者有改变不良行为的动力。患者行为改变动机的唤醒与维持，需要治疗师给予及时的鼓励、支持、倾听和理解。因此，在治疗全过程中，稳定的治疗联盟是非常关键的。

(五) 治疗过程规范化

行为治疗具有结构性和系统性，通常治疗包括初次会面、评估、制定目标、治疗计划、家庭作业、检视、复习与总结。每次会谈都会回顾家庭作业、对治疗进行检视、表达新的领悟、梳理本次会谈的目标、过程反馈与讨论、安排家庭作业及进行会谈小结。治疗中家庭作业尤为重要，它可以将患者所学的新行为应用至生活中。

(六) 适时的行为评估

行为疗法不强调内省，注重在治疗中行为观察，获取可测量的数据作为矫正行为的依据。在治疗前、治疗中、治疗结束时分别对目标行为进行测量与评估。

二、行为治疗关系的建立

行为治疗中治疗关系的发展与确立，首先需要治疗师的倾听、支持、鼓励、温暖、肯定等沟通交流技术，其次是治疗师的评估与干预技术。其特征在于行为治疗师需要对问题行为进行聚焦与分析，并进行具体的行为操作指导；患方（患者或家属）需要执行治疗师给予的行为任务，对靶行为与操作行为进行观察和反馈。

治疗师为患者提供一个受保护的空间，允许患者表达内心感受，友好地倾听与共情，与患者建立良好的治疗关系。治疗师必然会成为患者改变过程中面对困难与痛苦的支持者和指导者。在与患者的行为互动过程中，治疗师一方面需要持续进行改变动机的启动、监控与维持。另一方面需要将自己或自己的言语行为作为刺激或强化物进行分析，观察患者的行为反应（趋近或逃避）。治疗师的一言一行，包括行为反应、语言和任务都具有操作行

笔记

为的特点，可能导致患者对治疗师趋近或回避。治疗关系变化，可以看作行为功能的反应。治疗师需要坦诚并敢于讨论治疗关系的变化。患者病态行为的消退，建议行为与健康行为的增加，都与治疗师有明确的关系。

三、行为分析与行为聚焦

（一）行为分析

行为分析可以分为微观行为分析和宏观行为分析。包括行为过程分析、行为功能分析、行为背景分析等。其中，行为功能分析是行为分析的核心。根据刺激与反应，行为的基本功能可分为五类：

1. **回避 / 逃避功能** 回避 / 逃避功能属于行为外部功能，通过行为呈现出远离厌恶刺激或终止与厌恶刺激的联系，比如不出门、不与人交流、绕道走、不敢正视、不看病、否认有病等。

2. **接近 / 获取功能** 接近 / 获取功能属于行为外部功能，接近或获取某些人、事、物特征或属性的重要行为功能，如美食、喜欢的运动、健康保健 / 娱乐活动、会关心人的朋友、负责任的医生等。

3. **关注功能** 关注功能包括外部关注和内部关注。为当事人的活动或行为投入更多时间、精力或情感的过程，比如欣赏的眼光、对其开心状态的关注、对其哭泣的关注、对其发脾气的关注等。

4. **自我取悦功能** 自我取悦功能属于行为内部功能，是在缺乏外部刺激时产生的，在独自的世界或内心世界中，在联想与回忆的刺激带动而出现兴奋、安抚或愉悦等反应，如，内心独白、心里在唱歌、白日梦、幻想等。

5. **体验回避功能** 体验回避功能属于行为内部功能，是减轻或压抑内心痛苦体验或记忆的行为，回避去体验、观察或回忆内心的负性情感、想法或记忆，且不愿意向他人表达。

如果行为发生，它就具有这五项功能中的一项或多项功能。刺激可能对某人意味着一种功能，也可能对另一个人存在另一种功能。比如爆竹烟花，可能给一个小孩带来喜悦（接近 / 获取功能），但对作战老兵却带来恐惧（回避 / 逃避功能）。行为主义强调学习经历能够对如何获取刺激的功能产生深远的影响。既包括从经典与操作性条件反射中获得，也包括认知上借助连锁关系推演或衍生而来。

近年来，行为分析越来越强调行为背景分析，任何行为的发生都是在特定背景下发生。背景改变，行为响应或行为模式必然改变或消失。缺乏充分的行为背景发掘和理解，问题行为将会持续或难以改变。行为的背景存在于当时的场景，包括当时的地域时空与人际，还包括个人既往经历的影响，以及家庭系统与社会历史文化的持续作用，也离不开个人在特定背景下的价值取向，比如对爱、责任、成就、自由、健康、享乐等的看重。理解了行为的背景，也就可以理解行为存在的理由或条件。

（二）行为聚焦

行为分析的要点是运用功能分析来理解行为，鉴别逃避模式，细化健康行为与病态行为，并明确其与环境相互作用的关系，为借助策略促进问题行为的改变建立基础。行为聚焦包括以下 4 方面内容：

1. **健康行为与病态行为** 行为分析不仅关注病态行为，更关注健康行为。治疗需要努力去激活健康行为，同时减少或消除病态行为。健康行为或非病态行为被定义为一种外显行为，能直接体现出良好的生活质量，提高功能状态，有助于适应环境。病态行为指的是与病症有关的行为，与健康行为相反，降低了患者的生活质量或功能状态，不利于适应环境。病态行为的产生，一方面可能通过病态行为被正强化（比如，获得朋友、家人的同情）或负惩

笔记

罚(比如,逃避了痛苦),另一方面健康行为的强化被剥夺(没有被肯定)或反而受到挫折(惩罚)、缺乏健康行为的有效操作行为。此外,病态行为缺乏规则管理或病态行为受到极端规则主导等也可能是病态行为产生的原因之一。

病症者(孤独症、物质滥用、遗尿症、口吃、慢性疼痛、失眠症、抑郁症、强迫症、逃学、人际关系不良、肥胖等)本人或家属可能给予他们简单归因,常见的问题归因或解决方向包括:神经问题、躯体问题、情感问题、思想问题、工作问题、与某人的关系问题、家庭社会问题、懒惰、性格问题等。在其自发的努力过程中,其很多健康行为和正常关系会受到破坏,将问题泛化。

治疗师帮助患者理清问题,聚焦问题行为、病态行为或非健康行为,有助于采取针对性的问题解决或行为矫正方法;另一方面,对正常生活领域的健康活动进行聚焦也很重要。

2. **行为的可操作界定** 行为是个体对形成和维持其发生的环境进行权变反应的一种功能状态。为了更好地进行行为矫正,必须从具体环境角度来界定病态行为,强调环境-行为关系的客观可重复测量以及改变的可操作性。

行为的可操作性界定需要考虑:焦点行为能否由患者控制,行为操作性的难易度如何,以及行为发生的情景是否可操控等。隐藏的行为事件(如思维、感觉)往往不属于此类行为,因为其难以观察和测量。根据行为的可操作性,行为可以分为以下三类:

(1)可选择行为:例如,非病理的贪睡、懒散行为、自杀行为、攻击暴力行为等。它们在多数情况下被理解为具有可操作性,被认为是个体可选择做与不做的行为。个体在一定程度上能控制是否接近还是回避这样的情景。该类行为还包括社交退缩、物质滥用或依赖等。

(2)部分选择行为:常见的自主神经症状,如食欲减退和失眠。虽然它们仍被认为是环境权变的功能状态,但更多被认为是基于生物学上的反应,直接可控性较差。但是,个体仍然可选择行为的形式,患者可以决定何时吃或者睡,吃什么或睡哪里,与谁一起吃等。

(3)难选择的行为:像负性认知及精神运动性激越或迟滞主要被看作是对环境刺激的隐藏反应,不易控制,行为治疗上难以操作。

3. **行为的等级量化** 行为治疗是具体病态行为或健康行为的渐进性与系统性的改变过程。改变过程既需要贴近于实际生活状态去观察行为,也需要创造特殊条件让焦点行为更强烈或频繁地呈现。

在行为等级量化中,比较经典的是对恐惧行为进行程度量化。例如一个恐惧公鸡的恐惧症患者,可以为其制定恐惧程度分级。常依据患者自己的感受程度分级,触摸公鸡恐怖程度10分,见到公鸡9分,接触羽毛7分,见到羽毛6分,看到公鸡的照片及视频5分,看到羽毛的照片4分,想象公鸡3分,想象羽毛2分,提及公鸡1分。具体恐惧程度,需要与患者进行仔细沟通、试验和观察才能够确定。

焦点行为要被很好地操控,除了行为的恐惧程度等级化之外,还可能需要行为活动等级表、行为的重要程度、愉悦程度、行为的回避程度等多种量化方式。治疗过程中需要根据行为等级,系统而有步骤地执行行动计划,并反馈或监测行为或活动。行为的分级任务活动安排,需要考虑患者目前行动/活动水平、行动/活动成功概率、行动/活动成功具备的具体环境条件、行动/活动在达成目标中的重要性等因素。行为改变之前需要完成目前行为/活动水平评估、价值取向的活动等级计划、保证行为改变的环境与条件、不确定性事件预见及应对预案等准备工作。

4. **焦点行为的功能分析** 行为治疗的着眼点通常是改变问题存在的条件。与焦点行为有关的背景、线索或提示,被看作是焦点行为出现的伴随条件。条件的改变会引起焦点行为的出现、消失或改变。焦点行为的存在条件或者在某种条件下焦点行为与刺激之间的紧密关系,在原则上成为需要解决的问题。

笔记

功能分析提供了关于焦点行为产生和维持的条件信息，从中可以引出相应的治疗方法和治疗策略。借助行为功能分析，可以更清楚焦点行为存在变化的可能，以及存在改变的障碍。其价值在于它至少从原则上给出了一个必要的干预框架。

四、焦点行为评估与监测

行为治疗意味着一个控制的过程，必须采取一系列措施来确保治疗的质量。焦点行为评估包括：行为访谈、行为观察、行为测量，分别涉及对病态行为与健康行为的识别、行为的量化与可操作化、行为功能的区分等。

1. **行为访谈** 行为访谈是行为治疗中最重要的诊断方式，治疗师通过访谈患者及关系人来组织信息，以便问题分析。在适当的条件下，应该对将要诊断的问题进行直接访谈检查。访谈过程不仅要涉及对业已明确的问题的核实和检查，还要对访谈中的新问题进行检查、观察和评估。这些问题都体现在患者的感受、观点、躯体反应和行为中。访谈的目标是对需要处理问题行为的发生与维持条件（背景）和问题行为的功能进行关注。行为分析的各个部分构成了检查性访谈的基础。

2. **行为观察** 行为观察是希望尽可能直接地把握行为，这是行为治疗的基础，可以使治疗师获得有关改变、强化或重建行为方式的信息，达到改变具体的行为的治疗目标。首先应进行自由的行为观察（比如在心理治疗过程中的观察），包括观察外部环境特征、个体间或个体与环境的相互作用、特定的行为方式等。然后通过系统的行为观察（比如每日行为观察表、行为计划），有针对性地进一步明确相关问题和假设。通过时间抽样和事件抽样，观察记录确切事件或行为过程，以及事件发生前的刺激环境和事件发生后的反应。观察可以选择在特定的环境里进行（如角色扮演），也可以选择在日常环境中进行。治疗师常常把自我观察作为家庭作业布置给患者。自我观察是指患者对自己行为进行观察，在行为过程中还要观察环境特征、行为过程、认知反应、动机、生理反应及其他人的反应。观察结束后尽可能直接记录所观察到的内容，常通过行为列表和日志来呈现结果。

3. **行为测量** 行为测量既包括主观的与客观的测量、也包括宏观的与微观的行为测量。客观的行为测量就是对行为的发生频率和持续时间等进行测量，主观的行为测量包括愉悦度、重要度、恐惧度、痛苦度等进行测量。宏观的行为测量就是通过直接的感官观察或体验，微观的行为测量则包含使用现代生物医学仪器进行的心理生理指标测量。在行为治疗的某些领域，生理性指标的意义越来越大。

行为监测是建立在系统的行为观察与行为测量基础之上的。可以是一次治疗过程中的行为监测，包括生物反馈、虚拟现实治疗下的行为监测，也可以是连续行为治疗过程中的主客观行为记录或行为变化的日志。

五、行为矫正与行为激活

（一）行为矫正

行为矫正（behavior modification）是通过假定行为改变的结果，将一套行为改变的程序应用于可观察的行为，采用正负强化来增加期望的行为，或采用消退或惩罚来减少非期待行为。广义的行为矫正就是指行为治疗，狭义的行为矫正是指消除问题行为。行为治疗的发展，不止聚焦于问题行为的行为矫正，还包括聚焦健康行为的行为激活。行为矫正能够产生效果的基本依据：

1. **问题行为是后天习得的** 根据行为理论，人类的大多数行为都是个体在环境中学习获得，问题行为更是在后天环境中形成的。

2. **问题行为相对独立** 每一种问题行为的存在都有与之对应的环境，是个体与特定环

笔记

境相互作用的结果。

3. **问题行为与不良环境或刺激存在对应的关系** 任何问题行为是个体在环境中不良适应的结果。矫正问题行为必须对其发生或维持的环境进行深入剖析。

4. **改变环境，重新学习或训练，可以使问题行为得以矫正** 通过改变环境中的不利因素或条件，创造或维持有利因素或条件，采取一定的行为措施进行系统训练或学习，使得问题行为得以矫正。

需要指出的是，行为矫正总是与行为规则的遵从，与惩罚和奖励建立联系。行为惩罚的操作，通常是在面对问题行为出现时增加一些厌恶事件，在趋利避害心理作用下，被矫正者不得不控制问题行为的表达。尽管过程中合并了奖励，行为惩罚的实施还是受到了许多批评。因此，在伦理上，由专家委员会认证的行为治疗师使用正惩罚也是被限制在极端情况之下。即，当所有其他形式的治疗都失败之后，或问题行为对自己或他人构成了明显危险时，严厉的行为惩罚才可以有条件地实施。需要注意的是，在行为矫正中必须给予充分的积极强化，比如提供赞美、赞同、鼓励和肯定等；通常认为有效地矫正问题行为，每一个指责或否定需要五个赞美或肯定与之匹配。

（二）行为激活

行为激活（behavioral activation）是通过结构化的努力而不断强化并增加积极的外显行为的一个治疗过程，它使患者与环境正性刺激保持接触，使思维、情绪及总的生活质量得到相应的改善。行为激活从最初的强调具体行为的强化发展到对复杂行为的系统治疗，经历了很长的时间。行为激活处理的焦点问题就是逃避行为，逃避行为是逃避其环境的应对策略，被界定为病态行为，是行为激活治疗的核心。

行为激活包括两个步骤：识别回避模式与选择和发展积极响应环境的应对策略。

1. **识别回避模式** 行为激活首先是识别回避模式，在个人与环境相互作用的过程中，辨识出病态情绪产生和维持的环境触发因素及无效的应对行为。通过每小时、每天的行为日记观察来了解日常活动，识别出情绪与行为之间的关系。借助 TRAP 回避模式（trigger，response，avoiding pattern），让患者清楚其回避行为是怎样在特定背景下经由某个细小的触发因素带来的负性情绪而启动。局部的、细弱的、暂时的回避行为又怎样在特定背景下借助负性情绪而接触更多的触发因素或维持因素而形成泛化的、更强烈的、持续更久的回避行为。

2. **选择和发展积极响应环境的应对策略** 一旦患者识别了自己的识别回避模式，治疗的主要目标就变成选择和发展积极响应环境的应对策略。借助 TRAC 应对（trigger，response，alternative cope）让其他行动代替回避性的行为或活动。TRAC 的具体操作是将回避行为细化到可以操作的、能够被激起较低负性情绪的行为甚至被能够激起积极情绪的行动所替代的状态。也就是说，即使调整后或替代的行动仍然不够积极，但是相对于调整前的回避行为，所促发的负性情绪的强度有所降低，这就是进步。引导患者在继续逃避还是健康行动之间做出明智的决策与实践，并消除积极行动的障碍。通过不断地扩展可以选择的、相对积极的应对策略，健康的行为资源库就会不断扩展。通过不断正强化，让患者逐渐投入到自己希望的生活模式中去，以实现自己的目标。

行为激活时需要注意以下要点：①更多关注维持个体逃避行为的独特环境及特定刺激。行为激活从最初的为增加愉快事件而增加愉快事件，发展到对行为变化的功能背景理解。特定行动的恰当性是由不断进行的评估来判定的，其基础是随时间变化并降低逃避行为发生的频率及持续时间；②行为激活采用了接受 - 变化模型。强调不必直接控制或改变负性观念和情绪，需要暂时接受其存在。基于 TRAP 和 TRAC 分析，行为激活过程需要让患者反复体验并澄清病症形成与消退的行为模式，以避免行动改变过程中的过早脱落与处

笔记

理问题行为反复，让患者始终保持对目标行为的关注与投入，平衡或接纳行动过程中的缺陷或挫折；③行为激活模式承认病症病因及维持因素中生物属性、认知的重要性，但其着眼点却是让缺陷性生物属性与歪曲认知存在的土壤或条件发生改变。行为活化程序让患者借助外显行为与背景/环境发生互动，借助正强化操作间接改变认知和情绪。

第三节　常用行为医学的治疗技术

对病患实施的任何一种治疗技术或方法必须按照国家法律法规的要求，在合理合法的地点，由具有法定资格和资质的技术人员实施。

一、放松训练法

放松训练（relaxation training）（又称松弛训练）是指使有机体从紧张状态松弛下来的一种练习过程。放松有两层意思，一是指肌肉松弛，二是指消除神经和（或）精神紧张。放松训练的直接目的是使肌肉放松，最终目的是使整个机体活动水平降低，达到精神上的松弛，从而使机体保持内环境平衡与稳定。

（一）原理

放松可以产生与焦虑反应相反的生理效应，如心率减慢、外周血流的增加、呼吸的平缓以及神经肌肉的松弛。放松可以通过呼吸放松、想象放松、静坐放松、自律放松等方法进行。其治疗原理为放松状态下大脑皮层的唤醒水平下降，交感神经系统的兴奋性下降，机体耗能减少，血氧饱和度增加，血红蛋白含量及携氧能力提高，有助于调整机体功能。

（二）方法

渐进性放松法是美国医生雅可布松（Jacobson）所创。他在《渐进松弛》一书中指出：这是一种逐渐松弛人体肌肉，减少身体紧张，消除焦虑和精神压力的方法。

其主要步骤是通过治疗师轻柔而愉快的声调，引导患者依次练习放松前臂、头面部、颈、肩、胸、腹及下肢，重点强调面部肌肉的放松。这种交替收缩或放松骨骼肌群，可使患者有意识地感受四肢和躯体的松紧、轻重和冷暖的程度，从而获得放松的效果。一般每日1次，每次20～30分钟。一般6～8次即可学会放松，并要求患者在家中也要反复练习，直至在实际生活中能够运用自如。

1. 放松训练的环境条件和准备阶段　放松训练应选择环境幽雅、光线柔和、气温适宜的场所，周围不应有过强的干扰刺激。可以低音播放轻松、缓慢、柔和的音乐，音乐节拍为每分钟约60次为宜。患者在训练前可少量进食，但应排空大小便，宽松衣带、鞋带和颈部的衣扣。坐在舒适的椅子上，头向后靠，双手放于椅子扶手上或自然下垂置于腿上，两腿随意叉开相距约半尺，整个身体保持舒适、自然的姿势。

2. 放松训练的简化式　放松训练的简化式也能很快地达到深度肌肉的松弛，整组肌肉须同时紧张，然后松弛。紧张的持续时间是5～7秒，放松的持续时间是20～30秒，每一步至少重复一次，体验紧张与松弛的不同感觉。

简化式放松训练步骤如下：①握紧双拳，拉紧二头肌和前臂，放松。②皱额，同时将头尽量向后靠，顺时针方向转圈。然后使脸部肌肉似胡桃状皱缩起来：眼睛眯紧，唇并拢，舌抵上腭，肩膀下缩，放松。③深深吸气，同时弓起背，屏住气，放松，深深吸气，收缩胃，屏住气，放松。④将脚趾和脚向上拉，拉紧胫部，持续一会儿，放松，卷曲脚趾，同时拉紧腿肚、大腿、臀部，放松。

（三）注意事项

第一次进行放松训练时，作为示范者，治疗师也应同时做。这样可以减轻患者的羞涩

笔记

感，也可以为患者提供模仿的对象。事先要告诉患者，如果不明白指示语的要求，可以先观察一下治疗师的动作，再闭上眼睛继续练。开始练习时，20 分钟只能带来局部松弛，坚持练习 1～2 周就会达到全身松弛。

肌肉收缩与放松之间应有足够的间隙时间，以便对松弛与紧张感有鲜明的对比。拉紧后背肌肉时不要用力过度，以防脊髓损伤，也不要过分拉紧脚和脚趾，以免肌肉撕裂。

现场进行的放松训练，最好用治疗师的口头指示，以便在遇上问题时，能及时停下来。治疗师还可以根据情况，主动控制训练的进程，或者有意重复某些放松环节。

在放松过程中，为了帮助患者体验其身体感受，治疗师可以在前一和后一步骤的间隔期指示患者，如“注意放松状态的宁静、温暖和轻松的感觉”“感到你身上的肌肉非常的放松”，或者“注意肌肉放松时与紧张时的感觉差异”等。放松训练作为一种行为和心理治疗方法，治疗师要遵循行为和心理治疗的基本原则，首先要同治疗对象建立良好的咨询关系。治疗师要态度和蔼，对患者真诚耐心、满腔热情。取得患者的密切配合是治疗成功的重要条件。在进行放松训练时，多数人会感到头脑清醒，心情轻松愉快，并有全身舒服感。但有少数人会出现头晕、麻木或抽动、震额、有漂浮感，甚至有肢体刺痛感，这些都是正常现象，如果患者在放松过程中有严重不安的感觉应停止治疗。

二、系统脱敏法

（一）概念

系统脱敏法（systematic desensitization therapy）又称交互抑制法或缓慢暴露法，是南非沃尔普（Wolpe J）创立和发展起来的一种重要的行为疗法。主要是通过诱导循序渐进地暴露出患者恐惧或焦虑的情境，应用放松训练，即全身肌肉放松来抵抗焦虑紧张情绪，使之达到消除精神焦虑的目的。

（二）治疗原理

1. **经典条件反射原理** 经典条件反射理论认为个体的行为通过学习而获得，通过学习，个体可以消除那些习得的不良或不适行为，也可以通过学习获得所缺少的适应性行为。沃尔普认为焦虑症、恐惧症等神经症的起因是原来不引起焦虑、恐惧的中性刺激与焦虑反应多次结合而成为较为牢固的焦虑、恐惧刺激，进而产生了异常的焦虑情绪和紧张行为。因此，作为一种习得行为，焦虑或恐惧的反应既然是通过学习不断形成的，也可以通过学习逐渐摆脱。

2. **操作性条件反射原理** 系统脱敏疗法不仅以经典条件反射理论为基础，也融合了操作性条件反射的部分理论，即斯金纳的正性强化和自然消退原则。在焦虑症、恐怖症治疗过程中，治疗师的鼓励和赞许对患者的脱敏训练起到强化作用，通过反复的训练，患者逐渐学会在恐怖情境下仍保持放松的状态，不再对刺激产生焦虑。治疗师有步骤地让患者在放松状态下回想以前曾引起他恐怖和回避的情境，逐步增加其对此刺激的耐受程度，原先引起焦虑、恐怖反应的强化因素经过反复、多次治疗以后被消除，患者的焦虑和回避行为也会逐步减退和削弱。

3. **交互抑制理论** 人与动物的肌肉放松状态和焦虑恐惧状态是一种相互拮抗的过程，一种状态的出现会引起另一种状态的抑制。例如在全身肌肉放松的状态下，患者的呼吸、心率、血压、皮肤电、肌电、皮肤温度等指标都将表现出与焦虑状态下完全相反的变化，即交互抑制作用；沃尔普发现通过逐步递增可引起恐怖的情境，增加个体耐受性，可消除恐怖反应，使不良行为在与引起这种行为的条件刺激接触中逐渐脱敏。

（三）系统脱敏法的治疗过程

笔记

系统脱敏疗法是一种行为训练方法，主要分为三大步骤：

1. **放松训练** 由于系统脱敏疗法的基本原理在于使用放松对抗焦虑，因此，学会放松是使用此疗法的首要前提。

2. **建立等级表** 在系统脱敏疗法中第二个关键的工作就是建立相关神经症的等级表，如“×× 焦虑等级表”“×× 恐惧等级表”。等级表的制作是进行系统脱敏的依据，这直接影响到系统脱敏是否能成功，也是系统脱敏疗法实施的难点所在。

一般来说，等级表就是将导致患者焦虑或恐惧的刺激物，按照其引发个体焦虑的强度排列成等级或序列，既知道是哪些刺激情境引发了个体焦虑或恐惧的情绪，又知道程度是怎样的（表 16-2）。

表 16-2 一名大学生的考试焦虑等级表

序号	刺激事件	感觉评分
1	老师宣布 1 周后考试	10
2	距离考试还有 2 天	20
3	距离考试还有 1 天	30
4	考试前一晚	40
5	走在去考场的路上	50
6	在考场外等候	60
7	进入考场	70
8	老师宣读考试纪律，发试卷	80
9	拿到试卷	90
10	开始答题	100

3. **实施系统脱敏** 当患者掌握了放松技术，并且制作了焦虑或恐惧的等级表以后，就可以按照焦虑（或恐惧）等级表的顺序逐步实施系统脱敏。

在临床工作中，限于条件因素，不可能陪同每位患者到真实的生活情境中去系统脱敏，患者所害怕的情境和事物也不可能被展示出来，如飞机失事、亲人亡故等。系统脱敏疗法可以要求患者使用想象的方法来解决这些问题。

想象脱敏一般在安静的环境中，患者完全放松的情况下进行。要求患者的想象要生动逼真，不允许有回避、停止行为的产生，一般忍耐 1 小时左右视为有效。当患者确实感到有些焦虑紧张，实在无法忍耐而出现严重恐惧时，令其停止想象，并采用放松法对抗。

在治疗过程中，当患者进入放松状态后，治疗师就可以描述等级表中第一个引起最小焦虑的情境，并要求其在能清楚地想象此事时，伸出一个手指来表示。要求患者想象并保持这一想象中的场景 30 秒左右，然后治疗师询问患者感受到的焦虑分数。如果分数超过 25 分，就需要继续放松。反复次数不限，直到患者如此想象不再感到焦虑为止，此时算一级脱敏。

等到患者能够在想象到第一个等级的焦虑情境并保持放松时，就可以进入下一个等级。重复上面的程序，直到患者想象某一刺激情境不再感到焦虑紧张为止。通常一次想象训练不超过 4 个等级，如果在某一级训练中仍出现较强的情绪反应，则应降级重新训练，直到完全适应。患者报告较少焦虑时治疗师要给予正强化，不断增强患者的自信心，提高其控制不良情绪的能力，从而获得良好的治疗效果。

（四）注意事项

系统脱敏治疗前应评估引发患者恐惧或焦虑的相应情境。例如一位社交恐惧障碍的患

笔记

者，患者惧怕在大庭广众之下发言，表面上患者害怕的是演讲的场所，其实深层次的原因是内心的自卑感，担心被他人评价。当针对深层次的原因进行放松疗法时，可取得满意效果。

脱敏训练阶段需要把握循序渐进的原则，刺激强度应由弱到强，由小到大。治疗时需要从患者评价较低程度的焦虑或恐怖的刺激物开始治疗，当某个刺激不再引起患者不良情绪反应时，可向处于放松状态的患者呈现一个比前一刺激稍强的刺激。

三、冲击疗法

（一）概念

冲击疗法（flooding and implosive therapy）属于暴露疗法中的一种，又称为“满灌疗法”或“快速脱敏疗法”。冲击疗法鼓励患者直接接触引起恐怖焦虑的场景，持久暴露，坚持至恐惧、焦虑情绪消退，是一种快速行为治疗方法。在动物实验中当给予实验动物声、光、电击等刺激时，动物会本能地感到恐惧，在实验笼中上蹿下跳，希望冲出实验笼，但经过努力仍无法离开时，动物会留在原地，忍受恐惧，当刺激持续一定时间后，实验动物的恐惧逐渐减轻，最终消失。实验表明，只要让被试持久的暴露在刺激因素前，恐惧反应将逐渐减轻。其适应证主要包括：恐惧症、强迫症、应激相关障碍。

（二）治疗原理

1. **消退性抑制** 冲击疗法基本原理在于消退性抑制。所谓消退性抑制是指尽可能的迅猛地引起患者极强烈的焦虑或恐惧反应，并且对这种强烈而痛苦的情绪不给予任何的强化，任其自然发展，最后迫使导致强烈情绪反应的内部动因逐渐减弱乃至消失，情绪反应自行减轻乃至消除。

2. **习得模式** 行为医学家认为恐惧是通过条件反射的学习而来的，是不自觉的、非自主的一种习得模式。习得模式的基本假定是：一种刺激物，由于它与恐惧的心理体验在时间上的多次联系，而逐渐变成患者内心恐惧和焦虑的条件性刺激物，此后每当这个刺激物出现时，都会引起恐惧的情绪反应，进而使患者学会了面对恐惧时进行逃避，这种经常性的逃避反应最终导致患者远远地躲避那个令他倍感焦虑或恐惧的刺激物。为了能事先避开这个刺激物，患者对与该刺激物有关的一切事物和提示都变得极为敏感。

（三）治疗步骤

1. **体检并筛选对象** 冲击疗法是一种较为激烈的治疗方法，治疗前应先检查患者的身体情况并行相应的实验室检查，如心电图、脑电图等。对患有严重的心血管疾病、中枢神经系统疾病、呼吸系统疾病、内分泌疾病、各种精神性障碍的患者，切忌使用冲击疗法。

2. **签订治疗协议** 详细向患者和家属介绍冲击治疗的原理、过程和各种可能出现的状况，尤其要清楚地说明在治疗过程中可能承受的痛苦，可能出现的自主神经系统症状。同时可客观表明冲击疗法疗效迅速，起效快。向患者及其家属解释，冲击疗法带来的焦虑是无害的，只是治疗中需要经历的一个过程。患者及其家属对治疗的原理、过程及效果知情后可确定是否与治疗师签订行为治疗协议。签订治疗协议的目的在于增强患者的自我约束，以保证治疗能够顺利进行。

3. **实施冲击治疗** 对于已签订行为治疗协议的患者，治疗前要求患者处于非饥饿状态，且已排空大小便。着装简单、舒适、宽松。如治疗室有心电监护仪可监测心电图及血压变化。

患者进入治疗室后，治疗师应迅速向患者呈现令其感到恐惧和焦虑的事物和情境，患者受到应激源刺激后，会出现惊叫、失态等激烈反应，治疗师应做好记录，并坚持持续不断向患者呈现刺激场景，如患者出现闭眼、塞耳、面壁、蜷缩至角落，应劝说其不要采取回避行为，并鼓励其回到情境中。

笔记

每次治疗时间应根据患者应激反应的情况而定，每次治疗的情绪反应要求超过以往任何一次焦虑恐惧程度，力求达到情绪的逆转，其生理反应也要求出现明显的自主神经系统变化。如果患者的情绪和生理反应高潮已过，症状逐渐减轻，则表明其已基本达到治疗的要求，继续给予 5～10 分钟的刺激或情境，患者会因精疲力竭而视而不见、听而不闻，此时停止刺激物及情境，让患者休息。通常一次治疗要持续 30～60 分钟。冲击疗法一般实施 2～4 次，1 日 1 次或隔日 1 次。治疗后给予患者充分鼓励，增强患者下一次治疗的信心，并给予适当的“家庭作业”，鼓励患者回家后继续练习，巩固疗效。

（四）注意事项

1. **冲击疗法的两种形式** 一种为想象冲击疗法，引导患者想象进入使其恐怖的情境中，通过消退性抑制的原理使恐惧、焦虑等情绪自然消退；另一种为现实冲击疗法，将患者直接带入其最恐惧的情境，经过实际体验，让其觉察并未引发预期的后果，恐惧症状也自然慢慢消除。

2. **冲击疗法禁忌证** 冲击疗法是一种较为激烈的治疗方法，如果患者具有严重的心血管疾病、中枢神经系统疾病、严重的呼吸系统疾病、内分泌疾病、严重的精神病症状均不宜使用冲击疗法；老人、儿童、孕妇及各种原因导致的身体虚弱的人也不适宜采用冲击疗法。

3. **治疗准备工作** 包括：①确立主要的治疗目标。②确定刺激物：刺激物应是患者最恐惧、最忌讳、最焦虑的事物，因为这些事物常常是引发症状的应激源。③治疗室的布置：大小适中，布置简洁，除了特意安排的使患者感到恐惧的刺激物外，没有任何别的东西。要使患者在治疗室的任何地方都能感受到刺激物，不能使患者有回避的地方。治疗室的门原则上由治疗师把守，使患者无法随意夺路而逃。有些治疗需要安排特定的场所，如各种恐惧的现场。④抢救药物准备，如地西泮、普萘洛尔、肾上腺素等防止意外发生，或请有处方权的临床医师随同治疗全程。

4. **严密观察患者的生理变化** 因为冲击疗法会引起患者强烈的焦虑和恐惧，引发自主神经系统变化，出现交感神经处于强烈兴奋状态所具有的一系列症状，如呼吸急促、心悸、出汗、四肢震颤、头晕目眩等情况。应评估患者各项基础生命指标，决定是否继续治疗。

四、厌恶疗法

（一）概念

厌恶疗法（aversion therapy）是通过直接或间接想象将某种不愉快的刺激与个体的不良行为结合起来，使个体最终厌恶并放弃这种行为。这种方法又称为厌恶制约法。适应证：①消除单个行为，如咬指甲、拔毛；②吸烟、赌博、酒精滥用、物质依赖等成瘾患者；③强迫观念或强迫行为；④精神发育迟滞或儿童孤独症的自伤行为；⑤性变态患者如恋物癖。

（二）厌恶疗法的原理及特点

厌恶疗法利用回避学习的原理，把令人厌恶的刺激，如电击、催吐、语言、责备、想象等，与患者的不良行为相结合，形成一种新的条件反射，以对抗原有的不良行为，从而消除和纠正这种不良行为。

（三）治疗步骤

1. **确定靶行为或靶症状** 当有多个不良行为时，确定一种最为突出的或患者最迫切想改变的行为作为靶症状，以保证靶症状的单一性和具体化。

2. **选择厌恶刺激** 只要这种刺激不给身体带来较大的伤害，任何能带来不快情绪的刺激都可作为厌恶刺激。常用的厌恶刺激有引起疼痛的物理刺激（如电击、橡皮圈弹痛等）、化学刺激（如催吐剂、令人难以忍受的气味等）和声响刺激，也可以采取食物剥夺或社会交往剥夺措施，或者通过想象中的厌恶性刺激，使人在头脑中出现极端厌恶或无法接受的想

笔记

象场面，从而建立条件反射。

3. **体检** 治疗前应先检查患者的身体情况并行相应的实验室检查，如心电图、胸片、脑电图等。需要评估患者的身体状况可否承受相应的厌恶刺激。

4. **签订行为厌恶治疗协议书** 该协议书类似冲击疗法协议书写方式。

5. **实施厌恶刺激** 当出现靶行为时要同时施加厌恶刺激，控制时间是治疗的关键。其中较好操作的是电击刺激，当出现不良行为同时给予电击刺激。靶行为消失时，厌恶刺激也随即停止。较难控制的是药物，需要了解药物的半衰期，应使药物的峰值与靶行为紧密联结，例如使用阿扑吗啡治疗酒依赖患者，根据阿扑吗啡注射5～10分钟后可出现催吐作用，可让患者在药物注射5分钟后开始饮酒，一般饮酒后1～2分钟出现恶心、呕吐。

（四）注意事项

1. **注意道德伦理问题，严格控制使用** 采用厌恶疗法对于改变不良行为非常有效，尤其对于那些自制力差的人效果更为明显。但是，应用厌恶刺激在道德上的"合理性"仍然存在争议。因此，即使在某些情况下厌恶疗法很有效力，但如果有代替的、作用明确的正强化物，就应实施正强化，最好不要使用厌恶疗法。若在不得不使用该方法的情况下，必须恪守伤害最小的原则。

2. **深入掌握患者情况** 厌恶疗法有很强的惩罚性，有时会伤害个体的自尊心。是否采用这种方法，一定要看准对象，权衡利害。要详细了解患者不良习惯严重的程度，确定患者的这一不良的行为习惯已经对人构成了极大的威胁，或者其严重程度已经严重到要触犯法律，而用其他方法都无效时才不得不使用。

3. **全面了解各类刺激特点** 治疗师要充分了解不同刺激对人体不同的威胁性，及其可能产生的负面作用。在厌恶疗法实施过程中，治疗师要随时监测患者状况，准备必要的工具和药品，避免出现问题，在实施过程中一旦发现过度反应立即停止治疗。

4. **靶症状要单一、具体** 例如，一位酗酒成瘾者要求戒酒。尽管他同时还有吸烟等不良嗜好，治疗师只选择饮酒作为靶症状，即"症状单一"；而且必须针对他最常饮用的某种酒，即一定的酒精浓度和一定的量，即"目标具体"。

5. **把握强化物呈现的时机，建立良好的适应行为** 厌恶体验与不良行为应该是同步的，从而达到消除不良行为的目的。停止使用厌恶刺激后，应立即出现良好强化物代替不良强化物。例如，对同性恋患者的厌恶治疗，应让患者逐渐形成对同性间性行为的厌恶反应，建立对异性间性活动的愉悦反应。

五、强化疗法

强化疗法（reinforcement method），又称为操作性行为疗法，是指应用各种强化手段以增强某些适应性行为，减弱或消除某些不良行为的心理治疗方法。

（一）原理和类型

强化的方法是建立在操作性条件反射的原理之上的。在强化的条件和时间间隔应当遵守操作性条件反射作用原理。

1. **正强化** 为了能建立一个适应性的行为模式，运用奖励的方式，使这种行为模式重复出现，保持下来。奖励的方式可以是给予对方喜爱的实物、代币，亦可以是微笑点头、称赞和表扬。

2. **负强化** 为引发所希望的行为出现而设立一种"刺激"，例如较大的孩子仍有吸吮手指的习惯，这种行为一出现就受到指责，一旦他停止吸吮手指，立刻停止批评。

3. **正惩罚** 当不适应的行为出现时给予处罚的一种方法。往往是给对方一种使之感到不快的刺激，如批评、罚款等。正惩罚时必须注意，罚的是什么，意义要明确，时间要

笔记

适当。

4. **负惩罚** 当不适应的行为出现时，不再给予原有的奖励。如小孩完成作业之后，可以让他看电视，没有完成则不让他看。

（二）强化疗法的操作步骤

1. **正确选择靶行为** 一方面，所选择的行为应该是具体的、可观察、可控制、可评价的行为。具体的行为能使治疗师客观地控制、观察与评价行为的改变，能反复对同一个行为进行强化，直到该行为明显增加为止。另一方面，所选择的行为应该是个体相对比较喜欢的高频行为，否则难以起到应有的效果。

2. **正确选择强化物** 用来增强行为的强化物必须强力有效，通常具备以下几个特点：①方便使用；②能在所需要的行为发生之后立刻呈现；③多次使用不至于引起迅速的满足；④不需要花费大量时间。在选择强化物时还需要考虑到个体的年龄、性别以及个体的需要和偏好等特点。

3. **正确实施强化** 需要注意以下几点：①强化实施前，把计划告诉患者，以期取得积极配合；②所需要的行为出现后立即予以强化，不要拖延太长时间；③给予强化物时，要向患者描述被强化的具体行为，如正强化时要说明由于出现了哪种行为而得到奖励，表扬时应说“你把衣服叠的真整齐”而不是说“你是一个好孩子”，这样能使他明确知道今后哪个行为是值得再现的；④分配强化物时，最好能结合其他奖励，如口头赞扬、拥抱、微笑等；⑤适当控制强化物的数量，进行适宜的强化，以保证强化在整个过程都有效力。为了避免发生满足现象，每间隔一段时间就要更换所用的“强化物”。

（三）注意事项

1. **强化物要适宜** 如对小孩给予糖果作奖赏，而给成人就不适宜。要有针对性地找出适宜的强化物。

2. **强化物的兑现要及时，意义要明确** 表扬什么惩罚什么表达要明确。

3. **强化的目标和次数** 强化目标要逐渐提高，强化的次数要逐渐减少，也可由实物逐渐变成言语的强化。

六、模仿法

（一）特点

模仿法（modeling therapy）又称示范法、观摩法。它是利用人类通过模仿学习获得新的行为反应倾向，来帮助某些具有不良行为的人，以适当的反应取代其不适当的反应，或帮助那些缺乏某种行为的人学习该种行为。

模仿法包括现场模仿法、参与模仿法、自我模仿法、电影电视或录像模仿法以及想象模仿法等多种类型。模仿法成效快、适用情境广泛，还可与其他行为治疗方法结合使用，特别适合于集体心理治疗时应用。其适应证包括：儿童恐怖症、社会退缩、精神发育迟滞与孤独症病儿的行为问题等。

（二）基本原理

1. **模仿** 班杜拉的社会学习理论认为个体在观察、学习、模仿他人的过程中产生了共鸣，从而增加了适应行为或减少不良行为。模仿学习可以在既没有模型也没有奖励的情况下产生，个体仅仅通过观察其他人的行为反应，就可以达到模仿学习的目的。

2. **观察学习** 观察学习是指个体只以旁观者的身份，观察别人的行为表现，在某些情境下，只根据观察别人的直接经验就可以间接学到某种行为，这种学习也称为替代学习。

研究表明，榜样受到强化的行为比未受到强化的行为更容易引起学习者的模仿，经常观察到别人的攻击行为受到强化的儿童，会表现出很强的攻击性；经常观察到别人的攻击

笔记

行为受到惩罚的儿童，则不去模仿这种行为，攻击性最弱。

（三）操作方法

1. 选择合适的治疗对象，确定目标行为 在模仿法实施之前，先评估患者的模仿能力。模仿能力可以根据患者的经历和心理测量结果做出判断。一般来讲儿童的模仿能力较强，比较适合进行模仿疗法。对于成人，尤其是自尊心较强的人，非常抗拒改变的人，模仿起来比较困难。其次，所确定的目标行为不仅可观测、可测量，而且应该对行为进行任务分析，分解为若干小步骤，以便榜样逐一示范，并促进患者掌握。

2. 发挥榜样的示范作用 观察学习以榜样的示范作用为对象，没有榜样示范也就没有观察学习。首先，榜样与个体的行为要有相似性。示范者与学习者在年龄、性别、兴趣、能力、地位等方面要有一定的相似性，这有助于学习者注意并模仿学习示范者的行为，促进示范效果。其次，要有一套行为可以作为榜样让个体模仿。提前进行周密的设计与安排有助于在实施过程中非常精确地向学习者呈现所需学习的目标动作。

3. 科学的示范 示范行为的顺序应是从易到难，由简到繁，循序渐进。确定的目标要尽可能简单，如果是复杂的行为要进行任务分解，将其分解成为一个一个的小步骤，以便榜样能按照顺序逐一示范。提供行为榜样的示范者可以是真实的个体，也可以采取符号表征的形式，但现实模仿的治疗效果最好。例如对猫的接触，最好是真实的猫，而不是猫的图片、玩偶等。其次，展示示范行为。在展示过程中，最好将行为示范和言语指导结合使用，可以根据患者的语言能力水平设计配合行为示范进行讲解的内容。在这个阶段要充分保证学习者有足够的时间观察目标行为，留下深刻的印象，才能保证模仿效果。

4. 正确的强化 在示范模仿的过程中，要求模仿行为在榜样呈现之后立即出现（比如3～5 秒之内），这是示范模仿法的一个重要特征。患者在观察示范行为后，应该立刻对这种行为方式进行仿效和实践，通过患者的行为表现确定其是否学会了这种行为，并对其行为表现给予恰当、及时的反馈。通过对示范的行为进行模仿并不十分困难，但要将模仿行为吸收、巩固，并融合为个体自然行为中的一部分，并付诸实践就需要给予及时的强化。

七、生物反馈疗法

生物反馈疗法（biofeedback therapy）又称生物回授疗法。是在行为疗法的基础上发展起来的一种新型行为治疗技术和方法。生物反馈疗法是应用操作性条件反射原理，以生物反馈治疗仪为手段，训练人体按照某些生物学信息与这些信息有关的器官或系统的病理生理性活动，达到治疗目的。

生物反馈法的运用一般包括两方面的内容：一是让患者学习放松训练，以便能减轻过度紧张，使身体达到一定程度的放松状态；二是当患者学会放松后，再通过生物反馈仪，使其了解并掌握自己身体内生理功能改变的信息，进一步加强放松训练的学习，直到形成操作性条件反射，解除影响正常生理活动或病理过程的紧张状态，以恢复正常的生理功能。

（一）原理

1. 操作性条件反射原理 在行为主义心理学家看来，人的许多疾病和不良行为习惯的形成都是通过不良学习形成了病态性条件联系，并通过不断强化巩固了这一行为。生物反馈的学习实际上就是学习正确的操作性条件反射，通过对病态性条件联系的对抗、纠正或逆转，矫正不良行为和习惯。

2. 反馈与控制理论 生物反馈法是借助现代电子仪器将患者体内生理机能予以描记，并转换为声、光等反馈信号，使患者能根据这些反馈信号，有意识地学习调控自己的内脏功能和身体功能，达到调整机体功能的目的。研究表明，虽然自主神经系统支配的内脏活动本来是不可能受主观意念控制的，但是通过特殊的学习和训练也可以达到一定程度的目标

笔记

控制。

（二）生物反馈设备分类

常用的生物反馈设备有：肌电反馈仪、脑电反馈仪、皮肤温度反馈仪、皮肤电反馈仪、血压和脉搏反馈仪等（图 16-2）。

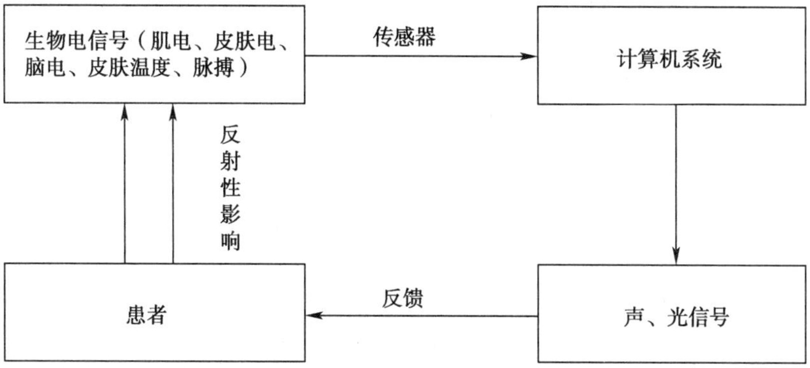

图 16-2　生物反馈示意图

1. **肌电反馈仪**　肌电是肌肉收缩或松弛的一个直接客观的生理指标。肌电反馈仪把测得的肌电放大，然后整流、集合变成声光信号，告诉被试者他的肌肉是相对的紧张或是松弛。患者根据反馈信号，学习对全身肌肉进行放松训练，减轻或消除焦虑、紧张等情绪障碍，以治疗躯体或精神疾病。肌电反馈主要适用于：焦虑症、恐怖症与精神紧张有关的一些心身疾病；神经系统功能性或器质性病变引起局部肌肉痉挛、抽动、痉挛性斜颈、口吃、磨牙等。

2. **皮肤电反馈仪**　皮肤导电性直接受汗腺影响，而汗腺又受控于自主神经。在紧张、焦虑、恐惧等情况下，自主神经兴奋，汗腺受到调控，因而使皮肤导电性能改变。皮肤电是情绪活动的一个重要指标。皮肤电反馈主要适用于焦虑症、癔症、神经衰弱、抑郁症以及各种神经应激障碍，以及与交感神经兴奋有关的疾病如高血压、支气管哮喘等。

3. **脑电反馈仪**　大脑活动时会不断地产生一些微弱的电信号，脑电反馈仪就是将脑电活动转换成直观的信号，并让被试者理解这些信号的意义。在被试者体验到这些直观信号与各种心理状态之间的关系后，学习按要求改变这些信号。脑电反馈仪可用于治疗焦虑症、抑郁症、失眠症、神经衰弱、癫痫等。

4. **皮温反馈仪**　在环境因素恒定的情况下，皮肤的变化与自主神经系统的兴奋性密切相关。而自主神经的活动又能特别地反映出与情感有关的高级神经活动。皮温反馈可用于放松训练，也可用于治疗血管性偏头痛、雷诺氏病、焦虑症以及与自主神经亢进有关的疾病。

5. **其他反馈仪**　目前已有心率、血压及其他功能的反馈仪。通过反馈仪可将相应脏器的活动反馈给被试，用以提高对相应脏器的控制能力，治疗相关疾病。

（三）治疗步骤

以肌电反馈为例介绍生物反馈治疗的步骤。

1. **治疗前准备**　①诊室准备：诊室应保持安静，减少谈话和走动，以免受到干扰。温度一般保持在 18～26℃，使患者不感到过冷或过热。在进行皮肤温度和皮肤电反馈训练时，室温波动不应超过 0.5℃。室内光线柔和，陈设整洁，保持空气流通。②患者心理准备：在实施生物反馈疗法前，应向患者解释清楚治疗的目的和治疗方法，使其了解疾病与认知、情绪和个性特征间的关系，认识到通过主观努力使全身或局部放松是消除心身过度紧张的一种治疗方法。

笔记

2. **治疗阶段** ①保持放松状态：患者坐在一张有扶手的靠椅、沙发或是呈45°角的躺椅上，解松紧束的领扣、腰带，穿换拖鞋或便鞋，保持一种非常自然、放松的姿势。②按技术要求正确安放电极：反馈仪放在患者前方小桌上，使其眼睛能自然直视反馈仪及反馈信号。③基线测定：记录治疗前肌电水平的基线值，与治疗结束时的肌电值进行比较以观察训练效果。测量肌电水平的基线值时，可测量三次求平均值。获得患者基线数据后，再给患者应激刺激。④反馈训练：经训练应使肌电水平逐步下降，故每次训练开始时应预先设定预置值。当肌电水平在预置值周围上下变动时，声、光反馈信号会发生改变。

第一次治疗时，治疗师要在旁指导，告诉患者观察肌表面电位微伏器上指针变化及其转动方向，让患者学会体验肌肉放松程度与反馈信号变化的关系，逐步让患者建立起肌肉放松的感觉。

每次治疗结束时，记录当日能够保持5～10分钟的目标值，供下次治疗参考。

3. **家庭作业** 家庭作业即指患者将在治疗室中由生物反馈仪指引下所学到的放松体验，回到家中后在没有仪器指引的情况下进行积极的自我训练，以巩固所获得的体验效果。

（四）注意事项

1. **特殊情况的处理** 如果通过多次练习每种反馈性生物反应指标，并无明显变动，应该与患者交谈是否已了解练习的目的与方法，如果不是理解与技术中的问题，应考虑另择反馈性生物指标。

2. **记录填写** 治疗前、治疗过程中与治疗结束后，由观察者填写记录单，患者自填症状变化量表，这样可做出对比，确定有无疗效。

3. **治疗师的肯定** 治疗过程中，治疗师要给予积极的强化。生物反馈之所以能帮助患者控制自己的生理过程，除了患者的练习和探索，治疗师对患者的语言指导和治疗态度是重要因素之一。

八、贝克认知疗法

（一）概念

贝克认知疗法认为认知是情感和行为的中介，情感问题和行为问题与歪曲的认知有关。该疗法通过纠正和改变个体的不良认知，从而使个体发生情感和行为的改变。认知疗法（cognitive therapy）是一种认知重建的疗法，它强调用实证的方法验证适应不良信念的正确性。

（二）基本技术

贝克认知疗法治疗常见技术包括：

1. **识别负性自动想法（identifying automatic thoughts）** 主要由患者完成，要求患者将自己遇到事情后的所思所想即刻记下来，对其中经常出现的、消极的念头进行总结。如“我又让父母失望了”“这种事都做不好，我无脸见人了”等等。这些消极的想法貌似真实，却经不起逻辑的检验。

2. **识别认知错误（identifying cognitive errors）** 治疗师听取和记下当事人的诉说的自动化思想以及不同的情境和问题，然后要求当事人归纳出一般规律，找出其共性。随着能够分析和识别自身的错误认知和图式，患者会逐渐认识到情境-自动想法-情感反应之间的关联，并尝试在治疗师的帮助下，应用新的认识替代原有的不良认知和图式。

3. **真实性检验（reality testing）** 找到患者的认知曲解后，治疗师同患者一起对这些预测、推论和假设是否合乎逻辑，是否合乎实际和真有道理进行检验和辩论，并鼓励患者对自己的信念进行调查，以验证其正确与否。经过真实性检验，当事人可能发现，绝大多数的时间里他的这种消极认知和信念是不符实际的，从而动摇原先的信念。

笔记

4. **去注意(decentering)** 部分焦虑症患者感到他们是人们注意的中心,他们的一言一行都受到他人的"评头论足"。因此,他们一直认为自己是脆弱的、无力的。治疗计划要求当事人不像以前的方式行事,忽略掉周围人们的注意,结果可发现很少人会注意当事人的言行。

5. **监察苦闷(monitoring distress)或焦虑水平(anxiety level)** 许多慢性甚至急性焦虑患者往往认为他们的焦虑会一直不变地存在下去,但事实上,焦虑的发生是波动的。鼓励当事人对焦虑的水平进行自我监测,促使当事人认识焦虑波动的特点,增强抵抗焦虑的信心,是认知治疗的一项常用技术。

6. **苏格拉底式对话(Socratic dialogue)** 指治疗师不做主观判断,通过一系列追根究底式的对话,让患者发现自己想法中的自相矛盾之处。从而改变自己的想法。如"你觉得离婚是很痛苦的事,是吗?""是的。""你认为这种痛苦会随着时间而改变吗?""不会的。""你的想法改变吗?""不会。""你结婚的时候想过你未来的婚姻会如此痛苦吗?""没有。""但你现在发现婚姻其实可能是很痛苦的。""是的""所以,你的想法可能随着时间而改变""是的。""所以,虽然目前你觉得很痛苦,但有可能过段时间你就不再觉得痛苦了,是这样吗?""……"

(三)方法和步骤

1. **建立良好的"医患"关系** 耐心解释治疗的目的及理论,让患者主动参与治疗。贝克认知治疗强调患者的主动参与,良好的治疗性关系对治疗效果的取得起着重要的,甚至是决定性的影响。建立治疗性关系的技巧包括共情、倾听等。

2. **识别患者负性自动想法,找出功能失调性假设**。

3. **诘难患者的认知曲解,找出替代性思维** 启发患者寻找不良认知。协助患者暴露认知曲解或逻辑错误,并加以讨论、检验、合理推论。通过反复"诘难"改变负性自动思维,放弃原有的错误认知,建立正确认知。

4. **家庭巩固** 布置认知作业,要求患者完成。常见的认知家庭作业包括每日活动安排表、等级任务练习等。通过认知作业,患者可以将自己治疗过程中理论上的收获,转化为自己生活中的体验,巩固治疗效果。

5. **治疗结束阶段** 与患者一起回顾治疗过程,对仍然影响患者生活的心理困惑进行补充纠正。

(四)适应证

对轻至中度的抑郁症效果最佳,对躯体疾病或生理功能障碍伴发的抑郁状态也有较好的疗效;其他适应证包括:广泛性焦虑症、惊恐障碍、恐怖症、强迫症、酒瘾、药物成瘾等;偏头痛、慢性疼痛等行为障碍;对多动性行为障碍,冲动性行为等行为问题,也有较好疗效。

九、自我指导训练疗法

(一)概念

自我指导训练(self-instructional training)通过认知行为治疗技术,由训练者按照规定的步骤帮助患者在解决他们所面临的问题时学会使用内部言语,进而起到自我指导的方法。唐纳德·梅根鲍姆发展了自我指导训练来教会人们如何指导自己有效应对复杂情境,最初用于治疗儿童的冲动行为。治疗冲动行为的自我指导训练的一般目标是,使儿童学会在行动之前进行思考和计划——"停下来,看一看,听一听。"

(二)基本原理

个体异常行为的出现,与个体无法进行充分的内控有关,通过训练患者将外部的言语转化为内部的言语,即可达到改善个体行为或心理障碍的目的。

笔记

（三）方法和步骤

自我指导训练疗法包括以下八个步骤：

1. **任务选择** 针对儿童的状况，选择那些需要长时注意的、要有一定的策略才能顺利完成的任务，选择的任务难度对儿童要适当。

2. **认知模拟** 训练者要模拟任务的解决过程。这个模拟是以训练者自己口述的形式进行的。包括问题解决的步骤：①定义和理解任务的性质，如“怎么做才是积极回答老师问题？”“积极回答老师问题的意义何在？”等；②找出完成任务的可能的方法，如举手、目光示意等；③选择一个策略并用其完成任务，如举手表示自己会回答某问题；④对问题解决的全过程进行自我监控，通过外部或内部语言，对自己回答老师问题的过程进行监控；⑤自我评价与自我奖赏；⑥选择另一个替代的方法，但这种方法是不能成功完成任务的，如“我没有能够举手回答老师问题，原因是……，下次我要争取完成。”

3. **明显的外部指导** 按照上述认知模拟的步骤，训练者一步一步地教儿童完成所要求的任务。如，当听到老师提问时，目光注视老师，思考“我会不会回答这个问题？”，如果答案是“会”，提醒自己举手。

4. **外显的自我指导** 训练者让儿童按照上述方法自己去独立完成任务，这时儿童边做边说。如“我听到老师提问了么？”“是！”“我目光注视老师没有？”“是！”“我会不会回答这个问题？”“是！”“我举手了么？”“是！”要求儿童将所有的提问和答案大声讲出来，用于指导自己的行为。

5. **模仿** 悄声的外部自我指导训练者向儿童示范将大声的自我指导换成悄声的自我指导。

6. **儿童练习悄声的外部自我指导** 儿童在真实的情境下训练用上述的方法对自己进行悄声的自我指导。

7. **模仿内隐的自我指导** 训练者示范内隐的自我指导，要求儿童在完成任务时通过思维而非内部语言指导自己的行为。

8. **儿童练习内隐的自我指导** 儿童必须自己思考完成任务。训练者可以询问一些问题，如“你现在是如何想的？”等，来了解儿童的自我指导过程。如果儿童的训练效果不理想，需要回到前面几步中的某一步重新开始。

（四）适应证

自我指导训练主要用于儿童，也常用于治疗青少年或成人的一些行为，另外，它还被用来帮助指导智力障碍的成年人完成与工作相关的任务。自我指导训练的适应证：主要适用于儿童品行障碍、学习困难、精神发育迟滞。也可用于成人精神分裂症康复期、焦虑障碍、强迫障碍、恐惧症、习惯与冲动控制障碍、性心理障碍的治疗。

十、其他常用行为医学治疗技术

随着行为医学学科的迅猛发展，基础理论和临床应用研究持续深入。行为医学诊疗技术和方法不断拓展，越来越多的行为医学治疗技术应用到行为异常、神经、精神以及心理障碍的临床诊治工作。

（一）动机访谈

动机访谈（motivation interviewing，MI）也称为动机晤谈或悦纳访谈。是指通过帮助患者发现并强化对行为改变的动机和承诺，解决个体的锚段心理，并最终发生行为改变的一种以人为本的沟通方法。适用于多种不良行为的矫治。

动机访谈简单易学，可操作性强，被中华医学会行为医学分会推荐为行为医学专业和临床医师、护理人员、心理治疗师和教育工作者等非专业行为医学工作者的必修技能之一。

笔记

(二)理性情绪行为疗法

理性情绪行为疗法(rational emotive behavior therapy,REBT)是指在行为和心理治疗过程中,治疗师“诘难”患者的不合理的,造成其心理困惑的认知,并将其改变为健康、合理的认知,治疗患者行为和心理障碍的临床疗法。它主要是通过疏泄、解释、领悟、再教育、示范、行为脱敏等技术,使患者的认知重建来改变其非理性、不合理的信念、心理和行为问题。

REBT 的适应证包括神经症性障碍、人格障碍、应急相关障碍、性心理障碍、癔症和婚姻问题等。

(三)接纳与承诺疗法

接纳与承诺疗法(acceptance and commitment therapy,ACT)是第三代(波)行为疗法的主要代表之一。其目标是提高心理的灵活性、融合性。在改变或坚持某种行为之间保持灵活和宽容,逐步实现良好或有价值的行为(结果)。ACT 关注提高心理灵活性的几个关键过程:接纳(acceptance)、去认知融合(cognitive defusion)、以己为镜(self-as-context)、关注现实(being present)、重塑价值观(value)和承诺行动(committed action)等。

研究表明,ACT 对于包括焦虑、抑郁、强迫、恐惧多种人格障碍和心理和行为疾患具有良好的治疗效果。

(四)催眠与暗示疗法

暗示疗法(suggestive therapy)是指利用语言或非语言手段,引导患者顺从,被动地接受治疗师的意见,达到某种治疗目的的一种行为和心理治疗方法。暗示疗法又分为他人暗示和自我暗示两类。常用于神经症、癔症、强迫症、运动障碍、口吃等患者的治疗

催眠(hypnotism)是指通过刺激视觉、听觉、触觉或语言暗示的方法,引起被试者半睡眠状态。这种睡眠状态和普通睡眠不同,是对于特殊刺激产生的一种心理状态的改变。被催眠者自主判断、自主意愿行动减弱甚至丧失,感觉、知觉发生歪曲或者丧失。从某种意义上讲,催眠是暗示的一种形式,是对催眠状态下的患者进行的一种暗示。

(唐云翔　张　骏)

思考题

1. 如何使用自我指导训练来帮助你自己更好地应对生活中遇到的问题?
2. 行为治疗技术实施过程可能存在哪些伦理学问题?如何解决?
3. 西方常用的行为治疗技术应用于中国,可能存在哪些“水土不服”?心理治疗本土化的过程中,需要分别扬弃行为治疗技术中的哪些技术?

笔记

推荐阅读

[1] 阿德勒(奥). 儿童教育心理学. 刘丽，译. 海口：南海出版公司，2015.
[2] 白波，王福青. 生理学.7 版. 北京：人民卫生出版社，2014.
[3] 白波. 神经生物学. 南京：江苏科学技术出版社，2013.
[4] 布施丰正(加). 自杀与文化. 马利联，译. 北京：文化艺术出版社，1992.
[5] 车文博. 人本主义心理学. 杭州：浙江教育出版社，2004.
[6] 陈力. 医学行为学. 北京：人民卫生出版社，2007.
[7] 陈生弟，高成阁. 神经与精神疾病. 北京：人民卫生出版社，2015.
[8] 程灶火. 临床心理学. 北京：人民卫生出版社，2014.
[9] 戴维·迈尔斯(美). 社会心理学.11 版. 侯玉波，乐国安，张智勇，等，译. 北京：人民邮电出版社，2016.
[10] 费尔德曼(美). 普通心理学.11 版. 北京：人民邮电出版社，2015.
[11] 顾瑜琦，刘克俭. 健康心理学. 北京：北京科学技术出版社，2004.
[12] 郝伟，赵敏，李锦. 成瘾医学理论与实践. 北京：人民卫生出版社，2016.
[13] 洪炜. 心理评估. 天津：南开大学出版社，2006.
[14] 胡建，陆林. 中国物质使用障碍防治指南. 北京：中华医学电子音像出版社，2015.
[15] 胡秀英，陈茜. 老年人保健与居家照护手册. 北京：科学出版社，2014.
[16] 华生(美). 行为心理学. 刘霞，译. 北京：现代出版社，2016.
[17] 黄伟合，贺荟中. 功能性行为评估与干预. 北京：华夏出版社，2013.
[18] 季建林. 医学心理学.4 版. 上海：复旦大学出版社，2005.
[19] 蒋春雷，王云霞. 应激与疾病. 上海：第二军医大学出版社，2015.
[20] 兰德尔·柯林斯. 暴力：一种微观社会学理论. 北京：北京大学出版社，2016.
[21] 黎海芪. 实用儿童保健学. 北京：人民卫生出版社，2016.
[22] 李功迎. 医患行为与医患沟通技巧. 北京：人民卫生出版社，2012.
[23] 李凌江. 行为医学. 北京：人民卫生出版社，2009.
[24] 李鲁. 社会医学.5 版. 北京：人民卫生出版社，2017.
[25] 刘新民. 儿童行为障碍与健康. 北京：人民卫生出版社，2010.
[26] 马骁. 健康教育学. 北京：人民卫生出版社，2004.
[27] 亓高超. 新编临床精神病学. 西安：西安交通大学出版社，2015.
[28] 钱明. 健康心理学.2 版. 北京：人民卫生出版社，2013.
[29] 世界卫生组织.ICD-10 精神与行为障碍分类. 北京：人民卫生出版社，1993.
[30] 汤世明，王晓萍. 不良行为与心理疾病. 北京：人民卫生出版社，2008.
[31] 汪凯，何金彩. 生理心理学. 北京：北京科学技术出版社，2004：139-194.
[32] 王锦帆，尹梅. 医患沟通. 北京：人民卫生出版社，2013.
[33] 韦波. 行为医学.2 版. 北京：人民卫生出版社，2013.

[34] 闫剑群．中枢神经系统与感觉器官．北京：人民卫生出版社，2015.
[35] 杨浦德．行为与心理健康．北京：人民卫生出版社，2013.
[36] 杨玉凤．儿童发育行为心理评定量表．北京：人民教育出版社，2016.
[37] 杨志寅，白波．行为医学在中国．上海：上海科学技术出版社，2011.
[38] 杨志寅．行为医学．北京：高等教育出版社，2008.
[39] 姚树桥，杨彦春．医学心理学.6 版．北京：人民卫生出版社，2013.
[40] 姚树桥．心理评估.2 版．北京：人民卫生出版社，2013.
[41] 张作记．行为医学量表手册．北京：中华医学电子音像出版社，2005.
[42] 中国营养学会．中国居民膳食指南（2016）．北京：人民卫生出版社，2016.
[43] 周毅．人际交往与医患沟通．北京：北京大学医学出版社有限公司，2015.
[44] 朱大年，王庭槐．生理学.8 版．北京：人民卫生出版社，2013.
[45] 邹仲之，李继承．组织学与胚胎学，8 版．北京：人民卫生出版社，2013.
[46] American Psychiatric Association.The diagnostic and statistical manual of mental disorders.5th ed.Washington DC：American Psychiatric Publishing Inc，2013.
[47] Beck JS.Cognitive behavior therapy：basics and beyond.2nd ed.New York：The Guilford Publications，2011.
[48] Freberg LA.Discovering biological psychology.2nd ed.Boston：Cengage Learning，2009.
[49] Jane Ogden.The psychology of eating：from health to disorder behavior.2nd ed. Hoboken：Wiley-Blackwell，2010.
[50] United Nations Office on Drugs and Crime.World Drug Report 2016. New York：UNODC，2016.
[51] World Health Organization.Global status report on violence prevention 2014. Geneva：WHO Press，2014.
[52]]World Health Organization.Preventing suicide：a global imperative.Geneva：WHO Press，2014.
[53] World Health Organization.World health statistics 2016：Monitoring health for the SDGs. Geneva：WHO，2016.

中英文名词对照索引

R

S

Y